GOLDMANN
ARKANA

Daverick Leggett

Selbstheilung durch Ernährung

Aus dem Englischen von Erika Ifang

GOLDMANN
ARKANA

Die englische Originalausgabe erschien 1999 unter dem Titel »Recipes for Self-Healing« bei Meridian Press, Totnes, England.
Der Teil V dieser Ausgabe, »Hilfe zur Selbsthilfe« stammt aus »Part Two« von Daverick Leggets Werk »Helping ourselves«, das 1994 bei Meridian Press erschienen ist.

Die Ratschläge und Informationen dieses Buches sind von Autor und Verlag nach bestem Wissen und Gewissen geprüft. Eine Haftung für Schäden irgendeiner Art, die sich direkt oder indirekt aus dem Gebrauch der hier vorgestellten Anwendungen ergeben, kann nicht übernommen werden.

Umwelthinweis
Dieses Buch wurde auf chlorfrei gebleichtem Papier gedruckt.
Die Einschrumpffolie (zum Schutz vor Verschmutzung) ist aus umweltfreundlicher und recyclingfähiger PE-Folie.

1. Auflage
Deutsche Erstausgabe

Lektorat: Gerhard Juckoff
Satz: Uhl + Massopust, Aalen
Druck: GGP Media GmbH, Pößneck
Printed in Germany
ISBN 3-442-33727-5
www.goldmann-verlag-de

Sieh, wie sich jedes Teilchen bewegt,
sieh, wie ein jedes hier ankam von einer Reise,
sieh, wie ein jedes andere Nahrung sich wünscht
und wie ein jedes zum Ozean strömt.

Rumi

Ich widme dieses Buch meiner Mutter und meinem Vater, die mich an Leib und Seele genährt haben.

Und meinem Sohn Orion Reed, den ich jetzt nähre.

Mögen alle Wesen Nahrung erhalten.

Inhalt

TEIL V **Hilfe zur Selbsthilfe**

Anhang

Vorwort

Als ich Daverick Leggetts Buch *Selbstheilung durch Ernährung* zum ersten Mal aufschlug, fiel mein Blick auf den Abschnitt über Kaffee. Obwohl ich nur wenige Worte las, erstaunte es mich, wie genau er die Bedeutung von Nahrung und Ernährung in der traditionellen chinesischen Medizin erfasst hatte. Mir waren der Mann und seine Heilungsphilosophie sofort sympathisch.

Unter Praktizierenden der chinesischen Medizin ist immer wieder heftig diskutiert worden, ob Kaffee kühlt oder wärmt. Leggett hat das Problem gelöst. Er beweist eine einzigartige Kenntnis der komplexen Körperreaktionen auf Kaffee und der damit wirksam werdenden energetischen Kräfte: Kaffee, so sagt er, wirkt sowohl kühlend als auch erhitzend – es liegt in seiner Natur begründet und ist von der Wesensart und dem Gesundheitszustand dessen abhängig, der ihn genießt.

Leggett erinnert uns in seinem wunderbaren Buch immer wieder daran, dass die chinesische Medizin nicht in die übliche Schwarzweißschablone gepresst werden kann. Yin und Yang sind keine feststehenden Begriffe, sondern stets in Beziehung zueinander zu sehen. *Selbstheilung durch Ernährung* spiegelt die philosophischen Stärken der chinesischen Medizin wider.

Niemand hat bisher die perfekte Diätpille herstellen können, durch die die Energien, Aromen und Eigenschaften der Nahrung so ins Gleichgewicht kommen, dass Ganzheit und Harmonie erreicht werden. Nahrungsenergien sind nicht bloß das Ergebnis chemischer Prozesse – sie sind auch dem Walten spiritueller Kräfte zu verdanken. Wie stark die Nahrung Körper/Geist/Seele zu beeinflussen vermag – sowohl positiv als auch negativ –, hängt davon ab, wie sie zubereitet, serviert und gegessen wird. Ob die Ernährung ausgewogen ist, beruht auf der

Kombination der verzehrten Nahrungsmittel, der Art ihrer Zubereitung und darauf, was der Esser denkt und wie er isst.

Ein Essen, das dankbar zubereitet, in aller Ruhe aufgetragen, respektvoll verzehrt und in einer harmonischen Atmosphäre verdaut wird, bringt Segen. Ein Mahl, das gedankenlos oder widerwillig zusammengewürfelt und hastig verschlungen oder gar beim Autofahren, Fernsehen oder Lesen eingenommen wird, kann nicht gut tun.

In unserer nahrungsbesessenen, auf ungesunde Genüsse fixierten Kultur wird die traditionelle chinesische Auffassung von Ernährung oft missverstanden. Daverick Leggett macht dem Leser deutlich, dass es bei Nahrung und Ernährung aus der Sicht der traditionellen chinesischen Medizin darum geht, Ausgewogenheit und Harmonie zu erreichen durch Flexibilität in der Art und Weise, wie wir essen. Es gibt keine »guten« oder »schlechten« Nahrungsmittel. Es gibt nur Nahrungsmittel mit bestimmten Eigenschaften, Geschmäckern und energetischen Auswirkungen. Die chinesische Medizin setzt im Hinblick auf die Erhaltung von Gesundheit und Wohlbefinden traditionell auf Mäßigung, und daran hält sich Leggett in seinem Buch konsequent. Er stellt dar, welche Lebensmittel gewählt und wie sie verarbeitet werden sollten, und er tut es gut lesbar, sodass es Spaß macht, ihm Folge zu leisten.

Ich wünsche dem Buch, dass es bei einem breiten Publikum Anklang findet. Es ist ein nützliches Buch, das jedem in Sachen Ernährung weiterhelfen kann. Ich selbst empfehle es meinen Klienten, weil ich glaube, dass Nahrung und Ernährung Grundvoraussetzungen für den Erhalt von Wohlbefinden und Ganzheit, Ausgewogenheit und Harmonie sind.

Misha Ruth Cohen

Misha Ruth Cohen ist Begründerin und Leiterin einer Klinik für chinesische Medizin in San Francisco sowie Autorin zahlreicher Bücher.

Einleitung

Der wahre Geist der chinesischen Medizin ist so lebendig wie eh und je, und in diesem Geist ist das vorliegende Buch geschrieben. Mich, einen Westler, hat die asiatische Philosophie und Heilkunst angezogen, weil sie etwas zu bieten hat, das ich vor meiner eigenen Tür nicht finden konnte: eine kohärente, lebendige Sicht der Welt als Energie und eine poetische, metaphorische Sprache zur Darlegung dieser Sicht. So gefällt es mir, denn für mich ist und war es von Kindesbeinen an nur natürlich, die Welt als Energie wahrzunehmen; außerdem neige ich mehr zur Poesie als zu den Naturwissenschaften.

Aber ich bin kein Chinese und habe kein Verlangen danach, je irgendwo anders zu leben als im schönen, gesegneten, landschaftlich reizvollen englischen Devon. Und ich habe auch kein Interesse daran, so zu leben oder zu essen wie ein Chinese. Als ich die tiefen Einsichten und die Weisheit der traditionellen chinesischen Medizin in meine eigene Kultur hineinnahm, wollte ich herausfinden, ob dieses außergewöhnliche Verständnis nicht hier Wurzeln schlagen und sich durchsetzen könnte, ob es nicht zur Bereicherung für meine eigene Kultur und Tradition werden könnte, statt sie zu verdrängen. Aus diesem Grund mache ich hier Vorschläge zur Selbstheilung und gesunden Ernährung, die sich überwiegend auf westliche Lebensmittel stützen und der westlichen Lebensweise Rechnung tragen.

In diesem Buch werden die Gedanken der östlichen Medizin aus westlicher Sicht erklärt und interpretiert. Ich hoffe, es ist mir gelungen, die Vorstellungen der traditionellen chinesischen Medizin weit genug aus ihrem kulturellen Kontext zu lösen, um der westlichen Welt einen unmittelbaren Zugang dazu zu verschaffen, mit dem jeder etwas anfangen kann. Ich hoffe ferner, dass mir dies gelungen ist, ohne die chinesische Tradition zu verletzen oder das Gedankengut durch meine eigene, kulturell gefärbte und begrenzte Sicht falsch zu interpretieren.

Bei meiner Präsentation der chinesischen Ernährungsvorstellungen habe ich mich darum bemüht, die fernöstlichen Prinzipien der Nahrungsenergetik auf die westliche Küche zu übertragen. Die meisten Zutaten dürften Ihnen bekannt und vertraut sein, und ein paar werden die kosmopolitische Natur unseres Essens widerspiegeln. Hier und da habe ich allerdings ihres speziellen Wertes wegen die Verwendung einer bei uns eher ungebräuchlichen Zutat empfohlen. Doch im Grunde müssten Sie fast alles, was in diesem Buch aufgeführt ist, vor Ort finden können.

Die Kernfrage zur Ernährung lautet nicht: »Welche Kost ist die beste?«, sondern: »Welche Kost ist für mich die beste?« oder genauer gesagt: »In welcher Verfassung bin ich heute, und was herrscht in meinem Leben und meinem Körper gerade vor?« Was des einen Wohl, ist des anderen Wehe, sagt das Sprichwort. Um den größten Nutzen aus diesem Buch ziehen zu können, müssen Sie zuerst Ihren eigenen Energiehaushalt verstehen. Das Lesen wird Ihnen ein Stück weit zu diesem Verständnis verhelfen, aber falls Sie nicht schon als Ausübender, Student oder Patient mit der chinesischen Medizin Bekanntschaft gemacht haben, sollten Sie sich vielleicht doch des Beistands eines qualifizierten Heilkundigen versichern, der sich in traditioneller chinesischer Diagnostik auskennt.

Die Rezepte in Teil III des Buches sollen Ihnen helfen, sich Ihren ureigenen Bedürfnissen entsprechend zu ernähren. Wenn bei Ihnen zum Beispiel eine Schwäche des Milz-Qi vorliegt, finden Sie mehrere Rezepte, mit denen Ihnen gedient ist. Ein Rezept ist dann das Richtige für Sie, wenn Sie sich hinterher wohl fühlen. Sobald Sie Rezepte gefunden haben, die Ihnen gut tun, können Sie das ihnen zugrunde liegende Prinzip auf eigene Kreationen übertragen. Ihrem Erfindungsgeist sind in dieser Hinsicht keine Grenzen gesetzt.

Auch der Buchteil »Hilfe zur Selbsthilfe« dürfte Ihnen von Nutzen sein. Darin sind die Eigenschaften von etwa 300 bekannten Nahrungsmitteln aufgelistet, sodass Sie in der Lage sind, die Zutaten zu wählen, die Ihren individuellen Bedürfnissen zuträglich sind.

Gedrucktes wird oft als unveränderliche Tatsache aufgefasst. Dabei wollen die Rezepte in diesem Buch eigentlich keine Therapien sein, sondern vielmehr Teil einer Ernährungsweise, die meiner Ansicht nach jeweils einem bestimmten Menschentyp und bestimmten Gesundheitsstörungen am besten gerecht wird. Mit diesem Buch gehen Sie auf ein Abenteuer und erkunden, wie sich die Prinzipien der traditionellen chinesischen Medizin und Ernährungslehre in die Lebenspraxis umsetzen lassen. Sie sind eingeladen, die chinesischen Vorstellungen mit Ihren eigenen Erfahrungen abzugleichen und selbst Möglichkeiten zu entwickeln, die hier gebotenen Informationen und Prinzipien zu verwerten. Ich ermutige Sie dazu, in Ihrer Küche kreativ zu sein und meine Rezepte nur als Anstoß für eigene Kreationen zu betrachten. Die Prinzipien einer Tradition mögen sich über Jahrtausende nicht verändern, aber lebendig bleibt eine Tradition nur durch ständige Neuinterpretation im Licht eigener Erfahrungen. Es ist der kreative menschliche Geist, durch den eine Tradition am Leben erhalten wird, und sie stirbt in dem Augenblick, in dem sie ehern festgeschrieben wird und »versteinert«.

Bleibt noch zu sagen, dass die wichtigste Zutat nie Eingang in ein Rezept und damit ein Kochbuch findet. Kinofans kennen vielleicht den Film *Bittersüße Schokolade*, ein aufwändiges Leinwandepos, in dem das Lachen, die Tränen und die Begierden einer Köchin zu verschiedenen Zeiten in das von ihr zubereitete Essen einfließen und für große Turbulenzen an der Tafel sorgen. Es ist keine bloße Einbildung, dass eine Mahlzeit von der Energie geprägt ist, mit der sie zubereitet wurde. Vom energetischen Standpunkt der chinesischen Medizin aus überträgt sich das Qi des Kochs auf die Nahrung und wird beim Essen mit aufgenommen.

Das Kochen ist ein alchemistischer Prozess. Damit die Nahrung ihren Nährwert entfalten kann, muss das Qi des Kochs sie durchdringen, sich mit den Aromen verbinden und eine entsprechende Botschaft übermitteln. Auch die Energie, die in die Produktion der einzelnen Nahrungsbestandteile eingeflossen ist, ist von Bedeutung: Erzeuger und Händler sind Teil der Geschichte. Bionahrungsmittel, von Menschen verkauft, die ihre Produkte kennen und von ihnen überzeugt sind, tragen ebendiese Botschaft in unsere Küchen. Bitte unterstützen Sie die Biobauern und ziehen Sie, falls sich Ihnen die Möglichkeit bietet, eigenes Obst und Gemüse.

Seien Sie in Ihrer Küche vor allem entspannt und mit Freude bei der Sache. Das ist Ihre ureigene Geheimzutat, die kein Mensch kopieren und schon gar nicht in einem Kochbuch festhalten kann.

Und nun: guten Appetit!

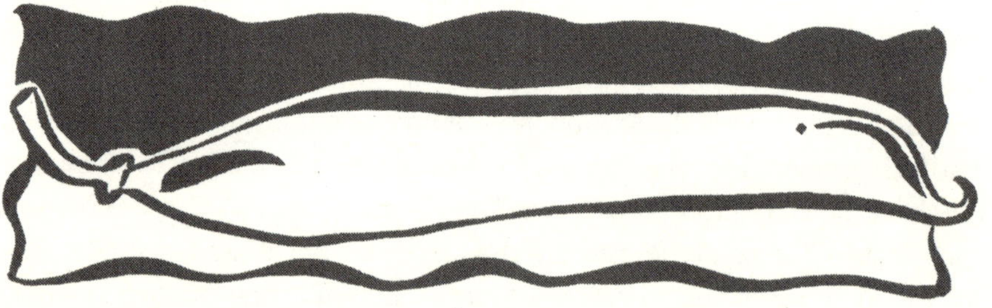

Hinweise zum Gebrauch des Buches

Dieses Buch kann, wenn Sie wollen, von Anfang bis Ende hintereinander gelesen werden, obwohl es, wie die meisten Bücher, keineswegs so geschrieben wurde. Es ist jedoch nicht unbedingt nötig, es so zu lesen. Vielleicht wollen Sie einfach einen bestimmten Zustand verstehen wie etwa eine Yang-Schwäche der Nieren. In diesem Fall suchen Sie im Inhaltsverzeichnis zuerst unter Kapitel 3 den Abschnitt »Die Nieren« und dann in Kapitel 5 die »Yang-Schwäche« und lesen die angegebenen Seiten. Wenn Sie ein passendes Rezept suchen, blättern Sie im Rezeptteil nach, bis Sie Rezepte mit den entsprechenden energetischen Angaben gefunden haben. Auch Rezepte, die entweder die Nieren oder das Yang stärken, sind geeignet.

Vielleicht wollen Sie sich aus diesem Buch nur Kochanregungen holen. Dann suchen Sie am besten einfach im Stichwortverzeichnis oder blättern im Rezeptteil. Das Rezeptverzeichnis ist nach dem jeweiligen Hauptbestandteil der Speisen alphabetisiert. Alle Rezepte sind vorher gekocht und geprüft worden, und die Gerichte schmecken köstlich – überhaupt nicht wie Medizin! Wenn Sie nach dem Ausprobieren des einen oder anderen Rezepts vielleicht doch mehr über die ihm zu-

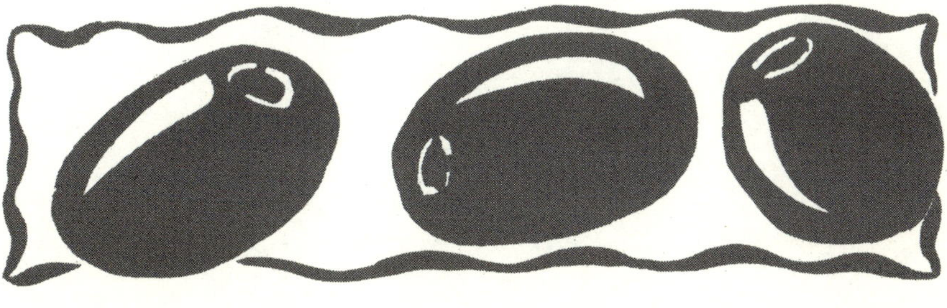

grunde liegenden Prinzipien wissen wollen, schlagen Sie getrost nach. Lesen Sie das Buch von vorn nach hinten oder von hinten nach vorn, ganz wie es Ihnen gefällt! Möge es Sie in jedem Fall nähren und inspirieren.

Glossar wichtiger Begriffe

Akupunkt: ein Punkt auf der Körperoberfläche, der durch Druck, einen Nadelstich oder Hitze stimuliert wird, um eine Veränderung im Energiehaushalt der behandelten Person herbeizuführen.

Blut: ähnlich der westlichen Auffassung ein Ausdruck für die Qualität der dem Körper zur Verfügung stehenden Nahrung.

Dan Tian: wörtlich übersetzt »Feld des Elixiers«, eins von drei Energiezentren, die im Unterleib, in der Brust und auf der Stirn liegen.

Essenz: siehe ***Jing***.

Feng Shui: die Kunst, die feinstofflichen Kräfte eines Ortes und ihren günstigen oder negativen Einfluss auf das Leben eines Menschen wahrzunehmen.

Hitze: ein Übermaß an heißer Energie im Körper.

Jiao: wörtlich übersetzt »Brennraum«, einer der drei Abschnitte des Rumpfes bei dessen Unterteilung in einen unteren, mittleren und oberen Bereich.

Jing (Essenz): der Grundstoff physischen Lebens, einesteils aus der Verschmelzung von männlicher und weiblicher Energie bei der Zeugung entstanden und andernteils aus Luft, Essen und Trinken gewonnen.

Kälte: ein Übermaß an kalter Energie im Körper.

Körper-Geist: mit diesem Wort wird auf die Untrennbarkeit von Körper und Geist hingewiesen.

Meridian: Teil eines Netzwerks von Energiebahnen, die alle Teile des Körpers miteinander verbinden.

Moxa: ein Beifußgewächs, das auf oder über dem Körper verbrannt wird, um ihm Hitze und Energie zuzuführen.

Nässe: ein Übermaß an Feuchtigkeit im Körper.

Organ: eine Gruppe miteinander verbundener Funktionen und Strukturen auf physischer, emotionaler, mentaler und spiritueller Ebene und insofern deutlich abweichend von der westlichen Auffassung.

Pathogen: etwas in den Körper Eindringendes wie beispielsweise ein Virus oder eine Bakterie.

Phlegma: Nässe in erstarrter Form. Phlegma kann sowohl substantiell als auch immateriell sein und sich konkret als Schleim in der Lunge manifestieren oder als Knoten unter der Haut, in Form einer Blockierung der Meridiane, als Nieren- oder Gallensteine, Gelenkdeformierungen, Lymphstauungen oder Geschwulste.

Qi (auch Chi): die Lebenskraft, feinstoffliche Energie, die dem »Prana« in der ayurvedischen Philosophie vergleichbar ist.

Qi-Gong: die Kunst, durch Bewegung, Körperhaltung, Atem und Aufmerksamkeit die feinstoffliche Energie Qi zu kultivieren.

Schwäche: der Mangel oder die gestörte Funktion von etwas, das für die Gesundheit notwendig ist.

Shen: Bewusstsein, Geist oder Gemüt; das Licht des Geistes, das durch den physischen Leib hindurchscheint.

Shiatsu: japanische Methode, um durch Druck oder Dehnung auf den Körper einzuwirken und den Qi-Fluss in den Meridianen anzuregen; dient sowohl der Entspannung als auch der Heilung.

Stockung: eine Blockierung, durch die der Blut- oder Qi-Fluss beeinträchtigt wird.

Syndrom: ein Konglomerat miteinander verwandter Anzeichen und Symptome, die ein bestimmtes Störfeld beim Menschen anzeigen.

Übermaß: zu viel von einem Stoff oder einer Aktivität, wodurch der Körper überlastet wird.

Tai-Chi: Unterart des Qi-Gong, eine Abfolge von fließenden Bewegungen.

Traditionelle Chinesische Medizin (TCM): ein umfassendes medizinisches System, das Ernährungsratschläge, Kräuteranwendungen, Akupunktur, Körperarbeit und Übungen einschließt und von 25 Prozent der Weltbevölkerung genutzt wird; es wurde im 20. Jahrhundert gründlich überarbeitet.

Wind: störende Symptome, die sich buchstäblich wie Wind verhalten, das heißt, schnell und unberechenbar auftreten; sie machen sich besonders in den obersten Körperpartien drastisch bemerkbar.

Yin und Yang: komplementäre Naturkräfte, deren dynamisches Gleichgewicht entscheidend ist für volle Gesundheit.

TEIL I
Die Ernährung

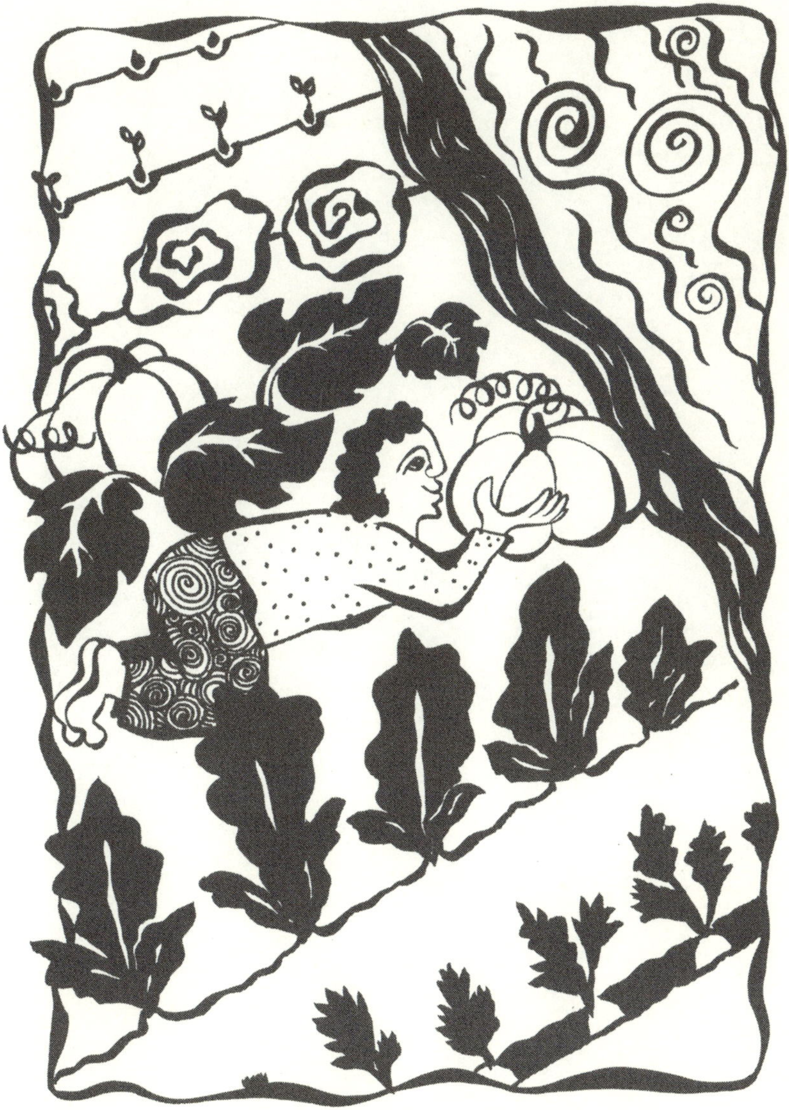

Die Nahrung ist ein wichtiger Bestandteil
einer ausgewogenen Ernährung.

FRAN LEBOWITZ

1 Ernährungsperspektiven

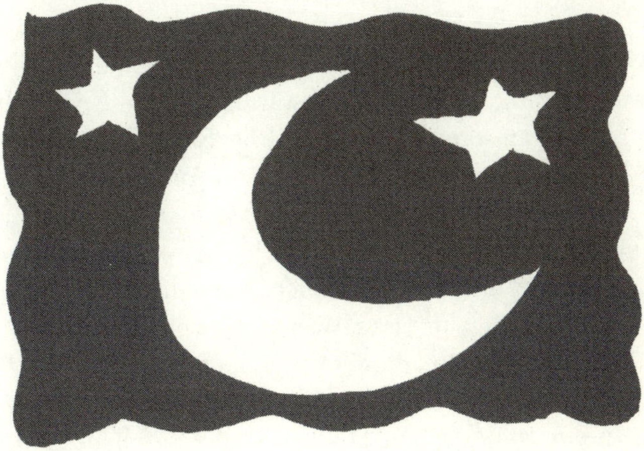

Eine kosmische Perspektive

Die Welt zu sehn im Korn aus Sand,
Das Firmament im Blumenbunde,
Unendlichkeit halt' in der Hand
Und Ewigkeit in einer Stunde.

William Blake

In der chinesischen Medizin wird der Mensch als Miniaturabbild des Universums betrachtet. Die gleichen Naturgesetze, die über die Bewegungen der Sterne und Planeten, das Wetter und die Jahreszeiten herrschen, bestimmen auch den menschlichen Körper und den Lebensweg des Menschen. Alle Dinge sind miteinander verbunden: In jedem noch so kleinen Teilchen oder unbedeutenden Ereignis spiegelt sich das Wirken des unermesslichen Kosmos wider; der Mikrokosmos enthält den Makrokosmos. Diese Annahmen liegen dem Inhalt dieses Buches zugrunde.

Die Traditionelle Chinesische Medizin verwendet für den Bereich der Gesundheit meteorologische oder geologische Begriffe: Sie spricht von Wind, Hitze, Kälte und Nässe, die den Körper heimsuchen, von Austrocknung und Überschwemmung, von Problemen mit den Elementen Feuer oder Wasser. Diese einfache poetische Sprache ist durch Beobachtung der Naturgesetze des Lebens über Jahrhunderte gewachsen. Unsere Innenwelt ist sowohl unsichtbar als auch sichtbar mit der Außenwelt verbunden. Die Sonne wärmt uns, die Erde nährt uns, der Wind streichelt unsere Wangen und die Blumen wecken unser Entzücken. Aber auch durch feinstoffliche Prinzipien sind wir verbunden: Unsere Organe schwingen mit bestimmten Planeten mit, unsere Akupunkte[1] und Meridiane vibrieren im Einklang mit den Sternen, und unser Körper reagiert auf die feinstofflichen Inhalte und Schwingungen der Nahrung, allerdings in einer Weise, die sich der normalen Wahrnehmung entzieht. Diese feinen Schwingungen haben schon die alten Chinesen verzeichnet, und sie werden bis heute immer genauer kartografiert.

In der chinesischen Medizin sind Teile nicht bloß Fragmente, ohne die ein Ganzes unvollständig ist, sondern in sich selbst vollständige, holografische Abbilder des Ganzen. Ereignisse im Leben des Körpers werden nicht isoliert beschrieben, sondern in ihrem jeweiligen Bezug zum Ganzen. Eine Hitzewallung im Gesicht ist dann zum Beispiel nicht bloß ein Ereignis in einem örtlich begrenzten Gewebebereich, sondern Teil eines erheblich komplexeren Ereignisses in der inneren und äußeren Landschaft. Alle Gegebenheiten zu dem betreffenden Zeitpunkt müssen berücksichtigt werden. Jede noch so kleine Störung, jedes noch so schwache Gefühl von Wohlbefinden schlägt sich spürbar im gesamten Lebensgewebe nieder.

Da jeder Teil der Person mit allen anderen verwoben ist, wäre es ein Fehler, ein Problem isoliert zu behandeln. Ein Mensch, dessen Gallenblasenfunktion gestört ist, wird nicht durch eine operative Entfernung der Gallenblase geheilt. Das hieße, das Kind mit dem Bade auszuschütten. Der modernen westlichen Medizin fehlt ein modellhaftes System, mithilfe dessen sie alles, was sich im Körper-Geist[2] abspielt, in einen sinnvollen Kontext einordnen könnte. Infolgedessen werden Patienten mit Gesundheitsbeschwerden von der westlichen Medizin nur allzu oft als arme Opfer betrachtet, denen jede Verantwortung abgesprochen und so die Möglichkeit versagt wird, sich kreativ am eigenen Heilungsprozess zu beteiligen.

Obgleich wir viel erreicht haben, insbesondere in der Chirurgie und vor allem in der Gerätemedizin, die uns nie gekannte Einblicke in den Körper verschaffen kann, hat die gegenwärtige westliche Medizin mehr mit dem Kriegshandwerk gemein als mit der Heilkunst. Die Illusion, globale Probleme könnten gelöst werden, wenn man nur Bomben von genügender Größe darauf abwürfe, entspringt dem gleichen Denken wie die Vorstellung, körperliche Beschwerden vergingen, wenn sie nur mit Medikamenten von genügender Wirkungsstärke bombardiert würden. Heutzutage sind Bomben und Medikamente zwar zielgenauer, aber das Denken ist unverändert geblieben.

Ebenso wie jeder Teil des Körpers mit jedem anderen verbunden ist, ist der Körper auch mit dem Geist verbunden. Aus der Sicht dieses Buches sind Körper und Geist untrennbar und beeinflussen und prägen sich gegenseitig. Jeder Gedanke und jedes Gefühl manifestiert sich im Physischen, ebenso wie alles, was im Körper geschieht, auch im Geistes- und Gefühlsleben etwas auslöst.

Die gleiche Verbundenheit wie zwischen Körper und Geist besteht auch zwischen Körper-Geist und Umwelt. Wenn wir wirklich von der gegenseitigen Verbundenheit überzeugt sind, können wir unser persönliches Befinden nicht vom Befinden unserer Erde trennen. »Was immer der Erde widerfährt, widerfährt auch den Kindern der Erde«, hat der Indianerhäuptling Seattle einmal gesagt. Unsere Gesundheit ist eng mit der Gesundheit dieses Planeten verknüpft. Unser Körper ist die Erde, und ihr Leiden ist auch unser Leiden. Mit der Vergiftung unserer Flüsse und Seen, der Erosion unserer Böden und der Zerstörung unserer Atmosphäre ist auch unser eigener Körper der Verödung und Vergiftung preisgegeben.

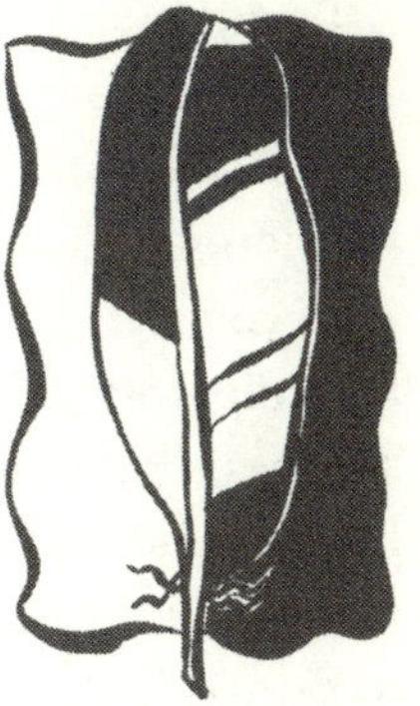

Erst wenn der letzte Baum verdorrt,
der letzte Fluss vergiftet
und der letzte Fisch gefangen ist,
werden wir erkennen,
dass wir Geld nicht essen können.

Spruch der Cree-Indianer

Sobald wir das Prinzip der gegenseitigen Verbundenheit akzeptieren, müsste sich der Blickwinkel auf einige der schwerer wiegenden Gesundheitsprobleme von heute ändern. Die Schädigung der Böden und der Luft, die Entwaldung, die hemmungslose Ausbeutung der Ressourcen, all das findet seinen Widerhall in unserem Körper. Die Krankheiten jedes geschichtlichen Zeitabschnitts spiegeln den Gesundheitszustand der Erde generell wider. Das heutige Phänomen der Immunschwächen hat seine Parallele in der Ausdünnung der Schutzhülle dieser Erde; die Zunahme von Lungenerkrankungen hat ihre Parallele in der Zerstörung der Wälder; und der Candidaerreger im menschlichen Darmtrakt hat seine Entsprechung in den wuchernden Pilzen im Erdreich.

Wenn wir ein Teil von Gaia sind – diesem einen Organismus, der die Erde aus holistischer Sicht ist –, dann ist unsere kollektive Gesundheit ein Ausdruck der Bemühungen unserer Erde, wieder ins Lot zu kommen. Ebenso wie die Erde und ihre Systeme versucht auch der Körper dauernd, einen Zustand der Homöostase zu erhalten, ein Gleichgewicht zwischen heiß und kalt, Aktivität und Ruhe. Wir bewegen uns immer in Richtung Balance. Je weiter wir vom Gleichgewicht entfernt sind, umso gestresster sind wir und umso stärker ist unsere Ganzheit bedroht. Wir könnten unser Wohlbefinden als die Fähigkeit betrachten, die vielen verschiedenen Kräfte in unserem Leben in Einklang miteinander zu bringen, als die Fähigkeit, zu unserer Mitte zurückzukehren und darin zu verweilen.

Die ökologische Botschaft einer Krankheit wird selten gehört: Unsere Ärzte raten uns, uns nicht zu lange dem Sonnenlicht auszusetzen, aber sie raten uns nicht, verantwortungsvoll mit unserer Erde umzugehen; bei den gentechnischen Veränderungen unserer Nahrung haben wir nur deren kurzfristige Vorteile im Auge, während wir für die längerfristigen ökologischen Folgen blind sind; bei Asthma unterdrücken wir lieber den erstickenden Hustenreiz medikamentös, statt einzusehen, dass wir etwas gegen die Luftverschmutzung tun müssen. Unsere individualistische Kultur ist nicht mehr bereit, das Persönliche mit dem Universellen in Verbindung zu bringen.

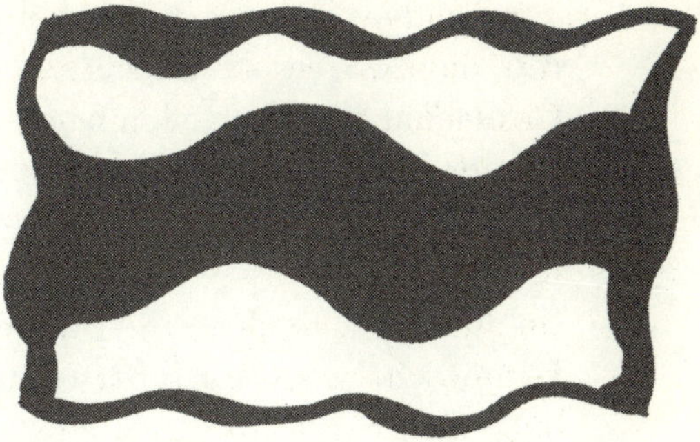

Eine kulturelle Perspektive

Es wäre naiv, jede Erkrankung des Menschen dem Zustand der Erde zuzuschreiben. Schließlich leben wir in spezifischen Kulturen mit den unterschiedlichsten Lebensweisen und Überzeugungen. Viele der Krankheiten, unter denen wir leiden, müssen deshalb auch in ihrem kulturellen Kontext gesehen werden. Was am physischen und emotionalen Leben eines Amerikaners ist es, das ihn viel anfälliger für den Herztod macht als einen Bürger von Tansania oder Sri Lanka? Warum tritt Krebs in der einen Kultur häufig auf, in der anderen hingegen selten?

Wir werden in eine Kultur hineingeboren und nehmen dadurch an ihrer jeweiligen Entwicklung teil, sei sie krank oder gesund. In einer weniger stark industrialisierten Kultur wird die Gesundheit vor allem durch Hunger, Kälte oder Seuchen bedroht. Die Mythologie von Leben und Tod verändert sich im Lauf der Zeiten. In indigenen Gesellschaften werden individuelle Erkrankungen als Schwächen der Gemeinschaft, als soziale Probleme, betrachtet: Die Krankheit eines Stammesmitglieds spiegelt einen Teil der Unausgewogenheit in der Gemeinschaft wider und hat folglich soziale Bedeutung.

Wen wundert es, dass in einer typisch westlichen Gesellschaft, in der Überstunden, ehrgeiziges Streben und Leistung hoch bewertet werden, vermehrt Erkrankungen wie das chronische Müdigkeitssyndrom auftreten, die dem gegenüberstehen. Wenn man aus der kulturellen Perspektive alle Menschen einer Kultur als einen einzigen Organismus betrachtet, ist das weit verbreitete chronische Müdigkeitssyndrom der Versuch dieses Organismus, wieder ins Lot zu kommen, also ein Kompensationsmechanismus gegen den Irrsinn der Leistungsgesellschaft. Eine Erkrankung kann als Bemühung einer Kultur gesehen werden, ihre eigenen Exzesse und Schwächen auszugleichen: Beispielsweise werden die Vereinigten Staaten, deren Bürger weniger als fünf Prozent der Weltbevölkerung ausmachen, aber zwanzig Prozent der Ressourcen dieser Welt verbrauchen, von Überflusserkrankungen heimgesucht; und die Mangelkrankheiten in den Ländern der Dritten und Vierten Welt werden größtenteils durch die Gier der Industrienationen verursacht.

Eine familiengeschichtliche Perspektive

Nachdem wir die menschliche Gesundheit sowohl in einen kosmischen als auch in einen kulturellen Zusammenhang gestellt haben, wollen wir nun den familiären Hintergrund beleuchten: Veranlagungen, die wir von unseren Vorfahren erben, und unsere Fähigkeit, sie zu transformieren. Die ererbten Anlagen sind eine Art Karma, das uns von unseren Ahnen überliefert wurde. Ein Bergmann der siebten Generation hat vermutlich andere Anlagen als ein Bauer oder Fischer. Die persönliche Gesundheit ist Teil eines über Generationen hinweg gewebten Bildes, eines Musters, das sich in Jahrhunderten gestaltet hat und weiter gestaltet.

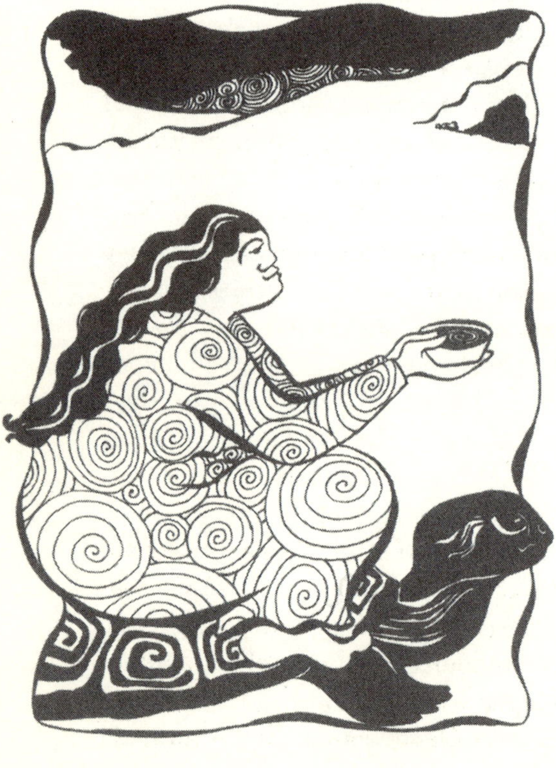

Neben physischen Veranlagungen übernehmen wir auch psychische Grundmuster von unseren Eltern und Vorfahren und verhalten uns gegenüber der Welt in einer ganz bestimmten Art und Weise, die sich als die »Familientradition« ausgeprägt hat. Das können sowohl Stärken als auch Schwächen sein. In einer Familie wurde jahrhundertelang ein Kochrezept überliefert, dem zufolge von einer Schinkenkeule erst ein Stück abgeschnitten werden musste, ehe der Rest in den Topf durfte. Generationen später ging eine Frau, die sich über diese unsinnige Anweisung wunderte, der Sache auf den Grund und fand heraus, dass der Vorfahre, von dem das Rezept stammte, keinen Topf von ausreichender Größe besessen hatte![3]

Ähnlich können auch gewohnheitsmäßige Verhaltensweisen überholt sein. Nehmen wir einmal an, unsere Ururururgroßeltern hätten es sich zur Gewohnheit gemacht, Kummer zu verdrängen, eine Verhaltensstrategie, die ihnen schwere Zeiten überstehen half. Nehmen wir jetzt an, ihre Söhne und Töchter hätten sich ohne ersichtlichen Grund die gleiche Verhaltensweise zu Eigen gemacht. Und dann hätte sich dieses Verhalten in den folgenden Generationen fortgesetzt, bis endlich jemand gesagt hätte: »Hört mal, das ist eine Familientradition, die mir nicht gut tut. Ich werd's mal anders machen.« Wenn die betreffende Person mit der Abänderung des Verhaltensmusters Erfolg hat, ist das Gleichgewicht wiederhergestellt. Wenn nicht, kann es sein, dass die Verhaltensweise irgendwann im Lauf der Familiengeschichte so tief eingewurzelt ist, dass eine Generation mit schwacher Lunge (in der chinesischen Medizin das Organ für Kummer) geboren wird.

Destruktive Verhaltensweisen, die zu lange unwidersprochen bleiben, können schließlich eine konkrete Form annehmen. So kann ein Stück Arbeit auf dem Weg zur Gesundheit darin bestehen, Familienmuster und Traditionen umzuwandeln, die wir nicht selbst gewählt haben und die uns nicht weiterbringen.

Biografie und Biologie

»Unsere Biografie wird unsere Biologie«, heißt es.[4] Prägende Erfahrungen in unserem Leben formen nicht nur unseren Charakter, sondern auch unseren Körper. Die Physiologie und sogar der Körperbau werden zum Teil durch Lebenserfahrungen beeinflusst. Ein erfahrener Heilkundiger liest in unserem Körper wie in einem aufgeschlagenen Buch, in dem seine ganze individuelle Geschichte steht. Gesundheit

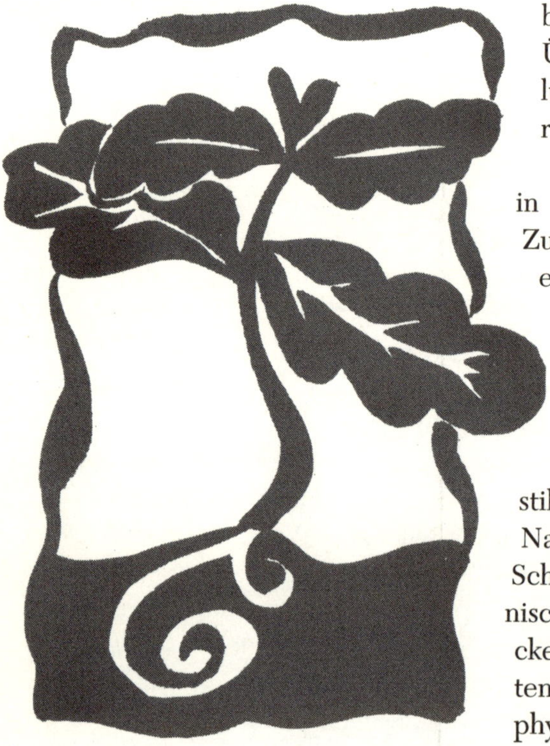

beruht zu einem Großteil auf Überzeugungen und Wertvorstellungen, auf emotionalen Erfahrungen und Verhaltensmustern.

Innerste Gefühle spiegeln sich in Haltung und Physiologie wider. Zum Beispiel sind kalte Hände oft ein Zeichen dafür, dass Herzenergie im Innern verschlossen wird, für die Unfähigkeit, anderen sein Herz zu schenken; ungezügelter Appetit weist unter Umständen auf das ungestillte Verlangen nach emotionaler Nahrung hin; zusammengezogene Schultern spiegeln vielleicht chronische Angst wider. Aber so verlockend es auch ist, Gesetzmäßigkeiten zu suchen, nach denen einer physischen Erkrankung die passende oder auslösende Emotion zugeordnet werden kann, so liegt dem Befinden eines Menschen doch in Wirklichkeit ein jeweils einmaliges Muster zugrunde. Bei dem einen hängt ein Rückenproblem, das angeblich in der Familie liegt, unter Umständen mit dem Gefühl zusammen, in seiner Beziehung keine Unterstützung zu finden, während es bei einem anderen vielleicht durch den Versuch begründet ist, »alle Last von sich zu werfen«, und bei einem Dritten möglicherweise den einzig gangbaren Weg darstellt, in der Familie auf sich aufmerksam zu machen. Jeder Mensch hat eine andere Geschichte, und doch können wir häufig den Sinn einer Krankheit entschlüsseln, indem wir uns die Lebensgeschichte der betreffenden Person anschauen.

Während wir durchs Leben gehen, machen wir unzählige Erfahrungen. Manchmal sind die Erfahrungen »unverdaulich«, und dann wissen wir nicht, wie wir sie emotional verarbeiten sollen. Was geschieht mit einer solchen Erfahrung? Oft versuchen wir, mithilfe des Körpers eine Lösung zu finden. In diesem Fall können sich zum Beispiel ungeweinte Tränen als chronische Stirnhöhlenverstopfung manifestieren; Gefühle der Einsamkeit und Isolation schnüren das Herz ab; Scham schlägt sich als Candidiasis nieder, Wut bricht als rheumatische Arthritis aus, Erstickungsgefühle zeigen sich als Asthma. Unendlich viele Geschichten gibt es, und jede ist einmalig.

Zu einem gewissen Verständnis unserer biologischen Gesundheit kommen wir, wenn wir unsere persönliche Biografie erforschen. Welche Botschaften haben wir in puncto Wohlbefinden oder Kranksein empfangen? Inwiefern waren uns Gesundheit oder Krankheit von Nutzen? Durch solche Fragen können wir herausfinden, wie sehr wir die Schöpfer unserer eigenen Gesundheit sind; und wir finden unter Umständen den Schlüssel zur Transformation unseres Befindens.

Manche Menschen bekommen Schuldgefühle, wenn ihnen klar wird, dass sie für ihre Gesundheit selbst verantwortlich sind. Die heute vorherrschende Mitleidslosigkeit führt dazu, dass Verantwortung mit Schuld verwechselt wird. Dabei haben wir zur gegebenen Zeit die bestmögliche Entscheidung getroffen; es bringt nichts, uns über uns selbst zu ärgern oder schuldbewusst zu reagieren, wenn wir erkannt haben, womit wir selbst zu unseren Problemen beigetragen haben.

Zu warten, bis die Krankheit ausbricht,
um sie dann erst zu behandeln,
zu warten, bis die Störung auftritt, um sich dann erst ihrer anzunehmen,
ist genauso wie zu warten,
bis man Durst bekommt,
um dann erst den Brunnen zu bohren,
zu warten, bis die Schlacht beginnt,
um dann erst die Waffen zu schmieden.
Ist es dann nicht zu spät?

SU WEN

Persönliche Verantwortung hat nichts mit Schuldzuweisung zu tun. Im Gegenteil, gerade durch die Einsicht in unsere Eigenverantwortung können wir uns von dem Gefühl lösen, ein armes Opfer zu sein, und uns auf unsere Kraft besinnen.

Kosmos, Kultur und Familie: Sie alle sind Teil der Biografie unseres Befindens. Alles Übrige – Lebensstil, Beziehungen, Ernährung – ist Sache der eigenen Entscheidung und Verantwortung, und darum geht es in diesem Buch. Einer der wichtigsten Schritte unserer Rückbesinnung auf die eigene Kraft ist der, die Verantwortung für unsere Ernährung zu übernehmen. Dieses Buch ist im Wesentlichen für alle diejenigen geschrieben, die auf solche Weise endlich die Verantwortung für ihr Leben übernehmen.

2 Die Quellen der Nahrung

Die Nahrung steht zwar im Mittelpunkt dieses Buches, aber sie ist nur ein Aspekt der menschlichen Ernährung. Unsere natürliche und soziale Umgebung nährt uns auf ihre Weise ebenfalls, auch wenn uns das oft nicht bewusst ist. Jedenfalls müssen wir mit Blick auf die Ernährung auch diese Dinge im Auge behalten. Luft und Wasser verbinden sich mit Nahrungsmitteln zu Energie, Blut und anderen Stoffen, die entscheidend sind für unser Wohlbefinden. Das Erdreich, die Pflanzen und die Steine spielen ebenso eine Rolle wie Sterne und Planeten; sogar Klänge und Gerüche sollten wir zu unserer Ernährung rechnen. Berührungen, der Schlaf, die Kunst, all das nährt uns. Beziehungen können wir ebenfalls als Nahrungsquelle betrachten, sowohl unsere Beziehun-

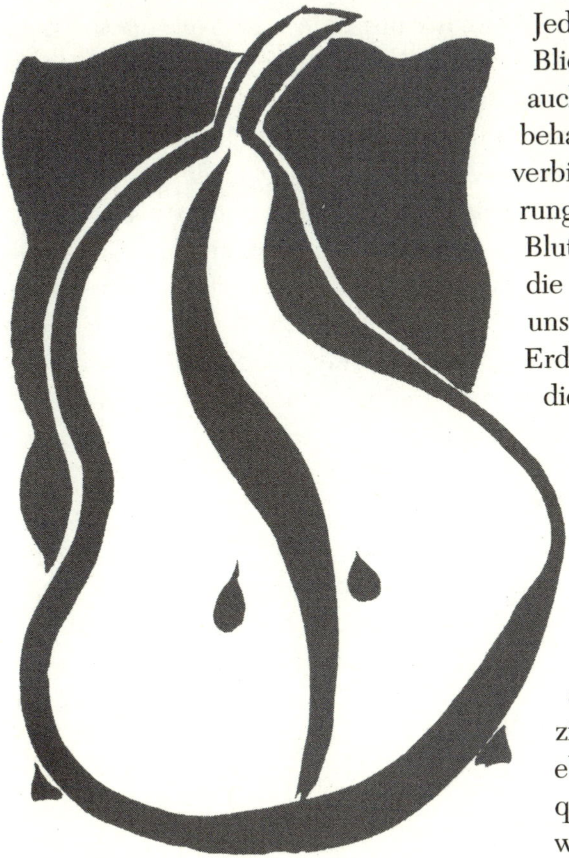

gen zu Mitmenschen als auch unsere Beziehungen zum Göttlichen. Inwiefern spielen nun diese Faktoren eine Rolle, und was können wir tun, um all die Nahrungsquellen optimal zu nutzen, die uns zur Verfügung stehen?

Luft

Bei korrekter Atmung treten die Myriaden von Gebrechen gar nicht erst auf. Wenn die Atmung gepresst und gestört ist, stellen sich alle möglichen Krankheiten ein. Wer sein Leben erhalten will, muss zuerst die richtigen Methoden erlernen, den Atem zu kontrollieren und die Energie ins Gleichgewicht zu bringen. Mithilfe von Atemtechniken können alle Gebrechen, ob leicht oder schwer, geheilt werden.

Beim Einatmen saugen wir Nahrung tief in die Zellen unseres Körpers; beim Ausatmen stoßen wir verbrauchten, giftigen Abfall aus. Mit dem Atmen revitalisieren wir uns von Augenblick zu Augenblick. Wenn wir unsere Atmung einengen, behindern wir das freie Strömen unserer Lebenskraft. Das Atmen zu wagen bedeutet, sich zu trauen, die Erfahrung der Lebendigkeit zu machen.

Für unseren Lebensalltag heißt das, uns nach Möglichkeit genügend Bewegung zu verschaffen, offen zu sein und uns zu entspannen, um uns vollständig mit Luft zu sättigen. Vielleicht müssen wir uns auch zum richtigen Atmen erziehen. Für den einen oder anderen ist das Wiedererlernen des Atmens die wirkungsvollste Arznei überhaupt. Es führt solchen Bereichen des Körpers Entspannung und reichhaltige Nahrung zu, die zuvor Mangel litten. Wirkungsvoller als jedes Medikament beeinflusst die Luft tief greifend Nerven, Muskeln und Gehirn.

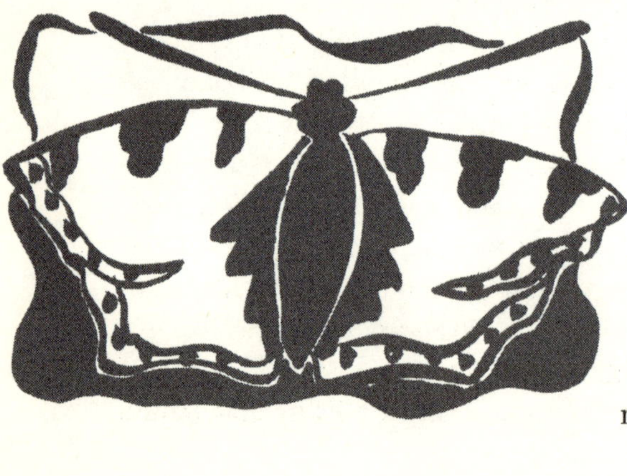

Der beste Atemlehrer ist ein Säugling. Wenn wir ein Baby atmen sehen, zeigt uns das Heben und Senken seines Bauches, dass es mit dem Zwerchfell atmet. Durch Druck massiert das Zwerchfell sanft die

Organe und zieht Luft tief in den Bauch hinein. Zuerst füllt sich der Bauchraum, dann die Brust. Als Erwachsene atmen wir oft viel zu flach und haben dann wenig Energie. Mit der Zeit gewöhnen wir uns an diese Unterversorgung und wissen schließlich nicht mehr, wie es ist, voller Vitalität zu sein, obwohl wir das Gefühl aus unserer Kindheit kennen müssten.

Die Babyatmung ist das Fundament des Wohlbefindens. Sobald wir wieder gelernt haben, wie ein Baby zu atmen, können wir alle Aspekte unseres Alltagslebens mit der Achtsamkeit unseres Atems erfüllen. »Jeder von uns ist eine Blume«, sagt der vietnamesische Zenmeister Thich Nhat Hanh, »aber manchmal ist unsere Blumenhaftigkeit angewelkt und muss erfrischt werden. Wir Menschenblumen brauchen Luft. Wenn wir bewusst tief ein- und ausatmen, werden wir sofort wieder aufblühen. Bewusst atmen können wir im Sitzen, Stehen, Liegen oder Gehen. Schon nach wenigen Minuten sind wir wieder so frisch, dass wir unsere Blumenhaftigkeit mit anderen teilen können.«

Der Atem füllt unsere Zellen mit Sauerstoff. Er kann uns auch jeden Teil des Körpers bewusst machen. Wann immer ein bestimmter Bereich des Körpers Heilung braucht, können wir in die betreffende Stelle hineinatmen. Wenn zum Beispiel ein Knie geheilt werden muss, lenken wir unseren Atem mental dorthin. Einatmend schicken wir Heilung, ausatmend lindern wir Schmerzen oder Beschwerden. Diese Grundübung, bei der Atem und Heilungswille vereint werden, kann alle Wesenskräfte zur Selbstheilung anregen.

Natürlich ist auch die Qualität der Luft, die wir atmen, von Bedeutung. Regelmäßig im Haus zu lüften oder an die Luft zu gehen ist immer erfrischend. Selbst etwas so Einfaches, wie Grünpflanzen in der Wohnung aufzustellen, die Kleider auszubürsten und die Betten aufzuschütteln, kann Wunder wirken. Wenn wir in der Stadt leben, können wir am besten auftanken und uns mit Luft revitalisieren, indem wir frühmorgens, noch ehe sich durch den Autoverkehr Abgase angesammelt haben, in einen Park gehen, um dort Übungen zu machen.

Selbst in der Stadt ist die Qualität der Luft in Innenräumen mitunter schlechter als die auf einer verkehrsreichen Straße. Es ist inzwischen bekannt, dass die Verarbeitung von immer mehr synthetischen Materialien bei Hausbau und Inneneinrichtung die Immunreaktion beeinträchtigt. In Büroräumen wird das Phänomen der so genannten Bürokrankheit mit der Wiederaufbereitung verbrauchter Luft durch Klimaanlagen in Zusammenhang gebracht, die einen immer komplexeren Cocktail von Chemikalien aus Büromaschinen und -geräten enthält. Im Haus zu bleiben ist also keine Lösung.

Abschließend sei noch erwähnt, dass wir physiologisch den größten Teil unserer Energie der Luft entnehmen. Diese einfache Tatsache dürfte ausreichen, um uns die Bedeutung des Atems, die Gefahren der Luftverschmutzung und die Notwendigkeit der Wiederaufforstung unserer Wälder in Erinnerung zu rufen.

Falls Sie sich noch nicht wieder im richtigen Atmen geschult haben, wird Ihnen die folgende Übung nützen. Mit ihrer Hilfe können Sie höhere Energiepegel im Alltagsleben erzielen. Stellen Sie sich vor, dass sich in Ihrem Körper drei Ballons befinden. Einer ist für den Unterbauch, der zweite für den Solarplexus und der dritte für die Brust bis hinauf zu den Schultern zuständig. Füllen Sie nun beim Einatmen zuerst den unteren, dann den mittleren und schließlich den oberen Ballon mit Luft. Entleeren Sie beim Ausatmen zuerst den oberen Bereich, dann die Mitte und zuletzt den Bauch. Achten Sie darauf, dass sich Ihr Körper nach vorne, nach hinten und seitwärts ausdehnt, während Sie einatmen. Seien Sie während dieser Übung so entspannt wie möglich.

Sie können die Übung im Stehen, Sitzen oder Liegen ausführen. Wenn Sie die Hände beim Atmen auf den Bauch legen, unterstützen Sie damit das tiefe Einströmen der Luft und die Funktion des Zwerchfells. Sie können sogar im Bett trainieren. Schon wenige Minuten täglich werden merkliche Verbesserungen bringen.

Wasser

In Shakespeares Schauspiel *Macbeth* reibt sich Lady Macbeth nach dem Mord am König zwanghaft immer wieder die Hände und wiederholt dabei, wie doch schon ein wenig Wasser die Tat wegspüle. Eine

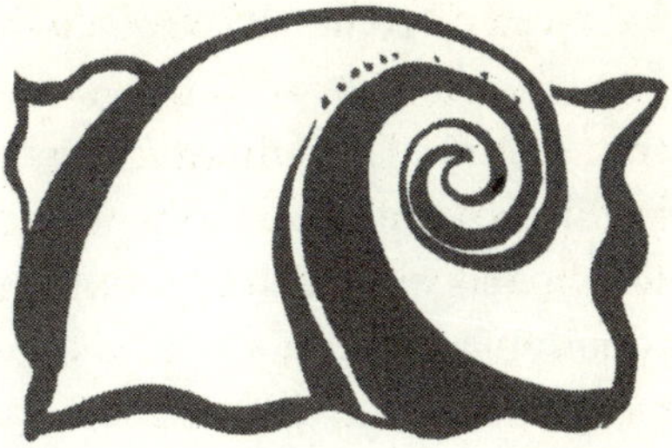

ähnliche Zwangsvorstellung weist die heutige Psyche auf mit ihrem Glauben, Wasser würde die Hinterlassenschaften unseres verschwenderischen Lebensstils wegwaschen. Infolgedessen sind unsere Flüsse und Seen zur Deponie für ungeheure Mengen industrieller Schadstoffe geworden, spülen Leute, die sonst alle Sinne beisammen haben, giftige Chemikalien in der Toilette fort.

Außerdem darf Wasser mittlerweile Privatbesitz sein, statt von einer verantwortungsvollen öffentlichen Behörde verwaltet zu werden. Es ist eine Besorgnis erregende Tatsache bei uns im Westen, dass Wasser eine Handelsware multinationaler Konzerne geworden ist, deren einziger Seinszweck die Gewinnmaximierung ist. Infolgedessen wird die Qualität des Wasser immer schlechter, kurzfristige Verträge führen zu Versorgungsengpässen, und Verschmutzer brauchen sich nicht mehr öffentlich zu rechtfertigen.

Wasser ist das Blut der Erde. Sein Wirken und seine Bedeutung sind viel umfassender, als die meisten von uns wissen. Wenn das komplexe Bewässerungssystem unseres Erdbodens gestört ist, geht es mit dem Land bergab. Entwaldung, Zersiedelung und Straßenbau, Dämme und Bergwerke – all das greift störend in das Kapillarnetzwerk der Wasserwege unter der Erde ein. Stillstand tritt ein, und die Erde beginnt zu verarmen. Wenn wir jetzt noch die enorme Last der Verschmutzung berücksichtigen, sehen wir uns einer ökologischen Krise gegenüber, die jedes lebende Wesen auf diesem Planeten berührt.

Das Wasser braucht so mancherlei. Wenn es uns vollständig erfrischen soll, muss es reifen und genügend lange unterirdisch bei kühlen Temperaturen verweilen dürfen, um mikroskopisch feine Nährstoffe aufzunehmen, durch Gestein gefiltert und mit Sauerstoff angereichert zu werden. Wer schon einmal frisches Bergquellwasser getrunken hat, weiß, wie süß es schmeckt und wie erfrischend es ist. Lebensprühendes Wasser funkelt bläulich. Es hat einen sehr hohen Anteil an gelösten Kohlenstoffen und Mineralien, und diese feinen Sedimente sind ein

Bestandteil seiner Lebendigkeit. Solches Wasser hat den längsten Reifezyklus durchlaufen. Bei unserem Leitungswasser handelt es sich im Allgemeinen um Oberflächenwasser, das zwar auch einen gewissen Mineralstoffanteil hat, das jedoch noch ziemlich unreif ist, weil es zu früh der Sonne ausgesetzt wird und ohne unterirdische Filterung auskommen muss.

Von einem energetischen Standpunkt aus hängt die Vitalität von Wasser unter anderem von seiner Bewegung und Belüftung ab. Wasser fließt von Natur aus in Serpentinen und zentrifugalen Wirbeln, die seinen Energiegehalt konzentrieren; es reinigt sich durch Filterung und Bewegung. In der Natur prägt sich dem Wasser die Erinnerung an seine Bewegungen und Reifestadien ein. Die Erinnerung des Wassers ist ein Aspekt seines Qis. Welche Botschaft übermittelt das heutige Trinkwasser dem Körper?

Dem Wasser ist stets Heilkraft nachgesagt worden. Überall auf der Erde gibt es heilige Brunnen und Heilquellen. Bei energetischen Heilverfahren wird Wasser als Informationsträger betrachtet. In der Homöopathie nimmt Wasser die Eigenschaften verschiedener Pflanzen oder Stoffe an, indem ihm die feinstoffliche Botschaft dieser Substanzen ins Gedächtnis eingeprägt wird. Ebenso erhält Wasser in vielen Religionen durch das Weihen heilende Kräfte.

Ein Lichtblick ist der, dass sich der Informationsspeicher Wasser umprogrammieren lässt. Wie können wir also Leitungswasser anreichern, sodass es wieder vor Energie funkelt? Wir können es zum Beispiel eine Zeitlang in einem Ton- oder Glasgefäß stehen lassen, es durch Rühren wieder in Wirbelbewegung bringen, ihm etwas vorsingen, es durch einen Spiraltrichter gießen, Magnetfeldern aussetzen oder durch selbst erfundene Rituale segnen. Diese Vorschläge mögen Ihnen vielleicht seltsam oder auch lächerlich erscheinen, aber sie entsprechen der Anschauung eines Teils der Weltbevölkerung, der von der energetischen Dimension der Wirklichkeit überzeugt ist.

Die energetische Schwäche von Leitungswasser ist nicht das einzige Problem. Unser Leitungswasser ist zwar gefahrloser als das Wasser in vielen Ländern der Dritten und Vierten Welt, aber zunehmend mehr verschmutzt durch Nitrate und andere Chemikalien. Auf kurze Sicht dürfte es ratsam sein, sich eine Filteranlage in der Küche einzubauen. Da die meisten Menschen im Westen Leitungswasser trinken, will ich keine Aversionen dagegen wecken, geschweige denn zum ebenso unüberlegten wie teuren Konsum von Mineralwasser mit kilometerlangen Transportwegen und Einwegverpackungen aus Kunststoff aufrufen. Die langfristige Lösung bestände in der Wiederaufforstung, durch die sich unsere Erde sowohl ihren Sauerstoff als auch ihr Wasser erhielte, in der Rückkehr zu einer ökologisch verträglichen Landwirtschaft und in strengen Auflagen für Wasser verschmutzende Industrien.

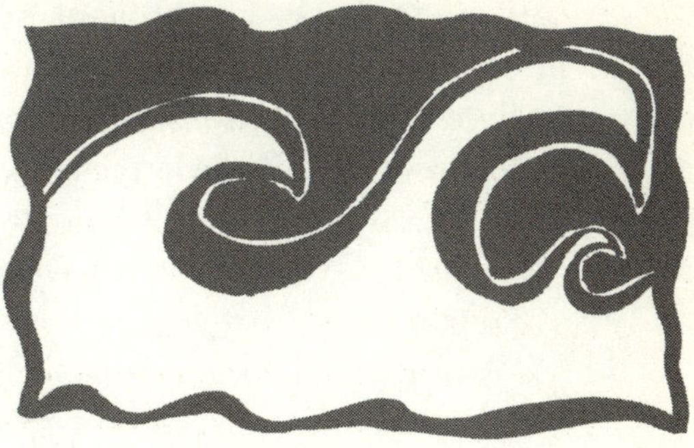

Der Wasserbedarf des Körpers wird leicht übersehen. Viele Gesundheitsbeschwerden entspringen zum Teil einer lokalen Dehydrierung des Körpers. Wir sind der irrtümlichen Überzeugung, ausreichend zu trinken, dabei bringen wir kaum ein Glas einfaches Wasser über die Lippen. Koffeinhaltige Getränke, gezuckerte Softdrinks und konzentrierte Säfte bestehen zwar überwiegend aus Wasser, führen unserem Körper jedoch nicht genügend reine Flüssigkeit zu. Die entwässernde Wirkung koffeinhaltiger Getränke und Colas ist sogar ein zusätzlicher Störfaktor für den Wasserhaushalt des Körpers und fördert die Dehydrierung noch. Die Folgen des zu häufigen Genusses solcher Getränke statt einfachen Wassers sind Gefäßverengung, Ermüdung des Herzmuskels und Abnahme der physischen und mentalen Energie. Dadurch kommt es zu einer Mangelversorgung und zum Anstieg des Blutdrucks.

Wie immer bei der Ernährung variiert der individuelle Wasserkonsum je nach Konstitution und Kondition, Jahreszeit und Klima. Durst ist im Allgemeinen der beste Indikator für die Menge, die man trinken sollte, aber da wir oft kein Gespür mehr haben für unseren Körper, können wir viel-

1987 überstieg der Pro-Kopf-Konsum von Softdrinks (Hauptbestandteil: Phosphorsäure) mit 170 Litern erstmals in der Geschichte der USA den Konsum von Wasser.

KAREN UND JIM EHMKE: Food for Life

leicht die Zeichen nicht mehr richtig deuten; manchmal wird Wasserdurst fälschlich für Hunger auf Süßes, auf Genussgifte oder Essen gehalten. Deshalb im Folgenden eine einfache Richtlinie: mehr Wasser trinken bei Beschwerden durch Übermaß und Gifte, weniger bei Mangelerscheinungen und Kälte. Reichhaltiges Essen und Fleisch erfordern mehr Wasser, eine an Obst und Gemüse reiche Kost hingegen weniger.

Westliche Ärzte empfehlen normalerweise, große Mengen Wasser täglich zu trinken. Wasser trägt zur inneren Reinigung des Körpers bei; da viele Gesundheitsbeschwerden im Westen toxisch bedingt sind, hat dieser Ansatz seinen Sinn. Effektiver wäre es jedoch, mit den Essgewohnheiten zu brechen, die für eine Akkumulation von Giftstoffen sorgen, das heißt, mit dem Verzehr schwerer, Säure bildender, weiter verarbeiteter Nahrung oder Fertiggerichte aufzuhören und generell Maß zu halten. Auf lange Sicht stört übermäßiger Wasserkonsum nämlich die Harmonie zwischen Magen und Milz und führt zu Verdauungsschwäche. Auch die Nieren werden angegriffen.

Der beste Zeitpunkt, etwas zu trinken, ist im Allgemeinen der frühe Morgen nach dem Aufstehen, um den Körper vor dem Frühstück wieder mit Flüssigkeit aufzufüllen. Zu den Mahlzeiten sollte man nach Möglichkeit nichts trinken, da sonst die Verdauungssäfte zu sehr verdünnt werden. Ein kleines Glas Wasser zum Essen genügt meistens. Manche Leute haben es sich zur Gewohnheit gemacht, am Morgen eine Flasche mit Wasser zu füllen, von dem sie den ganzen Tag über bei Bedarf einen Schluck trinken. Das ist eine gute Methode, sich einen Überblick darüber zu verschaffen, wie viel Wasser man trinkt.

Bäume und andere Pflanzen

Häufig sind Bäume und andere Pflanzen Nahrungsspender. Sie sind außerdem lebendige Wesen, und wenn wir mit ihnen interagieren, vollzieht sich ein Energieaustausch; es entsteht eine Beziehung. Bei diesem Energieaustausch lädt meist der Mensch Negativität bei der Pflanze ab, während die Pflanze den Menschen mit positiver Energie

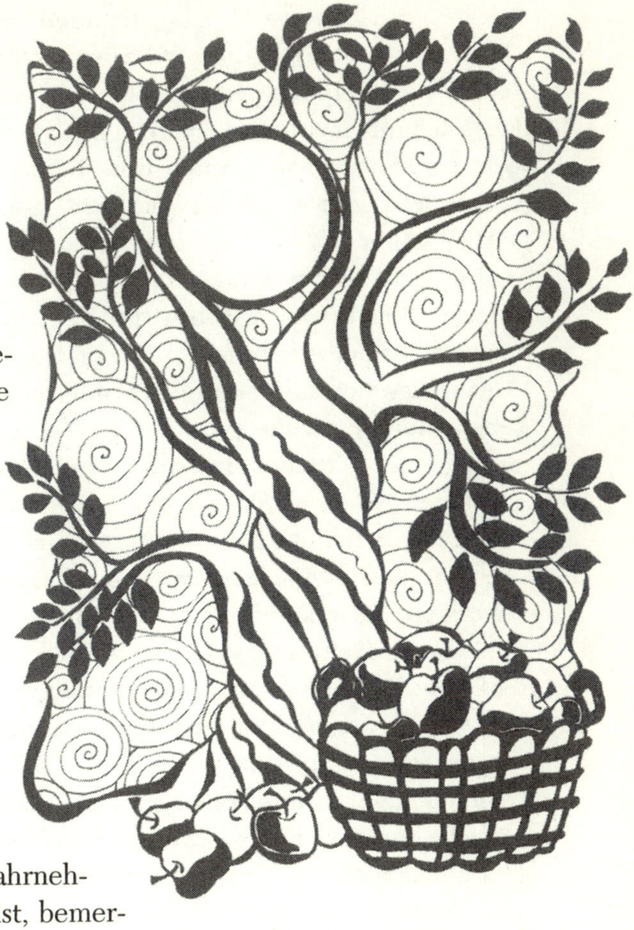

aufládt. Beim Qi-Gong[5] üben wir uns im Energieaustausch mit Bäumen und anderen Pflanzen, damit sie unsere chaotische oder negative Energie umwandeln und unser Energiemuster neu ordnen.

Wir brauchen keine speziellen Fähigkeiten, um die transformative Kraft der Natur auf den menschlichen Geist zu erfahren. Es genügt eigentlich, einen Waldspaziergang zu machen oder uns hinzusetzen und eine Blume zu betrachten, um den Energiewandel zu spüren. Wichtig ist die Erkenntnis, dass uns unsere grüne Umwelt ständig erfrischt. Wenn unsere Wahrnehmungsfähigkeit geschärft ist, bemerken wir unter Umständen sogar, dass uns verschiedene Baumarten unterschiedlich beeinflussen und verschiedene Farben ebenfalls. Zum Beispiel wird ein Apfelbaum uns das Herz erheben, eine Platane wird uns von überschüssiger Energie befreien, und eine Eiche wird uns vermutlich auf allen Ebenen wiederherstellen.

Wir sollten dieses Prinzip der Resonanz in unser Leben aufnehmen und uns die Bäume und Gewächse suchen, die am stärksten unseren energetischen Bedürfnissen entgegenkommen, um uns dann ihrer Hilfe zu öffnen. Die Helfer, die wir brauchen, finden wir oft in wenigen hundert Metern Entfernung von unserer Haustür. Es ist grundsätzlich besser, mit Laub abwerfenden Bäumen zu arbeiten, wenn sie »wach« sind, also im Frühling und Sommer, im Winter hingegen mit immergrünen Gewächsen, und es sollten generell endemische oder schon lange bei uns heimische Pflanzen sein. Ein Blumenkasten im Fenster oder ein kleiner Garten sind wertvolle, bequeme Energiequellen, falls kein Stück Natur und keine Bäume in der Nähe sind.

Hier näher auf die Qi-Gong-Methoden der natürlichen Resonanz einzugehen, würde den Rahmen dieses Buches sprengen, aber Nahrung aus dem Pflanzenreich zu beziehen muss nicht schwer sein. Es genügt im Grunde, Zeit und Aufmerksamkeit zu investieren: Wir setzen oder stellen uns zum Ausruhen unter einen Baum und lehnen uns an seinen Stamm, um uns ganz dem Gefühl des Energieaustauschs hinzugeben. Oder wir laben uns einfach am Anblick von Blumen, am Rauschen von Wind und Wasser, am Vogelgesang usw.

Steine können uns helfen, Energie zu erden; nach der chinesischen Medizin sind Steine dem Element ERDE[6] verbunden. Manche Gesteinsarten sind besonders kraftvoll und können uns wieder aufladen oder unsere Genesung von einer Krankheit beschleunigen. Viele Granitblöcke im Südwesten Englands stehen in dem Ruf, eine heilende Wirkung zu haben. Die sorgfältig positionierten Steinblöcke zeremonieller Steinreihen und -kreise sollen die Energieströme der Erde verstärken und schaffen einen rituellen Raum, in dem sich das menschliche Qi und das Qi der Erde berühren. Das meiste von dieser Energietechnologie ist in Vergessenheit geraten, aber vielleicht ruft ein Besuch der alten Kultstätten Erinnerungen in unserer Psyche wach.

Eine einfache Übung, sich an die regenerative Kraft der Natur anzuschließen, ist die, sich irgendwo im Grünen einen Platz zu suchen, zu dem wir eine Affinität spüren. Diesen Ort können wir zu unserem speziellen Platz machen, dem wir uns mit der Zeit innig verbunden fühlen und an den wir uns immer zurückziehen, wenn uns danach zumute ist. Irgendwann werden diese Besuche unseres persönlichen Kraftortes, die uns mit der Natur und mit uns selbst verbinden und bei denen wir die Heilkraft der Erde, Felsen, Pflanzen und Bäume in uns aufnehmen dürfen, zu einem wesentlichen Bestandteil unseres Lebens.

Unsere Kultur hat keine Ehrfurcht mehr vor Bäumen und Felsen.

Für die Druiden waren Lichtungen im Wald Tempel. Heute ist Großbritannien nur noch zu zehn Prozent von Wald bedeckt, und die weltweite Abholzung der Wälder stellt eine Gefahr für Luft und Wasser dar. In unserer Zeit werden dringend Visionäre gebraucht wie Jean Gionos *Mann, der die Bäume pflanzte.*[7] Die Wiederaufforstung ist wahrscheinlich einer der wichtigsten wirklich konstruktiven Schritte im 21. Jahrhundert, der zur Gesundung der Erde führen könnte.

Kosmische Energie

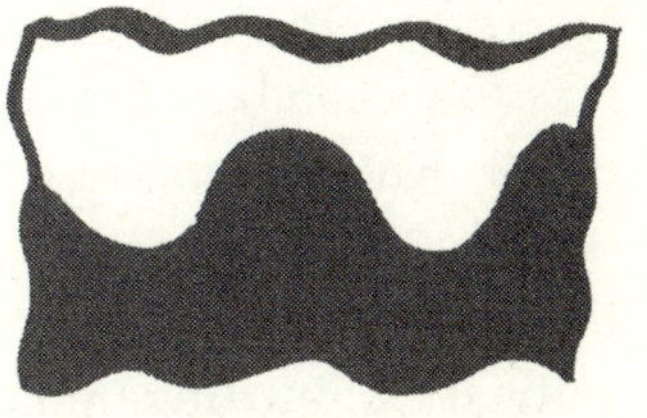

Es ist offensichtlich, dass wir Energie von der Sonne empfangen. Auf feinstofflicher Ebene erhalten wir auch Energie vom Mond, von den Sternen und von den Planeten. Diese feinstoffliche Energie nehmen die Meridiane und Akupunkte des Körpers auf, zu denen wir später noch kommen. Jeder Akupunkt im Körper ist eine Öffnung, durch die kosmische Energie einströmen kann. Diese Schwingungsenergie trägt Informationen und Nahrung zu jeder Körperzelle und verbindet den Körper mit dem Kosmos.

Aus Sicht des Qi-Gong, der Wurzel der chinesischen Medizin, ist die angebliche Getrenntheit von Körper und Kosmos eine Illusion. Indem wir unsere Wahrnehmung nach innen richten und in immer tiefere Schichten unseres Seins eintauchen, erreichen wir schließlich einen Punkt, an dem die Unterscheidung aufgehoben ist. Wenn wir in die Molekularstruktur des Körpers hineingehen, sehen wir, dass unsere »Festigkeit« überwiegend aus Leere besteht, aus Raum. So betrachtet, würde der Körper wie ein Sternenhaufen in der Weite des Alls aussehen. In tiefe Meditation versunken, verfliegt auch im Geist das Gefühl der Getrenntheit.

In der Illusion der Getrenntheit gefangen, verliert man leicht die Verbindung zum Kosmos und verschließt sich seinem ständigen Nahrungsstrom. In der chinesischen Medizin wird die kosmische Energie als Lebensquell betrachtet, und viele Meditationsübungen des Qi-

Gong sollen uns helfen, uns wieder mit der Quelle zu verbinden und uns an unser wahres Wesen zu erinnern. Ein Anhänger von Laotse, dem von vielen verehrten chinesischen Philosophen, hat einmal gesagt: »Verbindet euch in Liebe mit dem unsichtbaren feinstofflichen Ursprung des Universums, und euch wird alles gegeben, was ihr braucht.«[8] Dieser Ursprung ist die höchste Nahrungsquelle.

Wir werden dauernd von Energiewellen beeinflusst, die aus dem All auf unsere Erde treffen, zum Beispiel Licht. Wir brauchen das Licht zur Synthese bestimmter Vitamine und Mineralien und zur Regulierung unserer biologischen Uhr. In die Augen einfallendes Tageslicht wird von der Netzhaut zur Zirbel- und Hirnanhangsdrüse weitergeleitet. Diese Drüsen sind wichtiger Bestandteil des Hormonsystems, und ihre Funktion hat einen starken Einfluss auf unsere Stimmung und Vitalität. Entscheidend ist das ultraviolette Licht, und das ist der Anteil des Spektrums, der in künstlichem Licht nicht vorkommt. Es ist außerdem der Anteil des Lichtspektrums, der durch Glas und eine hohe Luftverschmutzung herausgefiltert wird.

Erstaunlicherweise finden viele mystische Meditationsübungen, in deren Mittelpunkt die Realisation kreisenden Lichts im Innern des Körpers steht, inzwischen Rückhalt bei den modernen Naturwissenschaften. Vor kurzem ist entdeckt worden, dass im menschlichen Körper Photonen (Lichtteilchen) kreisen, besonders in der Rückenmarksflüssigkeit der Wirbelsäule.[9] Auch die subtilen Wahrnehmungen des Qi-Gong haben ihre Parallele in der heutigen Physik, die davon ausgeht, dass sich selbst das geringfügigste Ereignis im Innern eines Atoms auf alle anderen Atome im Universum auswirkt.

Der Körper kann nicht von denaturierten Nahrungsmitteln, welcher Art auch immer, leben. Licht, dem sein natürlicher Nährstoff, der Ultraviolettanteil, fehlt, ist ebenso »tot« wie Nahrung ohne lebendige Enzyme und Luft ohne negative Ionen. Das, woran es in all diesen Fällen mangelt, ist eine Art von Qi.

DANIEL P. REID: Das chinesische Gesundheitsbuch

Es mag zwar wünschenswert sein, sich den feinen Schwingungen des Universums zu öffnen, aber es gibt auch Energiewellen, von denen wir uns lieber abschirmen würden, wenn wir könnten. Die Ausbreitung der Telekommunikation hat die zunehmende Sättigung des Luftraums mit Wellen aller möglichen Frequenzen mit sich gebracht, darunter einigen, die lebensfeindlich sind; die Atomindustrie hat dafür gesorgt, dass wir vermehrt nuklearer Niedrigstrahlung ausgesetzt sind, die unsere Gesundheit untergräbt; und die Elektrizität erzeugt elektromagnetische Felder, die uns ebenfalls schaden können.

Auch in der modernen Astrologie haben sich Erkenntnisse über den energetischen Einfluss von Sternen und Planeten niedergeschlagen. Die feinstofflichen Energieverhältnisse der Planetenpositionen zum Zeitpunkt unserer Geburt und die Kräfte der Landschaft haben eine Wirkung auf die Qualität unserer Qi-Schwingungen. Wenn die Welt Energie für uns ist, sind all diese Konzepte nicht schwer zu verstehen.

Dann können wir es als Teil unserer feinstofflichen Ernährung betrachten, bewusst Zeit im Sonnenlicht zu verbringen oder uns unmittelbar mit den Schwingungen des Mondes, der Sterne und der Planeten zu verbinden. Qi-Gong-Methoden können dazu beitragen, das Licht in uns zu verstärken und im Körper zum Kreisen zu bringen.

Sinnesnahrung

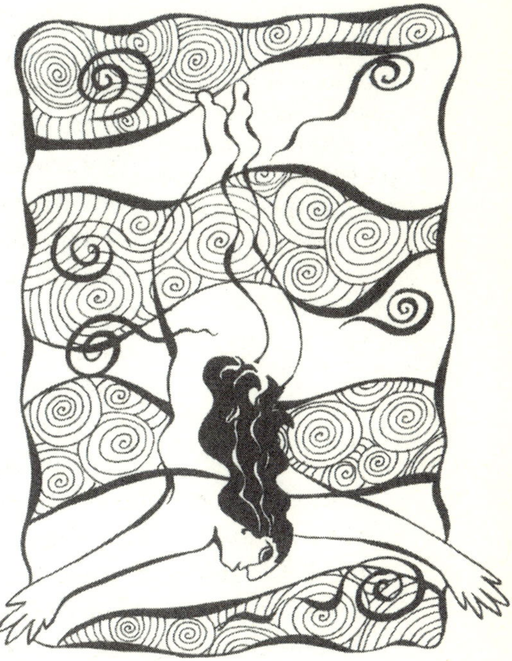

Mithilfe unserer Sinne treten wir in eine Beziehung zur Welt. Bei einer umfassenden Betrachtung der Ernährung dürfen wir auch die Farben, Klänge, Geschmäcker, Aromen und Berührungen nicht vergessen, die ebenso Bestandteil der menschlichen Nahrung sind wie Essen und Trinken. Sie gehören ins Reich des Genusses, haben jedoch nichts mit der Reizüberflutung zu tun, die so oft damit verwechselt wird, sondern stellen eine tiefe, sinnliche Beziehung zu unserem Körper und unserer Umwelt her.

Von allen Sinnen dürfte der menschliche Tastsinn der bedeutendste sein. Viele Leute haben Angst vor Berührung, sie misstrauen ihrer eigenen Sinnlichkeit und stehen dem eigenen Körper feindlich gegenüber. Ein Säugling, der nicht liebkost wird, gedeiht nicht, und alte Menschen bekommen oft so wenig Streicheleinheiten, dass sie in ihrer Isolation buchstäblich zusammenschrumpfen. Die Funktionen aller inneren Organe, insbesondere der Verdauungsorgane, werden durch Berührungen in der Kindheit angeregt. Ein Kind, das häufig in den Arm genommen und gestreichelt wird, entwickelt einen guten Muskeltonus, lebhafte Reaktionen und ein Gefühl innerer Sicherheit.

Viele Verhaltensmuster wie etwa der unstillbare Hunger nach Nahrung entspringen einem unbefriedigten Bedürfnis nach Berührung. Aus diesem Grund ist therapeutische Körperarbeit immer auch ein Labsal für die Funktionen der Milz, des Organs, das nach der chinesischen Medizin die Verdauung reguliert. Es besteht eine direkte Beziehung zwischen der Zahl und Qualität der Berührungen, die uns zuteil werden, und unserem Appetit sowie unserer Verdauungstätigkeit.

Hier in diesem Körper sind die heiligen Flüsse; hier sind Sonne und Mond und alle Pilgerstätten … Ich habe noch keinen anderen Tempel von solcher Glückseligkeit kennen gelernt wie meinen eigenen Körper.

SARAHA

Eine sinnliche, spürbare Beziehung zu uns selbst und zu unserer physischen Umgebung aufzubauen, bringt enorme Vorteile. Durch unsere berührungsfeindliche Kultur und die Kopflastigkeit verlieren wir oft den Kontakt zum eigenen Körper. Bei manchen Leuten führt die Wiederherstellung dieses Kontaktes zu einer Transformation.

Aus energetischer Sicht sind die Sinneseindrücke, die uns eine Pflanze, ein Tier oder ein Ort vermitteln, Aspekte ihres Qis. Eine Sinneserfahrung, die Vergnügen bereitet, ist ein Genuss. Aufmerksamkeit und Genuss steigern die Lebendigkeit und stärken die Gesundheit.

Beziehungen

Nach Auffassung des chinesischen Arztes Sun Simiao, der vor 1500 Jahren lebte, werden Menschen krank, weil ihr Leben ohne Liebe ist und ihnen keine Zärtlichkeit entgegengebracht wird. Wenn uns das Herz

aufgeht und wir unseren Mitmenschen verbunden sind, wenn wir enge Beziehungen eingehen, wenn wir das Gefühl haben, einer Gemeinschaft anzugehören, in der wir unseren Platz haben und geschätzt werden und in die wir uns einbringen können, geht es uns in der Regel gut – sagt der gesunde Menschenverstand; interessant ist aber vor allem, dass dies inzwischen durch etliche wissenschaftliche Studien bestätigt wird.

Laut Statistik sind wir bei Einsamkeit, Isolation und Depressivität erheblich anfälliger für eine Erkrankung oder einen frühen Tod. Tatsächlich lassen sich anhand einer Untersuchung der sozialen Kontakte einer Person – wie gut ihre Beziehungen zum Partner, zu Freunden, Angehörigen, zu Gemeinschaft oder Stamm sind –, aussagekräftigere Vorhersagen über ihre Gesundheit und ihre Lebenserwartung treffen als mithilfe der normalerweise untersuchten Faktoren wie Geschlecht, Rasse, sozioökonomischer Status und Alkohol- oder Tabakkonsum. Bei einer Studie wurden gesunde Erwachsene einem gewöhnlichen Erkältungsvirus ausgesetzt, und es erwies sich, dass bei denjenigen, die gute soziale Beziehungen unterhielten, die Wahrscheinlichkeit, eine Erkältung zu bekommen, viermal niedriger war als bei den anderen.[10]

Vielleicht sollten wir eine Beziehung als Energiefeld zwischen den zwei oder mehr daran beteiligten Menschen ansehen. Engagement, eine klare Absicht, Mitgefühl, Großzügigkeit und Humor sorgen für ein starkes, gesundes Feld, das die Beteiligten durch alle Schwierigkeiten trägt. Fehlen diese Eigenschaften, kann das Energiefeld die Menschen, die sich darin befinden, auslaugen oder einengen. Das zeigen diktatorische Regime oder destruktive persönliche Beziehungen.

Mit anderen Worten: Je enger wir einem Kreis von Mitmenschen verbunden sind, umso besser ist unsere Gesundheit. Indem wir, jeder Einzelne, dieser Gemeinschaft etwas geben, nähren wir uns gegenseitig. Durch jeden Beitrag wird das Energiefeld der Gemeinschaft gestärkt, und das wiederum stärkt alle Beteiligten. Je gesünder eine Gemeinschaft ist und je besser sie funktioniert, umso gesünder sind im Allgemeinen ihre Mitglieder. Wenn sich eine Gemeinschaft durch eine gute Integrationsfähigkeit auszeichnet, gemeinsame Ideale hat und den

Wert der Vielfalt in den eigenen Reihen erkennt, entwickelt sich ihr Energiefeld prächtig und unterstützt dann in zunehmendem Maße alle Mitglieder.

Lebensmittel

Aus dem Blickwinkel der traditionellen chinesischen Medizin hängt unsere Ernährung von zwei Kräften, zwei Grundfähigkeiten des KÖRPERGEISTES ab: zum einen vom Aufnahmevermögen und zum andern von der Kraft zur Transformation.

Damit uns Nahrung mit allem Lebensnotwendigen versorgt, müssen sowohl der Geist als auch der Körper offen dafür sein, ihre Nährstoffe entgegenzunehmen. Eine »perfekte Diät« ist keine Garantie dafür, richtig ernährt zu sein, da Überzeugungen und Gefühle, physische Anspannung und die Unterfunktion von Organen die Nahrungsaufnahme beeinträchtigen können. Auch eine Schwäche im Verdauungssystem kann bedeuten, dass Nahrung bester Qualität schlecht verdaut wird.

Bestimmte Ansichten vom Essen stellen den Körper auf die Nahrungsaufnahme ein. Zwei Menschen, die das Gleiche essen, können es doch völlig unterschiedlich aufnehmen. Dem einen, der sich an seiner Tasse Kaffee mit Sahnehaube freut und davon überzeugt ist, dass es nichts schadet, ab und zu ein wenig zu schlemmen, bekommt sie in der Regel gut. Dem anderen, der in der Überzeugung vor seiner Tasse sitzt, dass Sahne im Kaffee dick macht, die Arterien verstopft und überhaupt übertriebener Luxus ist, liegt sie aller Wahrscheinlichkeit nach schwer im Magen. In seinem Fall ist das Verdauungssystem darauf vorprogrammiert, so auf das Getränk zu reagieren.

Minderwertigkeitsgefühle, das Empfinden, dass die persönlichen Bedürfnisse nie befriedigt werden, das Gefühl, nichts mit der Welt zu

> *Die stärkste Kraft im menschlichen Körper ist sein natürlicher Heilungstrieb – aber diese Kraft existiert nicht unabhängig von den jeweiligen Überzeugungen, die infolge der damit verbundenen Erwartungshaltung psychologische Veränderungen auslösen können. Nichts ist wunderbarer als die Fähigkeit der 15 Milliarden Nervenzellen im menschlichen Gehirn, Gedanken, Hoffnungen, Ideen und Einstellungen in chemische Stoffe umzuwandeln. Alles fängt offenbar damit an, woran wir glauben.*
>
> NORMAN COUSINS

tun haben zu wollen: Praktisch alle Empfindungen können die Aufnahmefähigkeit blockieren und die Psyche so programmieren, dass die Nahrung keine Chance hat. Ebenso wie der Geist muss auch der Körper auf den Nahrungsempfang eingestellt sein. Es ist wichtig, entspannt zu essen und mit Freude bei der Sache zu sein. Die Art und Weise, wie und in welcher Umgebung und Atmosphäre wir essen, ist ausschlaggebend für die Nährstoffaufnahme. Wenn wir beim Essen mit unseren Gedanken woanders sind, zum Beispiel bei irgendwelchen beruflichen Problemen, oder wenn wir dabei fernsehen, entziehen wir dem Verdauungsprozess Energie. Ein ebensolcher Konflikt entsteht, wenn wir in aller Hast und Eile oder gar auf der Straße im Gehen etwas essen: Die eigentlich für die Verdauung benötigte Energie wird von der Bewegung verbraucht. Je ruhiger und entspannter die Atmosphäre und wir selbst beim Essen sind, umso besser können wir die Mahlzeit auch verdauen.

Die Kraft, die Nahrung umzuwandeln, ist der andere Teil der Gleichung. Sobald Nahrung vom Körper aufgenommen wurde, muss sie in Energie und Nährstoffe aufgeschlüsselt werden, die der Körper verarbeiten kann. Dies hängt von der Funktionsstärke des Verdauungssystems ab, über das die MILZ herrscht, und von der Feurigkeit des Yang. Mit beidem werden wir uns später genauer befassen. Die Transformationskraft ist also vom Feuer (Yang) des Körpers abhängig und kann durch Übungen und die Aufnahme unterstützender Nahrungsmittel gestärkt werden.

Der Bezug zur Nahrung steht im Mittelpunkt unseres Lebens. Die Nahrung stellt eine unserer Hauptmöglichkeiten dar, in Kontakt zu unserer Umwelt zu treten: indem wir sie zu uns nehmen, sie in unser Fleisch und Blut verwandeln – durch den Prozess der Transformation. Daran, wie wir essen, lässt sich unsere Beziehung zur Natur ablesen, und darin spiegeln sich alle anderen Beziehungsmuster. Wenn unsere Ernährung zum Beispiel von Mangel geprägt ist, werden unsere Bezie-

Wir bewegen uns durch die Welt, indem wir sie essen. Wir schlucken sie herunter, nehmen ein paar Teile davon zu uns und scheiden den Rest wieder aus. Einer der grundlegendsten Organisationsprozesse eines lebendigen Organismus ist sein Essverhalten. Nahrung ist das Mittel, durch das wir die Welt in uns selbst neu erschaffen.

HARRIET BEINFELD UND EFFREM KORNGOLD: Between Heaven and Earth

hungen auch eher karg sein. Wenn Gier vorherrscht oder Respektlosigkeit, spiegelt sich in der Regel auch das in den Beziehungen wider. In letzter Konsequenz wird an der Beziehung zur Nahrung die Beziehung des Essers zu sich selbst deutlich. Die Erforschung dieser Beziehung ist vielleicht unbequem, aber man kann daran wachsen.

Hier im Westen hat die Beziehung zur Nahrung normalerweise nur noch wenig mit dem Hungerstillen zu tun. Vielmehr ist sie von emotionalen Bedürfnissen geprägt. Wir essen, um uns wohl zu fühlen, um eine Leere zu füllen, um uns abzulenken, um Verlangen und Sucht zu befriedigen. Die Wahl der Nahrungsmittel wird oft vom Einkaufserlebnis und von der Berieselung mit Werbung bestimmt, und natürlich vom Budget. Solcherart einer Flut von Informationen – und Fehlinformationen – ausgeliefert, lassen wir uns leicht von der Weisheit unseres Körpers abbringen.

Dabei ist es unser eigener Körper, der uns die nötigen Informationen über unsere Nahrungsbedürfnisse liefern kann. Je tiefer wir in uns hineinhorchen, umso angemessener und gesünder wird unsere Ernährung sein. Um dieses Horchen zu lernen, brauchen wir unter Umständen Anleitung. Dieses Buch soll Sie darüber informieren, wie Sie zu tieferen Erkenntnissen über sich selbst kommen; ich empfehle allerdings nachdrücklich, möglichst viele Regeln (einschließlich aller in diesem Buch aufgestellten Richtlinien) gleich wieder zu vergessen, sobald Sie eine klare Beziehung zu Ihrem eigenen inneren Wissen aufgebaut haben. Außerdem rate ich Ihnen, die hier gegebenen Informationen mit Ihren eigenen Erfahrungen abzugleichen.

TEIL II
Das ABC der chinesischen Medizin

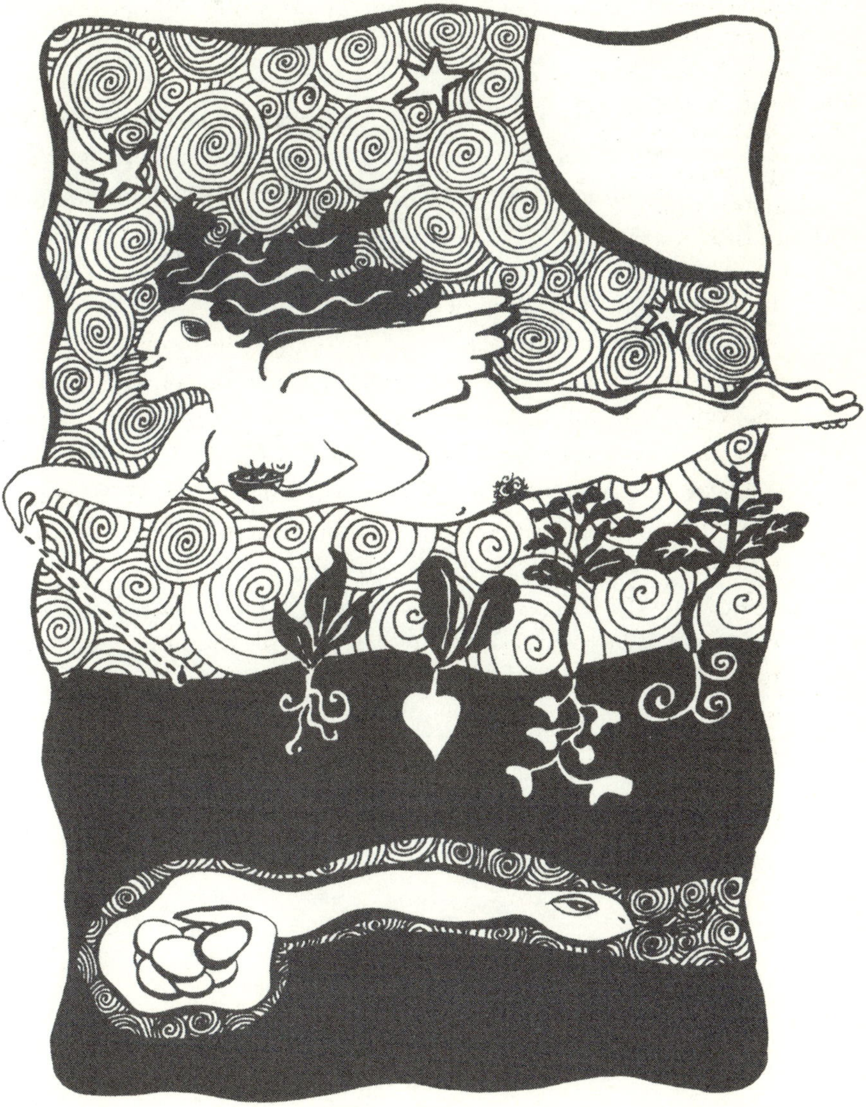

Der Arzt der Zukunft wird keine Medikamente mehr verordnen, sondern bei seinen Patienten Interesse am Erhalt ihrer körperlichen Verfassung, an ihrer Ernährung und an den Krankheitsursachen wecken.

THOMAS EDISON

3 Meridiane und Organe

Woraus besteht der Mensch?

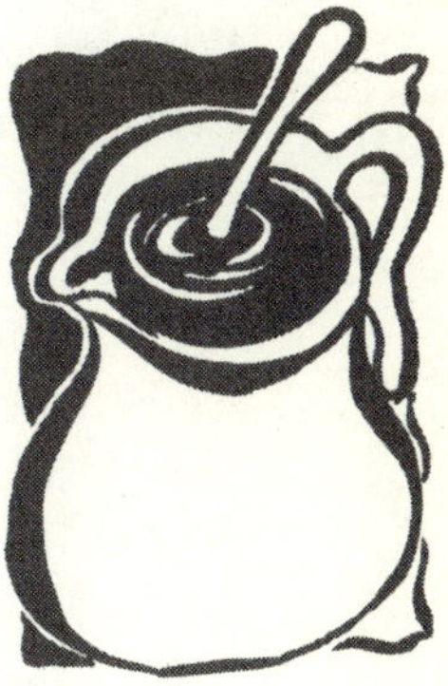

Woraus besteht der Mensch? Um diese Frage dem westlichen Denken entsprechend zu beantworten, könnten wir jetzt eine Reihe von materiellen Substanzen aufzählen – Wasser, Mineralien, Chemikalien usw.; nach chinesischer Ansicht ist der Körper jedoch die Bühne eines dynamischen Wechselspiels von Energie und Materie. Grundstoffe sind in der chinesischen Medizin Qi, Blut, Jing (Essenz), Flüssigkeit und Shen (Bewusstsein). Diese Grundstoffe, aus denen sich die menschliche Form zusammensetzt, bestehen im Wechselspiel von Yin und Yang: Sie umfassen alles vom Feuchten und Stofflichen (Jing, Blut, Flüssigkeit) über den immateriellen Dampf bis hin zur Energie (Qi und Shen).

Die Grundstoffe werden von den verschiedenen Organen erzeugt, weiterverarbeitet, erneuert oder gespeichert. So wird Blut zum Beispiel vom Herzen regiert, hat seinen Ursprung in der Milz und wird in der Leber gespeichert. Kraft und Integrität eines jeden Stoffes hängen daher von der ungestörten Funktion des entsprechenden Organs ab. Wenn alle Organe störungsfrei funktionieren und vitale Grundstoffe in Hülle und Fülle vorhanden sind, erfreut sich der betreffende Mensch einer guten Gesundheit. Eine angeschlagene Gesundheit wird einer Unterbrechung im Leben der Organe und Grundstoffe zugeschrieben.

Die Grundstoffe nähren sich gegenseitig. Die Theorie der Grundstoffe vereint Körper und Geist und unterstreicht ihre Untrennbarkeit. Nach chinesischer Ansicht verankern die dichteren Stoffe den Geist im

Körper: Ihre Vitalität bildet das Fundament der mentalen, emotionalen und spirituellen Gesundheit. Charakteristischerweise wird jedoch auch das Gegenteil angenommen: dass nämlich das immaterielle Leben von Geist, Seele und Gemüt seinerseits den physischen Körper beeinflusst.

Eine Disharmonie beim Menschen wird entweder durch eine Schwäche der Organe oder Grundstoffe, eine Stockung im Kreislauf des Systems oder durch das Vorhandensein extremer »Klimata« wie Hitze und Kälte begründet. Diese werden entsprechend als Formen der SCHWÄCHE, der STOCKUNG und des ÜBERMASSES betrachtet. Eine Störung wird ferner nach ihrer Lage (innen oder außen) sowie ihrer Temperatur (heiß oder kalt) beurteilt.

Als Ursachen einer Störung werden generell die Lebensweise (dazu zählen Ernährung, Schlaf, Sexualität und Arbeit), psychologische Faktoren (die so genannten sieben Gefühle Wut, Freude, Trauer, Kummer, Schwermut, Angst und Schrecken) sowie tatsächliche Umwelteinflüsse wie Klima und Wetter zugrunde gelegt. Obwohl die äußeren Ursachen einer Störung meist mit meteorologischen Begriffen wie etwa »Wind«, »Kälte« oder »Nässe« beschrieben werden, zählen auch Bakterien, Viren und dergleichen dazu.

Ein Mensch ist je nach seinem inneren Klima und seiner inneren Landschaft anfällig für bestimmte Erkrankungen. Die Stärke der chinesischen Medizin besteht in der Erkenntnis, dass jeder Mensch einzigartig ist und dass aus diesem Grund jeder andere Bedürfnisse hat. Es mag zwar die gleiche Krankheit vorliegen, aber sie wird bei jedem Kranken eine andere Behandlung erfordern, die sich nach seinem Wesen und nicht nach der Art seiner Erkrankung richtet. Während das Augenmerk in der westlichen Medizin auf die Krankheit gerichtet ist, hat die chinesische Medizin die Individualität des Kranken im Blick.

Die Krankheiten mögen die gleichen sein, aber die Menschen, die unter ihnen leiden, sind verschieden.

HSU TA-CH'UN

In diesem Kapitel gebe ich Ihnen einen Überblick über die Traditionelle Chinesische Medizin unter besonderer Berücksichtigung von Lebensstil und Ernährung. Soweit möglich, bediene ich mich einer einfachen, verständlichen Sprache; neue Begriffe erkläre ich bei ihrer ersten Verwendung. Fehlt die Erklärung bei einem wichtigen Begriff, wird er meist später im Buch eingehend behandelt und erklärt. In diesem Fall können Sie das entsprechende Wort entweder im Glossar am Anfang oder im Stichwortverzeichnis am Ende des Buches nachschlagen.

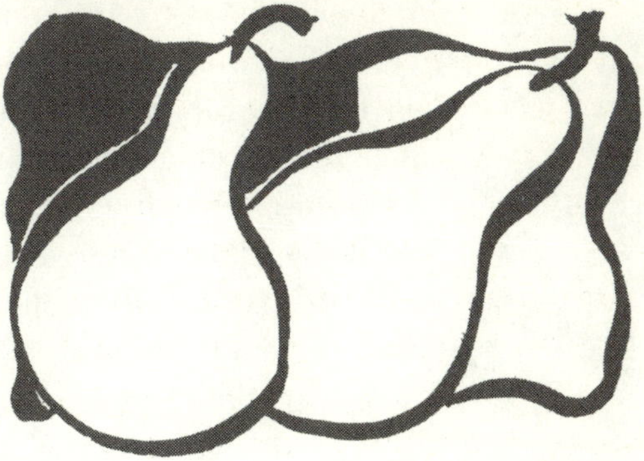

Die Meridiane

Aus Sicht der ostasiatischen Medizin besitzt der Körper eine energetische Struktur, die ebenso real ist wie das anatomische Gerüst. Die Meridiane, die im weichen Gewebe des Körpers verlaufen, vereinen in der gleichen Weise Körper und Bewusstsein, wie die physische Anatomie die festen und flüssigen Bestandteile des Körpers vereint. Das chinesische Wort für Meridian lautet »Jingluo«, was in etwa »Verbindungsfäden« oder »Netz« bedeutet.

Die ersten Meridiane entstehen beim sich entwickelnden Embryo in den frühesten Stadien der Zellteilung. Bei der allerersten Zellteilung, die aus einer Zelle zwei werden lässt, bildet sich der unterste Meridian, der Chong-Mai, das »Gefäß des kräftigen Aufsteigens«. Bei den folgenden Zellteilungen entstehen Meridiane, durch die Einteilungen wie links und rechts, vorn und hinten, oben und unten festgelegt werden. In den ersten Augenblicken unseres vorgeburtlichen Lebens bildet sich also die Matrix für ein umfassendes Reizleitsystem, entsteht ein Kern, um den sich ein komplexes Netz miteinander verbundener Energiebahnen gruppiert.[11]

Diese Urmeridiane werden »die acht außergewöhnlichen Gefäße« genannt. Sie verhelfen uns zu einer undifferenzierten Erfahrung unserer selbst, die uns unsere Verbindung zum Kosmos, unsere Untrennbarkeit vom Ganzen, bewusst macht. Die Erweckung dieser Gefäße durch »Bodywork«, Qi-Gong oder Akupunktur kann zu einer tief greifenden Einsicht in unser ursprüngliches Wesen führen. Möglicherweise beherbergen diese Gefäße auch die Erbanlagen für unsere karmische Gesundheit.

Um die energetische Kernstruktur herum ordnet sich das System jener Energiebahnen, die uns schützen und für die Nährstoffverteilung im gesamten Körper zuständig sind. Sie sind bei unserer Geburt noch nicht voll ausgebildet und brauchen Zeit, um sich zu entwickeln. Im Allgemeinen werden sie als die zwölf Hauptmeridiane (Jing) und ihre Nebengefäße (Luo) bezeichnet. Die »Meridian-Sehnen«, breite Bahnen an der Körperoberfläche, die im Wesentlichen dem Lauf der zugeordneten Meridiane folgen, weben zusammen die physische Anatomie und sind für die Kraft und Biegsamkeit des physischen Körpers verantwortlich. Nach Ansicht einiger Ärzte transportieren sie auch das von der Lunge erzeugte Wei-Qi, die Widerstandskraft oder, anders ausgedrückt, das Immunsystem.

Die Meridian-Sehnen haben einen engen Bezug zur Leber, von der sie reguliert werden. Vor allem innerhalb dieses Oberflächennetzes können die Spannungsmuster der Muskeln beobachtet und behandelt werden. Die Meridian-Sehnen verteilen Qi an alle Bewegungsmuskeln und tränken die Gelenke mit Energie. Wenn das Qi nicht ungestört fließen kann, was normalerweise an Muskelverspannungen liegt, hat das unmittelbare Auswirkungen auf den physischen Körper.

Die meisten Menschen merken, dass sie in Stresssituationen angespannt sind. Wenn solche Verspannungen chronisch werden und sich nicht mehr auflösen, kommt es zu Einschnürungen im weichen Körpergewebe, die regelrechte Blockaden bilden und den Energiefluss behindern, was zu Haltungsschäden führt. Diese Verengungen, die mit der Hand ertastet werden können und bei Japanern, die sich mit »Bodywork« befassen, »kori« heißen, bilden die so genannte »emotionale Anatomie«.

Das Netz der zwölf Hauptmeridiane reicht tief ins Körperinnere hinein und verbindet es mit der Körperoberfläche. Jeder Meridian mündet in das Organ, nach dem er benannt ist, und berührt auf dem Weg dorthin oft noch mehrere andere. Die Meridiane tragen Nährstoffe und Qi durch den ganzen Körper. Sie sind zum einen für die Ernährung und zum anderen für die Kommunikation zuständig.

Obgleich die Meridiane keine physische Gestalt haben, sind sie doch durch moderne Geräte nachweisbar. Eine Energiebahn muss keine konkrete Leitung sein. Die Qi-Bahnen, die wir Meridiane nennen, besitzen nachweislich elektromagnetische Eigenschaften. Wenn zum Beispiel ein Punkt auf einem Meridian durch einen elektrischen Impuls gereizt wird, folgt der elektrische Strom dem Meridian und nicht etwa anderen Bahnen. Daraus ersehen wir, dass ein Meridian einen niedrigeren elektrischen Widerstand hat als das umgebende Gewebe. Ein Meridian ist Träger und Empfänger elektromagnetischer Informationen.[12]

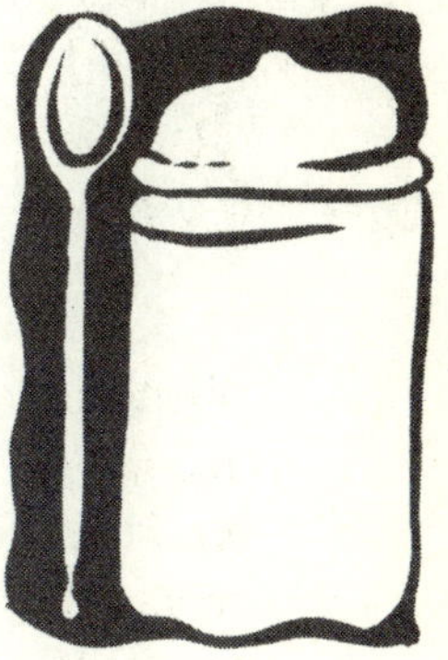

In einem der ältesten Texte der chinesischen Medizin, im *Ling Shu*, heißt es, dass die Meridiane feinstoffliche Informationen von ihrer Umgebung empfangen: von den Sternen und Planeten, von den Energiefeldern der Erde, den Bäumen und anderen Gewächsen auf ihr sowie vom Qi anderer Lebewesen. Jeder Punkt eines Meridians wird als Tor betrachtet, durch das Informationen aus dem Universum in uns einströmen und durch das wir anderen Wesen Informationen zukommen lassen. Unsere Reaktion auf einen Wetterwechsel oder auf unmerkliche Veränderungen in den Bewegungen der Sterne und Planeten wird vom Meridiansystem aufgenommen und an den gesamten Körper weitergegeben. Wenn wir unser Wahrnehmungsvermögen durch Übungen wie beispielsweise Qi-Gong schärfen, werden wir sensibler für die feinstofflichen Ausstrahlungen von Orten und können unter Umständen sogar die subtilen Ströme von Qi spüren, die Feng-Shui zu harmonisieren versucht.

Viele Akupunkte scheinen direkt mit Mastzellen[13] in Verbindung zu stehen, Zellen mit einer besonderen Funktion innerhalb des Immunsystems. Dies weist auf eine Konvergenz westlichen und östlichen Verständnisses hin: Eine der Meridianfunktionen besteht nach Ansicht der chinesischen Medizin darin, die Abwehrkräfte zu aktivieren. Die

Schmerzen, von denen eine Erkältung oder Grippe oft begleitet ist, werden nach Auffassung der östlichen Medizin durch eine vermehrte Tätigkeit innerhalb der Meridiane an der Körperoberfläche beim Kampf gegen die Eindringlinge verursacht.

Das Meridiannetzwerk hat vier Funktionen: eine kommunikative, eine abwehrende, eine stärkende und eine integrative Funktion. Die Meridiane erleichtern die Kommunikation zwischen dem Körperinneren und -äußeren und zwischen allen Körperteilen; sie transportieren das Wei-Qi, das unter der Haut zirkuliert und den Körper vor Angriffen von außen schützt; sie verteilen Nährstoffe überall im Körper und stärken so alle Zellen; und sie vereinen Körper und Geist zum Körper-Geist.

Meridiane sind zwar jeweils nach Organen benannt, aber nicht ausschließlich dem Namen gebenden Organ zugeordnet. Der Milz-Meridian beispielsweise kann stimuliert werden, um die Milztätigkeit anzuregen, aber er zweigt auch zum Magen und zum Herzen ab. Eine Organstörung zeigt sich an der Oberfläche als Störung der Energiebahn. Umgekehrt kann die Verstopfung oder Verletzung eines Meridians allmählich zu einer Organstörung führen.

Die einzelnen Meridiane sind für verschiedene Körperbewegungen zuständig, je nach ihrem Verlauf in der Muskulatur. Der Blasen-Meridian zum Beispiel, der auf beiden Seiten der Wirbelsäule und an den Hinterseiten der Beine entlangläuft, dirigiert Vorwärtsbewegungen und unterstützt die aufrechte Haltung. Der Leber- und der Gallenblasen-Meridian bestimmen Dreh- und Seitwärtsbewegungen usw. So können Bewegungsstörungen, die ihren Ursprung oft in der frühen Kindheit haben und sich meist über einen langen Zeitraum entwickeln, im Meridiansystem beobachtet und behandelt werden.

Der Verlauf eines Meridians spiegelt etwas von den essenziellen Funktionen des ihm zugeordneten Organs wieder. Der Dickdarm-Meridian beispielsweise kräftigt die Muskeln, die für Bewegungen des (Weg-)Werfens und Zeigens gebraucht werden, Gesten, mit denen wir uns von etwas trennen oder auf etwas außerhalb unserer selbst hinweisen. Darin zeigt sich eine Parallele zu den Ausscheidungs- und Reinigungsfunktionen dieses Organs.

Es ist eigentlich gar nicht möglich, Meridiane getrennt voneinander zu besprechen, da sie in Wahrheit ein nahtloses Netz bilden, in dem das Qi zirkuliert und nach einem bestimmten Biorhythmus alle Leitbahnen durchläuft. Dieses subtile Netzwerk hält uns unsichtbar im Innersten in Gang, und wir können es als feinstoffliches System betrachten, mit dessen Hilfe das Bewusstsein im Körper verweilt. Seine unsichtbaren Fäden verweben uns mit dem feinen Stoff des Universums.

Die Stärkung der Meridiane

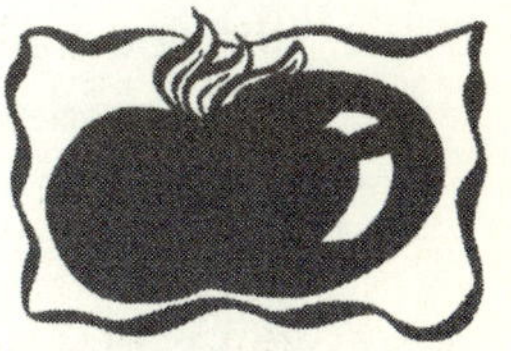

Meridiane dürfen nicht verstopft sein, wenn sie ihre Funktionen erfüllen sollen. Blockierungen treten aber leicht auf als Folge von Verspannungen, Haltungsschäden und Verletzungen oder durch Umwelteinflüsse in Form von Kälte, Nässe oder Wind. Um die Meridiane gesund zu erhalten, sollte man unbedingt Streckübungen machen und sich ausreichend bewegen.

Es gibt viele Übungen speziell für Meridiane, aber im Grunde ist jede Übung geeignet, die einem ein Gefühl für den Körper vermittelt und die Flexibilität steigert wie etwa Yoga, Tanzen, Schwimmen oder Tai-Chi. Zielgerichteter sind manche Übungen des Qi-Gong oder solche, wie sie Shiatsu-Übende zu ihrer Weiterentwicklung ausführen. Von allen Übungssystemen stellt Qi-Gong durch seine spezielle Integration von Bewegung, Atem und Aufmerksamkeit die unmittelbarste und effektivste Möglichkeit dar, die Meridiane frei zu halten und zu stärken.

Berührung tut den Meridianen ebenfalls wohl, besonders eine Kombination aus Druck- und Streckbewegungen wie im Shiatsu. Shiatsu unterstützt die Stimulierung und gleichmäßige Verteilung von Qi in den Meridianen und hält die Kanäle auf wirksame Weise frei. Auch die Tuina-Massagetechnik wird angewandt, um Meridianstörungen zu beheben; mittlerweile wird eine ganze Reihe von Therapien zu diesem Zweck angeboten. Fest steht, dass sich jede Massage günstig auf die Meridiane auswirkt, auch wenn die Behandlung nicht speziell darauf ausgerichtet ist.

Obwohl Meridiane nur von außen manipuliert werden können, wirkt sich eine Bearbeitung der Akupunkte oder Reizleitungen bis in den innersten Wesenskern aus. Die Gesunderhaltung der Meridiane kommt unmittelbar den Organen und tieferen Schichten zugute, da sie die Zirkulation von Nährstoffen fördert und die Kommunikation zwischen innen und außen verbessert.

Schließlich sei daran erinnert, dass Meridiane aufgrund ihrer elektromagnetischen Natur sensibel auf Elektrogeräte und auf Strahlungen reagieren, die von Fernseh- und Computerbildschirmen ausgehen. Es wäre vernünftig, sich dieser Strahlung nicht unnötig auszusetzen und für den Fall, dass es doch sein muss, ein paar Qi-Gong-Übungen zur Klärung des Energiefeldes zu lernen.

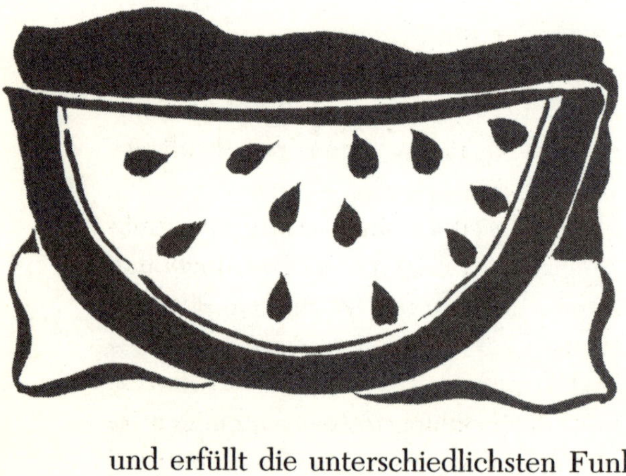

Die Organe

Westler geraten gelegentlich in Verwirrung, wenn sie feststellen, dass die Namen der Organe im Kontext der chinesischen Medizin eine etwas andere Bedeutung haben. Im Westen ist ein Organ Teil der physischen Anatomie und erfüllt die unterschiedlichsten Funktionen. Zum Beispiel ist die Leber ein dichtes, blutgefülltes Organ, das unterhalb des rechten Rippenbogens sitzt. Der Leber obliegen Hunderte von verschiedenen Aufgaben, darunter die Absonderung von Galle und die Regulierung des Eisenspiegels im Blut; sie erhält das Blut flüssig, ist jedoch auch für dessen Gerinnungsfähigkeit zuständig; außerdem synthetisiert sie Proteine, regelt die Körpertemperatur, scheidet Giftstoffe aus und reguliert den Cholesterinspiegel.

Die Stärke der westlichen Medizin liegt in ihrer Präzision, in der Sammlung von Daten über Strukturen und Substanzen. Nach chinesischem Denken sind allerdings Funktionen und Prozesse bedeutsamer als Strukturen und Substanzen, und infolgedessen bezieht sich dort das Wort »Leber« eher auf ein breites Spektrum miteinander verknüpfter Funktionen als auf ein bestimmtes Objekt. Dieses Funktionsspektrum lässt sich nicht nur an der Leber, sondern auch in anderen Bereichen des Körper-Geistes beobachten, also sowohl auf physischer als auch auf emotionaler, mentaler und spiritueller Ebene. Demnach ist das physische Organ »Leber« bloß ein Ort konzentrierter energetischer Aktivität, an dem viele physische Funktionen ablaufen. Die Funktionen der physischen Leber werden also in einen größeren Zusammenhang gestellt, von dem sie lediglich ein Aspekt sind.

Zusammenfassend lässt sich über diesen Unterschied sagen, dass Organe nach chinesischer Auffassung (die in diesem Buch an wichtigen Stellen durch die KAPITÄLCHEN-Schrift gekennzeichnet ist) ein breites Spektrum von Funktionen und Prozessen einschließen, die in den unterschiedlichsten Aspekten und Elementen des Körper-Geistes stattfinden. Das physische Organ ist der Ort, wo viele dieser Funktionen zu beobachten sind und von wo sie ihre konzentrierte Kraft beziehen.

Nehmen wir uns zum besseren Verständnis einmal eine Leberfunktion vor und verfolgen wir, wie sie sich auf den verschiedenen Ebenen des Körper-Geistes bemerkbar macht. Eine der wichtigsten Funktionen, die der Leber von der chinesischen Medizin zugeschrieben werden, besteht darin, das ungestörte Fließen des Qis zu gewährleisten: Die Leber führt die Aufsicht über alle Vorgänge und Bewegungen im Körper-Geist. Das gilt sicherlich für viele der im vorigen Abschnitt beschriebenen Regulierungsfunktionen der physischen Leber. Wenn wir nun unser Gesichtsfeld erweitern auf den ganzen Körper-Geist, kommt letztlich überall, ob im freien Fluss der Bewegungen oder in physiologischen Prozessen aller Art, Leberenergie zum Ausdruck: im komplexen Zusammenspiel von Muskeln und Gelenken ebenso wie im Öffnen und Schließen von Ventilklappen oder in einer reibungslosen Darmperistaltik. In der Psyche spiegelt sie sich im freien Fluss der Emotionen wider. Mental zeigt sie sich in der Fähigkeit, kreativ zu denken, Schwierigkeiten zu überwinden und das große Ganze im Auge zu behalten.

Die Regulierungsfunktionen der physischen Leber werden nur als ein Aspekt der umfassenderen Funktion betrachtet, das ungehinderte Strömen von Qi zu garantieren.

Bei jedem Organ gibt es so etwas wie eine Signatur, eine bestimmte Schwingung, durch die es mit allen anderen Aspekten des Kosmos verbunden ist. So besitzt zum Beispiel die Leber eine Affinität zu Pflanzen wie dem Löwenzahn oder zu Getreidearten wie dem Roggen, die der Leberfunktion dienen. Außerdem haben bestimmte Jahreszeiten, Klimata, Farben und Himmelsrichtungen (in diesem Fall sind es der Frühling, der Wind, das Grün und der Osten) einen inneren Bezug zum jeweiligen Organ. Darüber hinaus schwingt das Organ auch harmonisch mit gewissen Planeten und musikalischen Klängen mit. Beim Qi-Gong werden die Organe manchmal als Planeten im Sonnensystem des Körpers bezeichnet, von denen Schwingungen bestimmter Frequenzen ausgehen und die jeder ein eigenes »Schwerkraftfeld« besitzen.

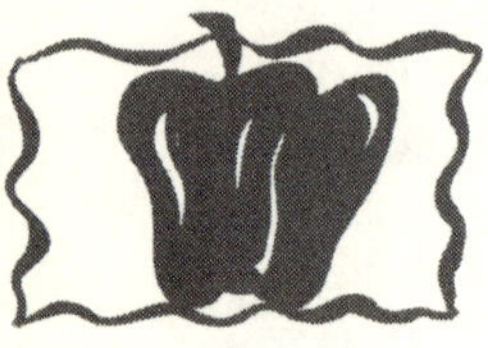

Die äußeren und inneren Bahnen eines Meridians stellen eine Verbindung zwischen dessen Ausgangsorgan und anderen inneren und äußeren Bereichen und Strukturen her. Der Leber-Meridian beispielsweise unterhält eine Verbindung zum Fuß, zu den Genitalien, zur Kehle, zu den Augen und zum Scheitelpunkt des Kopfes. Innerlich verbindet er die Leber mit dem Magen, der Lunge, der Gallenblase und dem Zwerchfell. Meridiane sind der Weg, auf dem sich die physischen Funktionen eines Organs dem Körper mitteilen.

Im Folgenden wird jedes Organ einzeln behandelt und erklärt, wie es gesund erhalten werden kann.

Die Milz

Ebenso, wie aus der Sicht des Menschen die Erde den Mittelpunkt des Kosmos darstellt, nimmt das »Erdorgan« Milz einen zentralen Platz im menschlichen Körper ein. Man kann wohl sagen, dass unser Wohlbefinden von unserer Fähigkeit abhängt, Nahrung aufzunehmen und zu verarbeiten. Dies ist in der chinesischen Medizin Aufgabe der MILZ.

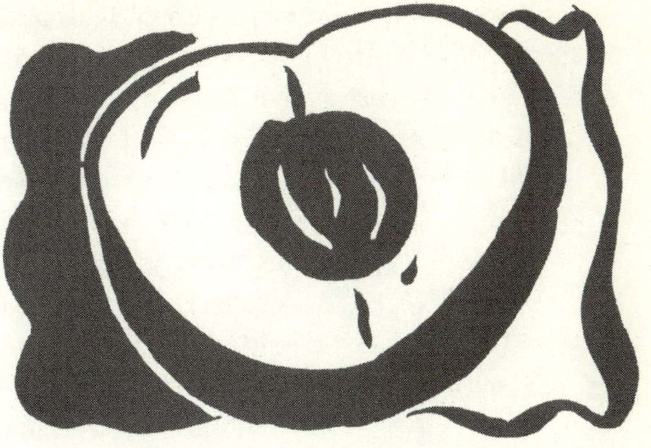

Die Milz ist für die Zufuhr von Nährstoffen zuständig, die in jeder Hinsicht gesunde Funktionen gewährleisten. Sie ist ein Organ für Nahrung und Umwandlung.

Durch die transformative Tätigkeit der Milz werden aus der Nahrung Nährstoffe, werden Informationen verdaut und in Wissen umgewandelt sowie Sinneserfahrungen gemacht und in ein inneres Gefühl von Wohlbehagen verwandelt. Die Milz ist es auch, durch die der Körper heilsame Energie aufnimmt.[14] Sie ist für die Ernährung verantwortlich: Eine starke Milz stellt sicher, dass man gut genährt ist. Eine schwache Milz kann zu Unterernährung führen. Auf physischer Ebene kann es passieren, dass man sich gut ernährt, aber nicht stark genug ist, um die Nahrung in Nährstoffe aufzuschlüsseln. In emotionaler Hinsicht mag eine Situation zwar den Anschein erwecken, als biete sie dem Gefühl Nahrung, während man in Wirklichkeit unfähig ist, das Gebotene zu verwerten.

In der Geschichte der chinesischen Medizin hat die Auffassung, dass die Behandlung einer Krankheit immer bei der Milz und ihrem Partnerorgan, dem Magen, beginnen müsse, ganze Schulen ins Leben gerufen. Ohne die zentrale Fähigkeit, Nahrung und Erfahrungen in verwertbare Stoffe umzuwandeln, fehlt dem Leben sein innerer Halt. Darum wollen wir den Funktionsbereich der Milz nun genauer in Augenschein nehmen und sehen, wie wir die Milzenergie unterstützen und kräftigen können.

Der physische Wirkungskreis der Milz

Die transformativen Aktivitäten der MILZ sind am deutlichsten im Verdauungsprozess verkörpert, und so kann sie praktisch als stellvertretend für den gesamten Verdauungsapparat vom Mund bis zum Anus und für all die verschiedenen Säfte und Umwandlungsstoffe, die darin ihr Wesen treiben, betrachtet werden. Dazu gehört auch die Bauchspeicheldrüse, die Enzyme in den Dünndarm ausschüttet und so die Nährstoffaufnahme verbessert. Ein Maßstab für die Kraft der Milz ist die Stärke des Verdauungssystems. Seine Tätigkeit verwandelt Nahrung in BLUT und QI.

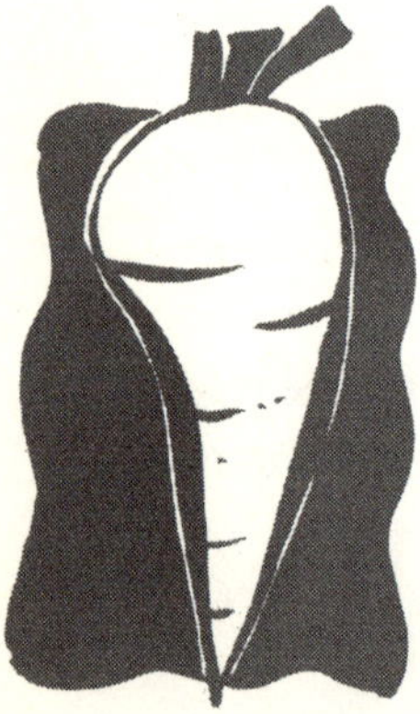

Die Beschaffenheit von Blut und Qi ist folglich im Wesentlichen von der Milz abhängig. Die in der Milz erzeugte Nahrung wird durch die Meridiane weiter transportiert zum Bindegewebe. Blut und Qi, aus der Umwandlung im Verdauungstrakt entstanden, kräftigen Gewebe und Muskeltonus. Muskel- und Bindegewebe stützen den ganzen physischen Körper, geben ihm seine Gestalt, halten ihn aufrecht und sorgen dafür, dass alles an seinem Platz bleibt. Bei erschlafftem Bindegewebe sackt der Körper zusammen und fühlt sich auch entsprechend an, und im Extremfall kommt es zum Prolaps (Vorfall) von Organen. Ist die Milz stark, ist es auch um die körperliche Vitalität gut bestellt, und dann gibt das Muskel- und Bindegewebe dem Körper festen Halt. Deshalb kann man durchaus sagen, dass es die Milz ist, die dem Körper seine Spannkraft verleiht.

Der feinstoffliche Wirkungskreis der Milz

Die MILZ gilt auch als Sitz des Denkens, des »Yi« der chinesischen Medizin, des Konzentrations- und Unterscheidungsvermögens. Diese Auffassung ist dem westlichen Denken sehr fremd. Was bedeutet es also? Der Verdauungsprozess hat seine Entsprechung auf mentaler Ebene im Denken. Die Verdauung beginnt mit dem Nahrungsverlangen, das zur Aufnahme von Nahrung führt. Diese wird in ihre verwertbaren Bestandteile zerlegt und im Körper weitergeleitet, um entweder verbraucht oder gespeichert zu werden. Was unbrauchbar ist, wird ausgeschieden. Der Denkvorgang spielt sich ähnlich ab: Die Wissbegierde führt zur Aufnahme von Informationen, die danach ausgesiebt und sortiert werden. Was sofort verwertet werden kann, wird verwendet, und das Übrige für später gespeichert. Irrelevante oder unbrauchbare Informationen werden aussortiert und vergessen.

Unsere Sprache zeigt, dass es sich um verwandte Prozesse handelt, die sich sehr ähnlich sind. Wir sprechen von »Geistesnahrung«, davon, dass wir bestimmte Informationen nicht »verdauen« können, wir »verschlingen« jemandes Worte, »kauen« an etwas herum, das gesagt wurde, oder finden einen Gedanken »zum Kotzen«. Viele kennen solche Zusammenhänge aus eigener Erfahrung, zum Beispiel, dass sie sich nach einer reichhaltigen Mahlzeit nicht gut konzentrieren können, dass sie in einer Phase intensiven Lernens plötzlich Heißhunger auf irgendetwas haben oder dass sie nichts essen können, weil ihnen etwas »auf den Magen geschlagen ist« (also Sorgen macht). Das lateinische Sprichwort »mens sana in corpore sano« – ein gesunder Geist in einem gesunden Körper – unterstreicht die Beziehung zwischen physischer Vitalität und mentaler Wachheit.

Regiert die Milz auf der mentalen Ebene unser Denken, so beherrscht sie auf emotionaler Ebene unsere Sorge um uns selbst und um andere. Ein gesundes Selbstinteresse bewirkt, dass wir unserem Gemüt Nahrung zuführen, und solchermaßen emotional gestärkt, können wir auch die stärken, die uns nahe stehen. Eine starke Milzenergie legt den Grundstein für ein gesundes Gefühlsleben, in dem unsere Bedürfnisse befriedigt werden, sodass wir aus der Fülle leben und großzügig geben können, statt an unstillbarem Lebenshunger zu leiden.

Nach innen gerichtete Sorge kann in Selbstquälerei umschlagen, in egozentrisches Grübeln, bei dem die Energie ins Stocken gerät. Nach außen gerichtete Sorge kann dazu führen, dass wir in übertriebener Anteilnahme auf die Bedürfnisse anderer eingehen wie der Nackte, der einem anderen Nackten einen Mantel anbietet. In diesem Fall projizieren wir unsere eigenen Bedürfnisse auf die anderen und geraten durch unsere Gebefreudigkeit in ein Dilemma. Dadurch wird ständig Milzenergie nutzlos an die Umwelt abgegeben.

Auch psychologisch kann die Milz mit Nahrung und Zuwendung in Zusammenhang gebracht werden. Die Milzenergie ist gut entwickelt, wenn wir aus unserem eigenen Innern Kraft zu schöpfen vermögen und uns selbst ein Halt sein können, wenn wir nicht von Bedürftigkeit angetrieben werden, sondern von überströmender eigener Fülle. Das ist ein hoher Anspruch! In einer Kultur, in der die traditionellen Sozialnetze gegenseitiger Unterstützung (Gemeinsinn, Familiensinn) weitgehend zusammengebrochen sind, schreien die meisten Menschen geradezu nach Nahrung und Unterstützung. Um die Milz gesund zu erhalten, müssen wir uns sowohl um die emotionale als auch um die physische Nahrung kümmern.

Nach der Lehre von den Archetypen hat die Milz einen Bezug zur Mutter. Während des Heranwachsens werden die Bedürfnisse, die ursprünglich von der Mutter gestillt wurden, in zunehmendem Maße von dem heranwachsenden Kind selbst befriedigt. Allmählich entsteht so eine »innere Mutter«, die Fähigkeit, sich Trost und Nahrung suchend nach innen zu wenden. An diesem Punkt in der Entwicklung kann von voll entwickelter Milzenergie gesprochen werden.

Die wohlgenährte Milz

Wenn reichlich Milzenergie fließt, so löst das im Allgemeinen ein tief inneres Gefühl des Wohlbefindens, eine wundervolle Unbeschwertheit, ein Behagen im Körper aus. Wir sind zufrieden, genießen die Freuden des Lebens und sind eng mit unserer eigenen Sinnlichkeit verbunden. Auf allen Ebenen spüren wir die Fülle, und wir vermögen ebenso großzügig zu geben wie zu empfangen. Die Verdauung läuft reibungslos und effektiv, der Körper fühlt sich gepflegt und gekräftigt an, der Kopf ist klar und die Konzentration geschärft. Wir sind geerdet und damit der Erde ebenso verbunden wie dem Körper, und wir können sicher sein, dass wir beschützt werden und uns mit Fug und Recht gut aufgehoben fühlen dürfen in der Obhut der göttlichen Mutter, der Vorsehung oder wie immer wir das nennen wollen, was letztlich unsere Bedürfnisse befriedigt.

Nur wer wahrhaft in seinem Körper zu Hause ist, kann sich auf den Weg der Heilung begeben.
GABRIELLE ROTH

Wenn bei der Milz eine Disharmonie vorliegt, äußert sie sich meist in einer Verdauungsschwäche. Diese findet häufig in der Unfähigkeit ihre Entsprechung, Gefühlsnahrung entgegenzunehmen. Eine Konzentrationsschwäche geht oft mit Problemen beim Aussieben und Aussortieren von Nährstoffen im Körper einher. Manchmal, wenn ein großer Hunger nach Liebe besteht, verlegen wir uns aufs Essen, um unseren Schmerz darunter zu begraben. Das Gefühl, emotional unterernährt zu sein, kann den Körper dazu bringen, sich zusammenzuziehen, wodurch der Nährstoffstrom zum Muskel- und Bindegewebe behindert wird; oder man sackt zusammen, besonders in der Leibesmitte und im Kreuz, das heißt, man gibt sich sowohl emotional als auch physisch auf.

Die Kräftigung der Milz

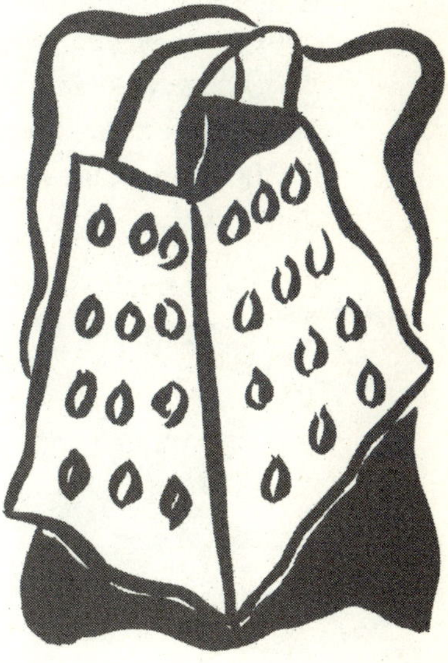

Die Milz liebt Berührungen. Alles, was uns auf dieser fundamentalen Ebene wohl tut, stärkt die Milz. Ohne Berührung verkümmert der Mensch, er benimmt sich gestört und versinkt in Depressionen. Berührt zu werden ist ein ebenso grundlegendes Bedürfnis wie genährt zu werden, deshalb bedeutet die Stärkung der Milz auch, eine zutiefst sinnliche Beziehung zum Körper aufzunehmen. Mit dem Körper zu »arbeiten«, Freunde und Angehörige zu drücken und zu umarmen und sich selbst liebevolle Berührungen zu gönnen: Das alles sind Möglichkeiten, die Milz zu stärken. Wir konzentrieren uns oft auf die Nahrung, obwohl die Heilung eigentlich in der Befriedigung eines ganz anderen Grundbedürfnisses liegt, im Stillen unseres Verlangens nach menschlicher Nähe.

Wir können uns die Spannkraft und reibungslose Versorgung unseres Muskel- und Bindegewebes mit Nährstoffen erhalten, indem wir uns strecken. Die Milz liebt Streckübungen. Strecken löst Einschnürungen auf und fördert so den Nährstofffluss zu den Muskeln. Außerdem ist es eine gute Methode, in eine entspannte Beziehung zum eigenen Körper zu treten. Eine weitere Möglichkeit ist die, wieder zu lernen, wie man hinfällt und auf dem Boden herumkriecht oder -rollt. Durch diesen spielerischen Ansatz können wir uns wieder mit der Erde verbinden, und der Körper fasst neues Vertrauen, dass sie ihn erhalten wird. Wenn wir uns wieder ganz von selbst darauf verlassen, dass die Erde uns nährt, löst sich unser innerer Widerstand gegen die Schwerkraft allmählich auf, unsere Energien werden besser geerdet, und wir brauchen uns nicht mehr so anzustrengen, den Körper aufrecht zu halten, sondern erhöhen stattdessen seine Spannkraft.

Berühren, Strecken und die wiederhergestellte physische Verbindung mit der Erde richten uns darauf aus, uns besser zu verwirklichen. Sich im Körper zu Hause zu fühlen ist die natürliche Wirkung von Milzenergie. Bei der für die heutige Kultur typischen berührungsarmen, überwiegend sitzenden und naturentfremdeten Lebensweise hat es die Milz schwer. Von allen Organen leidet sie allgemein am häufigsten.

Ebenso wie wir wieder zum Naturhaften unseres Körpers zurückfinden müssen, sollten wir auch im Alltagsleben auf den Boden zurückkehren. Das gelingt uns, wenn wir unserem Alltag, in dem es vielleicht drunter und drüber geht, eine geordnete Struktur geben. Ein geregeltes Leben wirkt sich günstig auf die Milz aus. Es könnte schon so etwas Einfaches sein wie die tägliche Pause, um eine Tasse Tee zu trinken, sich gemütlich hinzusetzen und zu lesen, Tagebuch zu schreiben, sich eine Körpermassage zu gönnen oder sonst etwas zu tun, was der Seele wohl tut. Oder man speist zu festen Zeiten oder nimmt sich vor, immer zur gleichen Stunde schlafen zu gehen und aufzustehen. Routine und Struktur, die einen sicheren, verlässlichen, festen Platz in unserem Leben einnehmen, geben der Milz den äußeren Halt.

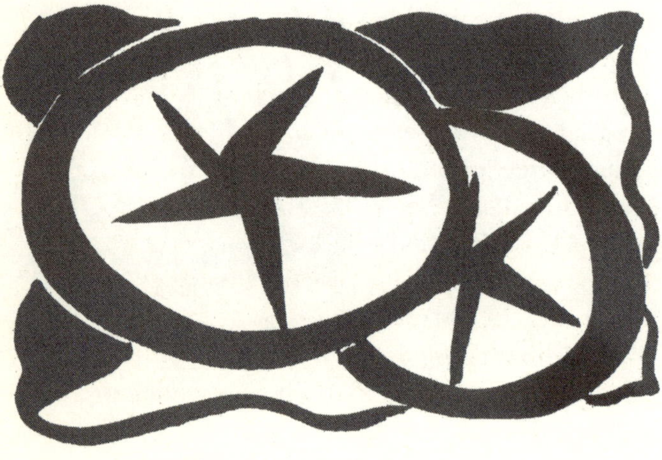

Diät ist besser als Medizin.
Voltaire

Diese Idee einer Strukturierung können wir auch auf die Struktur übertragen, in der wir wohnen, auf unser Heim. Die Wohnung ist ein äußeres Abbild des inneren Zustands der Milz. Mit der Einrichtung eines behaglichen, schützenden Heims geben wir folglich zugleich der Milz äußerlich Halt. Die Milz sehnt sich danach, irgendwo zu Hause sein zu dürfen, und es ist kein Zufall, dass bei Leuten, die viel auf Reisen sind, häufig die Milzenergie stark unter Druck gerät. Viele Krankheiten haben ihre Ursache tatsächlich in einer Art von Heimweh, einem tiefen Verlangen nach der Sicherheit und Geborgenheit, die ihnen ihr Zuhause in der Kindheit gab oder hätte geben müssen. Sich heimisch zu machen, auch wenn man oft umzieht, unterstützt die Milz.

Diesen letzten Punkt will ich mit einer kleinen Anekdote veranschaulichen. Ich bin einmal auf einer Zugfahrt in Indien mit einem Mann ins Gespräch gekommen. Als er hörte, dass ich einen Heilberuf ausübe, fragte er mich, was er gegen seine chronische Nebenhöhlenverstopfung machen könnte. Irgendwann in unserer Unterhaltung kamen wir auch auf seine ursprüngliche Heimat zu sprechen, die er aus beruflichen Gründen verlassen hatte. Wie sich herausstellte, war er schon bei zahllosen Ärzten gewesen und hatte viele Medikamente eingenommen, dabei wurde sein Leiden letztlich nur durch die Rückkehr in seine alte Heimat gelindert. Zu Hause war er nämlich praktisch beschwerdefrei. Der Verlust seiner Heimat griff ihm einfach zu sehr ans Herz. Nach Auffassung der chinesischen Medizin verarbeitet die Milz die Feuchtigkeit aus der Nahrung, wobei Schleim entsteht, der in der Lunge gespeichert wird. In seinem Fall war die Milz durch sein Heimweh geschwächt und nicht in der Lage, die Nahrungsfeuchtigkeit zu verarbeiten, sodass sich das Nebenprodukt (Schleim) im Übermaß ansammelte.

Ein Gefühl der Geborgenheit ist entscheidend für die Milzgesundheit. Idealerweise entwickeln wir durch die Erfahrung eines behüteten, liebevollen Zuhauses in der Kindheit ein inneres Heimatgefühl, das es uns ermöglicht, uns unabhängig von unserem jeweiligen Aufenthaltsort und den jeweiligen Umständen überall zu Hause zu fühlen. Mit anderen Worten: Wir sind uns selbst eine Heimat, akzeptieren uns und fühlen uns in unserem Körper wie zu Hause.

Als ebenso hilfreich wie Streck- und andere Körperübungen hat sich ein Geistestraining erwiesen. Lernen und Studieren unterstützen die Milz in ihrer Funktion des Aussiebens und Sortierens von Informationen. Mentales Ausmisten, Abbau des Papierkrams, den das heutige Leben mit sich bringt, und Eindämmung des leicht überhand nehmenden Chaos sind geeignete Mittel, die Milz zu stärken.

Zum emotionalen Bereich, den die Milz abdeckt, gehört der Umgang mit Bedürfnissen und mit den innersten Gefühlen von Vertrauen und Sicherheit. Die Milz ruft uns auf, unsere Bedürfnisse zu achten und auf sie einzugehen, in eine befriedigende Beziehung zu uns selbst zu treten und für uns selbst zu sorgen. Bei Nichtbeachtung suchen sich unsere Bedürfnisse eigene Wege der Befriedigung, und je mehr sie ignoriert werden, umso destruktiver können sie sich auswirken. Mit der Frage: »Was brauche ich wirklich, um mich in dieser Welt gut versorgt, unterstützt und sicher zu fühlen?«, setzt man sich auf emotionaler Ebene für die Milz ein.

Im Lebensalltag können wir die Milz mit ganz einfachen Dingen stärken: indem wir jemanden »drücken« und streicheln (und sei es ein Hund!), unseren Körper regelmäßig trainieren, aus unserem Heim ein behagliches Nest machen, jeden Tag ein Ritual ausführen, das uns wohl tut, uns auf dem Fuß- oder Erdboden wälzen und uns generell für uns selbst und für unsere Bedürfnisse Zeit nehmen.

Nahrung für die Milz

Die Milz genießt gern ein sattes Gefühl des Wohlbehagens nach dem Essen. Bei einem Ernährungsstil, der der Milz gut tut, haben Gemütlichkeit und Üppigkeit Vorrang, wird Wert auf den Faktor »Wohlgefühl«, auf Fülle und Zuwendung gelegt.

In der chinesischen Medizin heißt es, die Milz würde durch süße Nahrung gekräftigt. Damit ist nichts Zuckriges gemeint, sondern die natürliche Süße von Getreide oder Kürbisgemüse (zum Beispiel von Reisspeisen und Kürbissuppe). Im Allgemeinen bevorzugt die Milz gut durchgekochte Speisen wie dicke Suppen oder Eintöpfe, die die Verdauung nicht zu sehr belasten; mit Rohkost oder kalten Speisen hat

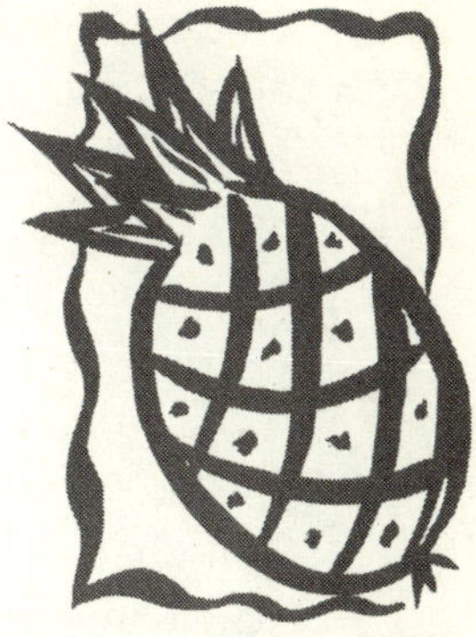

sie Schwierigkeiten. Je schwächer die Milz ist, umso wohler tun ihr gut gegarte Speisen.

Was die Milz nicht verträgt, ist zu viel Flüssigkeit, deshalb sollte zu den Mahlzeiten nur wenig getrunken werden und die Hauptflüssigkeitszufuhr zwischendurch erfolgen. Früchte und Süßspeisen werden auch besser für sich als kleine Zwischenmahlzeit eingenommen. Dadurch wird die Milz in ihrer Funktion des Aussiebens und Sortierens unterstützt und die Gärung der Nahrung bei der Verdauung gedrosselt.

Kauen hilft der Milz, die Nahrung zu verarbeiten, und wärmt zu kalte oder rohe Speisen auf. Auch tut es ihr gut, wenn wir uns entspannt und locker, ohne uns zu verdrehen oder zu verkrampfen, zum Essen setzen. Bei einer schlechten, krummen Sitzhaltung werden die Verdauungsorgane eingequetscht, was die Verdauung erschwert.

Aromen beeinflussen die Verdauung, daher sorgen aromatische Kräuter und Gewürze in der Küche dafür, dass bei der Milz keine Stockung eintritt. Süße und besonders solche Speisen, die reich an komplexen Kohlehydraten sind, werden von der Milz dazu verwandt, stetig Energie ins System abzugeben; sie bilden den Kern einer die Milz stärkenden Ernährung.

Nach dem chinesischen System der Entsprechungen finden außerdem gelb-orangene Nahrungsmittel wie Kürbisse, rote Linsen oder Möhren ihre energetische Entsprechung in der Milz und unterstützen diese in ihrer Funktion.

Weitere Informationen über die Milz finden Sie in den folgenden Kapiteln in den Abschnitten über Qi, Yang und Nässe.

Die Lunge

Aufgabe der Lunge ist es, eine Grenze zwischen der Innen- und der Außenwelt zu ziehen. Die Innenwelt muss durch eine klare Grenze geschützt werden, die sowohl der Definition als auch der Verteidigung der Person dient. Über diese Grenze hinweg können Vitalstoffe her-

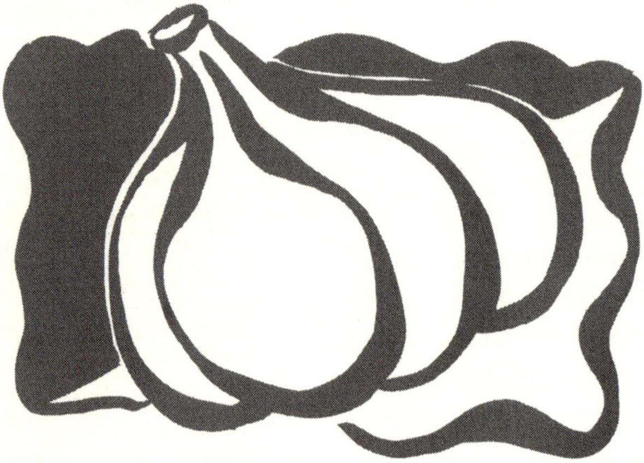

eingeholt und Abfallstoffe entsorgt werden. Der lebenswichtigste Stoff, den die Lunge hereinholt, ist eindeutig der Sauerstoff; aber wie wir bald sehen werden, ist die LUNGE nach der chinesischen Medizin mehr als nur ein Atmungsorgan. Die Lunge hat etwas mit Begrenzung, Lebensatem und Erneuerung zu tun.

Der physische Wirkungskreis der Lunge

Auf der physischen Ebene finden Begrenzung, Lebensatem und Erneuerung ihren Ausdruck in Lunge, Haut und Grimmdarm. Die Lunge schließt das gesamte Atmungssystem mit ein, darunter Nase und Nebenhöhlen. Sie holt Sauerstoff in den Körper herein und scheidet Kohlendioxid als Abfallstoff aus. Da der Mensch den größten Teil seiner Energie der Luft entnimmt, ist die Lunge in erster Linie für die physische Vitalität verantwortlich und herrscht über das Qi im Körper.

Die Haut ist so etwas wie eine äußere Lunge, und ihre Poren werden als »Tore des Qis« betrachtet. Auch sie atmet und tauscht mit der Außenwelt Stoffe aus. Ihre gesunde Funktion wird als Aspekt der Lungenfunktion gesehen. Unter der Haut zirkuliert nach chinesischer Auffassung die schützende Energie »Wei-Qi« und wehrt pathogene Eindringlinge vom Körper ab.

Das Partnerorgan der Lunge, der Grimmdarm, ist mit Entsorgung und Ausscheidung betraut. Lunge und Grimmdarm zusammen stehen mit der Immunreaktion in Verbindung, der Kraft der schützenden Grenze. Krankheitserreger dringen besonders leicht über die Atmungs- und Verdauungswege ein; Lunge und Grimmdarm sind für deren Instandhaltung und damit für die Abwehr von Eindringlingen zuständig. Nach Auffassung der chinesischen Medizin hängt die Widerstandskraft des Körpers unmittelbar von der Stärke der Lunge und des Grimmdarms ab.

Der feinstoffliche Wirkungskreis der Lunge

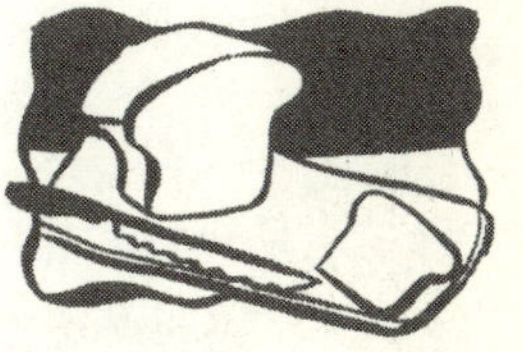

Dem physischen Aspekt der Lunge als Grenze zwischen dem Organismus und der Außenwelt entspricht auf psychischer Ebene das Gefühl der persönlichen Abgrenzung. Eine deutliche psychologische Grenze ermöglicht es uns, uns selbst zu erkennen, zwischen uns selbst und anderen zu unterscheiden und klare Beziehungen einzugehen. Wenn die Grenze gut definiert ist, können wir darüber hinweg Erfahrungen sammeln und wieder nach außen kommunizieren; gleichzeitig ist die Grenze flexibel und durchlässig, sie öffnet sich »guten« Einflüssen und schließt sich, um »schlechte« Einflüsse fern zu halten. Sie versetzt uns in die Lage, ja zu sagen, wenn wir wollen, und nein, wenn wir etwas nicht wollen.

Während die Milz archetypisch mit der Mutter in Zusammenhang steht, hat die LUNGE einen archetypischen Bezug zum Vater. Traditionsgemäß ist es der Vater, der unser Selbstwertgefühl stärkt und uns hilft, unser Zuhause zu verlassen und uns in der Welt unseren Platz zu suchen. Ein guter Vater steckt Grenzen und unterstützt seine Kinder bei ihrer Individuation und der Trennung von der Mutter. Die Lunge wird daher mit Gefühlen der Selbstachtung, mit Respekt uns selbst und anderen gegenüber in Verbindung gebracht. Zu wissen, wer wir sind, an uns selbst zu glauben und unseren Platz in der Welt einzunehmen, all das gehört zum Wirkungskreis der Lunge.

Die Lunge soll auch der Sitz der Seelenkraft (chinesisch »Po«) sein. Diese Kraft ist der dichteste, greifbarste Aspekt der Seele und stirbt mit dem Körper. Das Po macht uns den physischen Körper, unsere Lebendigkeit und die physischen Körperrhythmen bewusst. Das Po, manchmal auch »vegetative Psyche« genannt, gehört zur Erde, zur materiellen Welt und in den Bereich reiner Sinneserfahrung. Sein Gegenpart, das »Hun« mit Sitz in der Leber, gehört zur Welt von Geist und Bewusstsein.

Die wohlgenährte Lunge

Ein reicher Vorrat an Lungenenergie manifestiert sich als starke physische Vitalität. In der Brust macht sich ein Gefühl von Geschmeidigkeit und Fülle bemerkbar, die Lunge ist kräftig und die Stimme laut und klar. Die Immunreaktion ist stark, sodass Krankheiten schnell und wirksam abgewehrt werden, die Haut glänzt, und der Teint ist frisch und gesund. Der Atem geht normalerweise leicht und locker. Die Körperhaltung mit mutig der Welt zugewandter Brust bringt ein deutliches Selbstwertgefühl zu Ausdruck. Die Gestik ist verständlich und umfasst ein breites Spektrum, der Blick ist offen und das Auftreten frisch und frei. Jemand mit starker Lungenenergie erregt im Allgemeinen Bewunderung und Respekt bei anderen.

Bei Störungen ist die Lunge entweder schwach oder in ihrer Funktion eingeschränkt. Eine physisch schwache Lunge äußert sich in Vitalitätsverlust und verminderten Abwehrkräften. Unter Umständen ist die Atmung flach, sodass die unteren und seitlichen Lungenbereiche gar nicht beteiligt werden und Atemnot entsteht. Dann hat die Haut oft ein ungesundes Aussehen, und die Zirkulation von Qi und Blut ist beeinträchtigt. Emotional herrschen wahrscheinlich Verklemmtheit und Traurigkeit vor, und mitunter hat sich der betreffende Mensch hinter seine eigenen Grenzen zurückgezogen. Oft liegt ein Mangel an Selbstachtung vor, wird sowohl über die eigene Person als auch über andere ein scharfes Urteil gefällt und weder den eigenen Grenzen noch den Grenzen anderer Verständnis und Respekt entgegengebracht. Schlägt Würde in falschen Stolz um, kommt es zu Gefühlen des Verlassenseins und der Isoliertheit. Dann fällt es schwer, sich einen Platz in der Welt zu erobern.

Die Kräftigung der Lunge

Die Lunge erhält durch das Atmen Nahrung. Lungenenergie wird am besten verstärkt durch reichlich frische Luft, durch Verbesserung der Lungenkapazität mittels sportlicher Betätigung wie beispielsweise Schwimmen und durch bewusstes Atmen. Wer nur ein paar Minuten täglich entspannt atmet, die Zwerchfellatmung übt und die Brust- und Schultermuskeln lockern lernt, kräftigt die Lunge nachhaltig.

Auch ausladende Bewegungen, durch die die Brust gedehnt wird und sich »öffnet«, sind von Nutzen. Ziel ist es, den Brustkorb zu weiten, sodass die Muskeln in diesem Bereich locker und flexibel werden. Die Lungenkapazität lässt sich aber auch durch Stimmübungen und Singen steigern. Bei diesen mitunter emotionsgeladenen Aktivitäten werden manche Menschen mit all den Hemmungen konfrontiert, von denen sie sich in ihrem Selbstausdruck behindern ließen.

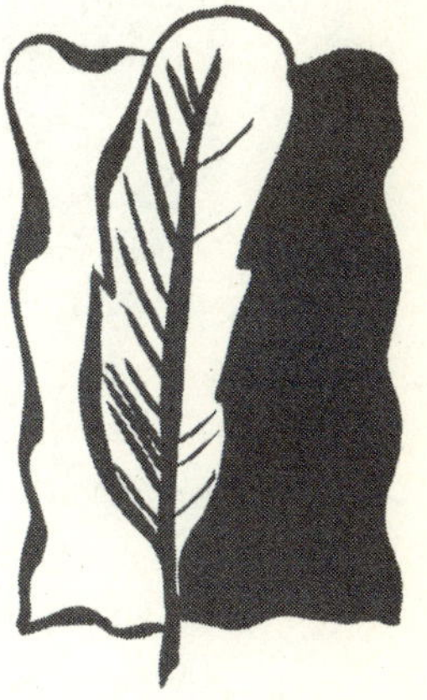

Die Haut als Teil des Lungensystems kann durch Bürsten gekräftigt werden. Reiben mit einem rauen Waschlappen oder Bürsten erhält die Haut gesund und stärkt das Immunsystem. Kleidung aus Naturfasern lässt die Haut frei atmen; auch nackt herumzulaufen, wenn Wetter und Umstände es erlauben, ist gut für die Haut. Gelegentliches Sonnenbaden tut gleichfalls der Haut wohl; zu viel Sonne schadet allerdings.

Emotional wird die Lunge durch Respekt gekräftigt. Selbstsicherheit und Würde auch in dem, was wir tun, nötigt unserer Umgebung Respekt ab. Wenn wir das, was wir wertschätzen, ergründen und Möglichkeiten finden, diese Werte öffentlich zu verwirklichen, öffnen wir uns der Lungenenergie.

In der Außenwelt können wir zum Beispiel unsere Umgebung würdigen, indem wir verstaubte Winkel unseres Hauses oder unseres Lebens sauber machen. Indem wir in unserem Umkreis aufräumen, unterstützen wir die Lungenfunktion von außen her und bringen damit unter Umständen auch Ordnung in unser Gefühls- und Geistesleben. Die Ästhetik im Leben eines Menschen ist die äußere Manifestation der Lunge, und wer Schönheit und Ordnung liebt und sowohl seine Umgebung als auch das tägliche Leben zur Kunst erhebt, unterstützt und kräftigt die Lunge.

Die Rolle der Lunge als Grenzwächter lässt sich metaphorisch auch auf die Grenzen ausdehnen, die wir in Haus und Hof ziehen. So spiegeln etwa gute Zäune, durchdachte Sicherheitsvorkehrungen, saubere Fenster und ein gepflegtes Gelände gesunde Lungenenergie wider.

Nahrung für die Lunge

Bei einer Ernährungsweise, die der Lunge gut tun soll, hat das Essen einen hohen Stellenwert im Leben, außerdem steht die Ästhetik im Vordergrund. Eine Würdigung des Essens und seiner Bedeutung und Freude an den einfachen Ritualen der Nahrungsaufnahme unterstützen die Lungenfunktion.

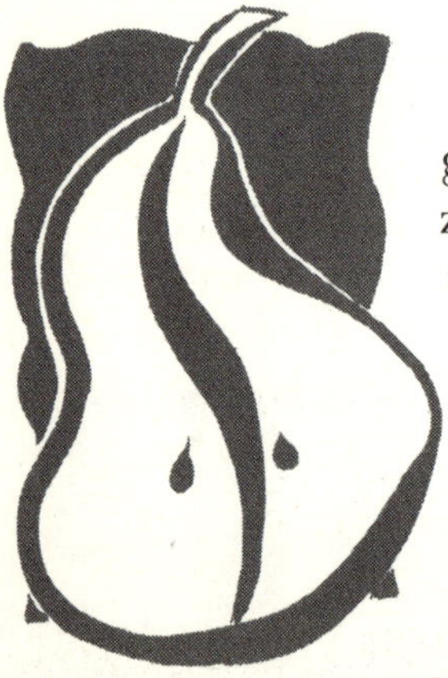

Die Lunge regiert das Qi, darum setzt sich eine lungenfreundliche Ernährung unter anderem aus Speisen zusammen, die als »Qi-Tonikum« bezeichnet werden, und aus frischen Nahrungsmitteln, in denen das Qi noch lebendig ist. Gesund ist eine an frischem Gemüse (aus Bioanbau) reiche Kost, die darüber hinaus Sprossen und Getreide enthält. Die Lunge braucht auch Eiweiß, und ein starkes Verlangen nach proteinreicher Nahrung ist häufig ein Hinweis auf eine Schwäche des Lungen-Qis. Protein bezieht die Lunge im Allgemeinen am besten aus fettarmen Nahrungsmitteln wie Tofu, Hülsenfrüchten und weißem Fleisch.

Soweit sie vertragen werden, wirken auch Milchprodukte kräftigend auf die Lunge, aber sie verursachen oft Verstopfungen und sind Schleim bildend. Wer darunter leidet, sollte auf Erzeugnisse aus Ziegen- oder Schafsmilch ausweichen oder weitgehend auf Milchprodukte verzichten. Scharf gewürzte Nahrungsmittel stimulieren mitunter die Lunge und regen ihre Funktion an. Zu den Nahrungsmitteln, die mit Vorsicht genossen werden sollten, gehört alles, was Verstopfungen hervorruft, also fette Speisen sowie denaturierte und stark verarbeitete Lebensmittel.

Bleibt noch zu erwähnen, dass helle und weiße Nahrungsmittel der Lunge entsprechen, sodass sich Radieschen und Rettiche, weißes Fleisch und weiße Pilze als günstig erweisen.

Weitere Informationen finden Sie in den folgenden Kapiteln in den Abschnitten über Qi, Yin, Nässe und Wind.

Die Nieren

Während die Milz unseren Mittelpunkt darstellt und die Lunge unsere Begrenzung, sind die NIEREN unser Fundament. Allen physischen Funktionen liegt die Aktivität der Nieren zugrunde. In den Nieren entspringen Yin und Yang. Die Nieren speichern und aktivieren das wässrige Jing (die Lebensessenz), die das Wachstum bestimmt und dem Körper seine physische Gestalt gibt. Außerdem geht von ihnen das Feuer im Körper aus, das »Ming Men«, das durch das dynamische Zusammenspiel beider Nieren entfacht wird, den gesamten Stoffwechsel in Schwung bringt und uns zum Leben motiviert.

Die Nieren sind das Organ, das am engsten mit dem materiellen Ursprung des Lebens verbunden ist. Sowohl auf der physischen als auch auf der psychischen Ebene bringen die Nieren die elementarsten, zum Überleben und zur Fortpflanzung notwendigen Regungen sowie spontane Neugier hervor. Sie sind für den generellen Lebenstrieb sowie die Wachstums- und Reproduktionsfähigkeit verantwortlich.

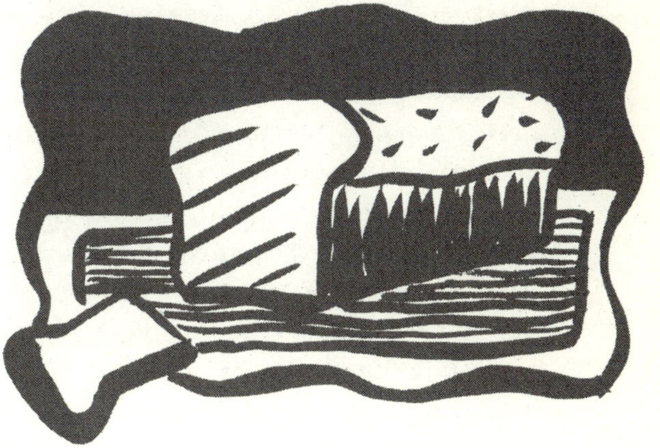

Da die Nieren für die Vitalität und die essenzielle Harmonie von Yin und Yang zuständig sind, hängt unser Wohlbefinden von ihnen ab. Durch sie sind wir unseren Vorfahren eng verbunden, von denen wir unsere Konstitution geerbt haben. Im Jing ist ein genetischer Plan gespeichert, der die Schablone für Wachstum und Entwicklung vorgibt. Aufgabe der Nieren ist es, durch fortwährende Erneuerung und Speicherung der elementaren Lebenskraft und deren Aktivierung das Beste aus dem Erbgut zu machen.

Der physische Wirkungskreis der Nieren

Was das Körperliche betrifft, haben die Nieren Bezug zu unserer Innenstruktur: zu den Knochen und ihren »Auswüchsen«, den Zähnen. Knochengerüst, Rückenmark und Gehirn sind das Reich der Nieren. In diesen Strukturen wird das Jing gespeichert, erneuert sich das Blut und pulsiert die Rückenmarksflüssigkeit im subtilen Rhythmus des Lebens. Das Wachstum des Knochengerüstes und die Entwicklung des Gehirns samt all seiner Funktionen hängen von der Stärke der Nieren ab.

Die Nieren verteilen das aktivierte Jing mithilfe des Dreifachen Erwärmers, eines Meridians, der alle Organe mit Hitze und Qi versorgt. Diese Aktivität tritt am deutlichsten im endokrinen Drüsensystem zutage, das durch Hormonausschüttung Wachstum, Geschlechtsreife und Fruchtbarkeit reguliert. Die Hirnanhangsdrüse und der Hypothalamus, die den endokrinen Drüsen vorgeschaltet sind, führen sozusagen den Willen der Nieren aus.

Das endokrine System arbeitet mit dem vegetativen oder autonomen Nervensystem zusammen, das infolgedessen auch zum Einflussbereich der Nieren gezählt werden sollte. Das autonome Nervensystem ist noch einmal in Sympathikus und Parasympathikus unterteilt. Diese beiden Stränge sind dem Yin und Yang der Nieren zu vergleichen.

Vereinfacht ausgedrückt, bereitet uns der Sympathikus aufs Handeln vor, indem er die Ressourcen des Körpers mobilisiert und die Gehirntätigkeit anregt. Er wird durch Aktivität stimuliert und kann als Repräsentant der Yang-Energie der Nieren aufgefasst werden. Der Parasympathikus ist für das Wiederauffüllen, die Erneuerung, zuständig, er bremst uns und wird durch Ruhe und Entspannung aktiviert. Er kann als Repräsentant der Yin-Energie der Nieren bezeichnet werden. In der Ausgewogenheit der beiden Nervenstränge kommt das Gleichgewicht von Yin und Yang zum Tragen.

Die chinesische Medizin unterteilt den Leib in drei Abschnitte, »Jiao« oder Brennräume genannt. Diese Einteilung ist zum Teil strukturell und zum Teil funktionell. Im oberen Jiao, wo sich das Herz und die Lunge befinden, finden Atmung und Zirkulation statt. Im mittleren Jiao, wo sich die von der Milz regierten Verdauungsorgane befinden,

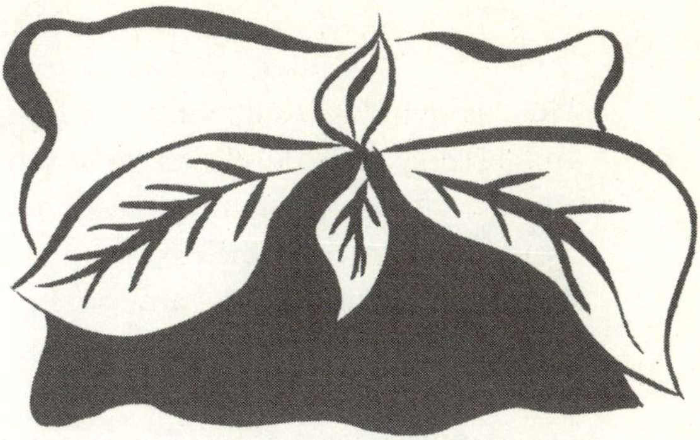

finden Verarbeitung und Umwandlung statt. Im unteren Jiao, wo sich die Reinigungsorgane befinden, finden Ausscheidungs- und Sexualaktivitäten statt. Über das untere Jiao herrschen die Nieren.

Strukturell bedeutet dies, dass die Nieren einen besonderen Bezug zum unteren Rücken und Beckengürtel haben. Die Knie, die den unteren Rückenbereich stützen, gehören ebenfalls zum Wirkungskreis der Nieren. Funktionell bedeutet es, dass die Nieren über die in der Gebärmutter, den Eierstöcken, der Prostata und den Hoden verkörperten Fortpflanzungsfunktionen herrschen. Sie sind auch für die Ableitung, den Ausgleich und die Reinigung aller Flüssigkeiten durch Nieren, Blase und Dünndarm verantwortlich.

Der feinstoffliche Wirkungskreis der Nieren

In den Nieren sind die stärksten Impulse physischen Lebens zu finden: der Überlebens- und der Fortpflanzungstrieb. Diese starken Kräfte der Psyche liegen fast allen Verhaltensweisen zugrunde. Die Nieren sind die Quelle einer phänomenalen Kraft, des Lebenswillens, im Chinesischen »Zhi« genannt. Sie kommt auf ursprüngliche, unmittelbare und machtvolle Weise zum Ausdruck. Daran, welchen Raum wir dieser Kraft in unserem Leben geben, lässt sich ermessen, wie viel Nierenenergie wir zurückhalten oder freisetzen.

Der Lebenswille weckt die sexuelle Energie. In unserer Beziehung zum sexuellen Grundtrieb sehen wir den Ausdruck der Nierenenergie.

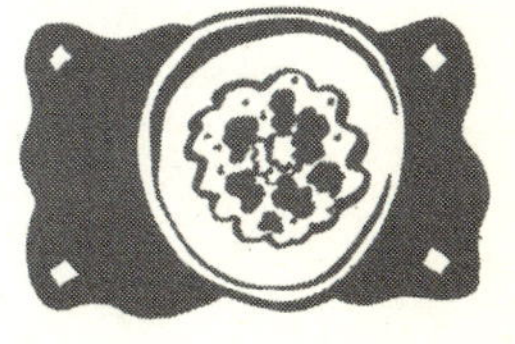

Je engeren Kontakt wir mit dem ungezügelten Feuer der Sexualität halten und je mehr von ihrer überschäumenden Energie in unser Leben hineinfließt, umso gesünder sind unsere Nieren. Physisch zeigt sich das an einem frei beweglichen Becken und einer guten Durchblutung der

Geschlechts- und Fortpflanzungsorgane. Psychisch schlägt es sich in Form von gesunder, ungehemmter Sexualität nieder, die frei ist von Scham, Schuldgefühlen und Verdrängung.

Die Sexualität muss sich nicht direkt in entsprechendem Verhalten äußern. Sie kann auch in künstlerisches Schaffen oder andere Arbeit einfließen. Der Wunsch, sich kreativ zu betätigen, entzündet sich in den Nieren, und der Schaffensdrang ist so stark, dass seine Unterdrückung ernsthafte emotionale, mentale und physische Störungen auslösen kann. Indem wir ihm in aller Freiheit nachgeben, verbinden wir uns unmittelbar mit der Lebenssehnsucht des Daseins, der universalen Schöpfungskraft, die sich fortwährend überall im Kosmos entfaltet.

Die Nieren sind eine Quelle der Spontaneität und Wissbegier. Dieser natürliche Forschungs- und Schaffensdrang ist wunderbar bei Säuglingen zu beobachten. Die Handlungen eines Babys sind völlig spontan, es begegnet dem Leben vorbehaltlos und voller Staunen, folgt dem natürlichen Strom seiner Wissbegier und erkundet ohne Scham seinen eigenen Körper. Die Kultur, in die ein Kind hineingeboren wird, lenkt den Strom seiner Nierenenergie dadurch, dass sie einige Ausdrucksmöglichkeiten unterstützt und andere ablehnt.

Appetit und Sex sind die großen Motivatoren der Geschichte … Sie erhalten und mehren die Art, sie rufen die Kriege und Lieder hervor, sie nehmen Einfluss auf Religionen, Gesetze und Künste. Die ganze Schöpfung ist ein ununterbrochener Zyklus von Verdauung und Fruchtbarkeit.

ISABEL ALLENDE:
Aphrodite

In einer Kultur wie England, wo Sexualität und Gefühle unterdrückt werden, ist die Nierenenergie so sehr zurückgedrängt, dass es den Leuten oft schwer fällt, diese Quelle ihrer Vitalität in vollem Umfang zu nutzen. Sexuelle Energie kommt in einer solchen Kultur nur verzerrt zum Ausdruck und wird entweder abgedrängt (in die Heimlichkeit oder gar in den Missbrauch) oder nach außen projiziert (wie bei der Sexualisierung von Konsum und Unterhaltung). Je repressiver eine Kultur ist, umso stärker weicht der sexuelle oder kreative Ausdrucksdrang vom rechten Wege ab und wird »abartig«.

Die wohlgenährten Nieren

Eine starke Nierenenergie wird als tiefes Reservoir an Lebenskraft erfahren, die sich stets von der Quelle her erneuert. Wir mögen dann auch natürliche Ermüdungserscheinungen zeigen, aber »die Batterien erschöpfen sich nie«, und die Energie kehrt nach einer Ruhepause rasch zurück. Die Reaktionen sind schnell, der Geist ist lebhaft und neugierig, und die Sexualenergie fließt reichlich und frei. Der Beckenbereich ist warm und locker, die Hüften geben Bewegungsimpulsen ungehemmt nach, und die Wirbelsäule ist stark und flexibel. Eine reichlich fließende Nierenenergie überwindet die Angst und stärkt die Willenskraft, den Lebenswillen und den Schaffensdrang. Wenn die Nieren stark sind, ist das Leben ein Abenteuer, auf das man sich spontan und mutig einlässt.

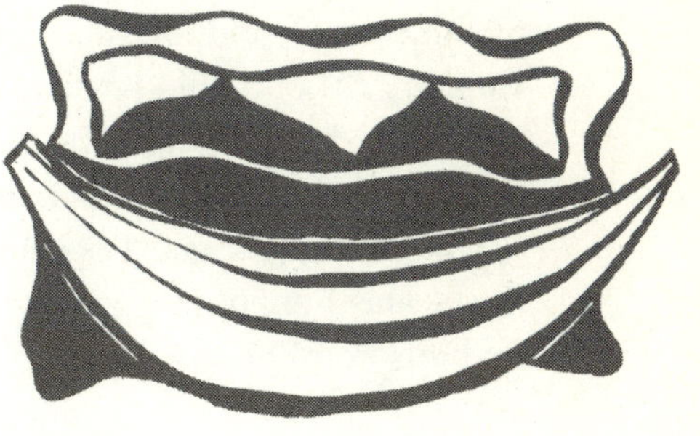

Der Lebenswille begründet bei uns sowohl eine natürliche Neugier als auch einen starken Überlebenstrieb. Die Nieren reagieren sehr empfindlich auf Anzeichen von Gefahr und können im Falle einer Bedrohung Riesenmengen Energie zur Verfügung stellen. Wenn wir uns allerdings ständig bedroht fühlen, erschöpfen sich die Nieren allmählich, deshalb müssen wir unbedingt lernen, mit dem Lebensstress fertig zu werden und mit chronischen inneren Ängsten umzugehen. Dauernde Angst laugt die Nieren aus.

Auf psychischer Ebene haben alle Nierenprobleme ihren Ursprung in einer Blockade der spontanen Lebensregungen. Dann verlieren wir den Kontakt zum Triebleben und zu den Impulsen, die vom unteren Jiao, aus einem Zentrum tief im Innern des Unterbauches, das Dan-Tian heißt, aufsteigen. Unter Umständen sind wir ängstlich und nervös und lassen uns leicht aus diesem Zentrum aufscheuchen. Mitunter erschrecken uns unsere Sexualität und die Feurigkeit unserer Triebnatur so, dass wir nichts mehr damit zu tun haben wollen. Kontrolle erscheint uns angebracht, wir sind nicht gewillt, das Leben frei fließen zu lassen, und das kann schließlich zu Depressionen, Erschöpfung oder unnatürlichen Verhaltensweisen führen. Physisch können daraus Unfruchtbarkeit und andere Störungen im Fortpflanzungssystem entstehen; möglicherweise wird die Leibesmitte als schwach oder starr empfunden, treten Probleme im Harnsystem auf oder eine Reihe von störenden Symptomen im unteren Jiao und anderen Bereichen des Wirkungskreises der Nieren, etwa in den Knien, den Ohren, den Zähnen oder im Haupthaar.

Die Kräftigung der Nieren

Den Nieren tut es gut, wenn ein Gleichgewicht zwischen Aktivität und Ruhe hergestellt wird. Anregung muss durch Stille ausgeglichen werden. Diese Grundpolarität von Yin und Yang auszugleichen heißt, das Rezept »Arbeit, Ruhe, Spiel« richtig umzusetzen. Befriedigende Aktivitäten und Anregungen im Wechsel mit wohltuender Ruhe und erfrischendem Schlaf sind das Beste für ausgewogene Nierenenergien.

Um den Yang-Aspekt der Nieren zu stärken, brauchen wir das Abenteuer. Das Leben muss auch spannend sein, es muss uns herausfordern und unseren Lebenswillen wecken. Dazu müssen wir unter Umständen besser motiviert sein zu unserer beruflichen Tätigkeit oder unserem Lebensalltag, und manchmal wird es sogar nötig sein, einmal Abenteuerferien zu machen. Physisch erfordert der Yang-Aspekt der Nieren genügend körperliche Beanspruchung und Anregung durch Bewegung, um richtig aufzuleben.

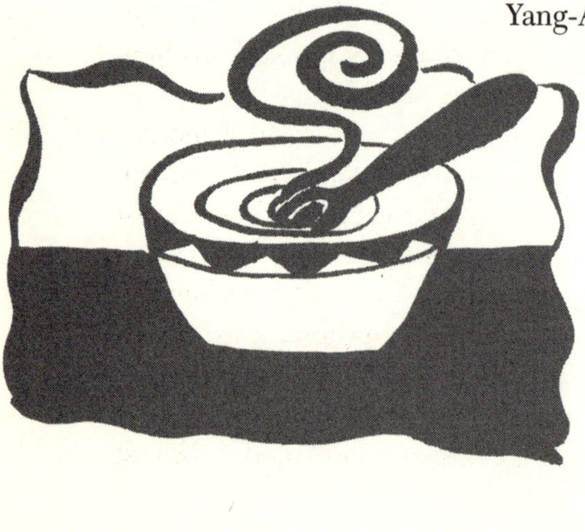

Während das Nieren-Yang durch Bewegung und Aktion gestärkt wird, nährt sich das Yin der Nieren von Ruhe und Stille. Aktivität muss unbedingt durch ausreichende Ruhephasen ausgeglichen werden. Auf einer tieferen Ebene haben wir Zugriff zum Yin und tun ihm wohl, wenn wir meditieren oder uns der stillen Kontemplation hingeben. Indem wir uns von Ablenkungen wie etwa dem Fernsehen abkehren und unsere Aufmerksamkeit still nach innen lenken, erneuern wir das Nieren-Yin.

Zur Stärkung der Nieren empfiehlt sich außerdem die Kräftigung und Unterstützung des unteren Rückenbereichs. Dies können wir erreichen, indem wir uns trainieren, zum Beispiel durch Qi-Gong im Stehen und andere Übungen, die unsere Haltung straffen und uns die Spannkraft unserer Muskeln im Bauch, im unteren Rücken und in den Oberschenkeln erhalten. Auch durch Steigerung der Wirbelsäulenflexibilität, insbesondere durch Lockerungsübungen, die Wirbelversteifungen entgegenwirken, wird die Nierenenergie verbessert. Je beweglicher der Beckenbereich ist, umso leichter können die Nieren Nahrung aufnehmen.

»Bodywork« wie beispielsweise Shiatsu, Zero-Balancing und Craniosacraltherapie verschaffen uns Zugang zu den tieferen Rhythmen des Seins (besonders zum Pulsieren der Rückenmarksflüssigkeit) und können den Körper zu neuer Spontaneität befreien. Durch einfaches Spielen können wir ebenfalls unsere angeborene Spontaneität wiederfinden. Das Spielen kann als natürlicher Ausdruck überschießender Nierenenergie bezeichnet werden, und folglich tut es den Nieren wohl, wenn man als Erwachsener seinem Spieltrieb, den man seit Kindheitstagen vernachlässigt hat, wieder freien Lauf lässt.

Auch spontaneitätsfördernde Bewegungsübungen, die tief eingeschliffene Verhärtungen ausräumen, können die Nieren frei machen. Spontaneitätsübungen gibt es beim Qi-Gong, beim BodyMind-Centering, bei Feldenkrais und in vielen spirituellen Traditionen. Eine der ersten Qi-Gong-Übungen besteht darin, Bewegung und Verhalten von wilden Tieren nachzuahmen, und das den Nieren zugeordnete Tier ist der Affe. Wenn wir den Affen nachahmen, versetzen wir uns in seinen Körper mit langer, elastischer Wirbelsäule, spüren seine freie Beweglichkeit, seine spontane Neugier und seine demonstrative Sexualität und finden dadurch zu uns selbst.

Die Nieren zu kräftigen heißt, sich immer mehr mit seinen eigenen spontanen Impulsen und seinem Lebenswillen zu verbinden. Es ist

Diejenigen, die mit Tapferkeit und Mut handeln, werden Krankheiten überwinden, während diejenigen, die aus Angst handeln, erkranken werden.

KLASSIKER DES GELBEN KAISERS

Angst, die uns hiervon abhält, und es ist nicht die Angst, die im Angesicht wirklicher Gefahr unsere Sinne schärft, sondern eine durch Einflüsterungen entstandene chronische Angst, die sich uns im Innersten eingeprägt hat. Wenn wir uns von dieser chronischen Angst freimachen, von dieser Emotion, die nach der chinesischen Medizin mit den Nieren zusammenhängt, helfen wir den Nieren, zu erstarken. Alles, womit wir unsere Ängstlichkeit erforschen und abbauen können, dient letztlich der Kräftigung der Nieren.

Nahrung für die Nieren

Die Nieren nehmen den tiefsten Platz in Körper und Geist ein, in ihnen laufen die katalytischen Schöpfungsprozesse ab. Die Nieren zu unterstützen erfordert ein tief greifendes Verständnis von Nahrung. Eine gute Ernährung hängt von der Ausgewogenheit und den feinen Interaktionen eines breiten Spektrums von essenziellen Nährstoffen ab. Im Mineralstoffhaushalt beispielsweise ist jedes Mineral auf verschiedene andere Mineralien, Vitamine und weitere essenzielle Nährstoffe angewiesen, um richtig aufgeschlüsselt und vom Körper aufgenommen werden zu können. Da die Nieren die Katalysationskraft für die transformativen Aktivitäten der Milz zur Verfügung stellen, können wir sie dadurch unterstützen, dass wir ihre Versorgung mit einer Vielzahl von essenziellen Nährstoffen sicherstellen. Das bedeutet, dass die Nieren eine vielseitige, abwechslungsreiche Kost benötigen. Vor allem Nahrung aus dem Wasserelement wie Fisch und Seetang haben eine günstige Wirkung, aber auch Samen und Nüsse, die viele Inhaltsstoffe für das Wachstum einer Pflanze in sich tragen, sind gut geeignet.

Nahrungsmittel mit salzigem Geschmack nehmen unmittelbaren Einfluss auf die Nierentätigkeit, deshalb sind Miso, Sojasauce und durch Salz haltbar gemachte Lebensmittel in Maßen zu empfehlen (zu viel Salz hat eine gegenteilige Wirkung). Nahrungsmittel von dunkler Farbe wie zum Beispiel rote oder schwarze Bohnen können gleichfalls wohl tun. Der Genuss von einfachem Wasser ist dem von stark anregenden oder entwässernden Getränken unbedingt vorzuziehen.

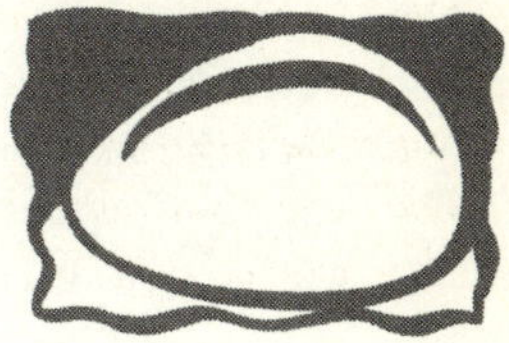

Weitere Informationen über die Nieren finden Sie in den folgenden Kapiteln in den Abschnitten über Yin, Yang und Qi.

Die Leber

Das komplexe System des Menschen macht eine Regulierung erforderlich. Das ist die Aufgabe der Leber. Die LEBER spielt eine Rolle bei der Koordination, da sie die Aufsicht über das gesamte System führt. Sie ist für eine ungestörte Zirkulation von Qi im ganzen Körper-Geist verantwortlich, sorgt dafür, dass bei Bedarf Energie und Nährstoffe freigesetzt werden, und bringt das Qi dazu, dort wirkungsvoll in Erscheinung zu treten, wo es gebraucht wird. Das Organ Leber ist dem Element Holz zugeordnet, und seine Energie wird durch die Biegsamkeit, Elastizität und Wachstumskraft der Weide symbolisiert.

Die Zähigkeit, Flexibilität und Ausdauer der Weide sind ein gutes Bild für die Wesensart der Leber. Sowohl auf physischer wie auf emotionaler Ebene verleiht uns die Leber eine weidenartige Kraft und Flexibilität. Sie mag uns zwar den Weg ebnen, aber zur Ruhe lässt sie uns nicht unbedingt kommen. Um effektiv handeln zu können, brauchen wir nämlich sowohl Zähigkeit als auch Anpassungsvermögen. Die Leber gibt uns die Kraft, im Leben voranzuschreiten;

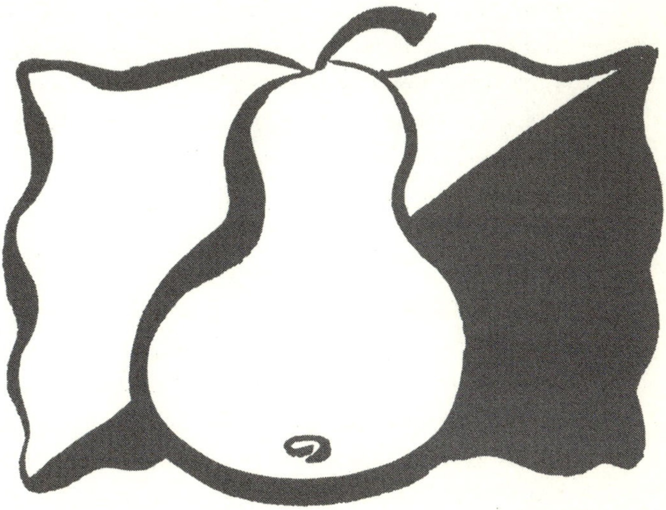

Sich dem Strom entgegenzustemmen ist eine Katastrophe, die das Leben zerstört.

SU WEN

wird diese Zielstrebigkeit blockiert, besteht das Risiko schwerer Störungen im Wirkungsbereich der Leber.

Die Leber beherbergt den Aspekt der Seele, der auf Chinesisch »Hun« heißt. Diesem Begriff kommt die westliche Idee eines Astralleibes am nächsten. Das Hun umfasst den Lebenszweck und leitet zu dessen Erfüllung hin. Anders als sein eher materieller Gegenpart – das in der Lunge beheimatete Po – überlebt das Hun den Tod und vermag in den Körper einzugehen und ihn wieder zu verlassen. Eine Disharmonie im Wirkungsbereich der Leber kann als Anzeichen für einen verfehlten Lebenssinn betrachtet werden.

Innerhalb des chinesischen Systems der fünf Elemente wird die LEBER mit der Kraft des Frühlings in Verbindung gebracht. Der Frühling ist die Zeit des Wachsens und Erwachens, in der die im Winter ruhende, aufgespeicherte Lebenskraft wieder frei wird. Die Freisetzung der Frühlingskraft fällt in den Wirkungskreis der Leber, und diese neu erwachende Kraft, die den Körper mit Blut und Qi durchströmt, kultivieren wir in der Leber, um gegebenenfalls darauf zurückgreifen zu können.

Zur regulierenden und leitenden Funktion der Leber kommt als weitere wichtige Aufgabe die Blutspeicherung hinzu. Die Leber überwacht die Qualität des Blutes und gibt es bei Bedarf gereinigt wieder frei. Wenn der Körper ruht, besonders im Liegen, erneuert die Leber das Blut, damit wir den Tag gut durchstehen und körperlich arbeiten können.

Der physische Wirkungskreis der Leber

Strukturell manifestiert sich die Leber in den Teilen des Körpers, die den Bewegungen Kraft, Flexibilität und Anmut verleihen: in den Muskeln und Gelenken sowie den Bändern und Sehnen, die ihnen Halt geben. Starke, flexible Gelenke sind ausschlaggebend für die Bewegung und deren Koordination. Die Leber stellt Blut zur Verfügung, versorgt mithilfe ihrer Yang-Schwester, der Gallenblase, die Gelenke mit Qi und trägt dazu bei, dass der gesamte Bewegungsapparat »wie geschmiert« läuft.

Die Koordinationstätigkeit der Leber wird auch beim Nervensystem sichtbar, denn die störungsfreie, effiziente Funktion von Neuronen und chemischen Botenstoffen ist der Leber zu verdanken, die den Qi-Strom in Gang hält. Ungelenke Körperbewegungen außen und gestörte Gemütsbewegungen innen sind zum Teil als Disharmonie im Leberbereich zu verstehen.

Die Leber hat einen engen Bezug zur Milz, und zurückgehaltene Leberenergie kann leicht die Verdauung beeinflussen. Die Leber herrscht auch über das Zwerchfell, dessen Tätigkeit sowohl die Reibungslosigkeit des Verdauungsvorgangs als auch die Lungeneffizienz wesentlich mitbestimmt. In einer entspannten Zwerchfellatmung kommt entspannte Leberenergie zum Ausdruck. Spannungen im Zwerchfellbereich treten fast immer dann auf, wenn das Leber-Qi stagniert.

Die zyklischen Bewegungen des Lebens und besonders der Menstruationszyklus liegen in der Einflusssphäre der Leber. Die Leber bestimmt den Rhythmus. Ein Gefühl für Rhythmus deutet auf eine gut funktionierende Leber hin, und umgekehrt kann Rhythmus auch durchaus eine Methode sein, um der Leber zu blühender Gesundheit zu verhelfen.

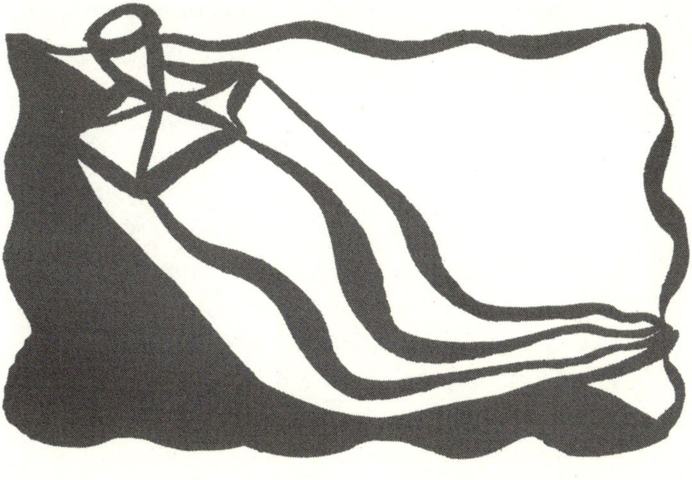

Die Leber wird in der chinesischen Medizin mit einem Heerführer verglichen und besitzt den Überblick über unser Leben. Das zeigt sich an ihrer Beziehung zu den Augen. Die Leber stärkt die Augen, und die Augen geleiten uns durchs Leben. In den physischen Wirkungsbereich der Leber gehören außerdem die Nägel, die als Auswüchse der Sehnen gelten, der Glanz roter Haare, der die Qualität des Blutes widerspiegelt, und Brüste und Genitalien, die die Sexualkraft repräsentieren.

Während die Nieren für Sexualtrieb und Fruchtbarkeit zuständig sind, ist die Leber für die sexuelle Potenz verantwortlich. Dazu gehört unter anderem die sexuelle Erregung, die dem Frühlingserwachen gleicht. Die Leber versorgt die Genitalien mit Blut und bewirkt so Erektion und sexuelle Bereitschaft. Bei gestörter sexueller Energie ist häufig der Leber-Meridian blockiert, dessen Energie durch Genitalien und Brüste fließt.

Der feinstoffliche Wirkungskreis der Leber

Psychologisch richtet uns die Leber darauf aus, unsere Möglichkeiten voll auszuschöpfen, und hilft uns, auf das in den Nieren gespeicherte Wachstumsvermögen zurückzugreifen. Sie erfüllt uns mit dem Verlangen, uns zu behaupten und unsere schöpferischen Energien in der Welt zum Ausdruck zu bringen. Die Leber treibt uns auf dem Weg zur Selbstverwirklichung an und ist entschlossen, unser Wachstum zu fördern. Wenn diese Kraft an ihrer Entfaltung gehindert wird, ist Wut die natürliche Folge.

Die Leber wird traditionell mit Wut in Verbindung gebracht. Wut treibt dazu an, Schwierigkeiten zu überwinden, sie verleiht uns die Energie und Entschlossenheit, unsere Ziele zu verfolgen und unser Recht auf Leben zu verteidigen. In der westlichen Kultur wird sie oft eher negativ gesehen, dabei sollte sie als notwendige Begleiterscheinung des Wachsens und Werdens verstanden werden, der Durchsetzungskraft. Wie sie die Muskeln spielen lässt, ist gut bei kleinen Kindern im Trotzalter zu beobachten. Einer so starken Kraft müssen Eltern geschickt etwas entgegenhalten, indem sie ihr einerseits Raum geben und andererseits Grenzen setzen.

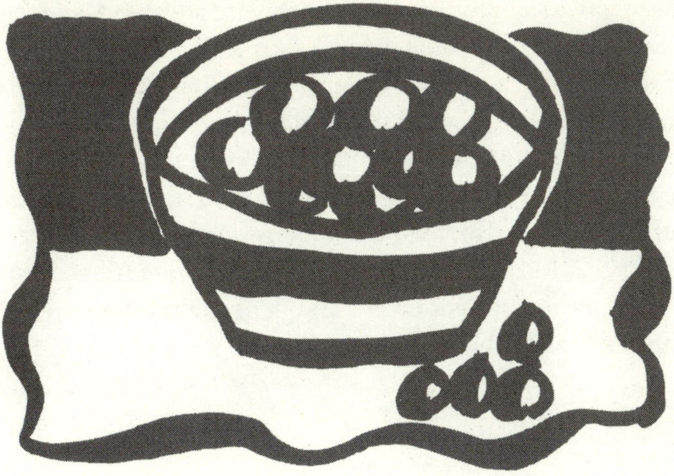

Wenn der natürliche Geltungs- und Schaffensdrang chronisch unterdrückt wird, richtet er Schaden an und geht schließlich in den krankhaften Zustand der Frustration über. Nach innen gerichtete Wut greift oft die Gelenke an, bringt die Körperrhythmen durcheinander oder schlägt in depressives oder selbstzerstörerisches Verhalten um. Wenn das Leber-Qi zu stark unterdrückt wird und im Leben nicht frei fließen darf, tritt eine Stockung ein, durch die im Lauf der Zeit eine schwere Störung des Körper-Geistes entstehen kann.

Die Kraft der Leber ist vielleicht darin zu sehen, dass sie dem Hun dient. Nach Edward Bach, der die Bach-Blütenmittel entwickelt hat, sind alle chronischen Erkrankungen ein Symptom des persönlichen Widerstandes gegen die Aufgaben der Seele in diesem Leben.[15] Mit anderen Worten: Jede chronische Krankheit hat eine spirituelle Wurzel und hält Informationen für die Seele bereit. Störungen im Bereich der Leber müssen folglich auch in diesem Licht betrachtet werden.

Die Leber kümmert sich um Planung und Organisation und entscheidet über die Durchführung. Ihre Entscheidungen werden von ihrer Yang-Schwester, der Gallenblase, ausgeführt. Wir können sagen, dass die Leber visionäre Kraft verleiht und die Gallenblase den Mut und die Entschlossenheit fördert, diese Vision zu verwirklichen. In China und Japan heißt es von jemandem, der entschlossenen Mut zeigt, er habe eine große Gallenblase. Im Westen wird mit der Galle meist Wut verbunden (die als Galle hoch steigt).

Durchsetzungsvermögen erfordert ein Gleichgewicht zwischen Voranstürmen und Nachgeben. Die Durchsetzungskraft der Leber wird durch Flexibilität ausgeglichen, durch Anpassungsfähigkeit an eine bestimmte Situation. Die Leber verleiht uns die Fähigkeit, nachzugeben, wo es angebracht ist. Ebenso wie wir uns die physische Elastizität erhalten sollten, hilft uns psychische Flexibilität, das zu bekommen, was wir wollen, und uns im anderen Falle dankbar zu fügen. Wir müssen uns beugen können, ohne zu zerbrechen.

Die wohlgenährte Leber

Volle, pulsierende Leberenergie manifestiert sich in einem biegsamen Körper, der zu so dynamischen Bewegungen fähig ist wie ein Tiger. Die Gelenke sind flexibel und funktionieren reibungslos, und die Bewegungen sind koordiniert und anmutig. Der Atem geht frei und bedient sich des Zwerchfells, und Energiereserven sorgen für ein reichliches Maß an Ausdauer. Das Augenlicht ist gut, das Haar glänzend, die Nägel sind kräftig. Die Körperrhythmen laufen leicht und gleichmäßig ab und finden ihre Entsprechung in der Freude an Musik und Tanz.

Emotional verleiht uns die Leber die Fähigkeit, uns unserer Gefühle bewusst zu werden und sie zum Ausdruck zu bringen und ungelöste emotionale Probleme nicht lange in uns anzustauen. Wir sagen vehement und optimistisch ja zum Leben, denn wir wissen, was wir wollen, und setzen uns dafür ein. Mit starker Leberenergie können wir entschlossen vorgehen,

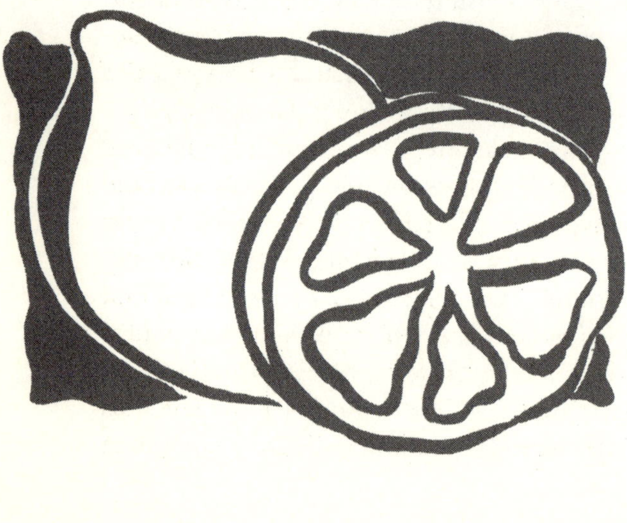

ohne die Ellenbogen zu benutzen, und gelassen reagieren, ohne uns auf der Nase herumtanzen zu lassen. Wir haben das, was im Jiddischen »Chuzpe« genannt wird, nämlich eine gewisse Dreistigkeit und die Geschicklichkeit, etwas zu riskieren und Fortschritte zu machen. Es macht uns glücklich, voranzugehen, wir lösen Probleme kreativ und sind in der Lage, das große Ganze zu sehen. Wir sind im Wesentlichen eins mit dem Strom des Lebens.

Die Kräftigung der Leber

Physisch wird die Leber dadurch gekräftigt, dass die Biegsamkeit des Körpers erhalten wird. Deshalb ist zu empfehlen, sich unbedingt Bewegung zu verschaffen und Streckübungen zu machen, besonders bei Neigung der Leberfunktionen, ins Stocken zu geraten. Vor allem Gehen und Wandern tun wohl, denn dadurch wird Qi in alle Muskeln und Sehnen geleitet. Anspruchsvollere Übungen zur Bewegungskoordination wie etwa Tai-Chi stärken und entwickeln die entsprechende Leberfunktion und eignen sich ausgezeichnet zur Lockerung und Kräftigung der Gelenke.

Alle Seitwärtsbeugen und Drehbewegungen tragen dazu bei, einer Stockung der Leberenergie vorzubeugen. Kampfkünste können helfen, unterdrückter oder explosiver Energie einen eher geordneten, zielgerichteten Ausdruck zu geben, und tun der Leber besonders gut, da sie Durchsetzungsvermögen lehren und Wut kanalisieren. Beim Gehen, bei den Kampfkünsten und beim Tai-Chi steht das Element der Zielbewusstheit im Vordergrund, auf das die Leber gut anspricht.

Die Leber profitiert von allen koodinierten Bewegungen. Jonglieren beispielsweise verbessert das Koordinationsvermögen und aktiviert die Leber. Auch kreatives Schaffen tut der Leber wohl. Wenn wir kreativ an etwas arbeiten, sei es eine Skulptur, ein Gedicht, ein Gemälde, ein Garten, ein Möbelstück oder eine Idee, nutzen wir Leberenergie und geben ihr Ausdruck. Dem natürlichen Bedürfnis nach kreativer Betätigung stattzugeben, hält die Leberenergien wach und lässt sie fließen.

All diese zielgerichteten Aktivitäten haben auch ihre Kehrseite, das heißt, die Leber braucht auch die nötige Ruhe und Entspannung. Um den kreativen Schaffensdrang auszugleichen, müssen wir uns daher die Fähigkeit aneignen, langsamer zu treten und uns zu entspannen, zum Beispiel, indem wir uns einen Tag frei nehmen, ans Meer fahren und einfach faulenzen, oder, besser noch, indem wir uns darin üben, bei allem, was wir tun, in unserer Mitte zu ruhen.

Zeit zum Planen einzurechnen und das größere Ganze im Blick zu behalten, stärkt die Leber. Zu visualisieren, was wir wollen, Prioritäten zu setzen, geschäftlich vorauszuplanen, kontrolliert zu arbeiten und sein Durchsetzungsvermögen zu trainieren – all das sind Aktivitäten, die die Leberfunktionen unterstützen.

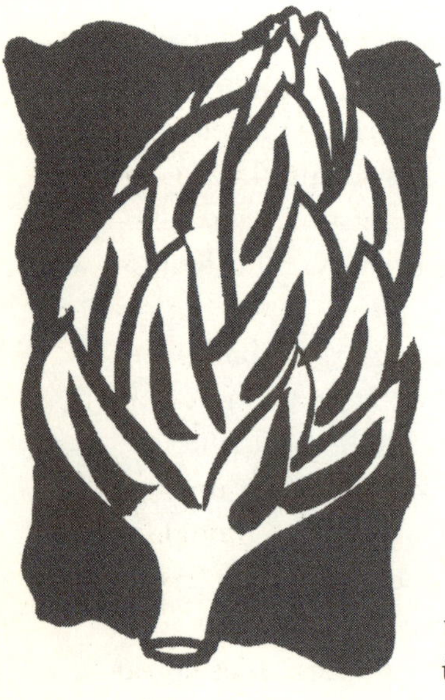

Nahrung für die Leber

Die Leber muss rein bleiben und zugleich den Nährstoffreichtum des Blutes erhalten. Deshalb heißt das Grundprinzip hier: Reinigen. Eine gute Wirkung haben saure Speisen, die zusammenziehen, Giftstoffe freisetzen und die Gallenproduktion in der Gallenblase anregen, sodass Fette aufgespalten werden. Vor allem dunkelgrüne Nahrungsmittel, in denen sich eine milde Säure mit vitalen, Blut bildenden Stoffen verbindet, sind hier von entscheidendem Nutzen.

Gesättigte Fette, zu stark gesalzene oder stark weiterverarbeitete, chemisch veränderte oder übermäßig süße Nahrungsmittel neigen dazu, die Leber zu verstopfen. Grüne Salate und Sprossen tun der Leber im Allgemeinen gut, sofern man nicht unter Kälte oder an einer zu schwachen Verdauung leidet. Übermäßiges Essen ist besonders belastend für die Leber, umso mehr, wenn die Nahrung auch noch sehr reichhaltig und fett ist.

Was die Leber außerdem braucht, ist Nahrung, die das Blut anreichert. Dies und mehr erfahren Sie, wenn Sie in den folgenden Kapiteln die Abschnitte über Yin, Blut, Hitze, Nässe und Stockung nachlesen.

Das Herz

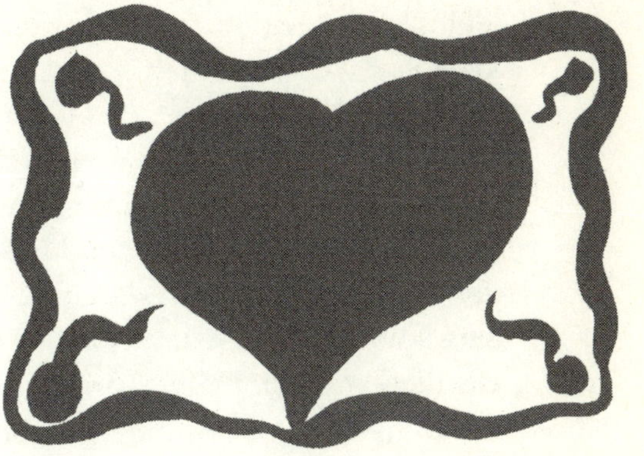

Das Herz ist der Sitz des Bewusstseins. Es ist der Ort, an dem wir »ich bin« sagen und von dem unser Wesen in die Welt ausstrahlt. Im Herzen ist das »Shen« gespeichert, das normalerweise mit »Geist« oder »Gemüt« übersetzt und dessen Glanz »Shen ming« genannt wird. Das Strahlen des Herzens spiegelt sich in den Augen, in der Haut und in den Handbewegungen wider. Jemand, der im Innersten pulsiert, strahlt diese Lebendigkeit auch nach außen aus wie ein loderndes Feuer.

Das Schriftzeichen für »Herz« zeigt ein leeres Gefäß. Diese Leere muss ungetrübt bleiben, wenn das Herz seine Klarheit und Brillanz bewahren soll. Das leere Gefäß des Herzens symbolisiert die Fügung in den Willen des Himmels. Wenn das Herz rein ist, schimmert die essenzielle Göttlichkeit hindurch und offenbart das wahre Wesen des Betreffenden. Krankheiten des Herzens werden fast immer einer gestörten Ausrichtung auf das Göttliche zugeschrieben.

Während das Herz im Westen mit der Intimität zwischenmenschlicher Beziehungen in Verbindung gebracht wird, hat es nach chinesischer Auffassung im Wesentlichen einen Bezug zum Göttlichen. Wenn dieser Bezug stimmt, verlaufen auch alle anderen Beziehungen glatt. Die Stellung des Herzens ist so wichtig, dass es den Titel »Kaiser« erhalten hat. Wenn es dem Kaiser gut geht und er mit dem Tao im Einklang ist, erstrahlt sein Glanz im ganzen Reich.

Der physische Wirkungskreis des Herzens

Auch neuere chinesische Texte betonen die Bedeutung des Herzens als Pumporgan, das die Blutzirkulation im Körper reguliert und in Gang hält. Im Herzen findet die letzte Aufbereitung des Blutes statt, nachdem Milz und Lunge ihren Anteil bereits geleistet haben. Das Herz belebt das Blut und verleiht ihm seinen Puls. Wenn das Blut kräftig fließt, kann es das Shen aufnehmen, das für ein ruhiges Gemüt und einen tiefen Schlaf sorgt.

Das Herz verbindet sich mit der Zunge und kontrolliert daher die Qualität der Stimme. Während die Lunge der Stimme Kraft gibt, verleiht das Herz ihr Klarheit und Brillanz. Die Verbindung der Zunge mit dem Herzen bedeutet, dass die Blutqualität an der Röte der Zunge abgelesen werden kann. Auch Veränderungen der Zunge, die zu Beeinträchtigungen beim Sprechen führen, werden mit dem Herzen in Zusammenhang gebracht. Poetischer ausgedrückt, spiegelt sich der Zustand des Herzens in der Wahrheit unserer Worte und der Lauterkeit unserer Lieder wider.

Der feinstoffliche Wirkungskreis des Herzens

Die tiefe Bedeutung des Herzens geht aus seiner Stellung als Zentrum von Geist und Bewusstsein hervor. Alle Organe des Körpers sind so angelegt, dass sie dem Herzen dienen, und das Herz stellt sicher, dass Harmonie in Geist und Gemüt herrscht. Heute würde man über die Rolle des Herzens sagen, dass es für die psychische Integrität verantwortlich ist. Was auch immer die Integrität der Psyche zu erschüttern droht, das Herz sorgt dafür, dass wir nicht den Halt verlieren, dass unsere Verbindung zur Mitte nicht abbricht.

Um in seinem gesamten Wirkungsbereich die Harmonie aufrechterhalten zu können, braucht das Herz Schutz und Ruhe. In enger Zusammenarbeit mit dem Herzen vermittelt der Herzbeschützer-Meridian zwischen dem Herzen und der Welt, wobei er nicht nur schützt, sondern auch die Wünsche des Herzens kommuniziert. Der Herzbeschützer (Perikardium) bestimmt die Beziehungen zu anderen Lebewesen; nach chinesischer Auffassung kann das Herz nie direkt berührt werden.

Elementar ist das Herz mit dem Dünndarm gepaart. Sinngemäß gibt das Herz, indem es nach außen strahlt, und dazu muss es auch empfangen können. Das Herz empfängt über den Dünndarm. Der Dünndarm filtert Nährstoffe zum einen aus der physischen Nahrung und zum anderen in Form von Erfahrungen aus der emotionalen und mentalen Nahrung. Er stellt dem Herzen das zur Verfügung, was einen Nährwert hat, und leitet das, was keinen Nährwert hat, zur Ausscheidung weiter.

Obgleich das Herz gut abgeschirmt ist, liegt es in seiner Natur begründet, Verbindungen zu schaffen. Mithilfe des Herzens verbinden wir uns mit dem spirituellen Ursprung des Lebens, mit dem tiefsten Geheimnis des Weltenlaufs und dem Geist derer, die mit uns auf dieser Erde unterwegs sind. Die Verbindung des Herzens zum »großen Geheimnis« des Lebens weckt Demut, Ehrfurcht und Hingabe. Gebet und Ritual gehören ebenso zu den natürlichen Ausdrucksformen des Herzens wie die Dichtkunst, die Musik und andere Aktivitäten, mit denen das Leben andächtig gefeiert wird.

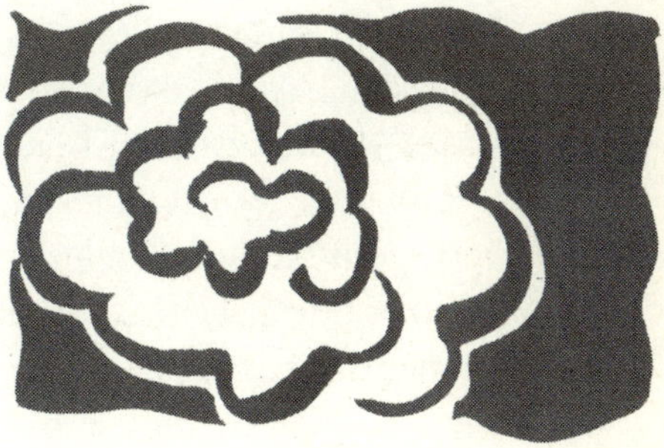

Das wohlgenährte Herz

Eine starke Herzenergie manifestiert sich als klares Strahlen. »Man sieht nur mit dem Herzen gut«, sagt der Fuchs in Antoine de Saint-Exupérys Buch *Der Kleine Prinz*. Wenn wir jemandem mit starker Herzenergie in die Augen blicken, meinen wir oft, ihm direkt ins Herz zu schauen. Bei starker Herzenergie ist die Fähigkeit gut ausgebildet, Emotionen zu empfinden und ein herzliches Verhältnis zu anderen aufzubauen. Mithilfe des Herzens können wir wirkliche Lebenserfahrungen machen, in uns aufnehmen und immer mehr an ihnen wachsen.

Ein Mensch mit schwacher Herzenergie ist unter Umständen schnell gekränkt, verliert leicht seinen zentralen Halt und ist sich im Unklaren darüber, was er mit seinem Leben anfangen soll. Er hat womöglich Kontaktschwierigkeiten. Brustschmerzen, Schlaflosigkeit und innere Unruhe sind keine Seltenheit. Sein Geist kommt nicht recht zur Ruhe; er gerät schnell in Aufregung oder Verwirrung. Oft ist der Kreislauf schwach, besonders in den Händen, und es kommt ohne ersichtlichen Grund zu Schweißausbrüchen. Im Extremfall kann ein Nervenzusammenbruch auftreten.

Die Kräftigung des Herzens

Das Herz wird durch Anteilnahme gestärkt. Es gewinnt Kraft aus all seinen Beziehungen einschließlich ihrer Freuden und Leiden. Wenn man Verbindung sowohl nach innen zu sich selbst als auch nach außen zu anderen hält, tut man dem Herzen wohl. Die beste Herzstärkung ist Offenheit, daher sollte man es vermeiden, sich zu verschließen und zu isolieren.

Auf der höchsten Ebene wird das Herz dadurch gestärkt, dass in irgendeiner Form eine Verbindung zum Göttlichen aufgenommen wird. Jede Art von Gebet, die uns für das Mysterium des Lebens öffnet, schließt uns das Herz auf und sorgt dafür, dass es Nahrung aufnehmen kann. Selbst so schlichte Gesten wie die, staunend einen Baum zu betrachten oder stehen zu bleiben, um die herrliche Aussicht zu bewundern, haben etwas von einem Gebet und erfrischen das Herz. Im Grunde können wir sagen, dass jede Form der Lebensfreude auch eine Herzensfreude ist.

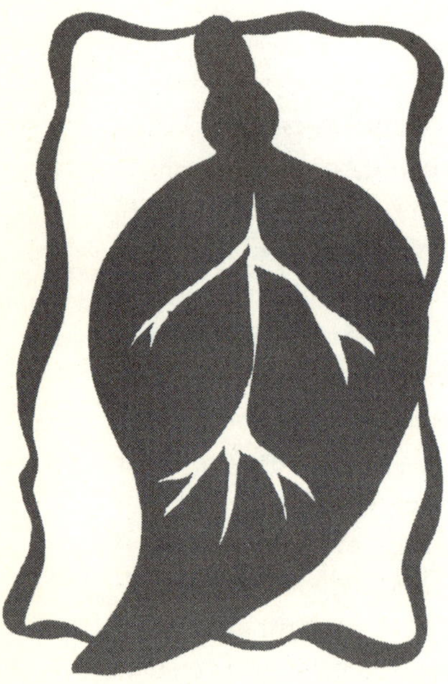

Manche Menschen vollziehen gern tägliche Rituale. Sich einen Altar mit Symbolgegenständen einzurichten, die eine persönliche Bedeutung haben, regelmäßig einen Lieblingsplatz in der Natur aufzusuchen oder sich einmal am Tag Zeit zur Besinnung auf das große Ganze zu nehmen – all das sind Rituale, die »zu Herzen gehen«. Auch die jahreszeitlichen Feste zur Sommer- und Wintersonnenwende, Herbst- und Frühlingstagundnachtgleiche, Saat- und Erntezeit gehören dazu. Indem wir uns eigene Rituale schaffen, die einen Sinn für uns haben, verbinden wir uns wieder mit unserem Herzen und tun ihm wohl.

Rezitieren und Singen können ebenfalls herzerfrischend sein. Freude ist ein Naturzustand des Herzens, und Singen ist die natürliche Ausdrucksform solcher Freude. Im Singen können wir unsere Wesensmitte finden. Zeit, die wir uns im Leben zum Singen, Gedichtevortragen oder für andere Übungen der Stimme nehmen, kommt dem Herzen zugute. In der wundersamen Welt der Kogi-Indianer Südamerikas werden bestimmte Kinder von Geburt an als Seher und Visionäre ausgebildet. Da sie im Dunkeln aufwachsen und zwar versorgt, aber von allen normalen Kontakten mit ihren Mitmenschen fern gehalten werden, singen diese Kinder spontan, noch bevor sie sprechen lernen, und fangen spontan an zu tanzen, sobald sie laufen können.

Von allen Möglichkeiten, dem Herzen Nahrung zu geben und ihm das Leben zu erhalten, ist die Meditation wohl die profundeste. Das Herz hat ein tiefes Bedürfnis danach, sich die Klarheit der Leere zu erhalten wie ein weiter, wolkenloser Himmel. In der Meditation lernen wir, das Geschwätz des Geistes verstummen zu lassen und nicht mehr auf seine Ablenkungen zu hören, sondern in unserer Mitte zu ruhen und Verbindung zu unserem Ursprung aufzunehmen. Indem wir selbst zu einem leeren Gefäß werden, können wir das Licht des Himmels in uns aufnehmen und leuchten lassen. Innerlich leer zu werden heißt, ins Reich des Herzens einzutreten.

Die Meditation ist die Mutter aller Nahrung.

Anonym

Nahrung für das Herz

Freude am Essen ist Nahrung für das Herz. Dazu gehört die Freude am Geschmack, an Beschaffenheit und Farbe der Speisen ebenso wie die Freude, das Mahl mit Freunden zu teilen oder für die Nahrung zu danken. Wir können Kerzen aufstellen und Wein kredenzen oder auf andere Weise eine besondere Atmosphäre beim Essen schaffen, etwa, indem wir Blumen auf den Tisch stellen oder leise Musik erklingen lassen. Vielleicht macht es uns vor allem Freude, Freunde einzuladen.

Ob eine Mahlzeit Nahrung für das Herz ist, liegt nicht so sehr an den

Zutaten als vielmehr daran, ob der Koch mit dem Herzen bei der Zubereitung ist. In dem Film *Bittersüße Schokolade* teilt sich alles, was im Leben der Köchin vorgeht, auf magische Weise jedem mit, der ihre Schöpfungen genießt, und löst manchmal Tränen aus und manchmal sexuelle Erregung. Die alchemistische Beziehung zwischen Koch und Essen beeinflusst uns vermutlich stärker, als uns bewusst ist, und es ist ein wunderbares Geheimnis, warum der Apfelkuchen von Tante Erna einfach unübertroffen ist, wie sehr wir uns auch bemühen mögen, ihn auch so hinzubekommen.

Wie im Leben brauchen wir auch beim Essen das Bittere, um den Genuss vollständig zu machen, und so ist Bitterkeit Nahrung für das Herz, allerdings in Maßen, denn ein Zuviel führt zu Beklemmung. Ein bitterer Salat, ein Aperitif oder anderer Genuss, zum Beispiel aus Löwenzahnwurzeln, regt das Herz an. Auch in Getreidekeimen und Kleie ist der Bittergeschmack zu finden. Durch die Gewohnheit, vor einer Mahlzeit etwas Bitteres zu trinken, wird das Verdauungssystem darauf vorbereitet, dem Essen möglichst effektiv Nährstoffe zu entziehen und dem Herzen zukommen zu lassen. Heutzutage müssen wir unter Umständen ziemlich suchen, um Lebensmittel mit Bitterstoffen zu finden, aber eine kleine Menge genügt schon, und die Vorteile sind diese Mühe wert.

Das Herz spricht auch auf die feinstofflichen Bestandteile der Nahrung an, und so kommt es, dass uns verschiedene Blütenessenzen im Herzen anrühren und einen Stimmungsumschwung herbeiführen können. Ich empfehle, die alte Sitte des Blütenessens wieder aufzugreifen. Ringelblumen-, Borretsch-, Veilchen-, Kapuzinerkresse-, Rosen- und andere Blüten sind für jede Mahlzeit eine wunderbare Ergänzung und tun dem Herzen wohl. Ein paar Blütenblätter, über einen Salat gestreut oder unter Reis gemischt, bringen Farbe und Leben ins Essen. Blüten können auch in Öl eingelegt und dann zu Salatsaucen verwendet werden.

Gemüse und Früchte, die rote Farbstoffe enthalten, wie Tomaten, Kirschen oder rote Paprikaschoten, können das Herz kräftigen. Neueren Forschungen zufolge stärken gebackene Tomaten den Herzmuskel, und auch Rotwein hat nach Meinung der Wissenschaft eine günstige

Wirkung.[16] Die mäßige Verwendung von anregenden Gewürzen wie Paprika und schwarzem Pfeffer ist gleichfalls empfehlenswert. Herznahrung sind außerdem Fleisch- und Wurstwaren wie Herz oder Blutwurst. Der Verzehr von zu viel rotem Fleisch kann natürlich eine gegenteilige Wirkung haben. Auch ein Übermaß an Salz, Fett und Reizstoffen kann dem Herzen schaden.

Weitere Informationen über das Herz finden Sie in den folgenden Kapiteln in den Abschnitten über Yin, Yang, Qi und Blut.

4 Die Grundstoffe

Qi

Ebenso wie sich die Welt in ihren Teilchen offenbaren kann, kann sich das Tao auch als Mensch offenbaren.
Obwohl Welt und Teilchen nicht dasselbe sind, sind sie doch nicht verschieden.
Obwohl der kosmische Leib und der eigene Leib nicht dasselbe sind, sind sie doch nicht verschieden.[17]

Die wichtigsten GRUNDSTOFFE des menschlichen Körpers sind QI und BLUT. Qi wird unter anderem mit »Atem« übersetzt, womit der Lebensodem gemeint ist, das Grundprinzip, für das es im Englischen und Deutschen kein Wort gibt. Die sichtbare und greifbare Welt wird einfach als kondensiertes Qi gesehen. »Wenn das Qi kondensiert«, sagt Zhang Zai, »treten Formen in Erscheinung.«[18] Alle Materie ist demnach eine der Leere entsprungene verlangsamte Schwingungswelle. Das Leben wird als Kondensation, der Tod als Zerstreuung von Qi betrachtet. In seinem umfassendsten Sinne ist das Konzept des Qi unfassbar; das Wort »Qi« ist lediglich ein Versuch, den feinstofflichen Bereich der Schwingungen, dieses Ursprungs und wahren Wesens allen Seins, zu benennen.

Wir stellen Qi her, indem wir Nahrung und Luft vereinen. Unsere Fähigkeit, Qi zu erzeugen, hängt einerseits von unserer physischen Konstitution und andererseits von unserem Lebensstil ab. Stark vereinfacht ausgedrückt ist Qi die Energie, die uns zur Verfügung steht. Für alle Körperaktivitäten brauchen wir Energie: für die Bewegung, für die Verdauung, zur Abwehr von Krankheiten und um über den Tag zu kommen.

Wenn das Qi schwach ist, funktioniert etwas nicht richtig. Wie sich diese Unterfunktion zeigt, hängt von den jeweiligen Stärken und Schwächen ab. Bei einigen Menschen hat ein bestimmtes Organ nicht genügend Kraft, um seine Arbeit zu tun. Bei anderen führt ein Qi-Mangel vielleicht zu Lethargie oder einer Immunschwäche.

Der Qi-Pegel kann auch durch Umwelteinflüsse wie elektromagnetische Felder oder geopathischen Stress sinken. In der freien Natur ist die Qi-Qualität oft besonders hoch, was wir meist als belebend empfinden. Auch unsere innersten Überzeugungen und geistigen Einstellungen bestimmen unseren Qi-Pegel, und dementsprechend sind wir vitaler, wenn wir das Leben bejahen und ein gutes Selbstwertgefühl haben.

Das Qi gerät leicht ins Stocken, wenn es durch Verspannungen an seiner Zirkulation im Körper gehindert wird. Deshalb ist Entspannung das A und O zur Bildung und Freisetzung von Qi.

Die Energieversorgung lässt sich durch Tiefatmung, körperliche Bewegung und Haltungskorrekturen steigern. Umgekehrt nimmt die verfügbare Energie durch zu flaches Atmen, eine sitzende Lebensweise und Haltungsfehler ab. Frische Luft ist ebenfalls eine wichtige Quelle für Qi guter Qualität.

Durch gewisse Qi-Gong- und Meditationsübungen kann die unmittelbare Wahrnehmung von Qi gesteigert werden. Während wir unsere Bindung an das Qi, an die feinstoffliche Natur, die in allen Dingen pulsiert, vertiefen, sind wir dem Universellen verbunden. Das Qi zu erfahren heißt, am einigenden Prinzip allen Lebens teilzuhaben. In diesem Sinne kann man sagen, dass das Qi zum Himmel gehört, das Blut, mit dem wir uns im nächsten Abschnitt befassen, hingegen zur Erde.

Und ich habe
eine Gegenwart gefühlt, die mich mit der Freude
von hohen Gedanken erregt; einen erhabenen Sinn
für etwas, das weit tiefer durchdrungen ist,
dessen Wohnung das Licht untergehender Sonnen ist
und der runde Ozean und die lebendige Luft
und der blaue Himmel und die Seele des Menschen;
eine Bewegung und einen Geist, der
alle denkenden Dinge antreibt, alle Gegenstände allen Denkens,
und durch alle Dinge dahinströmt.

William Wordsworth

Wenn wir näher auf die menschliche Gesundheit und das menschliche Verhalten eingehen, tritt die Bedeutung des Qi klarer hervor und wird verständlicher. Sobald sich das Qi in Form und Funktion manifestiert hat, können wir es leichter beschreiben. Dann können wir zum Beispiel über das Qi eines bestimmten Organs sprechen. Gemeint ist in diesem Fall die spezifische Schwingung und Energie des Organs. Nieren-Qi beispielsweise zeigt sich in der Vitalität des Organs Niere und in dessen Fähigkeit, die ihm zugewiesenen Funktionen wahrzunehmen.

Das Tao ist der Leere entsprungen und die Leere hat das Universum hervorgebracht. Das Universum hat das Qi hervorgebracht. Das, was leicht und klar war, schwebte hinauf und wurde zum Himmel, und das, was dicht und schwer war, festigte sich zur Erde.

Huai Nan Zi

Vom Stein bis zur Pflanze, von den Flüssen bis zu den Landmassen, von der Qualle bis zum Menschen hat alles sein charakteristisches Qi; auch jedes Organ im menschlichen Körper hat seine ureigene Art von Qi. Wenn wir vom Qi einzelner Organe sprechen, meinen wir die Vitalität und Funktionstüchtigkeit des Organs. Ist das Qi eines Organs schwach, funktioniert das Organ nicht richtig. Ist das Qi stark, funktioniert alles gut, und dann ist der betreffende Mensch quicklebendig, ausdrucksfreudig und voller Elan.

Qi-Schwäche

Es ist kaum möglich, zu viel Qi zu haben. Im Krankheitsfall liegt im Allgemeinen entweder ein Qi-Mangel oder eine Qi-Stockung vor. Woran liegt es, wenn die pulsierende Kraft eines Organs erlahmt? Natürlich spielt hierbei die Ernährung eine Rolle, aber betrachten wir zunächst einmal die größeren Zusammenhänge.

Trauma

Zeichnet sich eine Qi-Schwäche ab, liegt ihr oft ein traumatischer Schock im Mutterleib oder bei der Geburt (Frühgeburt) zugrunde. Mitunter hinterlässt ein frühkindliches Trauma so starke Spuren, dass dadurch psychologische Funktionen chronisch unterdrückt werden. Eine solche Prägung kann zwar bis zu einem gewissen Grad auch durch die Ernährung aufgehoben werden, aber am besten hat sich bei Traumata Bodywork bewährt. Helfen soll vor allem der Umgang mit feinstofflichen Energien, etwa durch Shiatsu, Craniosacral- oder Polaritätstherapie. Traumatische Ereignisse im späteren Leben können ebenfalls zu einer Qi-Schwäche führen, gleichgültig, ob sie durch einen physischen oder emotionalen Schock ausgelöst wurden.

Sauerstoffmangel

Sauerstoff erfüllt viele Funktionen im Körper, die die chinesische Medizin dem Qi zuschreibt. Bei Sauerstoffmangel funktionieren die Zellen nicht richtig. Das gilt besonders für Gehirn, Herz und Leber. Um uns ausreichend mit Sauerstoff zu versorgen, brauchen wir nur zu atmen! Alle körperlichen Aktivitäten steigern die Sauerstoffzufuhr ebenso wie Atemübungen. Selbst entspanntes Stillsitzen, bei dem man sich auf den Atem konzentriert und zugleich visualisiert, wie die nährende Kraft des Sauerstoffs jeden Körperteil durchdringt, nützt etwas. Grünpflanzen zu Hause oder am Arbeitsplatz halten die Luft rein.

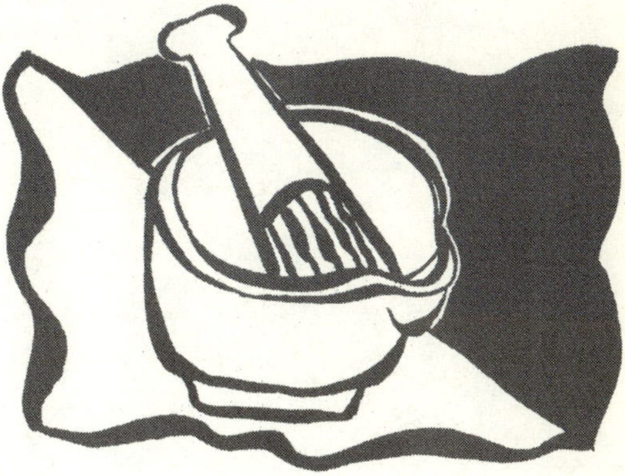

Haltungsfehler

Haltungsfehler, besonders Druck auf die Wirbelsäule, unterdrücken das Qi der inneren Organe. Je mehr Raum den Organen im Körper zur Verfügung steht und je mehr Spielraum die Gelenke haben, umso leichter fließt das Qi.

Schädliche Umwelteinflüsse

Es spielt ferner ein Rolle, wie vital die Umgebung ist. So kann zum Beispiel geopathischer oder elektromagnetischer Smog die normale Qi-Funktion beeinträchtigen. In der Nähe von Elektro- und Elektronikgeräten sollte man sich möglichst selten aufhalten und auf keinen Fall schlafen. Der Einfluss von Fernseh- und Computerbildschirmen kann durch Aufstellen einer Kaktee oder anderen sukkulenten Pflanzen, eine abschirmende dicke Glasscheibe oder vermehrtes Wassertrinken bei Benutzung solcher Geräte abgeschwächt werden. Ansonsten sind frische Luft und Bewegung die besten Entgiftungsmittel.

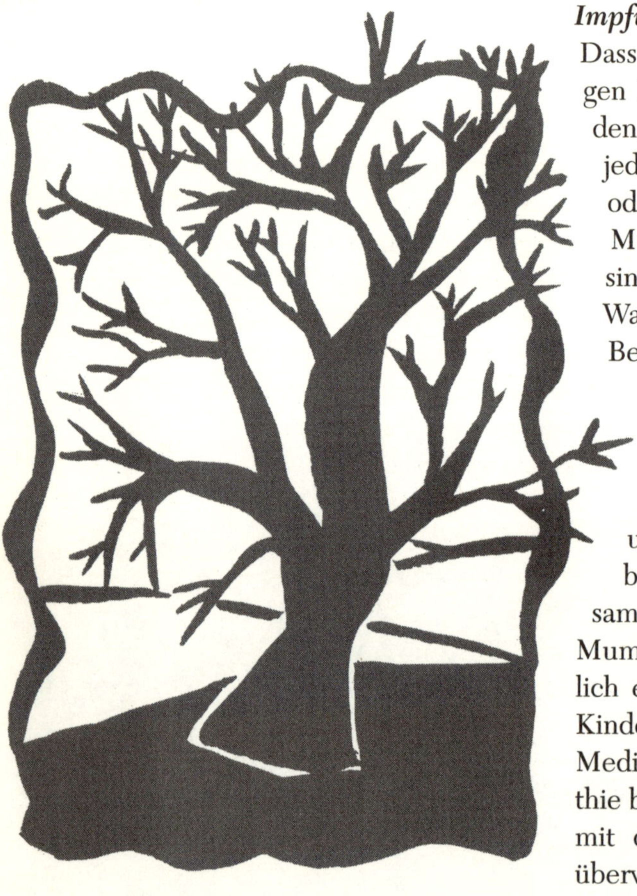

Impfungen

Dass Kinder immer häufiger gegen Krankheiten geimpft werden, ist zwar gut gemeint, führt jedoch oft zu einer Störung oder Schwächung von Qi. Manche Kinderkrankheiten sind sogar wichtig für das Wachstum des Kindes. Zum Beispiel bringen Masern normalerweise merkliche Veränderungen in der emotionalen Entwicklung des Kindes mit sich und sorgen für die Austreibung im Mutterleib angesammelter Gifte. Windpocken, Mumps und Röteln sind letztlich ebenfalls zum Nutzen des Kindes. Sowohl die chinesische Medizin als auch die Homöopathie bieten Mittel und Wege an, mit deren Hilfe Impfschäden überwunden werden können.

Feng-Shui

Die Wohnungseinrichtung hat einen erstaunlichen Einfluss auf unser Wohlbefinden. Durch die Kenntnis einiger Prinzipien des Feng-Shui kann der Qi-Strom in Haus oder Wohnung in Schwung gehalten und das persönliche Qi positiv aufgeladen werden. Feng-Shui-Anhänger wissen zahllose Geschichten von Leuten zu erzählen, deren Vitalität durch minimale Veränderungen in der Wohnung erheblich gesteigert wurde. Schon so einfache Eingriffe wie das Verschieben eines Bettes, das Umhängen eines Spiegels oder das Streichen einer Wand in einer anderen Farbe können Wunder wirken. Feng-Shui bietet uns die Möglichkeit, unsere Umgebung zu unserem Besten zu gestalten und unser Leben nach dem Tao auszurichten.

Überanstrengung:
Auch die Art und Weise, wie man mit seinem Körper umgeht, kann das Qi erschöpfen.[19]

- Exzessives Sitzen und Bewegungsmangel, besonders mangelndes Recken und Strecken, fördern die Erschöpfung der Milz.
- Eine zu flache Atmung fördert die Erschöpfung der Lunge.
- Zu häufiges Stehen, besonders das Stehen auf harten Böden ohne Haltungsbewusstsein, fördert die Erschöpfung der Nieren.
- Zu viel Bewegung, Überdehnung und erzwungene körperliche Höchstleistungen fördern die Erschöpfung der Leber.
- Ein Übermaß an visuellen und mentalen Reizen fördert die Erschöpfung des Herzens.
- Der große Energieaufwand bei der Geburt eines Kindes kann ebenfalls eine Qi-Schwäche herbeiführen.

Stress
Sowohl kurzfristiger, durch eine plötzliche physische Verausgabung oder mentale Überanstrengung bedingter Stress als auch durch chronische Sorgen, ständige Arbeitsüberlastung oder exzessiven Sex erzeugter Dauerstress kann zu einer Erschöpfung von Qi führen.

Emotionen
Das chronische Festhalten an ungeklärten oder verdrängten Emotionen hinterlässt Spuren im physischen Körper und führt zu einer Unter- oder Überaktivität von Qi oder auch gestörten Qi-Aktivitäten. Qi reagiert sehr sensibel auf Gemütszustände. In der chinesischen Medizin ist die Wirkung emotionaler Erfahrungen auf den Körper stets aufmerksam verfolgt und aufgezeichnet worden. Die nachstehende Liste ist nach alten Schriften über die chinesische Medizin und nach Erfahrungsberichten heutiger Ärzte[20] zusammengestellt. Ich weise darauf hin, dass es sich dabei nicht um »Regeln«, sondern um Bobachtungen handelt.

- Selbstbespiegelung, übermäßige Sorge um andere Menschen und Dinge, Abhängigkeitsprobleme, Zukunftsängste und chronische Unsicherheitsgefühle hängen mit einer Milzschwäche zusammen.
- Chronische Unzufriedenheit, Abscheu, Enttäuschung, Neid, zwanghaftes Verhalten und chronischer Hunger hängen mit einer Magenschwäche zusammen.
- Trauer, laut geäußerte Kritik oder Selbstkritik, ein schwaches Selbstwertgefühl und Stolz hängen mit einer Lungenschwäche zusammen.
- Schuldgefühle, Scham, Depressivität und ein zu stark ausgeprägtes Verantwortungsgefühl hängen mit einer Dickdarmschwäche zusammen.
- Angst, insbesondere vor Spontaneität und sexueller Betätigung, kann zu einer Beeinträchtigung der Nierenfunktion führen.
- Ungeduld hängt mit einer Blasenschwäche zusammen.
- Eine zu starke Kontrolle der Kreativität, Ziellosigkeit im Leben, chronische Wut und die Ablehnung persönlicher Macht hängen mit einer Leberschwäche zusammen.
- Chronische Unschlüssigkeit wird mit einer Gallenblasenschwäche in Verbindung gebracht.
- Wut, Groll, Unversöhnlichkeit, unterdrückte Liebe, Einsamkeit, Überreiztheit oder ein hektisches Leben stehen mit einer Herzschwäche in Zusammenhang.
- Zurückgehaltene Tränen und chronische Verwirrung hängen mit einer Dünndarmschwäche zusammen.

Zwischen Körper und Gefühlsleben besteht eine Wechselbeziehung. Die körperliche Gesundheit, die wir mit Nahrung, Bewegung, zwischenmenschlichen Kontakten und Ruhe pflegen, beeinflusst das emotionale Wohlergehen (das heißt, übermäßiges Essen dämpft manche Emotionen, Joggen hebt die Lebensgeister, und bestimmte Mineralien oder Vitamine wirken Depressionen entgegen). Umgekehrt wirken sich emotionale Prägungen auch auf den physischen Körper aus. Bei unserer Ernährung sollten wir stets die emotionalen Gegebenheiten berücksichtigen; wenn eine bestimmte Diät nichts nützt, müssen wir unser Heil vielleicht in der Klärung unserer Emotionen suchen.

Eine Qi-Schwäche erkennen

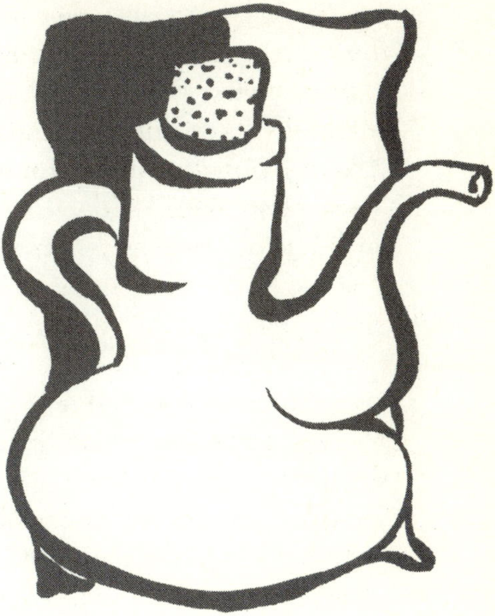

Eine Qi-Schwäche ist an einer Reihe von allgemeinen Anzeichen und Symptomen zu erkennen. Dazu gehören: Energielosigkeit, mangelnder Appetit, eine gewisse Kurzatmigkeit, die Neigung, tagsüber ein bisschen mehr zu schwitzen als sonst, weicher Stuhlgang, ein bleiches Gesicht, eine schwache Stimme und das unbestimmte Gefühl, »nicht auf der Höhe« zu sein. Nicht alle genannten Anzeichen sind nötig, um die Diagnose zu bestätigen. Es können auch noch andere Symptome vorliegen, die auf bestimmte Organe verweisen. Vielleicht ist der am Handgelenk gefühlte Puls schwach; sensible Heilkundige nehmen darüber hinaus Schwächen im Energiefeld des Körpers oder bestimmter Organe wahr. Von einer Qi-Schwäche sind meist Lunge und Milz betroffen, aber auch bei den übrigen Organen kann ein Qi-Mangel eintreten.

Die Kräftigung von Qi

Qi können wir dadurch vermehren, dass wir die möglichen Ursachen für seine Erschöpfung ausräumen. Besonders gut tun ihm frische Luft, Bewegung und Nahrung hoher Qualität. Wir entdecken heute, wie tief greifend unsere Überzeugungen und Einstellungen unseren Körper beeinflussen; ebenso stark wird das Qi von unserem Geistes- und Gemütsleben beeinflusst. Unerschütterliche positive Überzeugungen und ein klares Gefühlsleben sorgen für ein starkes Qi.

Der Körper ist die Seele. Wir ignorieren seine Schmerzen, sein Leid, seine Ausbrüche, weil wir die Wahrheit fürchten. Der Körper ist der Bote Gottes.

Erica Jong

Sich der Natur zu öffnen ist ein besonderes Labsal für das Qi. Vor allem aber kann Qi durch Qi-Gong gestärkt werden, die Kunst, die feinstoffliche Energie durch Bewegung, Atmung und Aufmerksamkeit zu kultivieren. Das ist die direkteste und erprobteste Methode. Es würde allerdings den Rahmen dieses Buches sprengen, hier Qi-Gong-Übungen anzuführen. Nähere Informationen zum Thema finden Sie bei den Literaturhinweisen und in der Adressenliste am Ende des Buches.

Ernährungsratschläge

Qi entsteht im Körper durch die Interaktion von Milz, Lunge und Nieren. Im Mittelpunkt einer jeden Diät zur Wiederauffrischung von Qi steht die Stärkung der Funktion des Verdauungssystems und seiner Fähigkeit, Nährstoffe aufzunehmen. Der erste Schritt ist deshalb die Unterstützung der Milz- und Magenfunktion, wie in Kapitel 3 beschrieben.

Die Verdauung beginnt im Mund. Gut zerkaute Speisen geben ihre Nährstoffe leichter frei und erleichtern dem Magen seine Arbeit. Gekochte Speisen, besonders Suppen und Eintöpfe, werden im Allgemeinen ebenfalls besser angenommen. Es ist meist nicht notwendig, gar nichts Rohes mehr zu essen, nur sollte es fein gerieben oder in einer Vinaigrette mariniert und gut zerkaut werden, um leichter verdaulich zu sein.

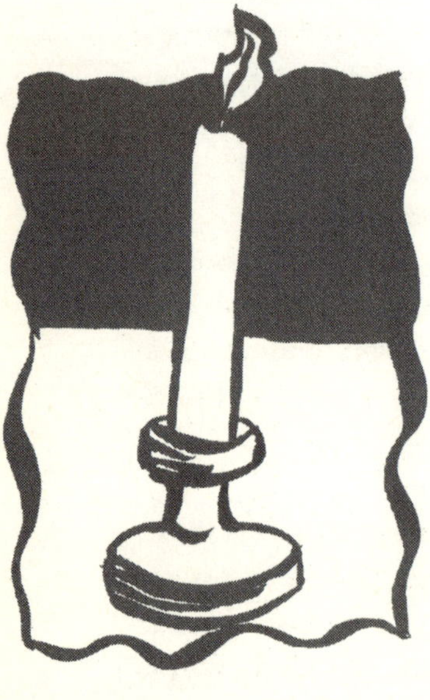

Nahrung, die das Qi stärkt, besteht aus frischen, lebendigen Zutaten. Aroma und Geschmack eines Nahrungsmittels sind Ausdruck seines Qi. Einfach ausgedrückt: Speisen, die gut schmecken und riechen, tun auch gut. Aus diesem Grund sollte frisches Obst und Gemüse nicht so lange gekocht werden, bis es nur noch Brei ist. Am besten ist es, Obst und Gemüse der Saison, das in der näheren Umgebung angebaut wurde, kurz zu garen und sofort nach der Zubereitung zu verzehren.

Das Qi der Mahlzeiten und ihrer Zutaten wird stark von den Produktions- und Zubereitungsbedingungen beeinflusst. Biolebensmittel sind erheblich vitaler als chemisch behandelte, und traditionelle Sorten sind gehaltvoller als moderne Hybridsorten oder gentechnisch veränderte Erzeugnisse. Die Zubereitung der Nahrung ist ein spielerischer Energietanz zwischen Koch und Zutaten. Wir alle kennen das wohlige Sättigungsgefühl von Nahrung, die reichlich und mit Liebe zubereitet wurde. Die Qualität des Energietanzes zwischen Erzeuger und Produkt sowie Koch und Produkt kann zwar nicht in der Zutatenliste auf Verpackungen angegeben werden, sollte jedoch unbedingt berücksichtigt werden.

Wer voller Gleichgültigkeit Brot backt, der backt ein bitteres Brot, das des Menschen Hunger nur zur Hälfte stillt.

Kahlil Gibran

Es gibt viele Parallelen zwischen der Rolle, die neueren Forschungsergebnissen zufolge Sauerstoff für den Körper spielt, und den Funktionen, die die chinesische Medizin dem Qi zuschreibt. Uneingeschränkte Vitalität erfordert sauerstoffreiche Nahrungsmittel wie Obst und Gemüse. Sauerstoffreiche Nahrung gleicht den Sauerstoffverlust aus, den »dichtere« Nahrung wie Fleisch und Milchprodukte verursacht. Entscheidend für die Steigerung der Qi-Kraft ist es weniger, sauerstoffarme Nahrungsmittel zu vermeiden, als vielmehr in der Ernährung ein Gleichgewicht mit den sauerstoffreichen Nahrungsmitteln herzustellen. Gut ist eine Mischkost mit einem hohen Anteil an Obst, Gemüse und Getreide, einem geringeren Anteil an Samen, Nüssen und Hülsenfrüchten und einem noch geringeren Anteil an Fleisch, Milchprodukten und Fett.

Eine Ernährung, die das Qi anregt, besteht also im Wesentlichen aus frischem Obst und Gemüse, das durch kleinere Mengen von Proteinspendern hoher Qualität ergänzt wird. Der Zusatz von ein paar Sprossen und Keimen ist gleichfalls zu empfehlen. Wichtig ist die Frische. In Maßen genossen, ist auch frisch gepresster Obst- und Gemüsesaft gut geeignet zur Qi-Auffrischung. Ein weiteres Prinzip ist die Einbeziehung komplexer Kohlenhydrate in die Ernährung, während »leere« Kohlenhydrate, etwa aus Zucker, möglichst vermieden werden. Komplexe Kohlenhydrate geben ihre Energie langsam an den Körper

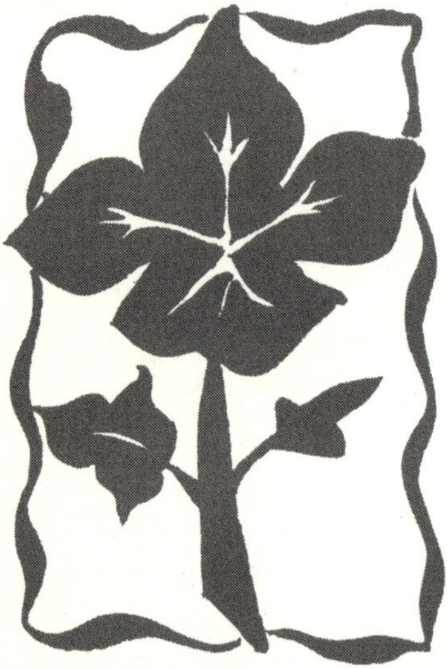

ab und sind so eine nachhaltige Nährstoffquelle. Sie haben eine Schlüsselfunktion bei der Kräftigung des Qi im Körper. Deshalb hat Vollkorngetreide einen wichtigen Stellenwert in der Ernährung.

Getreide war und ist ein Grundnahrungsmittel aller großen Zivilisationen. Es ist die Grundlage von Blut und Qi und damit ein essenzieller Nährstoff zur Erhaltung von Kraft und Vitalität. Im ländlichen China stammen schätzungsweise 90 Prozent der Nahrungskalorien von Getreide, wohingegen es in den USA nur zehn Prozent sind. Der regelmäßige Verzehr von Vollkorngetreide sichert dem Körper eine stetige Energiezufuhr. Darüber hinaus sorgt Vollkorngetreide generell für eine gewisse Stabilität im System, da es die Wirkung ungünstiger Nahrungsmittel und Stoffe ausgleicht.

Nahrung, die dem Qi gut tut, ist im Allgemeinen neutral bis warm in der Temperatur und hat einen süßlichen Geschmack. Reis, Kürbis und Linsen gelten als süße Nahrungsbestandteile, die ihre Süße eher langsam abgeben, statt kurzfristig aufzuputschen wie »leerer« Zucker. Scharfes regt die Qi-Aktivität ebenso an wie aromatische Kräuter.

Wenn das Qi schwach ist, helfen verschiedene Kräuter. Allerdings muss zu ihrer Verwendung die Diagnose ziemlich differenziert sein, da sie stärker wirken und eine falsche Wahl mehr schadet als nützt. Heilkräuter können die Funktion der Organe anregen, während die Nahrung sie kräftigt. Weißdorn beispielsweise stimuliert den Blutkreislauf und erhöht die Spannkraft der Blutgefäße, und Weizen stärkt das Herzmuskelgewebe. Das ist natürlich eine Verallgemeinerung, aber auch ein guter Denkanstoß, was die Kräuter und Ernährung betrifft. Kräuter werden in der Küche häufig dazu verwendet, die Wirkung der Nahrung zu verstärken und auf ein bestimmtes Organ oder eine bestimmte Körperfunktion zu konzentrieren.

Es gibt noch drei weitere generelle Möglichkeiten, das Qi zu kräftigen. Dem Qi eines menschlichen Organs hilft es mitunter, wenn das entsprechende tierische Organ verspeist wird. Zum Beispiel ist bei einer Nierenschwäche zu empfehlen, Nieren zu essen. Nach dem Gesetz der fünf Elemente ist auch die Farbe eines Nahrungsmittels ein Hinweis auf seine Wirkung, das heißt, gelbe Speisen tun der Milz gut, weiße der Lunge, dunkle den Nieren, grüne der Leber und rote dem Herzen. Nach der Signaturenlehre haben auch Nahrungsmittel von ähnlicher Form eine günstige Wirkung, Walnüsse beispielsweise auf das Gehirn, »Nierenbohnen« (Kidney-Bohnen) auf die Nieren usw.

Alle Getreidesorten, Hülsenfrüchte, die meisten Gemüsesorten, vor allem süße Wurzeln und Kürbisse, und einige Obstsorten gelten als Qi stimulierende Grundstoffe. Jedes Organ spricht außerdem schwingungsmäßig auf bestimmte Nahrungsmittel an, die sein Qi beleben. Sie sind auf den kommenden Seiten aufgeführt.

Salbei ist ein allgemeines Qi-Tonikum und bei allen Qi-Mangelerscheinungen zu empfehlen, ebenso Thymian. Blütenpollen und Gelée Royale sind gleichfalls bei Qi-Schwäche anzuraten, und in den meisten Fällen auch Ginseng.[21] Je nach Art der Erkrankung werden spezifischere Vorschläge gemacht.

Rezepte für Gerichte, die das Qi stärken, finden Sie im Teil III (Rezeptteil) dieses Buches. Die häufigsten Erscheinungsbilder einer Qi-Schwäche und entsprechende Ernährungsempfehlungen werden im Folgenden und in Teil V dargelegt. Als besonders gravierend werden Störungen beim Milz- und Lungen-Qi betrachtet. Das liegt daran, dass nach chinesischer Auffassung die Milz die Quelle von Qi ist, das sie über die Nahrung aufnimmt, während die Lunge darüber herrscht. Die Kräftigung des Qi dieser beiden Organe kann einer Qi-Schwäche überall im System entgegenwirken.

Milz-Qi-Schwäche

Zum Einflussbereich der Milz gehören das Verdauungssystem, der Denkvorgang, das Körpergewebe und die Gliedmaßen. Die Milz ist außerdem stark am Menstruationszyklus beteiligt und das Schlüsselorgan bei der Blut- und Qi-Produktion. Kein Wunder also, dass vielen Krankheitsbildern eine Milz-Qi-Schwäche zugrunde liegt.

Bei einer Milzschwäche wird oft eine gewisse Schwere empfunden. Die Glieder sind bleiern und schlapp, eine allgemeine Mattigkeit macht sich bemerkbar, und wir haben schnell Völlegefühle. Da die Milz das Verdauungssystem regiert, konzentrieren sich Probleme häufig dort: etwa als Neigung zu Blähungen nach den Mahlzeiten, in Form von Verdauungsstörungen, inneren Gärungsprozessen und Müdigkeit nach dem Essen. Der Stuhl ist im Allgemeinen breiig, und der Appetit stellt sich nur gelegentlich oder gar nicht ein. Es kann auch zu Ansammlungen von NÄSSE kommen, da die Milzfunktion, Nässe umzuwandeln, gestört ist.

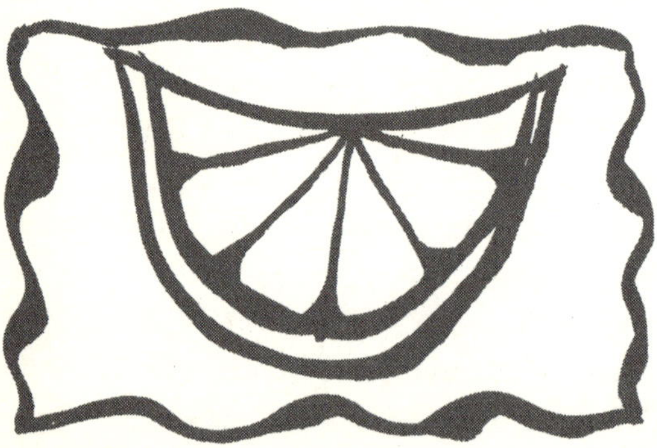

Das Krankheitsbild einer Milzschwäche zeigt sich auch noch auf andere Weise: in Konzentrationsschwäche, Bedürftigkeit, gebeugter Haltung, Nahrungsunverträglichkeiten, Bindegewebsschwäche, Menstruationsproblemen usw. Außerdem liegt einem Blut- und Qi-Mangel generell eine Milzschwäche zugrunde. Die Milz kann als Mutter des Systems bezeichnet werden, als Hauptnährstofflieferant, als Quelle von Wohlgefühl und Sicherheit. Von der Funktionskraft der Milz hängt es ab, ob wir Nahrung aufnehmen.

Was die Ernährung betrifft, so beginnt jede Form von Selbsthilfe mit einem Blick auf die Milz, um sicherzustellen, dass sie möglichst gut versorgt ist. Nahrung, die der Milz wohl tut, ist oft dem ähnlich, was wir als Kinder bekommen haben: dicke, gut durchgekochte Suppen und Eintöpfe, süße Wurzelgemüse und Getreide, leicht verdauliche Nahrung, die den Bauch mit einem vollkommenen Wohlgefühl erfüllt.

Der Verdauungsprozess beginnt außerhalb des Körpers mit dem Zubereiten und Garen von Speisen, und gründliches Zerkauen hilft der Milz bei der Aufspaltung der Nahrung. Rohe Nahrungsmittel und komplizierte Speisenzusammenstellungen sind möglichst zu vermeiden. Auch zu viel zu essen verschlimmert die Symptome einer Milz-Qi-

Schwäche, denn dadurch wird das System überbeansprucht, und es kann durch STOCKUNGEN und NÄSSE gestört werden.

Nahrung, die dem Milz-Qi gut tut, ist immer süßlich und häufig ihrem Wesen nach lauwarm. Alle Nahrungsmittel, die reich an komplexen Kohlenhydraten sind wie Wurzelgemüse und Kürbisse, sind geeignet. Eine Ernährung zur Kräftigung der Milz soll nicht nur Wohlgefühle auslösen, sondern auch gut schmecken und gut riechen, um das Verdauungssystem anzuregen. Aromatische Kräuter wirken auf die Verdauungsfunktionen besonders stimulierend und beleben die Milz. Auch Gewürze von milder Schärfe wie Muskatnuss, Anissamen, schwarzer Pfeffer, Fenchelkörner und Zimt sind von Nutzen, und die pikanten Vertreter der Zwiebelfamilie beugen Stockungen vor.

Reis, Kürbis, Linsen, Huhn, Möhren, Süßkartoffeln oder Yamswurzeln, grüne Bohnen, Sommerkürbisse, Esskastanien, Zuckermais, Schinken, Tofu, Kichererbsen, Hafer, Kleie, Datteln, Feigen, Kirschen, Melasse, Hering, Hammelfleisch, Dicke Bohnen, Makrelen und Rindfleisch, das alles wirkt einer Milz-Qi-Schwäche entgegen.

Ein ausgezeichnetes Tonikum für das Milz-Qi ist Süßholz, das von Natur aus süßlich ist und harmonisierend wirkt. Es kann als Grundstoff für Verdauungsteemischungen mit Fenchel- und Dillsamen, Sternanis, Kardamom, schwarzem Pfeffer, Kümmel und Nelken verwendet werden. Jasmintee, zu den Mahlzeiten getrunken, entfaltet ebenfalls eine wohltuende Wirkung, und als Nahrungsergänzung kommt Gelée Royale infrage.

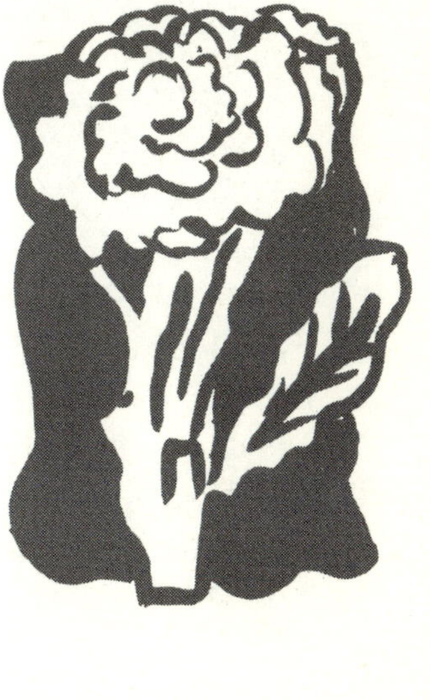

Magen-Qi-Schwäche

Das Magen-Qi nimmt bei Mangelernährung und langer Krankheit ab. Es wird durch jede Form von Aushungern wie etwa Einhalten einer Radikalkur zum Abnehmen oder Magersucht geschwächt. Es kann aber auch durch sportliche Überanstrengung geschädigt werden, besonders durch Ballett, das oft den Magen-Meridian angreift. Eine Magen-Qi-Schwäche geht häufig Hand in Hand mit einer

Milz-Qi-Schwäche, sodass die gleichen allgemeinen Ernährungsregeln gelten. Da der Magen Feuchtigkeit liebt, empfiehlt es sich allerdings, Wassersuppen und Brühen mit in den Speiseplan aufzunehmen. Rindfleisch, Erbsen, Papaya und Shitake-Pilze haben eine gewisse stärkende Wirkung.

Lungen-Qi-Schwäche

Wenn ein Mangel an Lungen-Qi vorliegt, ist oft die Stimme leise, es sammelt sich leicht Schleim in der Lunge, und körperliche Anstrengungen führen schnell zu Kurzatmigkeit. Auch das Immunsystem kann angeschlagen sein, sodass vermehrt Husten und Erkältungen auftreten. Manchmal besteht eine Neigung zu Schweißausbrüchen, die einen Energieverlust durch die Poren der Haut darstellen.

Emotional äußert sich eine Lungen-Qi-Schwäche meist in mangelnder Ausdrucksfähigkeit und schlecht definierten Grenzen, die im physischen Bereich bei der mangelnden Immunabwehr in Erscheinung treten und im psychischen in der Nichtachtung der eigenen und der Grenzen anderer. Sie spiegelt wider, dass die betroffene Person kein Gespür für ihren Platz in der Welt hat. Archetypisch hat die Lunge einen Bezug zum Väterlichen, zu der Art und Weise, in der uns beigebracht wird, zu unserem Wert und unserem Platz in der Welt außerhalb unseres Zuhauses zu stehen.

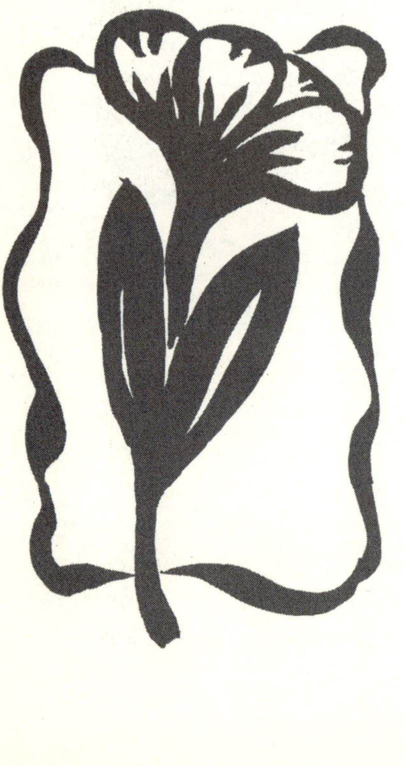

Eine Schwäche des Lungen-Qi hängt mit einer Milz- und Nierenschwäche zusammen. Aufgrund der engen Beziehung zur Milz bei der Qi-Produktion kann auch sie weitgehend wie eine Milz-Qi-Schwäche behandelt werden. Da Pikantes auch die Aktivität der Lunge anregt, haben die vorgeschlagenen Rezepte mitunter einen gewissen »Pep«. Wenn das Lungen-Qi schwächelt, ist es sinnvoll, bei Nässe fördernden Speisen Vorsicht walten zu lassen, da sie wahrscheinlich auch die Schleimbildung anregen.

Hafer, Melasse, Möhren, Süßkartoffeln, Yamswurzeln, Milchreis, Senfblätter, Ingwer, Knoblauch, Mandeln, Walnüsse, Sommerkürbis, Kartoffeln, Datteln, Hammelfleisch und Weintrauben, das alles ist ein Labsal für die Lunge. Diese Kraftspender können noch unterstützt werden durch sparsame Beigabe von schärferen Zutaten, besonders solchen, die weiß sind, wie Meerrettich oder Radieschen und Rettiche.

Darüber hinaus kann die Lunge durch einen Tee aus Süßholz und Echtem Alant (zu gleichen Teilen) gestärkt werden. Ingwer, Knoblauch, Zimt, schwarzer Pfeffer und Zitrusschalen stimulieren und wärmen die Lunge, und Schleim lösende Kräuter wie Huflattich und Königskerze unterstützen den Auswurf von Schleim.

Nieren-Qi-Schwäche

Ein Mangel an Nieren-Qi ist von einer Schwäche oder von Schmerzen im Kreuz sowie einer Schwäche der Harnwege und des Fortpflanzungsapparats gekennzeichnet. Es kann außerdem eine generelle Schwäche des Knochengerüsts vorliegen, besonders im Bereich der Knie- oder Fußgelenke. Urin und/oder Samenflüssigkeit können schlecht zurückgehalten werden, sodass es zum Tröpfeln oder häufigem Urinieren und nassen Träumen (meist ohne Traumerleben) oder zu chronischem Scheidenausfluss kommt. Aufgrund der engen Beziehung zwischen Nieren und Lunge können auch Kurzatmigkeit und eine Neigung zum Frösteln auftreten. Die Wurzeln der Beschwerden sind oft in der Verschwendung von Sexualenergie zu suchen. Auch Kindsgeburten führen häufig zu einem Energieverlust.

Psychologisch wird unter Umständen zu viel Energie auf die Sexualität konzentriert, um sie entweder zu unterdrücken oder exzessiv auszuleben. Indem wir uns mit unserer Sexualität auseinander setzen, lernen wir, mit der vitalen Kraft umzugehen, die ihren Sitz in den Nieren hat, der spontanen, lebensbejahenden Schöpfungskraft. Eine Nieren-Qi-Schwäche ist eng mit einer Störung des Nieren-Yang verbunden.

Einer zu schwachen Nierenenergie wirkt eine vorwiegend warme Ernährung entgegen, die Nahrungsmittel mit unmittelbarer Heilwirkung auf das Nierengewebe einbezieht (Petersilie, Weizenkörner, Milchreis, Hagebutten, Himbeer- und Brombeerblätter, schwarzer Sesam, Stangen- oder Schwertbohnen, Kidney-Bohnen und Walnüsse). Sie sollte besonders vielseitig sein und Süßes, das im Allgemeinen eine nachteilige Wirkung auf die Nierenfunktion hat, weitgehend vermeiden. Außerdem sollte sie einen kleinen Anteil stark salzhaltiger Produkte wie Miso oder Sojasauce sowie adstringierende Kräuter haben und die Zufuhr von Reizstoffen (Stimulanzien) reduzieren.

Hirse, Nieren, Wildbret, Weizen, Kidney- und Adzuki-Bohnen, Eier, Esskastanien, Walnüsse, Himbeeren, grüne Bohnen, Spargel, Petersilie, Milchreis, Garnelen, Hummer, Quinoa, Hafer, Süßkartoffeln, Brombeeren, Miesmuscheln, Nesseln und Alfalfasprossen, sie alle stärken das Nieren-Qi.

Aus Fenchelsamen lässt sich ein schmackhafter Tee zubereiten, der die Nieren wirksam unterstützt und kräftigt. Weitere Nahrungsmittel mit leichter Schärfe, die die Nieren anregen, sind unter anderem Bockshornkleesamen, Sternanis und Kümmel. Auch Tee aus adstringenten Kräutern wie Nesseln und Brombeerblättern tut gut, ebenso die Verwendung von Selleriesaat in der Küche. Wenn die Gebärmutter, die von den Nieren abhängt, Unterstützung benötigt, sind die Weiße Taubnessel, Beifuß und Himbeerblätter die richtige Arznei, und Rosenöl kann als Allheilmittel bei buchstäblich allen Menstruationsbeschwerden betrachtet werden.

Herz-Qi-Schwäche

Bei einer Herz-Qi-Schwäche treten viele der klassischen Anzeichen für eine allgemeine Qi-Schwäche wie Müdigkeit und Kurzatmigkeit in Erscheinung; auch Herzklopfen ist möglich. Außerdem macht sich vielleicht eine gewisse Lethargie und Lustlosigkeit bemerkbar. Ein Mangel an Herz-Qi wird meist durch emotionale Probleme verursacht, besonders durch lang anhaltende Trauer.

Eine Herz-Qi-Schwäche steht in engem Zusammenhang mit einer Qi-Schwäche von Milz und Lunge. Die Ernährungsempfehlungen sind die gleichen wie bei Milz- und Lungenschwäche; allerdings ist auch eine mögliche Leber-Qi-Stockung als Begleiterscheinung zu berücksichtigen. Ein paar bittere Zutaten können also nicht schaden. Das spezifische Störungsmuster kann zwar bei einer entsprechenden Ernährung abklingen, aber in erster Linie ist eine Beruhigung des Gemütes und die Auseinandersetzung mit den tiefer liegenden emotionalen Problemen anzuraten.

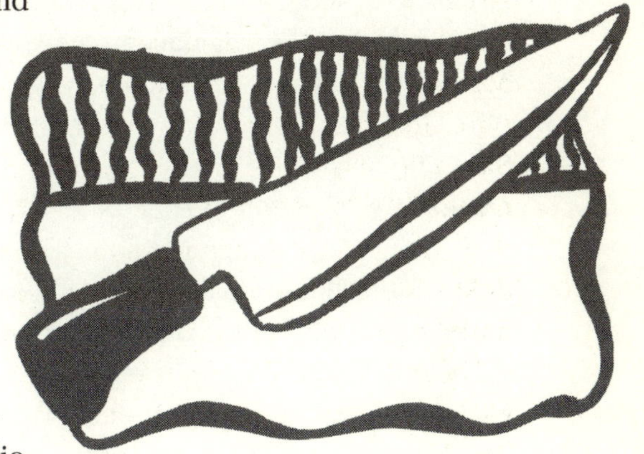

Unter physiologischen Gesichtspunkten empfiehlt es sich, das Nervensystem zu stärken, um der Herz-Qi-Schwäche entgegenzuwirken. Es gibt ein paar Kräuter, die effektiver als koffeinhaltige Getränke die Stimmung heben, ohne das Nervensystem zu belasten. Manche Nahrungsmittel wirken sowohl beruhigend als auch tonisierend. Vergessen Sie nicht, die subtilen Schwingungen von Blüten in die Herz-Küche einzubeziehen.

Rohmilch, Ghee (Butterschmalz), Reishi-Pilze, Gerstenschleim, Mais, Chicorée, Weizen (vor allem ganze Körner und Sprossen), Schalotten, Kirschen, Datteln, Granatäpfel, Weißdorn, Knoblauch, Äpfel, Blütensalate (Borretsch, Ringelblumen, Kapuzinerkresse, Rosen, Veilchen), Hafer und Quinoa sind Nahrungsmittel, die das Herz-Qi unterstützen. Honig ist Herznahrung und beschwichtigt das Gemüt.

Haferkörner und -kleie, Salbei, Rosmarin und Helmkraut wirken ebenfalls gemütsaufhellend und stellen die Herzfunktion allmählich wieder her. Stangenzimt wirkt generell stimulierend, besonders dann, wenn das Herz nicht genügend Kraft hat, um die Durchblutung der

Fingerspitzen zu gewährleisten. Arnika baut nach einem Schock das Herz-Qi wieder auf und ist sowieso ein gutes Herztonikum, sollte innerlich aber nur unter fachkundiger Aufsicht angewendet werden. Auch essenzielles Lavendel- und Melissenöl bringt die Zirkulation von Herz-Qi in Gang, und bei Angst und Unruhe kann essenzielles Neroliöl zur Inhalation oder als Badezusatz verwendet werden, um das Herz zu beruhigen.

Das Blut

BLUT und QI unterhalten eine enge Wechselbeziehung. Beide, Blut und Qi, kreisen in den Blutgefäßen und Meridianen des Körpers, um das Körpergewebe zu nähren und spannkräftig zu erhalten. Wir könnten sagen, dass das Blut eine dichtere Erscheinungsform des Qi ist, dass es durch die Kraft des Qi besteht und im Körper zirkuliert, um seinerseits wieder das Qi in seiner Kraft zu bestärken. Deshalb treten Symptome eines Blutmangels oft gemeinsam mit denen einer Qi-Schwäche auf.

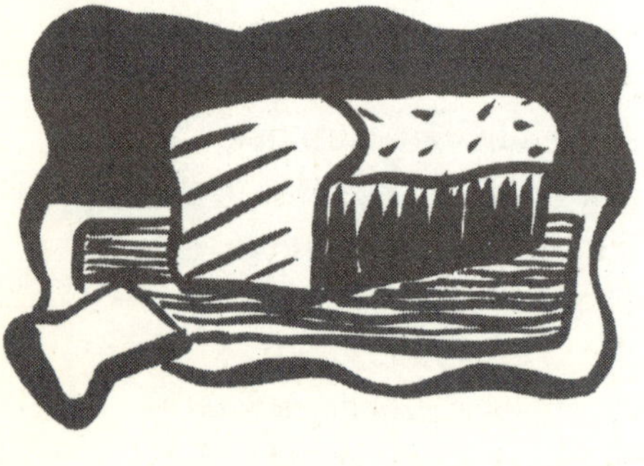

Die Qualität des Blutes entscheidet darüber, wie viel Nährstoffe in unserem Körper zirkulieren. Das Blut versorgt unsere Muskeln und Organe, unser Gehirn, kurz: alles mit Nahrung. Seine Qualität hängt von der Qualität unserer Nahrung und unserer Fähigkeit ab, die Nährstoffe aus dieser Nahrung aufzunehmen. Mit anderen Worten: Sie hängt von der Kraft unserer Milz ab.

Blut ist nicht nur der Nahrungsspender für alle Körperaktivitäten, sondern nach chinesischer Auffassung auch der Sitz des Geistes, der physische Urgrund unseres Bewusstseins. Es verankert unsere Gedanken und Gefühle im Körper. Mit seiner Qualität hält es Körper und Geist zusammen.

Wenn das Blut kräftig ist, fühlen wir uns stark, gut genährt, blutvoll und lebendig. Ist es schwach, haben wir möglicherweise das Gefühl, zu kurz zu kommen und nicht richtig mit uns selbst in Berührung zu sein. Wir sind irgendwie losgelöst, und unser Geist schwebt haltlos umher. Nachts schweift er womöglich so ruhelos umher, dass wir nicht schlafen können.

Das Blut sorgt dafür, dass wir unsere Körperlichkeit spüren. Blut nährt die Form und gibt ihr Substanz. Es verbindet uns mit den rhythmischen Zyklen und dem Puls des Lebens. »Vollblütig« und lebendig zu sein heißt, ganz und mit allen Sinnen im Körper zu Hause zu sein und sich emotional und physisch auf das Leben einzulassen. Blut verbreitet die Leidenschaft im Körper. Wir nennen andere Menschen heißblütig oder kaltblütig, blutlos, blutvoll oder blutdürstig. Gesundes Blut erzeugt ein Gefühl von Erfülltheit und Überfluss, Vitalität und Tatendrang.

Blut wird in erster Linie durch Nahrung gebildet, die wir durch unsere Interaktion mit der physischen Welt aufnehmen. Darum ist es von der Kraft der Milz abhängig, die diese Nahrung in Nährstoffe umwandelt. Die Erneuerung des Blutes beruht auf der Kraft der Leber, die nach chinesischer Auffassung das Blut speichert. Das Herz ist der Ort, an den die Milz die Essenzen der Nahrung weiterleitet, damit sie vollständig in Blut umgewandelt werden, und die Nieren verleihen der Milz die Kraft für den Umwandlungsprozess. Von der Kraft all dieser Organe wird die Fähigkeit beeinflusst, Blut guter Qualität zu erzeugen.

Wir unterstützen unsere Fähigkeit zur Blutbildung, wenn wir ein Gleichgewicht zwischen Ruhe und körperlicher Betätigung einhalten. Physische Aktivitäten stärken die Milz in ihrer Funktion, Nahrung in Blut umzuwandeln, und helfen dem Herzen dabei, es durch den Körper zu pumpen. Ruhe, besonders ein Mittagschlaf, versetzt die Leber in die Lage, das Blut tagsüber zu erneuern.

Eine Maxime der chinesischen Medizin ist die, dass Frauen über das Blut herrschen. Durch die Menstruation und die Erfahrung der Schwangerschaft sind Frauen eng mit dem Wesen des Blutes verbunden. Für Frauen ist es besonders wichtig, dass Blut in Hülle und Fülle da ist und sich das Reservoir nicht erschöpft. Zwei Gefäße, das so genannte »Meer des Blutes« (Lenkergefäß) und das »Meer des Yin« (Konzeptionsgefäß), müssen gefüllt sein, um dem weiblichen Fortpflanzungssystem reichlich stärkendes Blut zuführen zu können. Unfruchtbarkeit, Wochenbetterschöpfung und den meisten Menstruationsstörungen liegt ein Blutmangel zugrunde.

Die westliche Medizin weiß, dass Blut Neuropeptide transportiert, chemische Botenstoffe, die Informationen im Körper weiterleiten. In der chinesischen Medizin wird Blut als Sitz des Geistes betrachtet, als Wohnstatt des Bewusstseins. Das Bewusstsein ist im Blut verankert, und eine Schwäche des Blutes kann folglich bedeuten, dass das Bewusstsein seinen Ankerplatz verliert und der Geist ruhelos außerhalb des Körpers umherschwebt, sodass man Angst bekommt und ein Gefühl hat, als würde einem der Boden unter den Füßen weggezogen. Dies macht sich bei Blutarmut besonders vor dem Einschlafen bemerkbar. Ist hingegen reichlich Blut vorhanden, findet der Geist im Körper Halt, er kann sich nach innen zurückziehen und für die Nacht einrichten, sodass der Schlaf für Erfrischung sorgt.

Ein Mensch mit einer Fülle von Blut fühlt sich durch und durch kraftvoll, er ist vital, besitzt Stehvermögen und hat eine gute Immunabwehr. Er ruht fest in seinem Körper und in seiner Erfahrung und hat ein starkes Selbstgefühl. Anzeichen für Blutarmut sind Antriebsschwäche, eine matte Haut, Einschlafstörungen und Angst.

Wie kommt es zu Blutarmut?

Blutarmut tritt meist vor dem Hintergrund einer Milzschwäche und der Ansammlung von Schadstoffen auf. Ebenso wie Qi-Mangel kann auch die Blutarmut durch eine langwierige Erkrankung, Stress, chronische Sorgen und Überarbeitung verursacht werden. Darüber hinaus geht bei einer Kindsgeburt, bei starken Menstruationsblutungen und bei Verletzungen Blut verloren. Um einen solchen Verlust wieder gutzumachen, muss darauf stets eine Zeit der Erneuerung folgen. Nach allgemeiner Auffassung dauert es 120 Tage, um das Blut wiederherzustellen, das heißt, jedes Programm zur Bluterneuerung muss über diesen langen Zeitraum aufrechterhalten werden.

Psychisch bringt eine Blutschwäche nach meiner Ansicht manchmal das Unvermögen der Seele zum Ausdruck, sich voll und ganz zu ver-

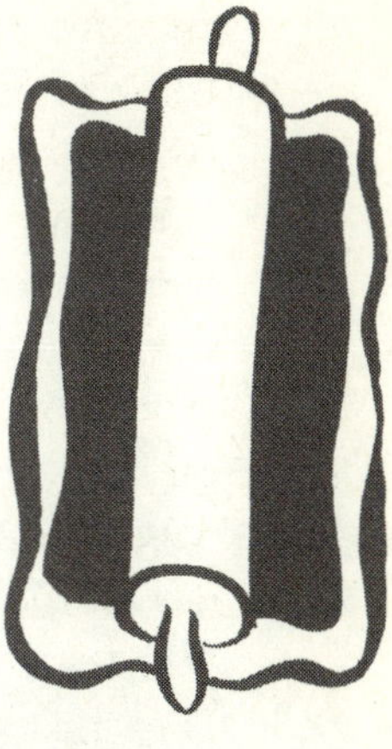

körpern, sodass zum Zweck einer Heilung darauf zu achten ist, die betreffende Person wieder in ihrem Körper heimisch zu machen. Ein Schock, der mitunter die Ablösung der Seele vom Körper verursacht, kann auch das Krankheitsbild der Blutarmut heraufbeschwören. (Während ich all das schreibe, muss ich unwillkürlich an Vampire denken, die Menschenblut brauchen, um verkörpert zu bleiben, und die mit ihrem bleichen, matten Gesicht eine makabre Karikatur der klassischen Blutarmut darstellen.)

Gelegentlich greifen bestimmte Faktoren in die Verdauungsprozesse ein und verhindern die Herstellung von qualitativ hochwertigem Blut. Nässe zum Beispiel beeinträchtigt die Fähigkeit der Milz, Blut zu erzeugen. Versteckte Krankheitserreger, die das körpereigene Immunsystem noch nicht erfolgreich aufspüren konnte (wie etwa Viren, Bakterien, Pilze und Parasiten), aber auch ein breites Spektrum von Giften können gleichfalls die Blutproduktion stören.

Meistens ist eine der Hauptursachen für Blutarmut allerdings in der Ernährung zu suchen, und diesem Mangel ist wahrscheinlich am leichtesten abzuhelfen. Sowohl das Fehlen lebenswichtiger Nährstoffe als auch der Verzehr stopfender Substanzen kann Symptome der Blutarmut auslösen.

Blutarmut steht mit den Syndromen[22] einer Milz-Qi-Schwäche, einer Leber-Yin-Schwäche und einer Blockierung durch Nässe, Kälte oder Hitze in Zusammenhang und sollte auch in diesem weiten Kontext behandelt werden.

Blutarmut erkennen

Sichtbare Anzeichen einer Blutarmut sind im Allgemeinen eine bleiche, matte Hautfarbe, Schwindelgefühle im Stehen, eine verschwommene oder »schwankende« Sicht, Trockenheit von Haut und Haar, blasse Lippen, unregelmäßige oder ausbleibende Monatsblutungen, ein schlechtes Gedächtnis, Schwierigkeiten beim Einschlafen, generelle Angstgefühle und leichte Depressionen. Nicht alle Zeichen müssen vorliegen, um die Diagnose zu bestätigen; mitunter weisen andere Anzeichen und Symptome auf die Mitwirkung bestimmter Organe hin. Blutmangel entsteht meist durch eine Schwäche der Milz und zieht hauptsächlich Leber und Herz in Mitleidenschaft.

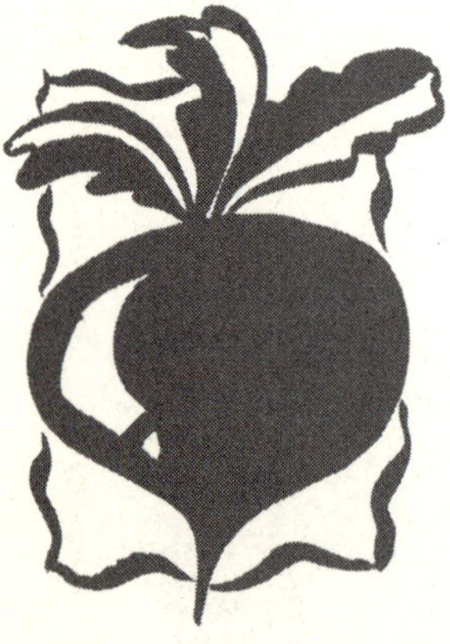

Die Kräftigung des Blutes

Um das Blut zu stärken, müssen alle Organe unterstützt werden, die an seiner Herstellung und Gesunderhaltung beteiligt sind. Das sind die Milz, die Nieren, die Leber und das Herz. Wie diese Organe gestärkt werden können, ist im vorigen Kapitel behandelt worden.

Das Blut wird durch eine volle Inbesitznahme des Körpers gekräftigt. Das Kranheitsbild einer Blutarmut findet sich oft bei Menschen, die sich in ihrem Körper nicht heimisch fühlen. In diesem Fall tun Bewegung und körperliche Kontakte not. Während die physischen Ursachen der Blutarmut vor allem in einer Mangelernährung oder schlechter Nährstoffaufnahme zu suchen sind, liegen die mentalen und emotionalen Wurzeln in der Abtrennung des Geistes vom Körper. Dies jedoch ist eher ein Problem »zivilisierter« Gesellschaften, in denen sich das Leben immer weiter vom Rhythmus der Jahreszeiten entfernt und das Überleben immer weniger von körperlicher Fitness abhängt.

Ernährungsratschläge

Diätetisch sind eine ausreichende Eiweißzufuhr, der Verzehr von grünem Blattgemüse in genügender Menge und eine möglichst vielseitige Kost, die sich aus Zutaten guter Qualität zusammensetzt, anzuraten. Eine Blut bildende Kost aus nahrhaften Mahlzeiten wird durch eine besondere Versorgung der Milz unterstützt. Zweierlei ist zu beachten: Die Kost soll alle Organe kräftigen, die an der Blutproduktion beteiligt sind, und Nährstoffe für die Blutbildung selbst liefern.

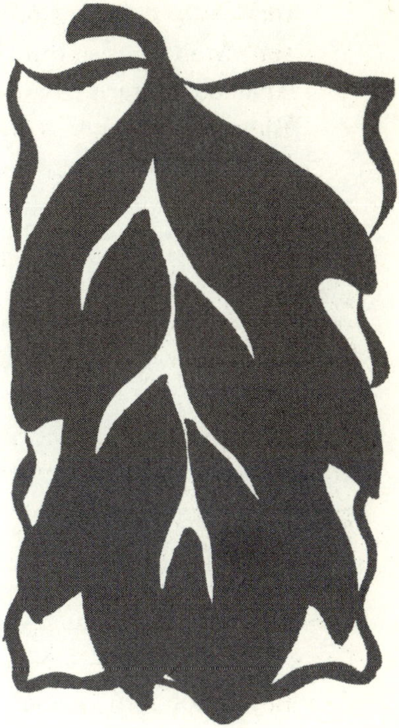

Bei Rezepten, die dem Blut gut tun, sind der süße, saure und salzige Geschmack vorherrschend. Im Grunde wirken fast alle Speisen, die harmonisch zusammengestellt sind, Blut bildend; zur Steigerung des Nährwerts wird jedoch besonderer Wert auf grünes, chlorophyllreiches Gemüse, auf Getreide und Eiweißlieferanten von hoher Qualität sowie eine sorgfältige Kombination der Speisen gelegt. Fleisch ist eine der einfachsten Quellen zur Blutverbesserung und kann, in kleinen Portionen genossen, eine große Hilfe sein.

Einige Nahrungsmittel sollten nur sparsam verwendet oder ganz weggelassen werden; besonders bei Zucker (ein Blutschädling ersten Ranges), Alkohol und Genussgiften ist Vorsicht angesagt, ebenso wie gesättigte Fette generell reduziert werden sollten. Zuckergenuss bewirkt ein plötzliches Ungleichgewicht in der Blutzusammensetzung und ist stark Säure bildend. Alkohol erzeugt Hitze, die im Übermaß ebenfalls blutschädigend wirkt. Genussgifte überreizen das System und hindern das Blut daran, Nährstoffe rechtzeitig freizusetzen. Auch chemische Zusatzmittel ruinieren oft das Blut, weil sie sich als Schadstoffe ansammeln, die neutralisiert und ausgestoßen werden müssen. Aufgrund seines Mineralstoffprofils, das große Ähnlichkeit mit dem des menschlichen Blutes hat, ist Meersalz im Allgemeinen positiv zu bewerten; in zu großen Mengen ist es allerdings schädlich. Durch zu viel Fett verklumpt das Blut, außerdem wird die Nährstoffverteilung gestört.

Als generelle Richtlinie gilt, dass die Dunkelheit eines Nahrungsmittels oft ein Hinweis auf seine Blut bildenden Qualitäten ist; infrage kommen unter anderem dunkelrote und schwarze Bohnen, dunkle Früchte wie Herzkirschen, Datteln oder schwarze Johannisbeeren, schwarzer Sesam, Möhren, Rote Bete usw. Es ist jedoch unmöglich, die spezifischen Eigenschaften in Tabellen festzuschreiben, und so gibt es eine Menge Ausnahmen von der Regel. Mit Sicherheit lässt sich bezüglich der Farbe nur sagen, dass alle dunkelgrünen Blattgemüse Blut bildend sind.

Hochwertige Nahrung für das Blut sind ferner alle Getreidesorten, Fleisch, Eier, alle Hülsenfrüchte, fermentierte Sojaprodukte (Miso, Tempeh, Tofu), Möhren, Melasse, Algen, blaue Weintrauben und Datteln.

Es gibt auch eine Reihe von Kräutern, deren Verwendung der Blutgesundheit zuträglich ist. Nesseltee ist ein einfaches, unentgeltliches Heilmittel, das ausgezeichnete Blut bildende und blutreinigende Eigenschaften in sich vereint. In China gilt »Dongui«, die Wurzel der chinesischen Engelwurz (Angelika), als Heilkraut par excellence; es wird Suppen und Eintöpfen beigefügt und lässt sich sehr gut mit Huhn kombinieren. Wenn es der Gebärmutter an Blut mangelt, ist Beifuß das richtige Kraut. Die Japaner verarbeiten es mit Milchreis zu »Mochi«, der das Blut stärken soll. Pollen, Mikroalgen, Riementang (Kelp), Salbei, Nährhefe und Quecken sind ebenfalls als Tonikum geeignet. Auch ein Glas Starkbier oder Guinness ist Nahrung für das Blut.

Die drei Organe mit dem engsten Bezug zum Blut sind Milz, Leber und Herz. Obgleich »Milz-Blutmangel« nicht in die Liste der Störungen Eingang gefunden hat, ist Blutarmut im Allgemeinen durch eine Schwäche des Milz-Qi und das Unvermögen der Milz begründet, der Nahrung effektiv Nährstoffe zu entziehen. Darum verbessert alles, was die Milz unterstützt, letztlich auch die Blutqualität.

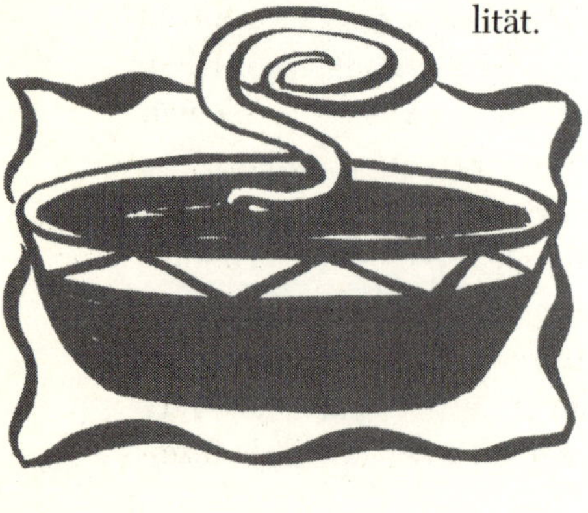

Blutarmut der Leber

Wenn die Leber von Blutarmut betroffen ist, treten Anzeichen dafür im Wirkungskreis der Leber auf. Das können Sehstörungen, Schwäche- oder Taubheitsgefühle in den Muskeln und Gelenken, brüchige Nägel, Schwindelgefühle,

Unregelmäßigkeit oder Ausbleiben der Menstruation sein. In diesem Fall helfen alle tonisierenden Nahrungsmittel; weitere Heilmittel sind Leber, Alfalfa, Nesseln, Löwenzahnwurzeln und Artischockenblätter.

Blutarmut des Herzens

Ist das Herz betroffen, sprechen Anzeichen im Wirkungsbereich des Herzens dafür. Das können Herzklopfen, Schlaflosigkeit, Angst, intensive Träume, Vergesslichkeit und allgemeine Nervosität sein. Hilfreich sind alle Nahrungsmittel, die das Blut verbessern. Besonders empfehlenswert sind Weißdornbeeren und von den Getreiden Quinoa. Auch Hafer und Datteln lassen sich gut zur Stärkung des Herzblutes kombinieren, und Rote Bete, Adzukibohnen und Eier haben ebenfalls eine unterstützende Wirkung.

Stockungen von Qi und Blut

Wenn das Qi frei fließt, fließt auch das Leben ungestört. Dann passen wir uns Veränderungen an, werden mit Schwierigkeiten fertig und erholen uns im Krankheitsfall schnell wieder. Das Qi gerät ins Stocken, wenn die Kreativität am Fließen gehindert wird. Von einer Qi-Stockung kann das harmonische Fließen in allen Aspekten betroffen sein. Dann sind wir frustriert, unschlüssig oder deprimiert, weil wir uns in der Freiheit beschnitten fühlen, wir selbst sein zu dürfen. Oder wir suchen nach einem Ventil für unseren Frust und werden wütend und rücksichtslos. Physisch leiden wir möglicherweise unter Verdauungsstörungen, unregelmäßigen oder schmerzhaften Monatsblutungen, Kopfschmerzen, an einer Überempfindlichkeit unterhalb der Rippen und anderen Schmerzen.

Eine Qi-Stockung liegt den verschiedensten physischen Beschwerden zugrunde, von chronischen Erkrankungen des Verdauungstraktes wie Magenschleimhaut- oder Gallenblasenentzündung und Reizdarmsyndrom bis hin zu Dysmenorrhö, prämenstruellem Syndrom und Nierenbeckenentzündung. Angestautes Leber-Qi kann sich in den Gallenblasenmeridian ergießen, zum Kopf aufsteigen und Kopfschmerzen verursachen, oder es fließt seitwärts in das Verdauungssystem und richtet dort ein Chaos an. Jede Störung im fließenden Ablauf natürlicher Vorgänge kann als eine Form von Qi-Stockung betrachtet werden. Wenn sie zu lange unbeachtet bleibt, kann sich angestautes Qi in Hitze verwandeln, ebenso wie bei einem Verkehrsstau die Verkehrsteilnehmer in Wallung geraten.

Eine Blutstauung liegt dann vor, wenn die Blutzirkulation durch eine Blockierung eingeschränkt wird oder zum Stillstand kommt. Sie entsteht durch eine Qi-Stockung oder unter dem Einfluss von Wind, Nässe oder Kälte, die die Meridiane verstopfen. Manchmal ist eine Blutstauung auch die Folge einer Verletzung, bei der Blutgefäße aufgeplatzt sind (ein Bluterguss ist ein Beispiel für eine vorübergehende Blutstauung). Äußerlich manifestiert sich eine Blutstauung in anhaltenden stechenden oder bohrenden Schmerzen in den Meridianen. Eine eher nach innen verlagerte Form der Blutstauung sind feste Knoten oder Geschwulste wie Eierstockzysten, gutartige Wucherungen der Gebärmutterschleimhaut (Endometriose), Bindegewebstumoren und einige Krebsarten, deren Geschwulste als geronnenes Blut betrachtet werden. Ein weniger schlimmes Beispiel für Blutstockungen sind die Blutklumpen, die zu Beginn der Menstruation oft auftreten.

Eine Blutstockung im Herzen ist eine sehr gefährliche Störung, die Herzschmerzen verursacht und das Risiko eines Herzinfarkts in sich birgt. Interessant ist eine neuere Studie, bei der die möglichen positiven Nebeneffekte eines Herzinfarkts für Leute mit verstopften Herzkranzgefäßen untersucht wurden. Darin heißt es, mit einem Infarkt versuche der Körper, Gefäßverschlüsse aufzuheben, und wenn er erfolgreich war, sei die Blutzirkulation danach wieder besser.

Wenn Blut ins Stocken gerät, können lebenswichtige Nährstoffe und Flüssigkeiten nicht an den Ort der Blutgerinnung gelangen. Darum muss dieser Zustand rechtzeitig behoben werden.

Wie kommt es zu Stockungen?

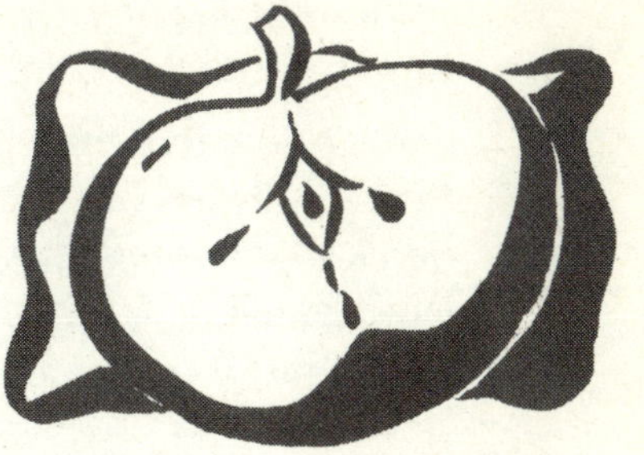

Es dürfte hilfreich sein, zwei Ebenen in Betracht zu ziehen, auf denen eine Stockung eintreten kann. Die erste ist der Bereich der Psyche, in den Zwangsverhaltensweisen gehören, die subtile, wechselnde Art und Weise, in der wir dem ungehemmteren Ausdruck unserer selbst einen Riegel vorschieben. Wenn wir diese Verhaltensmuster aufspüren wollen, müssen wir die »Gebote« und »Verbote« erforschen, die unser Leben beherrschen, und entscheiden, welche für uns nützlich und notwendig sind und welche wir lieber aufheben, da sie uns daran hindern, unsere pulsierende Lebendigkeit unverfälscht zum Ausdruck zu bringen.

Zu Zwangsverhalten kommt es dadurch, dass unser Verlangen, über unsere Grenzen hinauszuwachsen, in Konflikt gerät mit den Regeln, die Familie, Staat und Kultur uns auferlegen. Wo immer jeder gesunde Ausbruch von Lebensfreude chronisch unterdrückt und schließlich nach innen verdrängt wird, entwickeln sich bei unserem Kampf, uns gegen die »Kontrollinstanz« durchzusetzen, die wir selbst in unserem Innern eingerichtet haben, Zwangsverhaltensmuster.

Während sich diese Verhaltensmuster tiefer einprägen, können sie sich zu Qi-Stockungen mit zunehmenden Auswirkungen auf den Körper auswachsen. Das ist die zweite Manifestationsebene. Bei vielen Menschen ist die Ursache eines physischen Problems in einem viel früher aufgenommenen psychischen Kampf zu suchen, der begraben und an der Bewusstwerdung gehindert wurde; das betreffende Symptom wird in keinen Zusammenhang mit dem Gemütsleben gestellt. Das Reizdarmsyndrom beispielsweise wird normalerweise durch Gefühle verursacht, die tief im Innern des Körpers, in den Eingeweiden, versteckt werden, im Schattenreich des Unbewussten, und die bei Stress wieder hochkommen. Eine Ernährungsumstellung allein verspricht selten Heilung; meist ist eine genauere Untersuchung der Stressreaktionen erforderlich, und manchmal müssen die psychologischen Wurzeln ganz freigelegt werden.

Alle Stockungsmuster haben irgendeine emotionale Ursache und sind letztlich mit der Leber verbunden, deren Aufgabe darin besteht, dem Qi eine reibungslose Zirkulation im Körper-Geist zu ermöglichen. Physisch liegen häufig Verspannungen im Zwerchfellbereich vor, wodurch der Atem zurückgehalten und jede innere Regung unterdrückt wird. Es können auch Schmerzen auftreten, die für gewöhnlich mit dem Stress kommen und gehen.

Eine Stockung erkennen

Eine Qi-Stockung ist normalerweise an folgenden Zeichen zu erkennen: Blähbauch, wandernde Bauchschmerzen, Depressivität und Reizbarkeit, Stimmungsschwankungen und häufiges Seufzen. Meist ist vor allem die Leber betroffen, aber auch das Qi anderer Organe kann ins Stocken geraten. Eine Blutstauung ist wie folgt zu erkennen: an stechenden Schmerzen an einer bestimmten Stelle, bläulichen Lippen, festen Knoten im Unterleib, Blutungen aus dunklem Blut mit einer Neigung zur Verklumpung, Schmerzen und Blutklumpen zu Beginn der Menstruation. Wieder ist vorwiegend die Leber betroffen, häufig allerdings auch das Herz und die Gebärmutter.

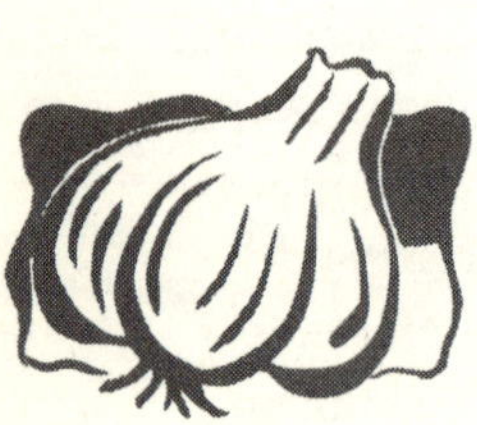

Eine Stockung auflösen

Was ins Stocken geraten ist, braucht Bewegung. Auf psychologischer Ebene heißt das, mit allen zur Verfügung stehenden Mitteln verfestigte Bereiche in der Psyche zu transformieren: durch Beziehungen, Rituale oder eine Therapie. Was das Physische angeht, müssen wir uns einfach so bewegen, dass wir dabei aus uns herausgehen und Verhaltensmuster wie eine zu flache Atmung oder Muskelanspannung auflösen können. Das kann durch Tanzen, Laufen, Schwimmen und andere sportliche Betätigungen geschehen, die das System in Schwung bringen und uns aus unserer Trägheit reißen.

Stockungsmuster sind natürlich selbsterhaltend, da sie uns in gewisser Weise auch gelegen kommen. Daraus auszubrechen ist riskant und erfordert einige Ausdauer. Vielleicht hilft es, den Tag so zu strukturieren, dass Bewegung in den Alltag einbezogen wird, zum Beispiel durch einen Gymnastikkurs vor Ort, Anmeldung in einem Sportverein oder eine Verabredung zum Joggen oder Ähnlichem mit Freund oder Freundin. Der Erfolg hängt meist davon ab, dass es Spaß macht. Wenn eine Aktivität Spaß macht, bleiben wir gern dabei.

Auch kreatives Schaffen kann eine Stockung auflösen: Malen, Bildhauern, Schnitzen, Singen, kurz: alles, wodurch wir unsere natürliche Kreativität wesensgemäß ausdrücken können. Vielen Leuten helfen Tai-Chi, Qi-Gong und andere Kampfkünste, die dazu beitragen, gestörtes, ins Stocken geratenes Qi wieder in die richtigen Bahnen zu lenken und einschränkende Verhaltensmuster in befreiender Bewegung aufzulösen.

Ernährungsratschläge

Hinsichtlich der Ernährung ist es empfehlenswert, eine leichte, einfache Kost zu sich zu nehmen, beim Essen besonders auf die Körperhaltung und etwaige Verspannungen zu achten und komplizierte Speisenzusammenstellungen zu vermeiden. Auch verdauungsfördernde Kräuter und Gewürze sind hilfreich. Eine reine Leber bietet einen guten Rückhalt beim Umgang mit einer Stockung, daher ist es wichtig, viel Obst und Gemüse sowie Vollkorngetreide in Maßen zu essen (eine klassische ballaststoffreiche Diät). Darüber hinaus ist es ratsam, ein Bewusstsein dafür zu entwickeln, wann Essen zur Ersatzhandlung wird – also Emotionen unterdrücken soll –, und uns überhaupt alle Suchtverhaltensweisen bewusst zu machen, die uns an der Weiterentwicklung hindern. Die empfohlenen Rezepte sind deshalb überwiegend leicht und machen freizügigen Gebrauch von aromatischen Kräutern und Gewürzen, die das Verdauungssystem bei der Aufspaltung der Nahrung unterstützen und der Bildung von Gärungsgasen vorbeugen.

Manchmal ist es auch angebracht, einer Tendenz zu Stockungen durch eine entsprechende Speisenzusammenstellung zu begegnen. Wenn Mahlzeiten

Mach beim Essen rechtzeitig Halt, dann wirst du 99 Jahre alt.

CHINESISCHES SPRICHWORT

für gewöhnlich eher komplex gestaltet werden, erhöht sich die Wahrscheinlichkeit widersprüchlicher Anforderungen an das Verdauungssystem, was leicht zu Verstopfung führt. Eine strikte, dogmatische Befolgung von Regeln bei der Nahrungskombination kann zu rigide sein und Neurosen, Angst und Schuldgefühle auslösen, was nicht dazu angetan ist, die Verdauung zu fördern, und keine Freude am Essen aufkommen lässt. Andererseits können einfachere, allgemeinere Diätrichtlinien durchaus von Nutzen sein. Halten Sie sich einmal an folgende Vorschläge: Reichen Sie nichts Zuckersüßes und kein Obst zu Speisen, die viel Stärke enthalten (verzichten Sie also auf zuckrige Desserts, und essen Sie Obst lieber als kleinen Snack oder eigene Mahlzeit); kombinieren Sie nach Möglichkeit Milchprodukte nicht mit Fleisch; fassen Sie nicht zu viele eiweißreiche Speisen in einer Mahlzeit zusammen; kombinieren sie reichhaltige Speisen mit leichteren, die besser verdaulich sind (d. h. Fleisch mit grünem, stärkearmem Gemüse statt mit Getreide oder Kartoffeln).

Sind Magen und Leber von einer Stockung betroffen, entfalten Bitterkräuter eine gute Wirkung. Sie sind dem westlichen Gaumen zwar zu Anfang etwas unangenehm, aber man gewöhnt sich daran. Leider ist es bei uns nicht mehr üblich, vor dem Essen einen Aperitif zu trinken, dessen Bitterkeit die Verdauungssäfte anregt und das Verdauungssystem auf die Nahrungsverarbeitung vorbereitet. Dabei sind verschiedene alkoholische und nichtalkoholische Bittergetränke im Handel erhältlich. Als Alternative bieten sich einfache Tees, zum Beispiel aus Wermut, an. Ein Stück Pampelmuse erfüllt einen ähnlichen Zweck, vor allem, wenn es ohne Zucker gegessen wird.

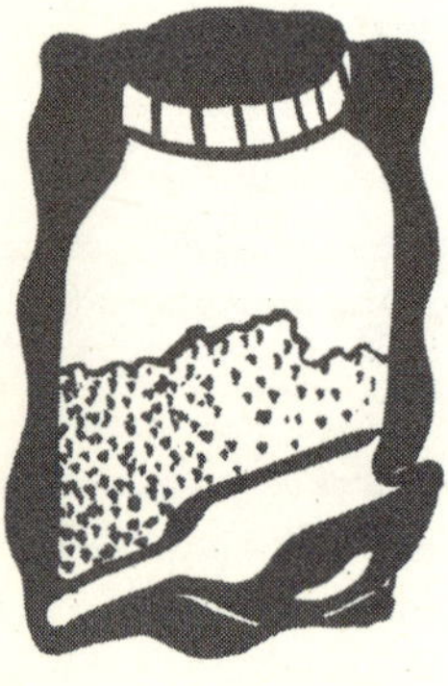

Auch Schärfe wirkt bei einer Stockung anregend auf das System, vorausgesetzt, man übertreibt es nicht. Mit der milden Schärfe von Zwiebelgewächsen und Fenchel oder pikanten Kräutern wie Senfblättern und Brunnenkresse trifft man eine gute Wahl. Mandarinen- und andere Zitrusschalen, bei denen sich Bitterkeit und Schärfe vereinen, sind ebenfalls bekannt dafür, Stockungen aufzulösen. Geben Sie probehalber einmal etwas abgeriebene Zitrusfruchtschale an Getreidegerichte oder Tees. Auch süßlicher Geschmack regt die Zirkulation von Qi und Blut an, weshalb süße Wurzelgemüse, Kürbis, Esskastanien, Pinienkerne und Milchreis empfehlenswert sind. Allgemein gilt jedoch: Je höher der Stärkegehalt einer Getreide- oder Gemüsesorte ist, umso besser kann sie das Qi auffüllen, aber umso weniger besitzt sie die Fähigkeit, die Zirkulation in Gang zu bringen.

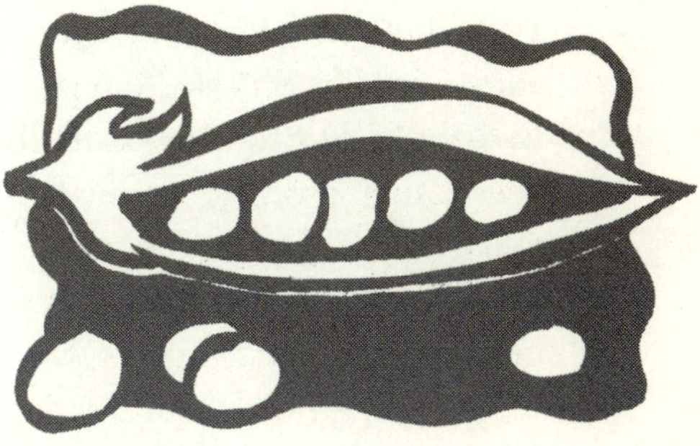

Möhren sind ein einfaches und wirkungsvolles Heilmittel, wenn die Verdauung ins Stocken geraten ist. Als Suppe, mit einem pikanten Kraut wie frischem Koriandergrün gewürzt, pflegen und beruhigen Möhren den Verdauungstrakt und lösen Stauungen auf. Sie sind ideale Babynahrung, da sie nahrhaft sind, ohne zu stopfen, und leicht anregend auf die Zirkulation sowohl von Blut als auch von Qi wirken.

Beim oder nach dem Essen hilft ein einfacher Fenchel-, Jasmin-, Anis-, Dillsamen- oder Kamillentee, Stockungstendenzen abzubauen. Nach einer Mahlzeit eine kleine Portion Pickles zu verzehren, ist ebenfalls sinnvoll. Wenn der Dickdarm angegriffen und sein Qi träge ist, empfielt es sich, als Gegenmittel ein Glas warmes Wasser mit einem Teelöffel Melasse morgens gleich nach dem Aufstehen zu trinken. Überhaupt ist warmes Wasser mitunter die beste Arznei, um die Darmtätigkeit anzuregen, und ein einfaches Heilmittel für Säuglinge, die unter Verstopfung leiden. Nützliche Helfer sind auch Rhabarber, Feigen und Kohl.

Wenn das Qi der Leber stagniert, eine Störung, die den meisten Stockungsmustern zugrunde liegt, sollte man morgens beim Aufstehen ein Glas warmes Wasser mit Obstessig und Honig oder einfach nur warmes Wasser mit einem Spritzer Zitronensaft trinken. Milde Säure regt die Leber an und rei-

Leberstörung und Qi-Stockung sind im Grunde emotionale Probleme, die folglich auch vorrangig auf dieser Ebene behandelt werden müssen. Wenn sich jemand im Zustand eines solchen Ungleichgewichts rigide an eine bestimmte Diät hält, hat er seine Diagnose im Kern missverstanden, denn der entscheidende Rat an ihn ist letztlich der, kürzer zu treten und sich zu entspannen.

Bob Flaws: Arisal of the Clear

nigt sie. Olivenöl mit Zitronensaft und Cayennepfeffer als Salatsauce oder in kleinen Schlucken eingenommen, eignet sich gut, um das Leber-Qi zu stimulieren. Auch ein warmes Bad mit Lavendelöl ist im Allgemeinen wohltuend, ebenso eine Massage mit Rosmarinöl. Gleichermaßen empfehlenswert ist ein Tee aus Rosmarin, Grüner Minze oder Dillsaat, aber auch saure Früchte wie Stachelbeeren, Pflaumen und Backpflaumen zeigen Wirkung.

Da zwischen Blut und Qi eine enge Querverbindung besteht, ist es eigentlich überflüssig, getrennte Ernährungsempfehlungen für die Qi- und die Blut-Stockung aufzulisten. Was das Qi in Bewegung bringt, bringt auch das Blut in Bewegung und umgekehrt. Eine Ausnahme davon ist die Aubergine, die besonders die Durchblutung der Gebärmutter steigert und bei allen durch Blutstauung bedingten Menstruationsbeschwerden hilft. Auch Essig wird häufig verwendet.

Zur Anregung der Zirkulation von Qi und Blut dient auch ein Tee aus Zimt, Ingwer und Mandarinenschale zu gleichen Teilen, die in Wasser gekocht werden, bis ein Drittel der Flüssigkeit verdampft ist.

Die Essenz

Mit ESSENZ sind in der chinesischen Tradition die unbelebten physischen Substanzen gemeint, aus denen Leben entsteht. Ebenso wie organisches Leben Kohlenstoffe und Gase in einer bestimmten Zusammensetzung benötigt, um einen Planeten zu schaffen, braucht auch der menschliche Körper bestimmte Bedingungen und Stoffe zum Wachsen und Gedeihen. Wenn die Essenz stark ist, blüht das Leben.

Die Essenz wird zum Teil von den Eltern vererbt. Diese »pränatale« Essenz ist der Wurzelstock, das genetische Erbe, das jedem Menschen sein ureigenes Wachstums- und Entwicklungsmuster vorgibt und ihn ein Leben lang unterstützt. Sie wird als begrenzt betrachtet. Nach Auffassung der chinesischen Medizin kann sich diese kostbare Substanz durch einen verschwenderischen Lebensstil erschöpfen; sie sollte jedoch unbedingt bewahrt werden, wenn ein Mensch sich seine Stärke und Vitalität erhalten will. Sie ist in den Nieren gespeichert und wird

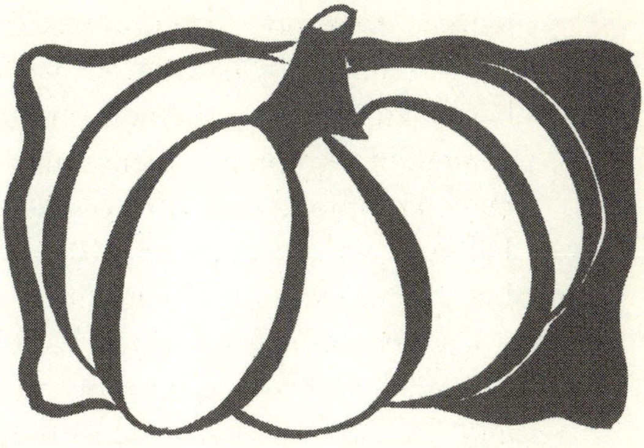

durch Interaktion der drei Jiaos, die gemeinsam als Dreifacher Erwärmer bezeichnet werden, umgewandelt.

Essenz kann auch angesammelt werden durch Speicherung der subtilen Nährstoffe aus der Nahrung und anderen Quellen (siehe Kapitel 3). Sie wird dann »postnatale« Essenz genannt. Eine ererbte schwache Konstitution lässt sich erheblich kräftigen, wenn man unablässig darauf achtet, Nahrung hoher Qualität zu sich zu nehmen, und eine ausgewogene Lebensweise pflegt. Je schwächer die ererbte Essenz ist, umso größer ist die Notwendigkeit, Maß zu halten und sich vollwertig zu ernähren.

Die Kräftigung der Essenz

Zweierlei ist zur Kräftigung dieser kostbaren Substanz nötig. Zum einen muss sie erhalten werden. Das geschieht durch ausreichenden Schlaf und einen möglichst effektiven Umgang mit den Körperkräften, um sie nicht zu verausgaben. Sowohl körperliche als auch geistige Überanstrengung greift die Reserven des Körpers an und führt auf die Dauer zu vorzeitigem Altern. Bewahrung der Essenz heißt auch, alles zu vermeiden, was an ihr zehrt. Das sind unter anderem exzessiver Alkoholgenuss, Koffein, Partydrogen sowie Chemikalien und Konservierungsstoffe, die in der Nahrungsmittelproduktion Verwendung finden. Auch gentechnisch veränderte Lebensmittel können sich essenzschädigend auswirken; mehr über diese Gefahren erfahren Sie am Ende von Teil IV.

Männer sollten gegebenenfalls weniger häufig ejakulieren, um ihre Essenz zu bewahren, eine Disziplin, die ausgiebig in alten taoistischen Texten behandelt wird. Im *Su Nu Jing*, dem »Klassiker des einfachen Mädchens«, weihen drei Frauen den Gelben Kaiser in die Geheimnisse der Lebensverlängerung durch eine entsprechende Sexualpraxis ein.

GELBER KAISER: *Ich will nicht mehr lieben.*

EINFACHES MÄDCHEN: *Wir Menschen sollten nichts tun, was wider die Natur ist. Nun will Eure Majestät der geschlechtlichen Liebe entsagen, und das ist ganz und gar wider die Natur. Wenn Yin und Yang nicht in Verbindung stehen, können sie einander nicht harmonisch ergänzen. Wir atmen ein, um alte, verbrauchte Luft gegen neue, frische Luft auszutauschen. Wenn der Jadestab untätig ist, verkümmert er. Darum braucht er regelmäßige Übung. Wenn ein Mann lernt, seine Ejakulationen beim Geschlechtsverkehr zu regulieren und unter Kontrolle zu halten, kann ihm diese Übung von großem Nutzen sein. Die Zurückhaltung des Samens wirkt sich äußerst günstig auf die Gesundheit des Mannes aus.*

AUS DEM CHINESISCHEN »KLASSIKER DES EINFACHEN MÄDCHENS« (Su Nu Jing)

Die Zurückhaltung des Samens ist zwar die bekannteste Methode, aber sie wird kaum richtig verstanden und kann sogar gefährlich sein, wenn sie zu strikt oder ungeschickt geübt wird. Nebenbei bemerkt, gilt es manchmal auch als gesundheitsschädlich, zu selten zu ejakulieren.

Wer ein Meister taoistischer Liebeskünste werden will, braucht Hingabe und Anleitung. Für die meisten Männer dürften die folgenden Richtlinien genügen: Besonders kräftezehrend wirken sich Ejakulationen unter dem Einfluss von Alkohol oder anderen starken Drogen aus, bei Erschöpfung oder wenn keine Liebe zwischen den Sexualpartnern herrscht. Energie, die beim Ejakulieren verloren geht, wenn das Herz offen ist, kann zurückfließen, sobald die Yin-Yang-Polaritäten beider Partner aufeinander abgestimmt sind.

Für die Empfehlung, Samenverluste durch Ejakulation nach Möglichkeit zu reduzieren, gibt es im Westen inzwischen eine wissenschaftliche Begründung. Im Samen sind lebenswichtige Mineralien konzentriert, die bei Verlust ersetzt werden müssen. Zum Beispiel ist Zink in hoher Konzentration im Samen enthalten; Zinkmangel trägt nachweislich zu männlicher Unfruchtbarkeit bei. Obgleich Frauen keine so hoch konzentrierten Flüssigkeiten verlieren wie Männer, kann auch bei ihnen durch Fehler in der Ernährung und Lebensweise die Essenz abnehmen und das Fortpflanzungssystem geschädigt werden. Geburten stellen hohe Anforderungen an den weiblichen Körper, deshalb muss davor und danach der Ernährung und dem Ruhebedürfnis besondere Aufmerksamkeit geschenkt werden, um eine Erschöpfung der Essenz zu verhindern.

Zuerst einmal heißt es also, zu bewahren. Als Zweites muss für genügend Nahrung durch Essen, Trinken und frische Luft gesorgt werden.

Die feinstoffliche Energie aus der Luft, die die Nieren aufnehmen, wird zum Teil dazu verwendet, die Essenz wieder aufzufüllen und zu stärken. So kann man zum Beispiel die Essenz kräftigen, indem man seinen Atem auf das Dan-Tian-Zentrum im Unterbauch zu konzentrieren lernt. Meditative Atemübungen stellen die beste Methode dar, die Essenz zu pflegen, und schon wenige Minuten aufmerksamen Atmens täglich wirken sich langfristig günstig aus.

Ernährungsratschläge

Nahrung, die der Essenz wohl tut, sollte alle lebenswichtigen Vitamine, Mineralstoffe, Aminosäuren, Enzyme und Spurenelemente enthalten, das heißt: Vielseitigkeit ist angesagt. Einige Nahrungsmittel eignen sich aber besonders gut. So sind beispielsweise Samen, die alle notwendigen Stoffe für das Wachstum der Pflanzen beinhalten, ein ausgezeichnetes Tonikum für die Essenz. Das gleiche gilt für Gewächse aus dem Meer, dem Ursprung menschlichen Lebens, die reich an essenziellen Mineralien sind. Auch Knochenmark, das selber aus Essenz gebildet wird, hat eine zutiefst belebende Wirkung und wird gewonnen, indem man Knochen auskocht und eine kräftige Brühe daraus herstellt. Weitere spezielle Nahrungsmittel sind Ghee (geklärte Butter oder Butterschmalz), Mandeln, Blütenpollen, Mikroalgen, Artischockenblätter und Nesseln. Ein wenig Rohmilch kann ebenfalls nicht schaden. Außerdem sind Innereien konzentrierte Nahrung für die Essenz.

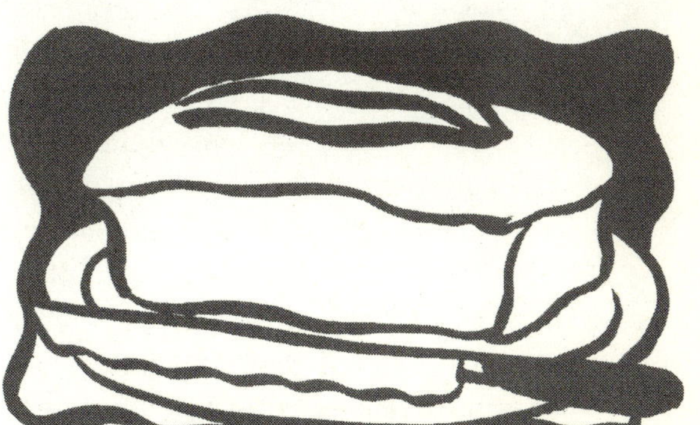

5 Yin und Yang

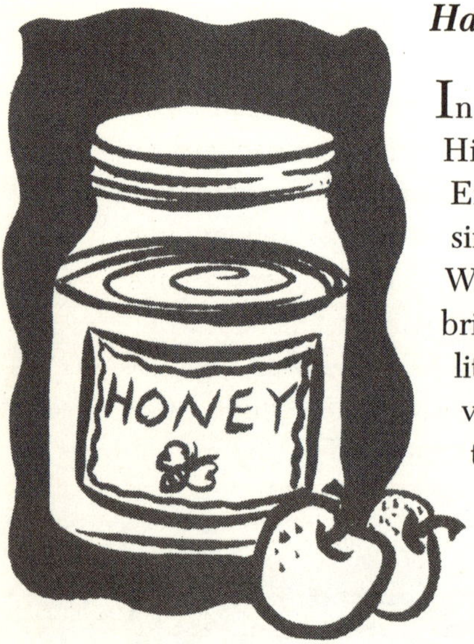

Harmonie von Yin und Yang

In der Natur umfasst Yang den Bereich des Himmels und der Luft, Yin den Bereich der Erde und der Vegetation. Yang steigt auf, Yin sinkt herab. Yang ist das Aktive, Leichte und Warme, Yin das Stille, Dunkle und Kühle. Yang bringt die Veränderung, Yin erhält die Stabilität. Yang wird vom Feuer repräsentiert, Yin vom Wasser. Diese natürlichen Komplementärkräfte sind auch beim Menschen am Werk.

Der Einfachheit halber werden sie getrennt erläutert, aber verstanden werden können sie nur in ihrem Wechselspiel. Wichtig ist bei beiden weniger die Quantität, als vielmehr ihr dynamisches Gleichgewicht.

Im menschlichen Körper entspricht das Yang dem Tätigkeitsfeld von Sympathikus und Nebennierenmark. Das Sympathikussystem mobilisiert unsere Reserven, damit wir handeln können, es reagiert auf Reize, macht uns aktionsbereit und bringt uns in Bewegung. Es wird durch das Yin ergänzt, den Aktionsbereich des Parasympathikus und der Nebennierenrinde, die für die überwiegend innen stattfindende Ernährung, für Erhaltung und Speicherung zuständig sind. Das Gleichgewicht von Yin und Yang wird als relatives Gleichgewicht dieser beiden Zweige des Nervensystems betrachtet, als dynamische Beziehung.

Yang-Stärkungsmittel stimulieren normalerweise den Sympathikus und regen den Körper zur Erwärmung, Sinneswahrnehmung und Bewegung an. Yin-Stärkungsmittel hingegen wirken im Allgemeinen sedativ und beruhigend, sie dämpfen die Überaktivität des Yang und sorgen für Erholung und Ruhe. In der Ernährung wird das Yang durch wärmende, anregende Speisen unterstützt und das Yin durch kühlende, beruhigende, Feuchtigkeit spendende Speisen. Dieses Prinzip zeichnet sich bei vielen klassischen Menüs ab: Ein warmes, austrocknendes Curry wird durch Feuchtigkeit spendenden, kühlenden Joghurt aufgewogen, pikantes Lammfleisch durch Mint-Sauce und eine kühle Wassermelone durch Bestreuen mit scharfem Ingwer.

Das Yin bietet den Ruhepunkt, den Ankerplatz, von dem eine Bewegung ausgeht, den erholsamen Rastplatz. Es ist der stille Weiher im Innern, an den wir uns zurückziehen können, um uns zu erfrischen. Mit dem Yin-Aspekt verbinden wir uns durch Meditation und Stille, indem wir unsere Aufmerksamkeit nach innen richten. Das Yin braucht angemessene Ruhe und Entspannung und kann bei Überreizung und hektischer Betriebsamkeit abnehmen. In der koffeingetriebenen Kultur der USA, wo ich gerade bin und dieses Kapitel schreibe, tritt eine Yin-Schwäche häufig auf; es gibt keinen ruhenden Pol und keine Bodenhaftung, nichts wirklich Substanzielles und Seelenvolles. Physisch zeigt sich dies in allen Arten von Erschöpfung, in Mineralstoffmangel, Unruhe und Zerstreutheit. Kein Wunder, dass die Gesundheit der Menschen dieses Kulturkreises, in dem die Erde bis zur völligen Auslaugung bestellt und bis zur Verödung ausgebeutet wird, genau das widerspiegelt.

Die besten Ärzte der Welt sind Dr. Diät, Dr. Ruhe und Dr. Fröhlich.

Jonathan Swift

Das Yang ist mit dem Willen verbunden, der motivierenden Kraft in uns. Es sorgt für das nötige Feuer bei allen Stoffwechselprozessen, die unser Leben beflügeln, und dafür, dass wir uns in der Welt durchsetzen können. Gestärkt wird es durch Aktivität und Bewegung, durch Verfolgung eines Ziels und durch Reize. Eine Yang-Schwäche ist häufig mit Milz- oder Nieren-Qi-Schwäche sowie mit Kälte-, Nässe- oder Stockungssymptomen verbunden, muss also vor diesem Hintergrund gesehen und behandelt werden. Wenn das Yin über einen langen Zeitraum reduziert ist, kann auch das Yang mangels Treibstoff schwach werden. Das ist bezeichnenderweise bei tief gehenden, langfristigen

Erschöpfungszuständen der Fall, wie sie in der heutigen Kultur gang und gäbe sind.

Eine Fülle von Yang-Energie manifestiert sich in körperlicher Wärme und Vitalität, einem kraftvollen Stoffwechsel und einem kräftigen Rücken. Der Geschlechtstrieb ist stark, der Durchsetzungswille groß, und der betreffende Mensch lässt sich kraftvoll und entschlossen auf das Leben ein. Er ist stets motiviert und besitzt die Fähigkeit, im Leben voranzuschreiten und sich Herausforderungen zu stellen. Ein schwaches Yang ist durch Kälte, Energiemangel und Motivationslosigkeit gekennzeichnet. Der Stoffwechsel ist verlangsamt, und außerdem besteht eine Tendenz zu Stockungen und Flüssigkeitsansammlungen.

Yin-Energie ist in den Körperflüssigkeiten enthalten: in der Interzellularsubstanz, die Nährstoffe und Informationen im ganzen Körper verbreitet, in der so genannten »Gelenkschmiere« und in den Sexualsekreten. Reichliche Yin-Energie zeigt sich in tiefen physischen Reserven und der Fähigkeit, Körper- und Geisteskräfte ständig wieder aufzufrischen. Der Körper ist fruchtbar, der Geist ruhig und aufnahmefähig. Die betreffende Person vermag sich tief ins Innere des Selbst zurückzuziehen und sowohl im Schlaf als auch im tätigen Leben die innere »Nahrungsquelle« aufzusuchen und aufzufüllen. Ein Mangel an Yin-Energie ist durch den Verlust der Fähigkeit charakterisiert, beruhigend und beschwichtigend auf das System einzuwirken. Man ist im Innersten erschöpft und mit den Nerven »fertig«. Unter Umständen kommt es zu HITZE und TROCKENHEIT.

Yang-Schwäche

Das Yang ist das Feuer des Körpers. Alle Lebensprozesse brauchen Wärme. Ohne Wärme wird das Leben immer langsamer, bis es schließlich ganz zum Stillstand kommt. Unser Yang hält uns warm und stellt die nötige Wärme für alle Körperfunktionen bereit. Wenn das Yang erschöpft ist, kühlen wir ab, und dann verlangsamt sich unser Stoffwechsel. In diesem Fall kann das feuchte Yin des Körpers nicht umgewandelt werden und staut sich an. Die Folge davon ist Unterfunktion auf allen Ebenen, wir werden kalt und schwerfällig.

Durch Bewegungsmangel nimmt das Yang ebenso ab wie durch häufigen Verzehr kalter Speisen und Getränke, den Aufenthalt in kaltem Wetter oder Kälte generell und durch eine schwache Konstitution. Es kann sich auch bei einem Anpassungsversuch an eine Stresssituation allmählich erschöpfen. Ein Yang-Mangel tritt ein, wenn nicht genügend Eiweiß und Stärke, die überwiegend wärmenden Elemente unserer Nahrung, aufgenommen werden. Er kann auch daher rühren, dass uns ein antriebsloser, deprimierter Teil unseres Selbst niederzieht.

Um das Yang wieder aufzubauen, müssen wir das innere Feuer schüren und die Glut entfachen. Dazu halten wir uns am besten warm und bleiben in Bewegung. Bei körperlicher Bewegung entsteht Hitze, die dem Yang neue Kraft gibt. Auf emotionaler Ebene verkörpert das Yang unsere Lebenslust. Je engagierter wir am Leben teilhaben, umso mehr stärken wir unser Yang.

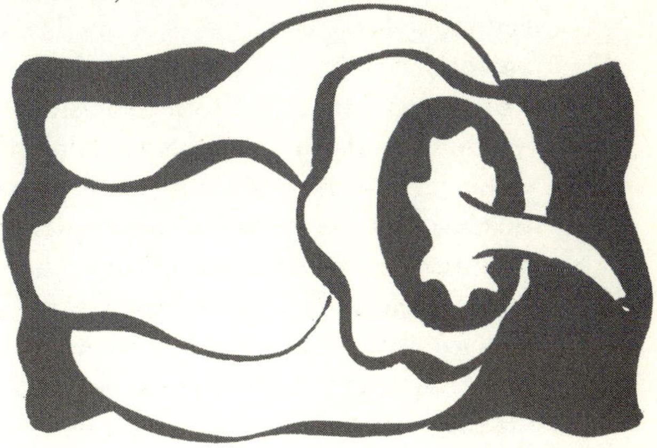

Drei Bereiche – Lebensweise, Ernährung und Emotionen – sind bei der Erforschung der Ursachen von Gesundheitsbeschwerden immer zu berücksichtigen. Der heutige Lebensstil in den hoch industrialisierten Ländern leistet weit eher einer Yang-Schwäche Vorschub als die vorwiegend bäuerliche Lebensweise, die wir vor noch nicht allzu langer Zeit hinter uns gelassen haben. Mangelnde körperliche Bewegung und Anstrengung wird durch Stimulanzien wettzumachen versucht, mit deren Hilfe wir die Yang-Qualität feuriger Lebendigkeit wieder erreichen wollen. Solche Reizstoffe erschöpfen jedoch die Fähigkeit des Körpers, Yang-Energie aufzubauen, und schaffen es nicht, Abfallstoffe zu verbrennen und ein echtes inneres Feuer zu entfachen, das den Stoffwechsel in Schwung bringt, obwohl sie Vitalitätsgefühle vortäuschen. Darum sieht man häufig, dass Yang-Anreize wie Kaffee Tendenzen zu Verstopfung und Verfettung eher noch verstärken.

Diätvorstellungen, die eine Yang-Schwäche zusätzlich vertiefen, sind oft bei Rohköstlern zu finden. Rohkost mag für manche Menschen außerordentlich nährstoffreich und gesund sein, aber nicht für Leute, bei denen eine Yang-Schwäche vorliegt, da sie energetisch kalt ist und diese Tendenz noch verstärkt. Unregelmäßiges Essen und eine stärke- und eiweißarme Kost sind ebenfalls weniger gut geeignet für Menschen, die zu Yang-Mangel neigen. (Durst ist im Allgemeinen der beste Hinweis auf Flüssigkeitsbedarf, aber zu den Mahlzeiten sollte lieber nicht zu viel getrunken werden, um die Nahrung nicht zu sehr zu verdünnen.)

Emotional hängt das Störungsmuster einer Yang-Schwäche mit Depressivität und Antriebslosigkeit zusammen. Das Yang wird in der Kindheit (in der so genannten »Trotzphase«), wenn sich der Wille entwickelt, durch überbesorgte Eltern oder solche, die eine zu starke Kontrolle ausüben, zurückgedrängt, oder aber es nimmt überhand, wenn es keine ausreichenden Grenzen gesteckt bekommt und nichts hat, woran es sich reiben kann. Hierdurch kann es später zu einer krankhaften Yang-Schwäche oder aber zu Yang-Eruptionen kommen. Auch im Erwachsenenleben kann das Yang durch Situationen gehemmt werden,

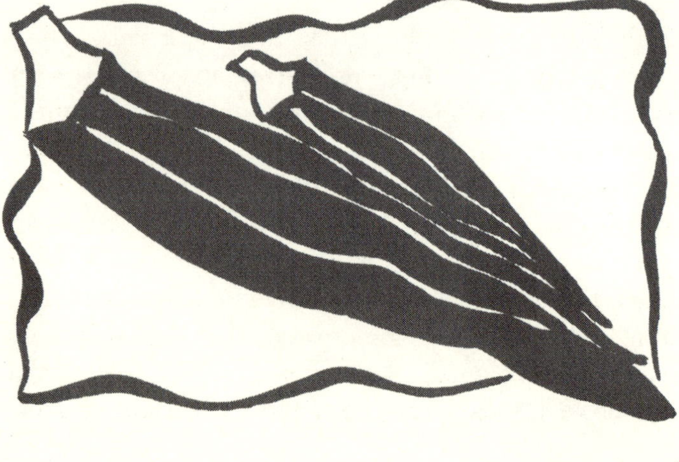

die dem Betroffenen ein Gefühl der Eingeengtheit geben, sodass er keine Möglichkeit sieht, sich weiterzuentwickeln und zu verwirklichen.

Psychologisch liegt einer Yang-Schwäche Ängstlichkeit zugrunde, die lähmend wirkt; die betreffende Person zieht sich vom Leben zurück und ist unfähig, ihren Willen zu behaupten. Das Yang zu stärken heißt, sich auf die Hinterbeine zu stellen, selbst die Verantwortung für das eigene Leben zu übernehmen und sich seinen Platz in der Welt zu suchen. *Selbstvertrauen gewinnen. Die Angst vor der Angst verlieren*[23] lautet der Titel eines Buches, das sich diesem Thema widmet, ein Aufruf, der geeignet scheint, das Yang anzuspornen, geradeso wie der Ruf, mit dem Shakespeares König Heinrich V. seine Truppen vor Harfleur zu den Waffen ruft: »Noch einmal stürmt, noch einmal, liebe Freunde!«[24] Die Botschaft heißt: »Sieg über die lähmende Angst«.

Eine Yang-Schwäche erkennen

Eine Yang-Schwäche ist an den folgenden allgemeinen Anzeichen und Symptomen zu erkennen: an allen Anzeichen einer Qi-Schwäche, darunter Kältegefühlen, kalten Gliedern, Durstmangel, einem Verlangen nach heißen Getränken, bleicher Gesichtsfarbe, weichem, wässrigem Stuhl und häufigem Wasserlassen mit blassem Urin. Die am häufigsten betroffenen Organe sind Nieren, Milz und Herz.

Die Kräftigung des Yang

Um einer Yang-Schwäche entgegenzuwirken, müssen wir unser Leben mit Wärme und Aktivität erfüllen. Es ist schwierig, das Yang in Schwung zu bringen, ohne den Körper zu bewegen. Daher ist jede Art von Bewegung, groß oder klein, vom Joggen bis zum Wackeln mit den Zehen, Teil der Kur. Wichtig ist, sich warm zu halten, besonders den Taillen- und Verdauungsbereich. Auch die Stimulierung des Rückens und der beiden Körperseiten durch Reiben, Bürsten oder Klopfen hat sich als nützlich erwiesen.

Wir können einer Yang-Schwäche aber auch dadurch begegnen, dass wir uns fordern und etwas tun, was einen Adrenalinstoß auslöst. Die physische Herausforderung einer Klettertour an einer Steilwand oder einer Wildwasserfahrt im Kanu, die Meisterung einer schwierigen Situation, die körperlichen Einsatz erfordert, oder zehn Minuten früher aufstehen, um ein paar Streckübungen oder Ähnliches zu machen – all das kann die Kraft des Yang steigern.

Angeraten ist es auf jeden Fall, den Körper vor Kälte zu schützen. Dazu bindet man sich, besonders bei kalter Witterung, am besten ein dünnes Seiden- oder Baumwolltuch um die Taille, das Nieren, Kreuz, Bauch und Blase schützt. Wärme kann auch direkt zugeführt werden, insbesondere unterhalb der Taille, entweder durch Moxibustion oder durch Einreiben mit wärmendem Öl. Die durchdringende Hitze einer Sauna oder Schwitzhütte ist ebenfalls wirkungsvoll, sie wärmt den Körper bis ins Mark und treibt Wasser und Giftstoffe aus. (Chinesen, nach deren Verständnis Schweiß eine kostbare Substanz ist, die es zu bewahren gilt, wären jetzt schockiert, aber ich halte das Dampfbad für eine gute, altehrwürdige westliche Praxis.) Obwohl es widersprüchlich erscheint, kann auch eine kurze kalte Dusche oder ein Sprung in kaltes Fluss- oder Seewasser, gefolgt von kräftigem Abfrottieren und einem kurzen Aufwärmtraining, das Yang anregen.

Yang wird durch Angst beeinträchtigt. Zur Freisetzung des Yang-Potenzials muss alles das in der Psyche, was angstbesetzt ist, aufgearbeitet und in freies Handeln überführt werden. Das gelingt durch die Auseinandersetzung mit Angst in einer Psychotherapie, durch Rituale oder kreatives Tun. Wir sollten uns auch nach Quellen der Inspiration umsehen. Ein von Leidenschaft inspiriertes Leben überwindet die Angst. Beflügeln kann uns zum Beispiel ein politisches Ziel, ein Wettkampfsport, eine romantische Liebesaffäre, kurz: alles, was unsere positiven Lebenstriebe stärker anregt als unseren Widerstand. Am Ende wird das Objekt unserer Begierde einen immer festeren Platz in unserem Innern einnehmen.

Die Frage, die sich jemand mit einer Yang-Schwäche stellen müsste, lautet: »Wie kann ich zu meiner eigenen Kraft stehen?« Oder: »Wie kann ich mein Leben selbst in die Hand nehmen?« Oder auch: »Wie komme ich in Bewegung, statt hier festzusitzen?« Der Archetyp, auf den man sich besinnen kann, ist der Krieger. Wir können den Krieger durch Aktivitäten wie etwa Kampf- oder Mannschaftssport, oder indem wir uns auf ein Abenteuer einlassen, in unserem Innern wecken. Wir können ihn anrufen, indem wir ein Ziel ins Auge fassen, das wir leidenschaftlich ersehnen. In welcher Situation auch immer, der Aufruf des Kriegers führt die innere Wende herbei, die nötig ist, um das Yang in Schwung zu bringen.

Ernährungsratschläge

Bei einer Yang-Schwäche soll mit der Nahrungsauswahl die Tendenz zu Kälte und Trägheit korrigiert werden. Wirksam sind folglich wärmende, anregende Gerichte. Die Wärme wird dabei sowohl vom Wesen der Nahrung gewonnen als auch durch die Art der Zubereitung. Rote Paprikaschoten sind zum Beispiel von Natur aus warm. Sie heizen uns innerlich auf. Ein Kartoffelgericht kann, ganz abgesehen von seiner Temperatur, durch eine zeitaufwändige, langsame Zubereitungsart wie Backen oder Braten und durch Kombination mit Kräutern und Gewürzen wie Cayenne und schwarzem Pfeffer schließlich mehr Wärme erzeugen.

Um eine Yang-Schwäche auszugleichen, bevorzugen wir Nahrung, die von Natur aus Wärmeenergien beinhaltet, und Kochmethoden, bei denen sie von Wärme durchdrungen wird. In dieser Hinsicht ist ein Gemüsegericht, das nach wenigen Minuten aus der Mikrowelle geholt wurde, kein Vergleich mit Gemüse, das ein paar Stunden im Backofen eines Küchenherdes vor sich hingeschmort hat. Das Mikrowellengemüse hat keine Wärmeenergie aufgenommen und ist noch dazu nährwertmäßig ruiniert, während das Ofengemüse uns für Stunden nachhaltig aufheizt.

Der Geschmack von Nahrungsmitteln, die das Yang stärken, ist meist süß und/oder mild scharf. Die Süße ist ein Anzeichen für den nachhaltigen Nährwert der Nahrung, und die Schärfe regt den Stoffwechsel an. Ein Gewürz wie Zimt ist sowohl süßlich als auch pikant, es heizt von innen her auf und bringt die Energien im Körper zum Fließen. Dem Zimt gesellen sich Ingwer, Kardamom und Nelken als magische Yang-Stimulanzien bei. Ein Gericht, das bei Yang-Schwäche empfohlen wird, wärmt den Körper und steigert die Kraft des Yang, ohne uns zu überhitzen und den Schweiß auf die Stirn zu treiben. Wenn uns der Schweiß ausbricht, kühlt der Körper ab, und dann geht Hitze verloren.

Wer sich bemüht, das Yang zu stärken, sollte einige Dinge vermeiden. Beispielsweise ist es besser, rohe und kalte Speisen zu reduzieren, vor allem bei kühler Witterung. Darüber hinaus ist es ratsam, kalte Getränke wegzulassen und das Verdauungssystem während der Mahlzeiten nicht mit zu viel Flüssigkeit zu überschwemmen. Da eine Yang-Schwäche leicht zu Nässeansammlung im Körper führt, müssen wir uns davor hüten, mit schwer verdaulichem Zeug und Fett zu Stauungen im Körper beizutragen.

Der Verzehr von Früchten sollte wegen der ihnen eigenen Kühle bei einer Diät zur Kräftigung des Yang etwas eingeschränkt werden. Besonders bei Bananen und Wassermelonen ist Zurückhaltung geboten. Es wäre jedoch ein Fehler, sich den Genuss von Früchten ganz zu versagen, weil sie viele Eigenschaften besitzen, die allen möglichen Beschwerden entgegenwirken. Trockenobst ist in der Regel energetisch wärmer als frisches und daher besser zur Yang-Stärkung geeignet. Früchte wie Kirschen, Himbeeren und Aprikosen liegen am warmen Ende des Energiespektrums von Obst. Das Backen und Kochen von Obst mit Gewürzen zusammen mindert ebenfalls die Kältewirkung.

Beim Störungsbild einer Yang-Schwäche werden normalerweise die Nieren, die Milz und das Herz ins Auge gefasst. Die Nieren gelten als Ursprung der gesamten Yang-Energie im Körper und liefern den Treibstoff sowohl für das Verdauungsfeuer der Milz als auch für das Kreislauffeuer des Herzens. Infolgedessen werden bei einer Yang-Schwäche auch die dynamischen Aktivitäten aller Yang-Organe in Mitleidenschaft gezogen. Dann kommt es leicht zu einem Übermaß von Leber-Yang, während sich das Yang der Lunge dem Yang des Herzens unterordnet.

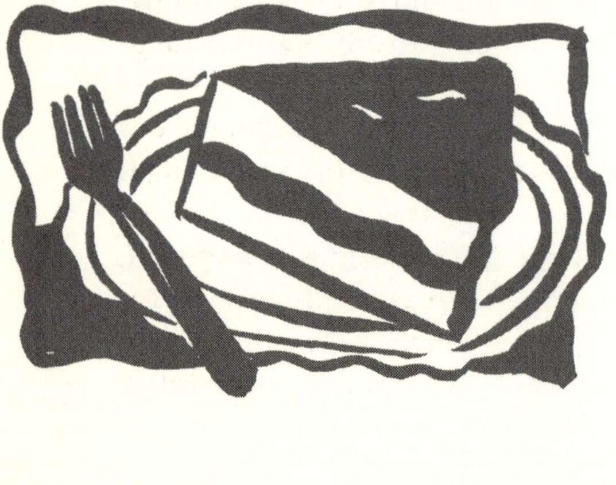

Nieren-Yang-Schwäche

Eine Nieren-Yang-Schwäche tritt mit den allgemeinen Anzeichen einer Yang-Schwäche in Erscheinung, zu denen sich zusätzlich Nieren-Symptome wie Kreuzschmerzen, kalte, schwache Knie, Blasenschwäche, Ödeme im unteren Körperbereich, Impotenz bei Männern und Unfruchtbarkeit bei Frauen gesellen.

Erforderlich ist dann eine wärmende Diät einschließlich spezieller Nahrungsmittel für die Nieren. Dazu gehören zum Beispiel Gewächse aus der Zwiebelfamilie (besonders Knoblauch), Huhn, Lamm, Forelle, Lachs, Krabben, Garnelen, Miesmuscheln, schwarze Bohnen, Walnüsse, Esskastanien, Pistazien, Himbeeren und Quinoa.

Zu den wärmenden scharfen Gewürzen zählen getrockneter Ingwer, Zimt, Cayennepfeffer, Nelken, Bockshornkleesamen und schwarzer Pfeffer. Auch aus Sternanis und Fenchelsamen lässt sich ein hervorragender wärmender Tee zubereiten. Darüber hinaus ist Rosmarin ein gutes Yang-Tonikum, das gefahrlos über einen langen Zeitraum genossen werden kann. Ferner ist Wacholder wohltuend und kann in Form von essenziellem Öl dem Bad oder Massageöl beigegeben werden.

Milz-Yang-Schwäche

Eine Milz-Yang-Schwäche äußert sich in Verdauungsstörungen mit wässrigem Stuhl, Appetitmangel, Blähungen und Ermüdung nach dem Essen und in anderen Anzeichen für ein allgemein schwaches Yang wie etwa Fröstelgefühlen und Ödemen. Die Ernährungsrichtlinien für die Milz-Yang-Schwäche sind die gleichen wie bei einer Nieren-Yang-Schwäche, wobei vor allem Speisen weggelassen werden sollten, die stopfen und das Verdauungssystem belasten. Für die Erwärmung der Milz sollten unter anderem Hafer und Huhn in den Speiseplan aufgenommen werden.

Hafer, Esskastanien, Lamm und Huhn wirken nicht nur wärmend, sondern auch kräftigend auf die Milz. Alle Nahrungsmittel, die im vorigen Kapitel beim Milz-Qi aufgeführt sind, haben eine wohltuende Wirkung, während Rohkost besser auf ein Minimum reduziert wird.

Meerrettich ist eine gute wärmende Beilage zu den Mahlzeiten, und warme aromatische Gewürze mit einem hohen Gehalt an essenziellem Öl wie Kardamom, Anissaat, Ingwer, schwarzer Pfeffer, Nelken und Fenchelkörner sind ebenfalls von Nutzen. Zu den Mahlzeiten kann ein »Chai« (Tee) aus einer beliebigen Auswahl der genannten Gewürze getrunken werden, aber auch Jasmin- oder Fencheltee.

Herz-Yang-Schwäche

Bei einer Herz-Yang-Schwäche treten das vertraute Frösteln und die Müdigkeit der Yang-Schwäche zusammen mit Herzklopfen, Unwohlsein in der Herzgegend, Depressivität, kalten Händen und Schweißausbrüchen auf. Zugrunde liegt ihr im Allgemeinen ein Mangel an Herz-Qi und an Nieren-Yang, weshalb diese Abschnitte gleichfalls gelesen werden sollten.

Außer den zuvor erwähnten Speisen und Kräutern zur Yang-Kräftigung ist speziell Herz vom Lamm zu empfehlen, und das Gewürz der Wahl ist Zimt. Auch Ginseng vermag das Herz-Yang zu stärken, sollte jedoch nur unter Anleitung eines Kräuter- oder Heilkundigen eingenommen werden.

Yin-Schwäche

Yin, das Wasser des Körpers, ist sowohl Schmiermittel als auch Brennstoff. Wenn das Yin stark ist, laufen alle Körpervorgänge »wie geschmiert«; dann haben wir einen reichlichen Vorrat an Nährstoffen guter Qualität, um neues Gewebe herzustellen, etwas zu reparieren und unseren Körper zu erhalten. Wir haben mental und emotional das Gefühl, dass reichlich Wasser vorhanden ist, von dem wir schöpfen können.

Da die Gesundheit des Yin vor allem auf Ruhe und einer vollwertigen, ausgewogenen Ernährung beruht, ist Yin-Schwäche meist ein Zeichen von Erschöpfung. Das Yin wird geschwächt, wenn wir durch Überarbeitung oder Überaktivität unser Energiereservoir erschöpfen.

Zu wenig Schlaf und mangelnde Ruhepausen während des Tages sorgen dafür, dass unser Yin sich nicht voll regenerieren kann, sodass wir allmählich »leer laufen«.

Wenn das Yin erschöpft ist, müssen wir schon längere Zeit darauf hingearbeitet und uns in irgendeiner Weise verausgabt haben. Vielleicht waren wir lange krank, oder wir sind mit einer schwachen Konstitution zur Welt gekommen. Bei niedrigem Yin beginnen wir, wie eine Kerze »an zwei Enden zu brennen«, und greifen auf Ressourcen zurück, die wir nicht ersetzen können. Durch den Mangel an »Kühlwasser« kann es passieren, dass wir uns überhitzen und austrocknen. Entscheidend für uns ist also, uns auszuruhen und wieder zu Kräften zu kommen. Wir brauchen Geduld, denn es dauert seine Zeit, bis die Reservoire wieder voll sind.

Chronische fiebrige Erkrankungen, Kindsgeburten, Austrocknung des Körpers durch Dehydrierung, ein Übermaß an Schweiß treibenden oder reinigenden Therapien wie etwa Sauna, Kräuteranwendungen, Klistiere usw., die einen Flüssigkeitsverlust zur Folge haben, das alles trägt zu einer Yin-Schwäche bei. Im Hinblick auf die Ernährung führt eine mineralstoff- und vitaminarme Kost aus so minderwertigen Industrie- und Agrarprodukten, wie sie derzeit die Supermarktregale im Westen füllen, oder zu scharf gewürzte Nahrung, die der Austrocknung Vorschub leistet, zu einer allmählichen Erschöpfung des Yin. Auch gentechnisch veränderte Nahrungsmittel schwächen das Yin wahrscheinlich.

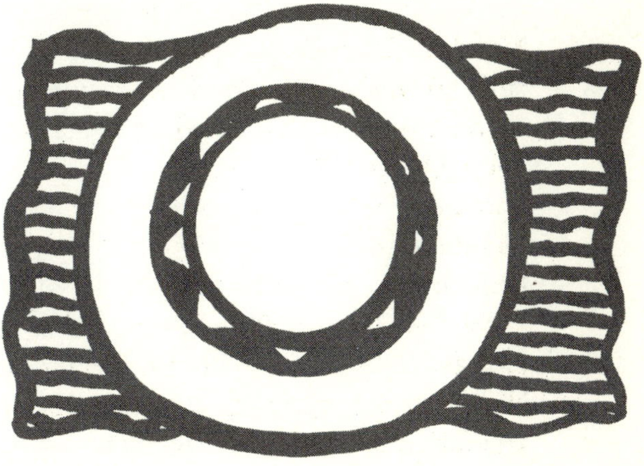

Der ständige Aufenthalt in einer sehr trockenen Umgebung, zum Beispiel in klimatisierten oder zentral beheizten Räumen, kann gleichfalls zu Flüssigkeitsverlusten und Austrocknung führen. Eine Rolle spielt dabei auch noch, ob man elektrischen oder elektromagnetischen Feldern ausgesetzt ist, etwa an Computerbildschirmen. Ein Kind, das zu viel Zeit vor dem Fernseher oder am Computer verbringt, kann eine Tendenz zum Yin-Mangel entwickeln. Diese Neigung wird durch Einnahme und Gebrauch von Stimulanzien und anderen Mitteln, die dem Körper lebenswichtige Nährstoffe rauben, noch verstärkt.

Das Yin kann auch durch sexuelle Verausgabung und den Verlust der Sexualsekrete schwach werden. Der männliche Samen ist, wie bereits erwähnt, eine hoch konzentrierte Substanz mit einem hohen Gehalt an Mineralien wie etwa Zink und wird bei vielen asiatischen Sexualpraktiken während des Verkehrs zurückgehalten oder resorbiert. Zu diesem Thema gibt es reichlich Literatur, deshalb brauchen wir in diesem Buch nicht näher darauf einzugehen. Bei Frauen liegt die Sache zwar anders, aber auch sie sollten darauf achten, die Flüssigkeitsverluste wieder auszugleichen, die durch sexuelle Betätigung und Menstruation entstehen. Im Kern geht es jedoch nicht um sexuelle Enthaltsamkeit oder Orgasmusvermeidung, sondern darum, die Sexualenergie umzulenken und zu transformieren, sie aufzubauen und zu bewahren, statt sie zu verschwenden.

Eine Yin-Schwäche tritt immer dann in Erscheinung, wenn wir uns zu sehr auf die Yang-Aspekte des Lebens konzentrieren. Wenn wir dauernd im aktiven Modus leben, ohne dem Ruhemodus Raum zu geben, baut sich Stress auf, der schließlich den Schwund und am Ende die völlige Erschöpfung von Yin zur Folge hat. Dies bedeutet mit Blick auf das Nervensystem eine solche Überbeanspruchung des Sympathikus, dass der Parasympathikus in seinen Funktionen behindert wird und keine ausreichende Erholung mehr möglich ist.

Eine Yin-Schwäche erkennen

Ein Yin-Mangel macht sich üblicherweise als leichtes Fieber, speziell Hitzewallungen am Nachmittag, in heißen Handflächen und Fußsohlen, Hitzegefühlen im oberen Brustbereich und im Gesicht, in Nachtschweiß, nächtlicher Rachentrockenheit und Schlaflosigkeit bemerkbar. Neben diesen allgemeinen Anzeichen können noch andere

Symptome auftreten, von denen bestimmte Organe betroffen sind und die auf eine Yin-Schwäche schließen lassen.

Die Kräftigung des Yin

Entscheidend für die Wiederherstellung des Yin sind Ruhe, Muße und Erholung, das heißt, guter Schlaf, Entspannung und Meditation. Alle Aktivitäten, die beruhigen und die Aufmerksamkeit nach innen lenken, tun dem Yin wohl. Bei Meditation und körperlich-geistigen Übungen, die uns mit dem subtilen Rhythmus unserer Flüssigkeiten verbinden oder uns auf die Regeneration unserer Knochenmarkszellen einstimmen, kommt unser Yin wieder zu Kräften.

Psychologisch wird das Yin als gutes Selbstgefühl, als innere Ruhe und Kraft, als Fähigkeit, einfach da sein zu können, und als wachsendes Verwurzeltsein im Gegenwärtigen erfahren. Die Kultivierung von Yin vollzieht sich folglich im Wesentlichen besinnlich und in aller Stille. Durch Meditation können wir unseren Wesensgrund, unsere Verwurzelung und Verankerung im Selbst festigen, und durch Kontemplation finden wir in uns die Fähigkeit, uns anzunehmen und uns dankbar dem Strom unseres Lebens anzuvertrauen.

Ausspannen ist ebenfalls wichtig. Unter Umständen müssen wir uns tagsüber einmal eine Zeitlang hinsetzen oder hinlegen. Wir können uns auch eine Massage gönnen, einen stillen, besinnlichen Spaziergang in der Natur machen, uns einen Sonnenuntergang anschauen oder gregorianischem Gesang lauschen. Wie wir auch zur Ruhe kommen mögen, das Entscheidende ist, dass wir versunken in uns selbst ruhen und trotzdem voll da sind. Indem wir Musik hören und unsere Aufmerksamkeit nach innen richten, verbinden wir uns mit dem Yin.

Um das Yin zu erneuern, müssen wir von Reizen Abstand nehmen. Eine schöne Aussicht oder einen Garten zu bewundern und eine Kerze anzuzünden ist wirkungsvoller, als fernzusehen. Das Fernsehen ist wie jedes aktive Sehen eher aufregend und kann starke mentale Wellen verursachen. Der englische Romantiker William Wordsworth hat das Auge ein »intellektuelles« Organ genannt, das uns vom wahren »Schauen« abhalten kann. In der Sprache von Yin und Yang ist das Sehen seinem

Wesen nach eher Yang und das Schauen eher Yin. Schauen heißt, etwas selbstversunken in sich aufzunehmen, statt es mit den Augen zu suchen und zu analysieren.

Ernährungsratschläge

Eine Kost, die das Yin nährt, ist reich an Mineralien und Vitaminen. Sie enthält einen Großteil Meeresgenüsse wie Algen, Tang und Fisch, ferner reichlich Samen und Hülsenfrüchte, in denen all die Nährstoffe konzentriert sind, die eine Pflanze für ihr Wachstum braucht, ein breites Spektrum an Obst und Gemüse sowie Milchprodukte und wenig Fleisch. Auch nahrhaftere Getreidesorten wie Weizen und Hafer kommen infrage. Das Yin gut zu versorgen heißt, auf die Vielzahl von Mineralstoffen, Vitaminen, Aminosäuren und Spurenelementen zu achten, die die Grundlage einer guten Gesundheit bilden. Nahrung, die dem Yin wohl tut, muss tief in den Körper eindringen. Das Yin ist wie ein Brunnen, der nicht austrocknen darf, ein Nährstoffquell, der Wachstumsgrundlage und Treibstoff für alle physiologischen Aktivitäten ist.

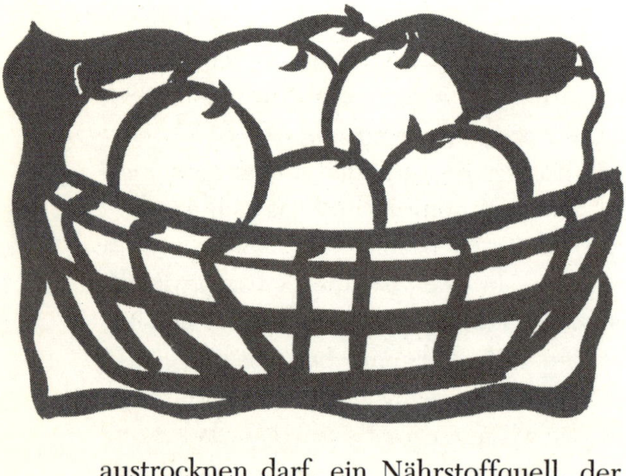

Mahlzeiten, die das Yin kräftigen, setzen sich typischerweise aus einer großen Vielfalt von Obst und Gemüse und einer kleinen Menge von Eiweißlieferanten hoher Qualität zusammen. Ein Yin-Tonikum ist meist süß und kühl und hat häufig einen salzigen oder sauren Geschmack. Austrocknende Bitterkeit und anregende Schärfe werden weniger verwendet. Die Yin-Diät unterscheidet sich kaum von der Blut kräftigenden Diät, sodass sich die entsprechenden Rezepte wunderbar ergänzen.

Falls eine Yin-Schwäche auch von Trockenheit gekennzeichnet ist, sollten mehr Feuchtigkeit spendende Nahrungsmittel verwendet werden. Das sind solche mit einem hohen Wasser- oder Schleimanteil wie Markkürbis oder süße, klebrig-saftige Birnen und andere Früchte. Schleim bildende Mittel wie die Rinde der Rotulme können ebenfalls angewendet werden. Bei einer Yin-Schwäche muss besonders viel Obst gleich welcher Art verzehrt werden, mehr als bei allen anderen Mangelerscheinungen.

Absehen sollte man bei einer Yin-Störung von Reizstoffen, vor allem von entwässernden Genussgiften wie etwa Kaffee, brennend scharfen Gewürzen und starken alkoholischen Getränken. Diese erschöpfen das Yin und führen zum Austrocknen durch Flüssigkeitsverlust. Auch rotes Fleisch wärmt unter Umständen zu stark. Bei einer Yin-Schwäche ist es darüber hinaus angeraten, Yin-Stärkungsmittel nur in Maßen anzuwenden, weil sie trotz all ihrer wertvollen Inhaltsstoffe womöglich die Funktionen von Magen und Milz beeinträchtigen und Nässe erzeugen.

Alle Früchte und Gemüse, Meeresalgen, Fische, Samen und Nüsse, Milchprodukte, Eier, Bohnen, Schweinc- und Entenfleisch sind bei Yin-Schwäche empfehlenswert. Hagebutten und Malvenblüten ergeben einen heilsamen Tee. Mineralstoffreicher Beinwell und Nesseln sind ebenfalls gut für die Yin-Diät geeignet. Feuchtigkeit spendende Kräuter wie Königskerze, Borretsch, Echter Eibisch, Ulmenrinde und Aloe sind bei Trockenheit von Nutzen. Und Gelee Royal ist eine Nahrungsergänzung, die ungemein stärkt, falls mehr Hilfe nötig ist. Geranien- und Rosenöl können als Badezusatz verwendet oder einem Massageöl beigemischt werden.

Nieren-Yin-Schwäche

Anderen Yin-Störungen liegt oft eine Schwäche des Nieren-Yin zugrunde. Sie manifestiert sich meist in Form von Beschwerden, die mit den Nieren in Zusammenhang stehen, wie Schwindel, Ohrensausen, Vergesslichkeit, einer Erhitzung der »fünf Flächen« (Fußsohlen, Handflächen und oberer Brustbereich oder Gesicht), Nachtschweiß, Kreuzschmerzen und einem dumpfen Schmerz in den Knochen.

Bei einer Nieren-Yin-Schwäche können die Ernährungsratschläge für die allgemeine Yin-Schwäche befolgt werden, nur dass noch besonders Nieren stärkende Nahrungsmittel oder Speisen in die Diät Aufnahme finden. Dazu gehören Gerste und Hirse, Tofu, grüne Bohnen, Spargel, alle dunklen Hülsenfrüchte, dunkles Obst wie Brombeeren, Maulbeeren und Heidelbeeren, alle Tang- und Algensorten sowie tierische Produkte, darunter Fisch, Eier, Milcherzeugnisse, Enten- und Schweinefleisch.

Als Tonikum kommen Spirulina-Algen, Riementang (Kelp) und Quecke infrage. Echter Eibisch, Beinwell und Ulmenrinde sind hervorragend geeignet als Feuchtigkeitsspender und Nährstofflieferanten.

Leber-Yin-Schwäche

Häufig tritt eine Nieren-Yin-Schwäche zugleich mit Anzeichen für einen Leber-Yin-Mangel und anderen Symptomen aus dem Leberbereich auf. Dazu gehören Schlafstörungen, Reizbarkeit, trockener Stuhl, Taubheitsgefühle in den Gliedmaßen und Unregelmäßigkeit oder Ausbleiben der Monatsblutungen.

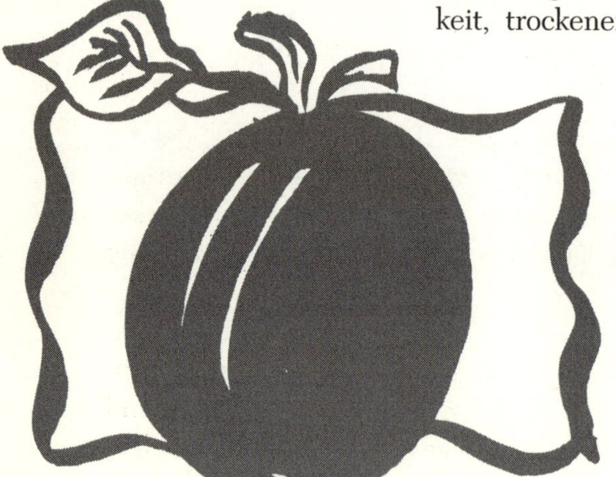

Eine Leber-Yin-Schwäche wird genauso behandelt wie eine Nieren-Yin-Störung, nur werden nach Möglichkeit essenzielle Fettsäuren hinzugefügt, wie sie in Nachtkerzen-, Borretsch- und Leinöl sowie in verschiedenen, im Handel befindlichen Algenpräparaten enthalten sind. Gute Quellen für essenzielle Fettsäuren sind ferner Vollkorngetreide und Hülsenfrüchte, dunkelgrünes Blattgemüse und frische Nüsse und Samen. Als Kräuter sind Alfalfa (Luzerne), Nesseln und Artischockenblätter wirkungsvoll. Da eine enge Verbindung zwischen Leber-Yin und Leber-Blut besteht, sind auch Blut bildende Mittel zu empfehlen.

Magen-Yin-Schwäche

Eine Magen-Yin-Schwäche stellt sich oft durch Nichtbeachtung des Hungergefühls über einen längeren Zeitraum hinweg ein. Typisch für die Betroffenen sind eine unregelmäßige, hastige Nahrungsaufnahme und nächtliches Vollstopfen mit Essbarem. Normalerweise leiden sie unter Appetitmangel, trockenem Mund und Rachen, haben aber trotzdem kein Verlangen, etwas zu trinken, und sie klagen oft unter Schmerzen in der Magengegend.

Beschwerden durch eine Magen-Yin-Schwäche bessern sich oft durch den Genuss von Wassersuppen und schleimigen Gemüsesorten wie zum Beispiel Sommerkürbissen. Von den Getreiden sind Gerste und Hirse zu empfehlen, ansonsten Tofu, Mungbohnen, Spinat, Mangold, Alfalfa, Spargel, Süßkartoffeln und Vogelmiere.

Als Schleim bildende Linderungsmittel sind Ulmenrinde und Beinwell anzuraten.

Lungen-Yin-Schwäche

Eine Lungen-Yin-Schwäche zeigt viele der klassischen Anzeichen einer allgemeinen Yin-Störung und zusätzliche Symptome wie einen trockenen, kratzenden Hals oder trockenen Reizhusten, der keine Linderung bringt.

Günstig sind alle Nahrungsmittel, die für die allgemeine Yin-Schwäche empfohlen werden, einschließlich zusätzlicher Obstsorten wie Äpfel, Birnen, Pfirsiche, Bananen und Orangen. Besonders tonisierend wirken Pinienkerne; unter Salate kann Vogelmiere gemischt werden, und aus Beinwell, Königskerze und Borretsch lässt sich ein heilsamer Tee bereiten.

Herz-Yin-Schwäche

In diesem Fall liegen die allgemeinen Symptome einer Yin-Schwäche, verbunden mit Ruhelosigkeit, vor. Die Empfehlungen sind im Großen und Ganzen die gleichen wie bei einer Nieren-Yin-Schwäche.

Mungbohnen und Weizenkörner sind besonders hilfreich, und wie beim Lungen-Yin-Mangel wirkt Vogelmiere unterstützend. Borretschtee lindert Angstzustände und ist generell wohltuend für das Yin. Alle Beruhigungstees lindern die Unruhe, die sich bei Herz-Yin-Schwäche einzustellen pflegt.

6 Klimatische Faktoren

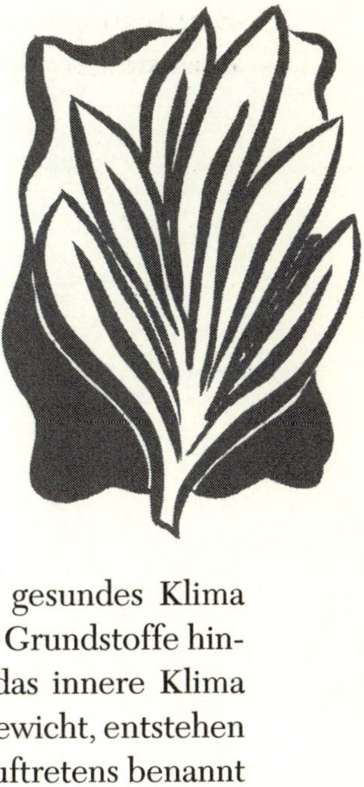

In der Landschaft des Körpers gibt es Temperaturzonen wie in anderen Ökosystemen auch, und klimatische Schwankungen sind innerhalb gewisser Grenzen natürlich und gesund. Wenn jedoch die Harmonie des Systems gestört ist, können sich auch natürliche Klimaveränderungen verheerend auswirken. Viele krankhafte Zustände und Vorgänge im Körper-Geist werden wie Wetterabläufe und deren Auswirkungen auf den Menschen beschrieben. Die Klimafaktoren, die bei einer Person auftreten können, sind Hitze, Kälte, Nässe, Trockenheit und Wind.

Wenn die ORGANE und GRUNDSTOFFE von pulsierender Vitalität sind, herrscht normalerweise ein gesundes Klima vor, und dann ist alles in Ordnung. Wenn Organe und Grundstoffe hingegen in ihren Funktionen gestört sind, kann sich das innere Klima zum Schlechten verändern. Gerät es aus dem Gleichgewicht, entstehen Krankheiten. Diese werden nach Art und Ort ihres Auftretens benannt und nach ihren Anzeichen und Symptomen bestimmt. Erscheinungsformen wie Reizbarkeit oder plötzliche Wutanfälle können zum Beispiel auf Hitze in der Leber hindeuten; ein Magengeschwür kann Hitze im Magen anzeigen; und Verstopfung lässt auf Hitze in den Därmen schließen.

Die verschiedenen Klimastörungen wie HITZE und KÄLTE, NÄSSE, TROCKENHEIT und WIND gelten als Symptome des Übermaßes. Kältesymptome beispielsweise sind ein Hinweis auf zu viel Kälte im System, Nässesymptome auf zu viel Feuchtigkeit usw. Die Behandlung von

Übermaßerkrankungen unterscheidet sich insofern von der Behandlung der Mangelerkrankungen, als in diesem Fall eine Reduktion und Ausleitung der schädlichen Faktoren anzustreben ist, während beim Mangel Nahrung und Aufbau angesagt sind.

In diesem Kapitel geht es um schädliche Klimata, die innerlich auftreten und die deshalb als innere Störungen betrachtet werden. Sie sind durch Schwächen im System begründet, die sich aus Lebensstilfaktoren wie Ernährung, Lebens- und Arbeitsbedingungen zusammensetzen. Ein Unwetter kann aber auch in Reaktion auf äußere Einflüsse heraufziehen. In diesem Fall spricht man von äußeren Störungen, die im nächsten Kapitel behandelt werden.

Hitze

Alle physiologischen Funktionen brauchen Wärme, doch ein Zuviel davon in Form von HITZE macht Probleme. Ein Übermaß an Hitze führt zu Überaktivität und Druck und löst eine Hitzestörung aus, die unter Umständen von Entzündungen und Trockenheit begleitet ist. Wenn wir uns einmal vor Augen halten, was bei Hitze geschieht, werden uns die Hitzesymptome verständlich: Bewegung und Wallung, Röte, an die Oberfläche tretende Feuchtigkeit und Durst. »Leere« Hitze, die durch einen Mangel an kühlenden, feuchtigkeitsspendenden Yin-Qualitäten entsteht, ist bereits im vorigen Kapitel unter »Yin-Schwäche« besprochen worden. In diesem Fall wird uns heiß, weil wir uns nicht abkühlen können. Es kommt auch vor, dass sich Hitze mit Nässe verbindet; diese Kombination wird später behandelt.

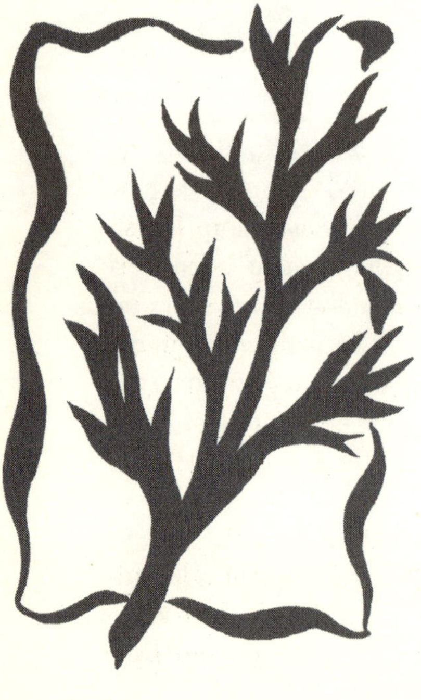

Wie kommt es zu Hitze?

Es gibt verschiedene Möglichkeiten, sich zu erhitzen. Ein Übermaß an Hitze sammelt sich im System an durch aufgestaute Emotionen, durch den Verzehr von zu viel scharfer (»heißer«) Nahrung oder durch Krankheitserreger im Körper, die nicht restlos ausgeräumt wurden. Eine fieberhafte Erkrankung zeigt an, dass ein »heißer« Krankheitserreger unsere Abwehrschranken durchbrochen hat. Hitze kann auch eine Reaktion auf Umweltgifte sein, die sich im Körper akkumuliert haben. Oder sie macht sich aufgrund einer Verletzung oder wiederholter Überanstrengung der Muskeln und Sehnen örtlich bemerkbar. In diesem Fall werden Heilmittel lokal statt systemisch angewendet.

Heißes Blut tritt oft in Form von Hautausschlägen oder Blutungen zutage. Auch Magen, Leber, Darm und Lunge sind anfällig für Hitzestörungen. Emotionaler Stress äußert sich normalerweise als heißes Herz und ist durch eine rote Zungenspitze gekennzeichnet, gelegentlich begleitet von Symptomen wie Angst und Herzklopfen.

Der übermäßige Genuss von Reizstoffen wie scharfen Speisen und Alkohol erzeugt Hitze, ebenso der exzessive Gebrauch von bestimmten B-Vitaminen und Amphetaminen.

Hitze erkennen

Wie zu erwarten, ist Hitze meist an Rötungen, Entzündungen, Durst, roten Augen, Brennen, spärlichem Urinfluss sowie Verstopfung zu erkennen. Unter Umständen hat die Zunge einen gelblichen Belag, und der Puls ist im Allgemeinen leicht beschleunigt. Eine Reihe von anderen Zeichen und Symptomen zeigen uns,welche Bereiche es sind, die vor allem unter der Hitze leiden.

Die Behandlung von Hitze

Ganz einfach: Abkühlen. Zuerst müssen wir die Hitzequelle identifizieren. Wenn emotionale Ursachen vorliegen, versuchen wir zum Kern des Problems vorzudringen und fassen Stressmanagement und Entspannung ins Auge. Wenn der Grund ein Zuviel an Hitze erzeugenden Genussmitteln ist, werden diese reduziert: Tabak kann trockene Hitze in der Lunge verursachen, Koffein Hitze in der Leber, scharf gewürzte, fette Speisen sorgen für Hitze in Magen und/oder Leber usw. Ist die Ursache eine chronische Infektion im Körper, wird besser ein Arzt oder Heilpraktiker eingeschaltet, ebenso bei Vergiftungen.

Ernährungsratschläge

Bei der Ernährung ist einfach zu beherzigen, dass mehr kühlende, lindernde Nahrungsmittel auf dem Speiseplan stehen und Hitze erzeugende Speisen reduziert werden müssen. Eine kühlende Kost ist reich an Obst und Gemüse und arm an Gebratenem und Gesottenem und besteht vor allem aus schonend gegartem Gemüse und Suppen. Dämpfen und Kochen ist anderen Garmethoden vorzuziehen. Eine Überbelastung des Verdauungssystems durch Überessen oder eine schlechte Speisenzusammenstellung ist möglichst zu vermeiden. Reizstoffe, Alkohol und Zucker stehen ganz oben auf der Verbotsliste. Bei Nervosität sollten beruhigende Kräuter Anwendung finden. Rohkost ist ebenfalls empfehlenswert, allerdings nur bei guter Verdauung. Geschmacklich hat das Bittere, Saure und Salzige Vorrang vor dem Süßen und Scharfen.

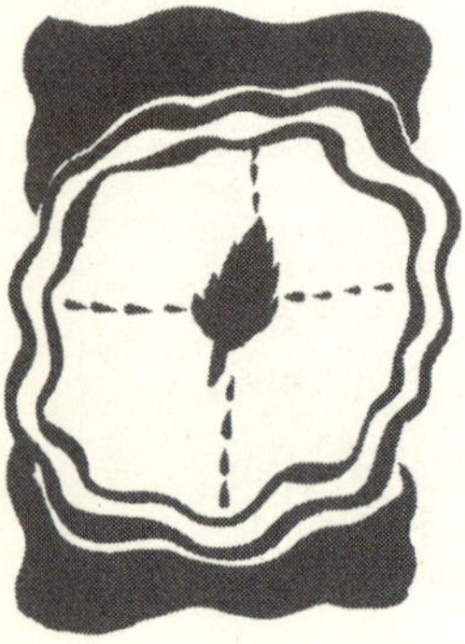

Ein einfaches Gegenmittel bei zu viel Hitze im Magen ist der Genuss von einer kleinen Schale geriebenem weißem Rettich (jap. »Daikon«) mit einem Spritzer Sojasauce. Auch Mungbohnensuppe ist ein klassisches Heilmittel, und feuchtigkeitsspendende Früchte wie Bananen, Erdbeeren und Melonen können ebenfalls nicht schaden. Kohl wirkt sowohl kühlend als auch lindernd, und außerdem können freizügig Bittersalate wie Chicorée, Endivien und andere verwendet werden. Als Getränk ist Pfefferminztee ideal.

Wenn die Leber stärker betroffen ist, gelten ähnliche Empfehlungen wie für die Magen-Hitze, da zwischen beiden eine Verbindung besteht. In diesem Fall können Gurke, Sellerie, Alfalfa, Zitrone, Portulak und

Spinat mit in den Speiseplan aufgenommen werden und als wirksames Getränk Löwenzahnkaffee. Einer Überhitzung des Blutes kann durch Spinat, Mangold, Bambussprossen, Vogelmiere und Zitrone abgeholfen werden; auch ein Tee aus Rosenblüten und Chrysanthemenblättern tut gut. Im Allgemeinen sind viele der Nahrungsmittel oder Speisen, die dem Yin wohl tun, geeignet.

Kälte

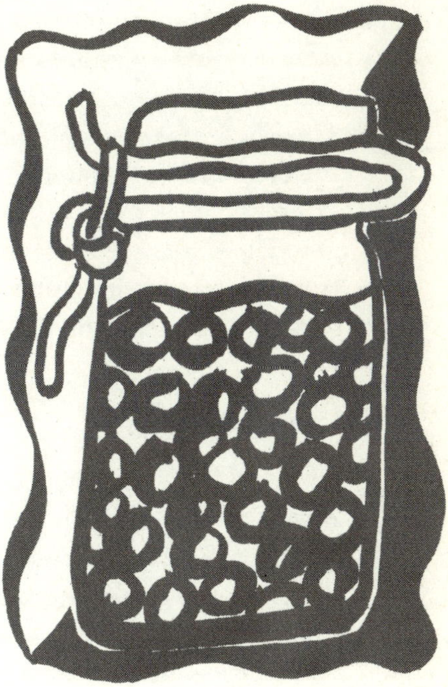

KÄLTE entsteht häufig durch eine Yang-Schwäche, kann sich aber auch ohne diese Neigung im Körper einnisten. Sie kann aus der Umgebung in den Körper eindringen, sich dort festsetzen und Verkrampfungen und Blockaden verursachen. Betroffen sind oft Muskeln und Gelenke oder gar Organe wie Magen und Darm, Gebärmutter und Blase, wenn sie kühlen Temperaturen ausgesetzt werden.

Ein Übermaß an Kälte belastet den Körper, denn zu viel Kälteenergie verlangsamt alle Vorgänge und hat Funktionsstörungen zur Folge, die sich in schmerzhaften Kontraktionen, in der Zurückhaltung von Flüssigkeit, die eigentlich ausgeschieden werden sollte, in einer Blockierung der Meridiane und in der Verlangsamung aller Funktionen äußern.

Kälte spielt oft bei Störungen des Menstruationszyklus und generell bei Problemen im Genitalbereich eine Rolle. Wo immer eine Kältestörung im Körper vorliegt, reagiert dieser empfindlich auf zusätzliche Kälte, und anhand dieser Reaktion kann sie diagnostiziert werden. Eine kalte Lunge zum Beispiel erkältet sich leichter. Eine kalte Blase ist ebenfalls anfälliger für Erkältungen usw. Überdies kann Kälte zu einer schmerzhaften Blockierung der Meridiane führen und lokale Stauungen im Gewebe hervorrufen.

Auch durch Krankheitserreger und Viren kann sich Kälte im Körper ausbreiten. Wenn nicht gegengesteuert wird, dringt sie in dieser Form tief in den Körper ein und wird schließlich chronisch. Kälte kann aber auch mit der Zeit in Hitze umschlagen und umgekehrt.

Wenn nicht Krankheitserreger die Ursache sind, kann Kälte wie eine Yang-Schwäche behandelt werden. Zwischen exzessiver Kälte und einem schwachen Yang besteht für gewöhnlich ein Zusammenhang. Zum Erscheinungsbild exzessiver Kälte, durch das sie sich von einer Yang-Schwäche unterscheiden lässt, gehört normalerweise die Ansammlung von Giftstoffen sowie Schleim und Flüssigkeit im Körper, möglicherweise verbunden mit einer Neigung zu Übergewicht. Sie begründet eine gewisse Schwere und Langsamkeit und führt zu Stockungen. Da Kälte zu Verkrampfungen führt, können auch Schmerzen auftreten, vor allem im Unterleib, und Druck auf die schmerzende Stelle wird als sehr unangenehm empfunden.

Wie kommt es zu Kälte?

Uns wird kalt, wenn wir kalte Substanzen zu uns nehmen, uns nicht bewegen oder uns kalten Witterungseinflüssen aussetzen. Der übermäßige Verzehr von energetisch kalten, rohen oder gekühlten Nahrungsmitteln und eisgekühlte Getränke sorgen dafür, dass sich mit der Zeit Kälte ansammelt. Schmerztabletten, Antibiotika, Beruhigungs-, Entwässerungs- und Entsäuerungsmittel sind ebenfalls ihrem Wesen nach kalt.

Emotional wird Kälte durch chronische Angst verursacht, die dazu führt, dass wir uns zusammenziehen, verkrampfen und in unseren Reaktionen gehemmt sind, sodass wir uns nicht in aller Freiheit dem Lebensstrom überlassen können. Oft liegen ihr schwelende, verdrängte Emotionen zugrunde wie Liebe, Trauer und Wut oder alte emotionale Verletzungen und Traumata. Kälte entsteht aber auch durch hartnäckige Krankheitserreger im Körper, die nicht ausreichend bekämpft wurden. Wenn der Verdacht besteht, dass die Kälte auf verschleppte

Erreger zurückzuführen ist, sollte ein Arzt oder Heilpraktiker aufgesucht werden, um sicherzustellen, dass sie aufgestöbert und aus dem System entfernt werden.

Kälte erkennen

Die Anwesenheit von Kälte ist an Fröstelgefühlen zu erkennen, am Verlangen nach einer Wärmequelle und nach warmem Essen und Trinken, an Bauchschmerzen, die bei Druck als noch unangenehmer empfunden werden, an mangelndem Durst, breiigem Stuhl und häufigem Wasserlassen mit klarem Urin. Unter Umständen hat die Zunge einen weißen Belag und das Gesicht eine blasse oder bäuliche Farbe.

Die Behandlung von Kälte

Bei Kälte wird einfach genau das Gegenteil von dem gemacht, was bei Hitze erforderlich ist. Sollte an bestimmten Körperstellen die Durchblutung durch Kälte gestört sein, sodass Schmerzen auftreten, sind Massage und Wärmeanwendungen nötig. Dies geschieht klassischerweise durch Moxibustion, aber ebenso wirkungsvoll sind Kompressen oder das Einreiben mit einem wärmenden, belebenden ätherischen Öl. Ziel ist es, die Blutzirkulation anzuregen und die Stauung aufzulösen.

Kälte erfordert darüber hinaus Bewegung und Aktivität. Kräftiges Atmen kann dem Körperinneren ebenso Wärme zuführen wie Übungen, bei denen man sich abwechselnd zusammenzieht und ausdehnt. Solche Techniken beleben betroffene Bereiche und lösen Blockierungen auf. Wärme, besonders Sonnenwärme, aber auch warme Kleidung, das Warmhalten bestimmter Körperbereiche und ein Besuch in der Sauna tragen gleichfalls dazu bei, Kälte zu vertreiben. Wenn nötig, sollten alte Ängste und emotionale Verletzungen aufgearbeitet werden.

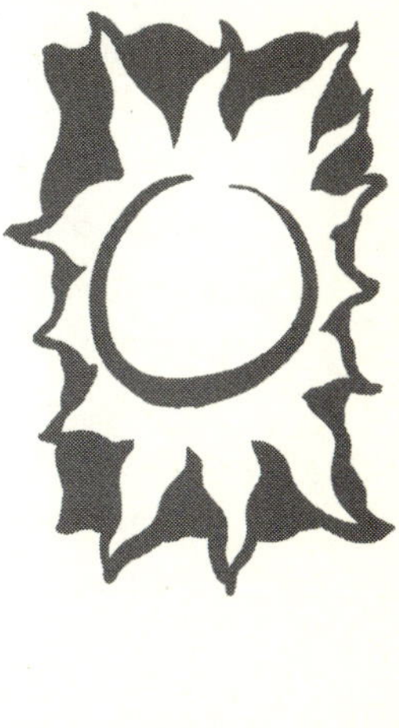

Hilfreich sind ferner wärmende essenzielle Öle wie Wacholderöl, die durchblutungsfördernd wirken; Massageöle können mit Ingwer aufgewertet werden. Falls eine Systemerkrankung vorliegt, also Organe von Kälte betroffen sind, dürften innere Anwendungen erforderlich sein. In diesen Bereich gehören die Ernährung und die Kräuter.

Ernährungsratschläge

Wärmende Speisen und Garmethoden sind nötig, um die Kälte auszutreiben und Stockungen aufzulösen. Im Rahmen dieses Buches wird eine innere Kältestörung wie eine Yang-Schwäche behandelt. Bitte schlagen Sie zwecks eingehender Information im vorigen Kapitel unter »Yang-Schwäche« nach.

Nässe

Unter NÄSSE (oder Feuchtigkeit) ist die Ansammlung von Flüssigem, Schleimigem und Klebrigem im Körper zu verstehen. Sie ist also ihrem Wesen nach schwer, zäh und hinderlich. Einige der hartnäckigsten Erkrankungen des Westens wie Candida, Allergien, Soor, Ekzeme, Asthma, Arthritis, Tumoren und Übergewicht werden von der chinesischen Medizin als Erscheinungsbilder einer Nässestörung betrachtet. Normalerweise besteht bereits eine Veranlagung zu Nässeproblemen, und diese Tendenz wird unter anderem durch eine schwere, fette oder süße Kost, durch Bewegungsmangel, die Einnahme von bestimmten Drogen wie Antibiotika, Steroiden, Antibabypillen und durch den Aufenthalt in einer feuchten Umgebung verstärkt.

Nässe entsteht, wenn Feuchtigkeit im Körper nicht verdampfen oder sonstwie umgewandelt werden kann. Die Störung ist fast immer mit einer schwachen Milz verbunden, oft auch mit einer Nieren- oder gar mit einer Lungenschwäche. Sie kann eine bestimmte Körperregion befallen oder allgemeine Beschwerden hervorrufen. Nässe macht schwer und müde. Unter Umständen verursacht sie Schwellungen und behindert Körperfunktionen.

Manche Menschen sind anfälliger für Nässeprobleme als andere. Eine Neigung zu Nässe-Störungen wird häufig durch eine feuchte

Wohnumgebung oder sitzende Lebensweise unterstützt . Die transformative Kraft des Yang ist nötig, um Nässeansammlungen vorzubeugen. Eine Ernährung, die die Milzfunktion beeinträchtigt oder das Yang verletzt, verstärkt Nässetendenzen.

Auch Krankheitserreger, die sich im Körper eingenistet haben, weil sie nur medikamentös unterdrückt, aber nicht vertrieben wurden, können Nässeprobleme verursachen.

Nässe macht sich generell in Form von Mattigkeit und Gliederschwere, Verdauungsschwäche oder Benommenheit bemerkbar. Wie sie sich manifestiert, hängt von der Konstitution des Einzelnen ab.

Nässe kann sich sowohl systemisch als auch örtlich manifestieren. Bei lokalem Auftreten bestehen schmerzhafte Stauungen in den Meridianen und im Gewebe, sodass sich Ablagerungen bilden und Giftstoffe ansammeln. Bisweilen treten Taubheits-, Schwere-, Mattigkeits- oder Schmerzgefühle in den Muskeln auf. Oft sind die Gelenke schmerzhaft angeschwollen. In diesem Fall verschlimmern sich die Symptome bei feuchter oder nasser Witterung noch. Pilzinfektionen der Haut gehören ebenso in den Bereich der Nässestörungen wie klebrig-zähe Absonderungen. Nässe kann sogar den Kopf befallen, sodass er schwer und das Denken verschwommen wird.

Systemische Nässe ruft in der Regel Stauungen hervor, bringt Funktionen ins Stocken und macht aus dem Bauch so etwas wie einen Sumpf. Das äußert sich im Verdauungstrakt in Form von Gärungsgasen, Aufgedunsenheit, Unbehagen nach dem Essen und Problemen bei der Verarbeitung gehaltvoller, komplexer Speisen. Nässe ist, wie alle Arten von Stockung, von Natur aus so angelegt, sich selbst zu erhalten, deshalb haben die Betroffenen oft einen Heißhunger auf genau das, was ihnen Probleme bereitet.

Zäher Schleim ist ein festerer Typ von Nässe und hat seinen Ursprung in Flüssigkeiten, die nicht umgewandelt und absorbiert werden konnten. Er setzt sich oft in bestimmten Organen fest und verbindet sich gern mit Hitze oder Kälte. Schleim verhält sich je nach Ort seines Auftretens unterschiedlich. Bei der Lunge manifestiert er sich als Auswurf, verstopft die Bronchien oder fließt aus der Nase; bei der Milz tritt er als Müdigkeit, Erbrechen, schleimiger Stuhl oder Appetitlosigkeit zutage;

beim Herzen ist er oft eine mentale Angelegenheit, verursacht Verwirrung und gelegentlich Herzklopfen und führt manchmal sogar ins Koma.

Nässe kann auch in Ödemen, in denen Körperwasser zurückgehalten wird, ihren Niederschlag finden, entweder an bestimmten Stellen im Körper oder ganz allgemein. Die Umwandlung und Bewegung der Flüssigkeiten im Körper hängt von Nieren, Milz und Lunge ab. Der Körperbereich, in dem sich Ödeme befinden, ist ein Hinweis darauf, welches Organ beteiligt ist: Ödeme im Gesicht und am Oberkörper spiegeln das Unvermögen der Lunge wider, die Flüssigkeiten zu verteilen; Ödeme im Bauch sind Anzeichen für eine Milzschwäche; und Ödeme in den Beinen wie beispielsweise geschwollene Fußgelenke deuten auf eine Nierenstörung hin. Lungenödeme sind ein Hinweis auf eine schwere Störung des Nieren-Yangs.

Da das Krankheitsbild innerer Nässe meist eine Yang-Störung und eine Qi-Schwäche von Milz, Lunge und Nieren beinhaltet, empfiehlt es sich, weitere Informationen in den entsprechenden Abschnitten einzuholen. Nässe verbindet sich übrigens leicht mit Kälte oder Hitze.

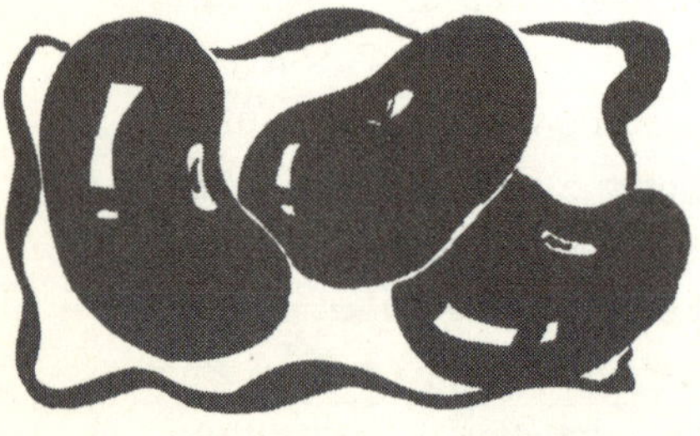

Wie kommt es zu Nässe?

Nässe bildet sich, weil es dem Körper nicht gelingt, Feuchtigkeit umzuwandeln oder zu verbrennen. Eine sitzende Lebensweise und übermäßige Nahrungszufuhr sind die Hauptursachen. Auch Nahrung, die hastig hinuntergeschlungen, schlecht zerkaut und infolgedessen schlecht verdaut wurde, trägt zur Nässeansammlung bei. Überernährung, vor allem mit fetten, stärkehaltigen und klebrigen Speisen und Zuckerzeug, überlastet das System, und wenn es unter dieser Last zusammenbricht, entsteht ein Überhang von unverarbeiteter Nahrung. Das ist deutlich bei Säuglingen und Kleinkindern zu erkennen, wo Nässe bildende Nahrung schnell Katarrh, Mittelohrentzündung oder Augentränen auslöst, Symptome, die in der chinesischen Medizin unter dem Begriff »Akkumulationsstörung« zusammengefasst werden.

Nässe ist eine Form von Stauung, die häufig durch die Unfähigkeit begründet ist, Essen und Trinken richtig zu verarbeiten. Viele Menschen mit einer schwachen Verdauung und zu wenig Verdauungsfeuer sind anfällig dafür, Nässe anzusammeln. Das Zauberwort heißt »Transformation«. Ein kraftvolles Verdauungssystem kann die meiste Nahrung aufschlüsseln und umwandeln, vorausgesetzt, dass nicht ständig zu viel gegessen wird. Schuld ist oft auch eine schlechte Speisenzusammenstellung. Dadurch kann eine Mahlzeit entweder zu schwer und zu komplex geraten, oder es können sich durch die Kombination von Speisen Gärungsgase bilden. Üppige Mahlzeiten spät abends zu verzehren führt ebenfalls leicht zu Verstopfung; und wer zum Essen zu viel trinkt, die Nahrung also »verwässert«, unterstützt damit eine Neigung zur Nässeakkumulation. Auch Nahrung schlechter Qualität wie solche aus chemisch gedüngten und behandelten oder industriell weiterverarbeiteten Produkten und Zutaten sowie abgestandene, zu lange gekochte bzw. alte, mehrmals wiederaufgewärmte Speisen leisten anhaltender Nässe Vorschub.

Manchmal ist Nässe allerdings nicht ernährungsbedingt, sondern wird durch Krankheitserreger verursacht. Ein einfaches Beispiel dafür ist eine Infektion der Verdauungswege, begleitet von den »Nässe«-Symptomen Erbrechen und Schweregefühl. Infektiöse Hepatitis ist ein Beispiel für eine schwere Erkrankung, bei der ein Erreger die Leber angreift und eine »nasse« Reaktion auslöst (oft als Nässe-Hitze-Störung mit Einfluss auf Milz oder Gallenblase beschrieben). In diesen Fällen ist es wichtig, die Krankheitserreger zu vertreiben, da noch ernstere Erkrankungen entstehen können, wenn die äußere Nässe zur inneren Störung wird. Manchen Formen der Enzephalitis (Gehirnhautentzündung) zum Beispiel geht oft ein Nässe-Krankheitserreger voraus, der sich lange unbemerkt im System halten konnte.

Manchmal ist die westliche Medizin für chronische Nässesymptome in unserem System verantwortlich. Zu häufige Einnahme von Antibiotika führt oft zu einer Verpilzung des Darmtrakts, mitunter bis zu einem Grad, dass Diätmaßnahmen allein keine Abhilfe mehr schaffen können. Kortisonsalben zur Behandlung von nässenden Ekzemen treiben im Allgemeinen die Nässe noch tiefer in den Körper hinein, ebenso

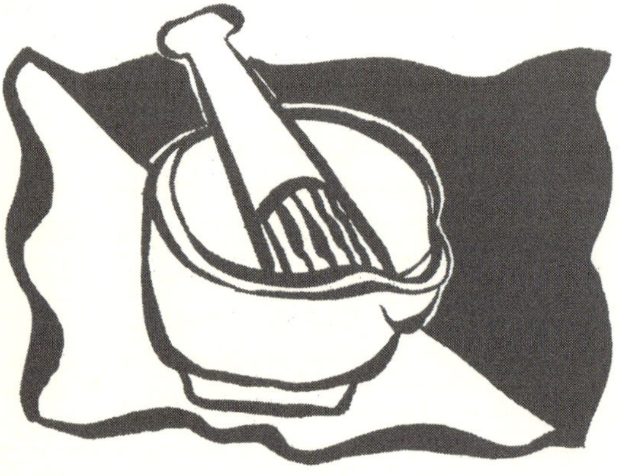

wie Antihistamine zur Asthmabekämpfung. Antibabypillen, die durch Ovulationshemmung die Menstruation verhindern, können den Abtransport von Nässe aus dem Fortpflanzungssystem erschweren und dadurch die Akkumulation von Nässe in Form von Zysten fördern.

Es gibt auch ein emotionales Klima, das für Nässe sorgt. Quälende Scham- und Schuldgefühle oder Selbsthass sind häufige Begleiterscheinungen physischer Nässesymptome besonders des Magen-Darm-Trakts. Auch Sorgen pflegen das Verdauungssystem zu belasten und die Umwandlungsprozesse der Milz zu beeinträchtigen. Wann immer Gefühle in der Psyche schwelen und nicht aufgearbeitet werden können, ist der psychologische Nährboden für Nässe gegeben.

Schließlich spielen noch Umweltfaktoren eine Rolle. Wer in einem feuchten Klima zu Hause ist oder in feuchten Räumen wohnt, leidet natürlich schneller unter Nässesymptomen. Wenn wir auf feuchtem Untergrund schlafen, haben wir beim Aufwachen oft ein Gefühl von Schwere und überall Schmerzen; ein solcher Kontakt mit der Bodenfeuchtigkeit kann auf die Dauer einen Nässestau in Muskeln und Gelenken bewirken. Derartige äußere Anzeichen für Nässe müssen nicht unbedingt mit einer inneren Schwäche der Organe einhergehen.

Nässe erkennen

Wie Nässe in Erscheinung tritt, ist je nach betroffenem Körper-Geist-Bereich sehr unterschiedlich und auch davon abhängig, ob sie sich mit anderen Einflüssen wie Hitze oder Kälte verbindet. Allgemeine Anzeichen sind Schweregefühl, Appetitmangel, Druckgefühle im oder dicht unterhalb des Brustkorbs, Probleme beim Wasserlassen, ein klebriger Mund und unreine oder klebrige Körpersekrete.

Die Behandlung von Nässe

Nässe ist nichts anderes als eine Stauung und braucht Bewegung. Wir müssen uns also viel bewegen, besonders, wenn wir in einer feuchten Umgebung wohnen. Sich in alle Richtungen zu strecken hilft, Nässe aus den Muskeln zu vertreiben. Außerdem wird durch solche Übungen das Yang dazu angeregt, angestaute Feuchtigkeit zum Verdampfen zu bringen. Auch Massage, besonders mit essenziellen Ölen (wie Salbei für die Lunge, Sandelholz bei Hitzestörungen, Wacholder bei Kältesymptomen oder Kardamom zur Verdauungsförderung), die Nässe umzuwandeln vermögen, tut wohl.

Manchmal wird eine tiefenpsychologische Therapie benötigt, um den emotionalen »Sumpf« auszutrocknen. In die dunklen, morastigen Tiefen unseres Wesens hinabzutauchen ist selten angenehm, aber mit einer gute Lampe und Sinn für Humor gelingt es sicher.

Ernährungsratschläge

Was die Ernährung betrifft, unterstützt regelmäßiges Essen den Abtransport von Nässe. Im Allgemeinen ist es besser, kleine Portionen ziemlich reichhaltiger, nahrhafter Speisen gut über den Tag verteilt zu sich zu nehmen. Außerdem ist es ratsam, nicht zu schwere Speisen zu essen, vor allem nicht am Abend. Und natürlich sollte bei der Zufuhr Nässe bildender Speisen Maß gehalten werden. Dazu gehören unter anderem Milchprodukte (solche aus Schafs- oder Ziegenmilch sind unproblematischer), fettes Fleisch und gebratene Speisen, gesättigte Fette, Zucker und Süßstoffe, Weizen, Brot, Bier und Nahrungsmittel aus Konzentraten wie Orangensaft oder Tomatenmark. Gehärtete Fette, die die Enzymproduktion in der Leber stören und den Cholesterinspiegel heben, halten ebenfalls Nässe fest. Überdies führt zu reichlicher Verzehr von Nüssen zu Nässeansammlungen; bei Sonnenblumen- und Kürbiskernen, Walnüssen und Mandeln allerdings ist diese Gefahr nicht ganz so groß.

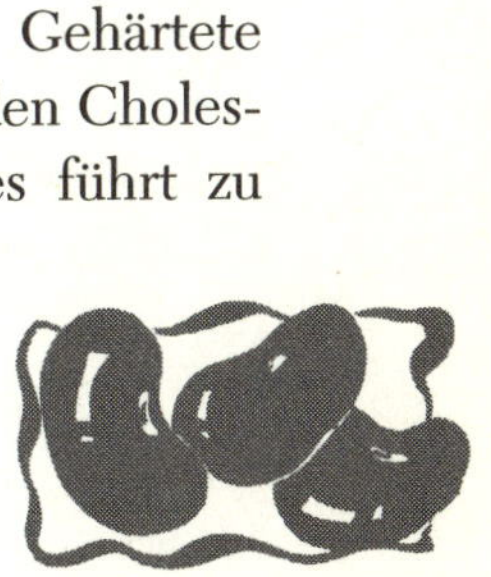

Bei Nässestauungen kann man nicht einfach in einer Liste nach den Auslösern suchen und diese meiden. Vielmehr muss man wirklich aktiv etwas dagegen tun. Grundsätzlich sollte bei der diätetischen Behandlung von Nässe relativ fettarme Vollwertkost unter Zusatz von einigen austrocknenden, Wasser ableitenden Nahrungsmitteln gegessen werden. Während Süßes die Beschwerden meist verschlimmert, hat sich Bitteres und Scharfes als heilsam erwiesen. Der umsichtige Genuss von sauren Speisen kann Verstopfungen entgegenwirken, aber wenn zu viel davon gegessen wird, staut sich eher noch mehr Flüssigkeit an, besonders in Verbindung mit Süßem.

Nahrungsmittel mit feuchtigkeitsableitenden Eigenschaften wie Adzuki-Bohnen und Alfalfa-Sprossen helfen besonders gut bei Nässe im Unterbauch, da sie auf Fortpflanzungsorgane, Harnwege und Dickdarm Einfluss nehmen. Bei Nässe in der Leibesmitte, wo sich Leber, Gallenblase und Magen befinden, haben sich bittere Nahrungsmittel bewährt, die das Austrocknen fördern, wie Endivie und Löwenzahn, außerdem Gemüsesorten von milder Schärfe, die Nässemuster aufbrechen, wie Vertreter der Zwiebelfamilie. Im Oberkörper kann sich Schleim in der Lunge bilden, dem durch scharfe Genüsse wie Rettich, Knoblauch oder Senfblätter begegnet werden kann.

Obst wirkt generell befeuchtend, aber manche Früchte haben eine treibende Wirkung, die bei Nässe günstig ist. Papaya, Ananas und Birnen sind nützliche Helfer. Papaya-Enzyme haben sich als Verdauungshilfe bewährt, weil sie Fleisch bekömmlicher machen, und Ananas ist eine natürliche Ergänzung zu Käse. Es wäre schade, ja eine Schande, Obst auszuschließen; stattdessen sollte lieber darauf geachtet werden, es nicht mit stärkereichen Speisen zu kombinieren, um die Bildung von Gärungsgasen zu vermeiden. Es sind die eher schleimigen Früchte wie Bananen und anderes Tropenobst, die Nässesymptome im Allgemeinen noch verstärken; bei einer Verbindung von Nässe mit Kälte sollte allerdings so gut wie gar kein rohes Frischobst gegessen werden.

Die Behandlung von Nässe richtet sich danach, wo und wie sie in Erscheinung tritt. Sie kann mit Hitze oder Kälte kombiniert sein, sich auf die Gallenblase konzentrieren oder als Schleim die Lunge verstopfen. Im Allgemeinen haben alle Kräuter mit bitterem Geschmack eine günstige Wirkung. Zum Beispiel kann ein Schluck Löwenzahnkaffee nach dem Essen die Aufspaltung der Nahrung verbessern, und wenn

Nässesymptome die Haut befallen haben, empfiehlt sich die Große Klette als Heilmittel. Ein ausgezeichnetes Breitbandmittel gegen Nässe ist Gerstenschleim (siehe Rezeptteil). In China ist es üblich, Jasmin- oder Grüntee wegen seiner diuretischen Eigenschaften zum Essen zu servieren. Und als generelles Heilmittel bei allen Nässestörungen gilt Salbei.

Leicht beißende, Verstopfungen entgegenwirkende Speisen sollten reichhaltige Nahrung wie Fleisch begleiten. In kalten Klimazonen wie im Norden Europas sind besonders Senf und Meerrettich von Nutzen. Die Pflanzen sind dort heimisch und in ihrer Heilwirkung ideal für die Bewohner dieser Breiten.

Nässe in Milz und Darm

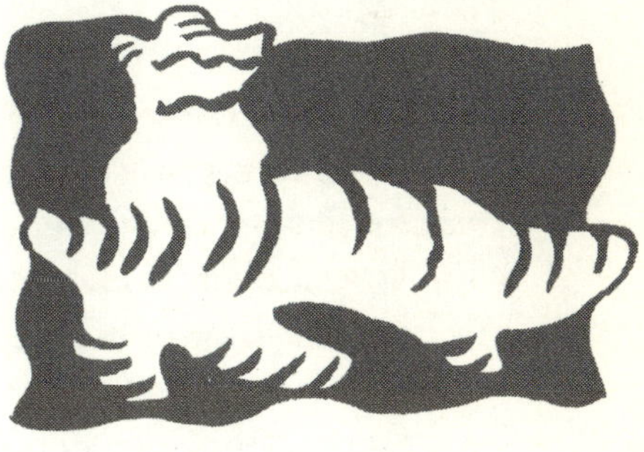

Nässeansammlungen im Bereich der Milz können das ganze Verdauungssystem, die Muskeln und sogar das Konzentrationsvermögen beinträchtigen. Es sind die Kraft der Milz und die Energie des Yang, durch die Feuchtigkeit im Körper umgewandelt und Nässe daran gehindert wird, sich anzustauen. Ratschläge finden Sie also in den entsprechenden Abschnitten dieses Buches. Wenn das Milz-Qi sehr schwach und nicht in der Lage ist, die Nahrung aufzuspalten, empfehlen sich manchmal Verdauungsenzyme als Nahrungsergänzung.

Behandelt wird Nässe im Milzbereich durch Kräftigung des Milz-Qis und Anregung der Milzfunktionen mithilfe von bitteren, aromatischen Nahrungsmitteln. Dabei ist der würzige Basmatireis der Reis der Wahl, der eine noch günstigere Wirkung entfaltet, wenn er mit aromatischen Kräutern und Gewürzen wie Basilikum, Thymian und Fenchel versetzt wird. Auch fast alle Bohnensorten haben eine sowohl kräftigende als auch austrocknende Wirkung; besonders günstig sind die etwas herben Dicken Bohnen und Kichererbsen. Zuckermais, vom Kolben geknabbert, und Kürbis beugen Stauungsnässe im Milzbereich vor und nähren das Organ. Der doppelten Belastung der Milz durch Kälte und Nässe wird durch warme, scharfe Zugaben von Meerrettich, Kardamom, Ingwer, Nelken und/oder schwarzem Pfeffer begegnet.

Porridge aus Hirse entfernt Nässe aus Magen und Milz und stärkt gleichzeitig die Nieren. Auch Nässesymptome im Darmtrakt sind keine Seltenheit. In diesem Fall sind kühlende, Feuchtigkeit ableitende Eigenschaften gefragt. Reis und Gerste sind Getreidesorten mit leicht diuretischer Wirkung; auch Adzuki- und Mungbohnen, Sellerie, Seetang und Brunnenkresse entwässern. Bei Blut im Stuhl hilft meist Aubergine. Ebenfalls günstig wirkt sich die Herbheit von Kürbiskernen aus.

Nässe in Magen, Leber und Gallenblase

Wenn sich Nässe mit Hitze verbindet und die Magen-, Gallenblasen- und Leberfunktion beeinträchtigt, kann sich dies in Übelkeit, Unbehagen im unteren Brustkorb, einem bitteren Geschmack im Mund und empfindlichen Reaktionen auf Nahrung mit feucht-heißen Eigenschaften wie gebratenen und fetten Speisen äußern. Hier sind bittere Nahrungsmittel erforderlich und solche, die das System kühlen und Feuchtigkeit ableiten. Maßvoller Genuss von ungesüßtem Saurem trägt dazu bei, Stauungen in der Leber aufzulösen.

Auch bittere Salate wie Chicorée und Endivie sind geeignete Kost; heilsame Getreidesorten sind Roggen und geröstete Gerste; Mungbohnen kühlen und entwässern. Eine Suppe aus Mungbohnen mit Seetang oder eine Brunnenkressesuppe wären ebenfalls zu empfehlen. Darüber hinaus hat sich ein Gericht aus Gerste und leicht gekochtem Kohl bei dieser Störung bewährt. Zu den wirkungsvollen Kräutern gehören Portulak, Wermut, Enzian- und Löwenzahnwurzel.

Nässe in der Blase

Nässe im Bereich der Blase ist oft mit Hitze oder Kälte verbunden. Die charakteristischen Symptome sind häufiges, mühsames Wasserlassen mit trübem Urin. Hitze- und Kälteeinwirkung können anhand der Farbe des Urins unterschieden werden, der bei Hitze dunkelgelb ist

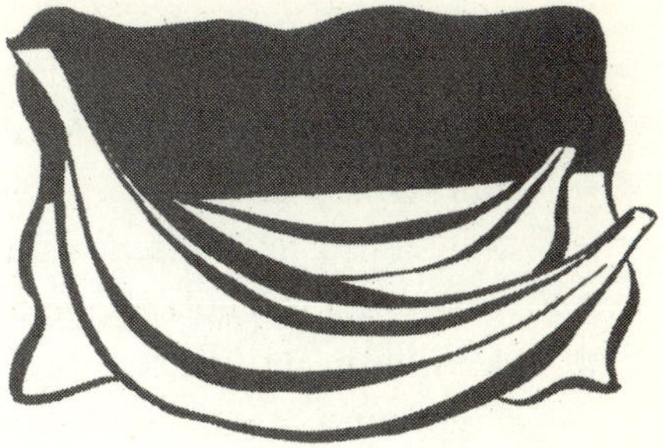

und bei Kälte eher blass. Das betreffende Krankeitsbild tritt oft nach einem Aufenthalt in kalter oder feuchter Umgebung auf. Die Ernährung sollte darauf ausgerichtet sein, die Nässe abzuleiten und Hitze oder Kälte aufzuheben.

Diuretisch wirkende Hülsenfrüchte wie Adzukibohnen oder Erbsen haben sich bei allen Erkrankungen der Blase als hilfreich erwiesen. Wenn Hitze beteiligt ist, sind vor allem kühlende Nahrungsmittel wie Sellerie, Kranbeeren (große Preiselbeeren), Seetang, Melone, Alfalfa, Adzuki- und Mungbohnen eine gute Wahl. Selleriesaat oder Maisfasern (das Faserbüschel an der Spitze des Maiskolbens) ergeben einen heilkräftigen Tee. Das klassische Heilmittel aber ist Gerstenschleim (siehe Rezeptteil). Bei Kälte sollten wärmende Gewürze wie Fenchelkörner, Bockshornkleesamen oder Ingwer beigegeben werden, um das Nieren-Yang zu unterstützen.

Nässesymptome in Form von Ödemen müssen durch Entwässerungsmittel behandelt werden; wirksame Kräuter sind unter anderem Löwenzahn (auch als Salat), Holunderblüten und ein Unkraut, das Gärtner verständlicherweise hassen: Quecke.

Schleim in der Lunge

Nässeansammlungen in der Lunge bilden Schleim. Ursache ist normalerweise das Unvermögen einer geschwächten Milz, Feuchtigkeit umzuwandeln, die sich dann in Verschleimung und Stauung äußert. Was die Ernährung betrifft, ist Beißendes und Bitteres zu bevorzugen, weil es den Schleim gezielt angreift, ihn löst und umwandelt. Schleim in der Lunge verbindet sich leicht mit Hitze oder Kälte, und dementsprechend sollte sich die Speisenauswahl nach der Temperatur richten.

Bei heißem Schleim sind kühlende, bittere und/oder scharfe Nahrungsmittel wie Rettich, Brunnenkresse und Seetang empfehlenswert. Im Kältefall kommen wärmende Nahrungsmittel wie Knoblauch, Zwiebeln, Meerrettich, Senfblätter oder Kohlrabi infrage. Und eine

Portion geriebene weiße Rübe hilft sowohl bei heißem wie bei kaltem Schleim.

Schleim lösende Kräuter wie Königskerze, Huflattich, Eukalyptus und Holunderblüten sind eine Wohltat bei Erkrankungen mit heißem Schleim. Ein heilsamer, angenehmer Tee kann aus Huflattich, Königskerze und Süßholz zu gleichen Teilen bereitet werden. Thymian, Ysop, Basilikum und Bergminze finden Verwendung, um kalten Schleim zu lösen, und Mandarinenschale ergibt einen wunderbaren Tee. Ein gutes Lungentonikum, das allen Verschleimungen entgegenwirkt, sind Nesseln.

Ausgleich bei Nässe bildenden Speisen

Um die natürliche Feuchtigkeit von Weizen zu vermindern, kann Weizenbrot getoastet werden, oder es werden Getreidesorten mit weniger Nässe verwendet, wie zum Beispiel Roggen. Wer selber Brot backt, kann Kümmel, Dillsamen und andere stauungslösende Kräuter und Gewürze beimischen. Zu Nudelgerichten sollte eine stauungslösende Sauce aus Pesto, Knoblauch, Paprika, Zwiebeln und Walnüssen gereicht werden. Pizza kann mit Anchovis, Knoblauch, Zwiebeln, Thunfisch, Zuckermaiskörnern und Oliven belegt und mit ableitenden Kräutern wie Basilikum und Thymian gewürzt werden; als Begleitung empfiehlt sich eine kleine Menge Bittersalat.

Gehören Milchprodukte zur gewohnten Kost, sollte man zu Schafs- und Ziegenkäse, gesäuerten Milchprodukten und Rohmilch überwechseln oder Sojamilch verwenden und sie mit Nässe ableitenden Kräutern kombinieren. Zu Hartkäse kann Apfel oder Zwiebel gegessen werden; Hüttenkäse, der bei Nässesymptomen eine bessere Wahl ist als Hartkäse, kann mit Schnittlauch, Knoblauch oder Ananas angemacht werden. Und Roggenknäcke bildet eine gewissermaßen trockene Grundlage.

Rindfleisch und andere schwere Fleischspeisen werden durch Meerrettich oder Senf und eine Beilage aus grünem Blattgemüse oder Bittersalat leichter verdaulich. Biertrinker sollten die eher bitteren Sorten bevorzugen, möglichst aus Bioproduktion und zimmerwarm. Nüsse können sanft geröstet werden, damit sie nicht ranzig werden. Zuckermäuler sollten auf Süßmittel übergehen, die nicht so stark raffiniert sind, zum Beispiel Melasse, Malzextrakt, Dattelsirup, Amasake (ein dicklicher, weißer süßer Reiswein) oder Honig.

Nässe bildende Nahrungsmittel oder Speisen gänzlich zu meiden ist kein Vergnügen. Versuchen Sie lieber, die Menge einzuschränken, stopfen Sie sich nicht voll, und sorgen Sie für Ausgleich durch Nahrung, die Nässe entgegenwirkt.

Wind

WIND hat, was leicht einzusehen ist, eine ungesunde Wirkung. Wie in der Natur auch, ist sein Verhalten unberechenbar; meist befällt er den Oberkörper mit wandernden Symptomen, die den glatten Funktionsablauf im Körper-Geist stören. Es werden zwei Arten von Wind unterschieden: der innere und der äußere Wind.

Das Auftreten von innerem Wind ist normalerweise eine Begleiterscheinung anderer Störungen wie Blutarmut oder überschüssiger Leberhitze. Innerer Wind beeinträchtigt oft die Gehirnfunktion und führt dann zu Kopfschmerzen, Schwindelgefühlen, Verwirrung und allen möglichen Verkrampfungen bis hin zu neuromuskulären Behinderungen. Er liegt auch solchen Erkrankungen zugrunde wie Parkinsonscher Krankheit und Epilepsie.

Als Ernährungsrichtlinie gilt, eine möglichst reizarme Kost zu essen, das Blut zu nähren und die Leber rein zu erhalten. Manche Nahrungsmittel stehen in dem Ruf, den Leberwind besonders gut zu lindern. Dazu gehören Kokosnuss, schwarze Sojabohnen, Salbei, Kamille, Hopfen, Passionsblume und Helmkraut. Andere sollen den Wind in heftige Bewegung versetzen, beispielsweise Eier, Krebse und Buchweizen.

Wind wird die »Speerspitze von hundert Krankheiten«[25] genannt, und das ist er vor allem als Eindringling von außen, wie er meistens erfahren wird. Vor äußerem Wind, der die verschiedensten ernsten Probleme auslösen kann, sollte man den Körper generell schützen. Wenn man ihm keine Ruhe gönnt und das Eindringen des Windes nicht ver-

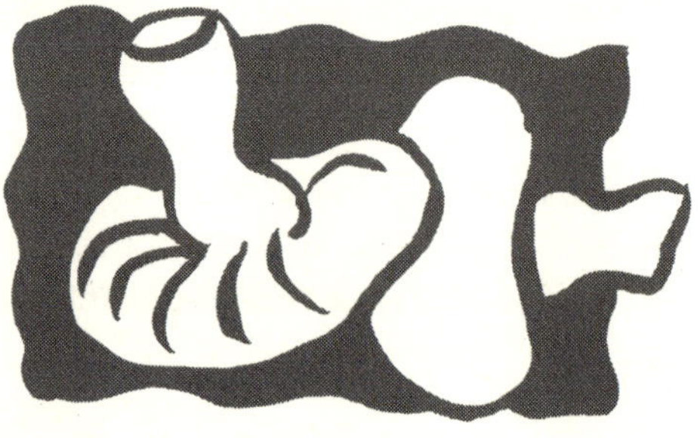

hindert, können sich relativ geringfügige Störungen ins Körperinnere ausbreiten, wo sie am Ende immer größeren Schaden anrichten. Wie sich der äußere Wind im Einzelnen auswirkt, wird im nächsten Kapitel besprochen.

7 Krankheitserreger und ihre Abwehr

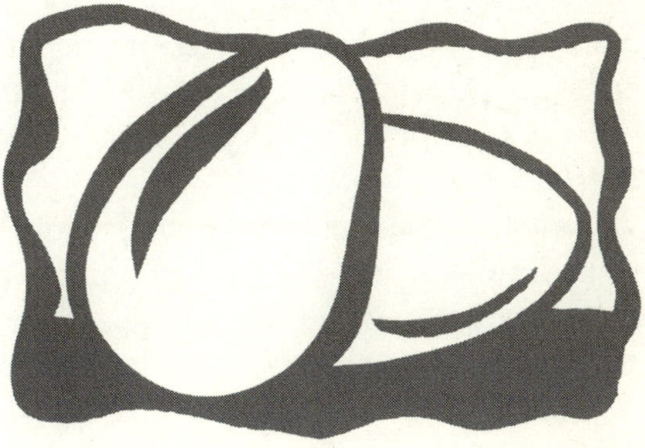

Wir sind ständig Viren und Bakterien ausgesetzt. Einem gesunden Menschen können diese Erreger normalerweise nichts anhaben; er wird nicht krank. Wenn aber jemand durch äußere Umstände anfälliger ist oder es sich um einen besonders starken Erreger handelt, beginnt ein Kampf zwischen dem Abwehrsystem der betroffenen Person und dem Krankheitserreger.

Es wird eine deutliche Unterscheidung getroffen zwischen einem ungünstigen Klima, das im Körperinneren entsteht, und einem, das durch äußere Einwirkungen begründet ist, sei es durch ein Virus, das in den Körper eindringt, oder weil man sich extrem ungünstigen Umweltbedingungen unmittelbar ausgesetzt hat. Am Ende des letzten Kapitels wurde erklärt, inwiefern schädliche Klimafaktoren, die im Innern entstehen, als innere Erkrankungen zu verstehen sind. Ungünstige Klimaverhältnisse, die durch eine Invasion des Körpers mit Krankheitserregern begründet sind, werden äußere Störungen genannt. Als Faustregel gilt, dass äußere

Wenn schädliche Einflüsse in den Körper eines Menschen gelangen, muss es dort einen Ort geben, der ihnen Einlass gewährt. Die schädlichen Kräfte sind nur einer Aufforderung dorthin gefolgt. Wenn Essenz und Geist eines Menschen heil und stark sind, wird kein äußeres Übel es wagen, ihn anzugreifen.

KLASSIKER DES GELBEN KAISERS

klimatische Störungen fast immer an ihrem plötzlichen Auftreten zu erkennen sind.

Eine äußere Störung ist dann gegeben, wenn sich eine Krankheit noch nicht über die äußeren Grenzen des Systems hinweg ausgebreitet hat. Dann sind die Angreifer in einen Kampf mit den Widerstandskräften verwickelt und die inneren Organe noch nicht betroffen. Nur das anfälligste Organ, die Lunge, wird in Mitleidenschaft gezogen und sorgt für die typischen Anzeichen einer Ansteckung wie Schnupfen und Niesen.

Diese Unterscheidung ist wichtig für die Behandlung. Schädliche klimatische Bedingungen im Innern werden einfach durch Nahrung und Kräuter entgegengesetzter Art behandelt, das heißt, zur Behandlung von Hitze-Störungen wird Kälte angewendet. Bei einer äußeren Störung wird das gleiche Prinzip berherzigt, nur dass zusätzlich die jeweiligen Erreger aus dem Körper vertrieben werden müssen. Das geschieht vor allem durch Schärfe. Einer Hitze-Einwirkung wird daher mit einer kühlen, prickelnden Substanz wie Holunderblüten begegnet und einer Kälte-Einwirkung mit einer heißen, beißenden Substanz wie Ingwer.

Die Einwirkung von Wind

Die Einwirkung von WIND würde in der westlichen Medizin als das erste Stadium einer bakteriellen oder viralen Infektion bezeichnet werden wie im Fall einer normalen Erkältung, Grippe, Halsentzündung oder Infektion der oberen Atemwege. Die Symptome sind ihrem Wesen nach mit dem Wind zu vergleichen: Sie treten urplötzlich auf und sind von wandernden Schmerzen und Irritationen begleitet, die überwiegend den oberen Bereich des Körpers heimsuchen. Zudem ist Wind für gewöhnlich von einer Aversion gegen Kälte, von Unlust, ins Freie zu gehen, von Fröstelgefühlen, Hinterhauptschmerzen und Naselaufen oder Niesen gekennzeichnet.

Eine Wind-Einwirkung hat also stets unmittelbare Folgen. Sie tritt selten allein auf, sondern meist im Verein mit Hitze, Kälte oder Nässe.

Die akuten Stadien der Infektion mit Krankheitserregern (Bakterien und Viren) werden als Wind-Hitze, Wind-Kälte und Wind-Nässe beschrieben. Ihre charakteristischen Symptome Frösteln, Gliederschmerzen und -steifheit sowie Fieber können als Kampf zwischen dem Abwehr-Qi des Körpers und den eingedrungenen Kräften betrachtet werden.

Die Stärke der Krankheitsanzeichen spiegelt sowohl die individuelle Widerstandskraft als auch die Kraft des Erregers wider. Wenn das Abwehr-Qi schwach ist, lösen Erreger in der Regel weniger auffällige Symptome aus, dringen jedoch unter Umständen erheblich tiefer in den Körper ein. Bei einem starken Abwehr-Qi kommt es im Allgemeinen zu einer dramatischen Schlacht. Wenn die Widerstandskraft die Angreifer nicht zu besiegen vermag, geht die Krankheit von einem akuten in den chronischen Zustand über und nistet sich langsam, aber sicher im tiefen Körperinnern ein.

Im Anfangsstadium einer Wind-Einwirkung kann die Immunreaktion durch die Ernährung entweder gedämpft oder nach Kräften unterstützt werden. Am besten ist es in jedem Fall, die Kost zu vereinfachen, weniger zu essen und alle Arten von Schleim bildender oder sonstwie stopfender Nahrung wie Fleisch, Milchprodukte, fette Speisen und Brot wegzulassen. Kurzes Fasten, wobei etwa einen Tag lang nur Flüssigkeit zugeführt wird, beschleunigt die Genesung häufig. Geeignete Nahrung sind Gemüse und kurz gegartes Obst sowie Eiweißlieferanten und Getreide in kleinen Mengen und ohne irgendwelche Zusätze. Als nützlich erweisen sich ferner Kräuterheilmittel, die das Abwehr-Qi stärken, sie haben im Allgemeinen einen scharfen Geschmack.

Wind-Einwirkungen gehen nicht ausschließlich von Krankheitserregern aus. Vielmehr kann es sich dabei auch um unmittelbare Reaktionen auf extreme klimatische Bedingungen wie Wind, Hitze und Kälte handeln. Doch werden solche Störungen unabhängig von ihren Ursachen gleich behandelt, und der Körper braucht Unterstützung, um ihren Einfluss abwehren zu können.

Die Einwirkung von Wind-Hitze

Wenn die Infektion so weit fortgeschritten ist, dass leichtes Fieber, Entzündungen und Schmerzen in Begleitung von Hitzewallungen die Kältegefühle überwiegen, lautet die Diagnose »Wind-Hitze«. Dann muss die Ernährung darauf abzielen, den Körper abzukühlen, die Zirkulation des Abwehr-Qis in Schwung zu bringen und die Eindringlinge wieder zu vertreiben. Dies wird durch den Verzehr kühler, einfacher Speisen, meist Suppen mit beißenden, kühlenden Gewürzen, erreicht. Geeignet wäre eine Gemüsesuppe mit Minze, Majoran oder Zitrone und dazu ein Kräutertee, zum Beispiel aus Holunderblüten (»Fliederblüten«), die Schweiß treibend wirken. Kühle, Feuchtigkeit spendende Früchte kommen ebenfalls in Betracht.

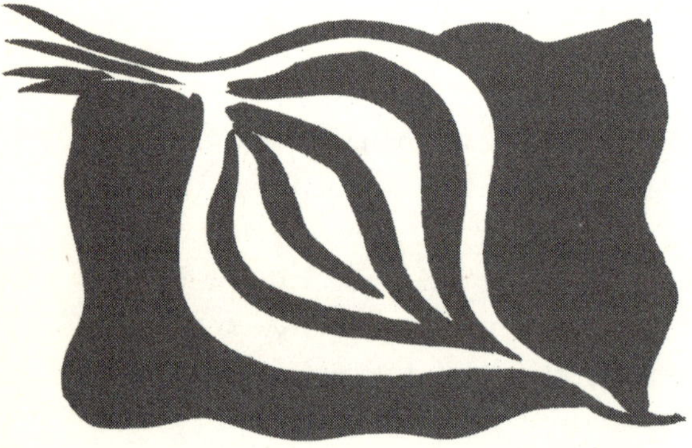

Aufgrund ihrer leichten Schärfe sind weiße Rüben, Chinakohl und Brunnenkresse gut als Suppengemüse zu verwenden. Äpfel und Birnen befeuchten, besänftigen und kühlen die Lunge, und Trauben unterstützen tatkräftig das Qi. Aus Chrysanthemen- und Maulbeerblättern, Pfefferminze, Holunder, Lindenblüten, Echter Katzenminze, Grüner Minze, Zitronenmelisse, Wasserdost und Eisenkraut lassen sich heilsame Tees zubereiten. Ein klassischer Tee bei Wind-Hitze ist die Kombination aus Pfefferminze, Holunderblüten und Schafgarbe zu gleichen Teilen. Minze und Chrysantheme ergänzen sich gut und bringen Linderung. Dünner Gerstenschleim mit Pfefferminze ergibt ebenfalls einen wirksamen Trunk

Obwohl es widersprüchlich erscheint, können auch manche wärmende scharfe Gewürze von Nutzen sein, darunter vor allem der Ingwer. Gegen ein wenig frischen Ingwer oder Knoblauch im Essen ist also nichts einzuwenden. Wenn der Hals entzündet ist, lindert Gurgeln mit

Salzwasser oder Salbeitee mit Honig die Beschwerden. Auch ein Bad mit Lavendelessenz verspricht Besserung.

Wind-Hitze kann auch auf eine allergische Reaktion hindeuten wie Stock- und Heuschnupfen oder Nesselausschlag. In diesem Fall müssen bei der Behandlung sowohl die inneren als auch die äußeren Aspekte der Erkrankung berücksichtigt werden. Oft sind innere Störungen wie Leberstauungen, Nässe und Nieren-, Lungen- oder Milz-Schwäche der Nährboden für Allergien. Äußerlich müssen die verschiedenen Auslöser identifiziert und nach Möglichkeit ausgeschaltet werden. Eine zuckerfreie, fett- und reizstoffarme Ernährung ist anzuraten.

Die Einwirkung von Wind-Kälte

Wenn sich die Infektion mit Fröstelschauern, Gliedersteife und -schmerzen sowie leicht erhöhter Temperatur (manchmal auch ohne) ankündigt, lautet die Diagnose »Wind-Kälte«. In diesem Fall soll die Nahrung den Körper wärmen, die Zirkulation des Abwehr-Qi steigern und die Erreger wieder vertreiben. Zu diesem Zweck werden warme Speisen gegessen, meist als Suppe, vornehmlich mit scharfen, wärmenden Kräutern und Gewürzen, und zudem wird nach Möglichkeit ein Schweiß treibender Kräutertee getrunken. Vertreter der Zwiebelfamilie, die Wärme und Schärfe in sich vereinen, sind ideal; besonders wirksam sind Knoblauch und Schalotten. Ausgezeichnet ist ferner schwarzer Pfeffer, außerdem kann der Wind-Kälte mit einem Tee aus Zimt und Ingwer oder Ingwer und Frühlingszwiebeln entgegengewirkt werden.

Bewährt hat sich auch ein Fußbad mit Senfwasser und die Anwendung von Eukalyptus-, Kiefern- und Ingweröl oder »Olbas«-Tropfen als Inhalation oder in einem heißen Bad. Wind-Kälte kann die Poren verstopfen, deshalb braucht der Körper eine Schwitzhilfe. Die Anwendung von Schweiß treibenden Kräutern kann durch andere Therapien, die die Schweißproduktion anregen, unterstützt werden, zum Beispiel durch einen Saunabesuch oder ein heißes Bad, nach dem man sich warm eingewickelt ins Bett legt. Ein Glas heißer Rum oder Weinbrand vor dem Schlafengehen ist ebenfalls eine altbewährte Gegenmaßnahme.

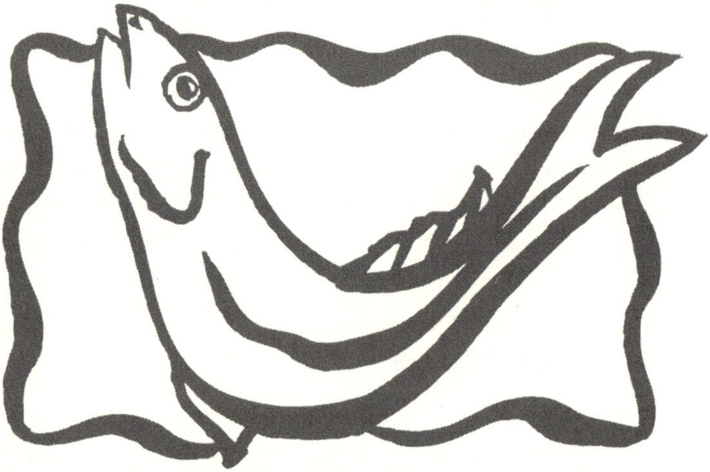

Wind-Kälte geht oft mit Nässe einher und verursacht in dieser Kombination häufig eine akute Störung im harmonischen Fluss von Blut und Qi in den Meridianen. Sie äußert sich in Form von Schmerzen, die diese Stockung bewusst machen. Das Leitprinzip für die Behandlung ist im Wesentlichen das gleiche wie bei Wind-Kälte, nur dass zusätzlich noch Nässe ableitende Kräuter und Nahrungsmittel genossen werden sollten. Zum Einreiben kann Massageöl aus 2 Teilen Wacholder-, 1 Teil Zypressen- und 1 Teil Zimtöl oder eine der Essenzen wie für ein Bad verwendet werden. Auch Thymianöl hat sich als günstig erwiesen.

Die Einwirkung von Wind-Nässe

Wenn sich Wind mit Nässe verbindet, treten neben den klassischen Wind-Symptomen die Symptome der Nässe auf. Wind-Nässe befällt meist Meridiane, Gelenke und Haut, sie verursacht Hautjucken und -ausschläge an wechselnden Körperstellen, schmerzhaftes Anschwellen der Gelenke und Schmerzen in den Muskeln. Durch die Feuchtigkeit verschlimmern sich die Symptome, und mitunter stellt sich ein allgemeines Schweregefühl ein. Speisen und Kräuter, die sowohl Schärfe als auch diuretische Eigenschaften in sich vereinen, sind jetzt gefragt.

Besonders heilsam wirkt in diesem Fall Wacholder als Tee zur inneren oder als Massageöl zur äußeren Anwendung. Nicht verwendet werden sollte er bei Hitze oder während der Schwangerschaft. Auch ein Tee aus Pfefferminze, Basilikum, Grüner Minze oder Mandarinenschale eignet sich gut. Leicht beißende, entwässernde Nahrungsmittel wie Vertreter der Zwiebelfamilie, Kohlrabi, Senfblätter, Rüben und Rettich kommen ebenfalls für eine Heildiät infrage.

Die Einwirkung von Kälte

Kälte kommt gern auf dem Rücken des Windes angeflogen, aber sie kann auch für sich allein Schaden anrichten. Dies tut sie meist bei Aufenthalten in einer kalten Umgebung. Der äußere Kälteeinfluss ist gekennzeichnet von Frieren, Zusammenziehen, stechenden Schmerzen und Gliedersteife. Äußere Kälte setzt schneller ein als innere und macht sich im Allgemeinen in den Muskeln, in Meridianen und Gelenken unangenehm bemerkbar. Kälte kann jedoch auch direkt »unter die Haut« gehen und sich in Gebärmutter, Blase, Magen und Darm ansammeln.

Behandelt wird mit unmittelbarer Hitzeanwendung wie beispielsweise Moxibustion sowie mit Wärme erzeugenden Anregungsmitteln wie Cayennepfeffer, Zimt, Ingwer, Wacholder und Rosmarin. Die genannten Gewürze können alle entweder als Tee getrunken oder in Form von essenziellen Ölen in die Haut einmassiert werden. Bei der Ernährung können unter anderem die Richtlinien zur Stärkung des Yang eingehalten werden; wichtig ist, die Erkrankung nicht durch den Verzehr von energetisch kalter Nahrung noch zu verschlimmern.

Die Einwirkung von Nässe

Äußere Nässe ist durch das plötzliche Auftreten von allgemeinen Symptomen wie Gliederschwere und -schmerzen charakterisiert. Sie verhält sich je nach Bereich, in dem sie auftritt, verschieden, neigt aber dazu, die unteren Körperpartien zuerst zu befallen und dann ins Becken und in die Därme aufzusteigen. Hier kann sie Scheidenausfluss, Blasenbeschwerden mit trübem Harn und Durchfall verursachen. Wenn sie sich in den Gelenken einnistet, kommt es zu Schwellungen und Schmerzen.

Äußere Nässe schlägt schnell in innere Nässe um. Speisen und Kräuter, die Feuchtigkeit ableiten, die Qi-Zirkulation anregen und die Körperoberfläche öffnen, damit die Nässe entweichen kann, sind in diesem Fall das richtige Mittel. Vertreter der Zwiebelfamilie und scharfe Gewürze wie Ingwer oder Pfefferminze sind eine gute Wahl.

TEIL III
Rezepte zur Unterstützung der Selbstheilung

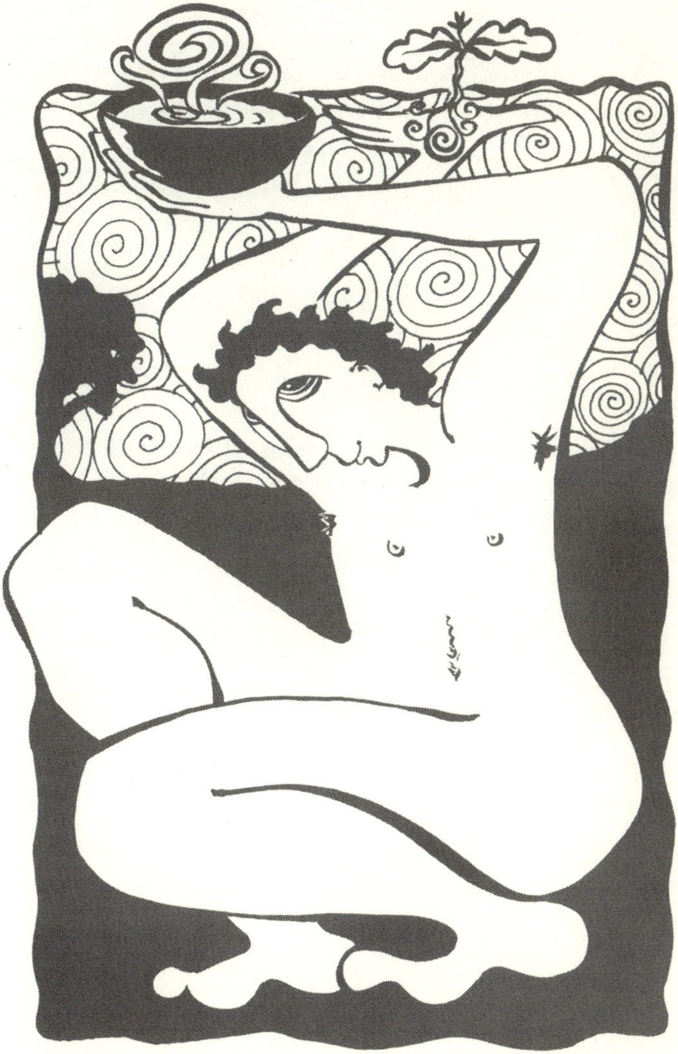

Kocht vor allen Dingen
mit Lust und esst mit
Genuss! Wenn das Kochen
nichts weiter ist als eine
zeitraubende Plackerei
und wir nur mit Gefühlen
der Angst und Entsagung
essen oder weil wir
bestimmte Ernährungs-
richtlinien befolgen, dann
untergraben und verleug-
nen wir eine der größten
Freuden des Menschseins.
Genießt das Essen!

ELISABETH ROSIN:
The Universal Kitchen

8 Kleine Küchenlehre

Die Nährstoffe aus östlicher und westlicher Sicht

Nährstoffangaben werden im Westen normalerweise quantitativ gemacht. Jedes Nahrungsmittel enthält eine bestimmte Menge von Nährstoffen bestimmter Art. Auf jeder Packung Cornflakes zum Beispiel steht, dass 100 g Flocken soundsoviel Niacin, Vitamin C, Eisen, Kohlenhydrate, Fett usw. enthalten. Oft sind auch noch die Kalorien aufgelistet, um uns darüber zu informieren, wie dick uns das Nahrungsmittel macht. In der chinesischen Medizin geht es nicht um die Nährstoffmengen, sondern um die Qualität. Jedes Nahrungsmittel besitzt gewisse Eigenschaften, aus denen hervorgeht, wie es auf den menschlichen Körper wirkt. Im Westen wird der Nährwert von Nahrungsmitteln anhand von Messungen ermittelt, die im Labor durchgeführt werden. Die Chinesen ermitteln ihn, indem sie die Wirkung des betreffenden Nahrungsmittels auf den Menschen beobachten. Die Angaben in diesem Buch machen nur dann Sinn, wenn man diesen Unterschied verstanden hat und berücksichtigt.

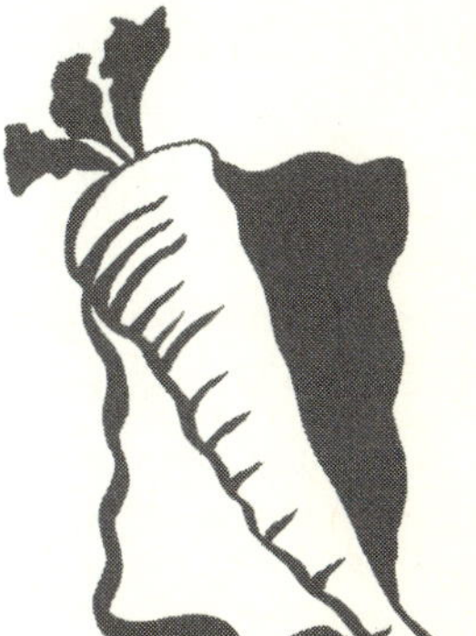

Beispiel »Möhre«

Westliche Analyse: ein Säure bildendes Gemüse, das Eiweiß, Kalzium, Phosphor, Silizium, Beta-Carotin, Vitamin B_1 und B_2, Anthocyanidin, Fett, Öl und ätherisches Öl enthält. Daraus wird unter Umständen geschlossen, dass Möhren einer Übersäuerung des Blutes entgegenwirken, dass sie gute antioxidative Eigenschaften haben (eine Funktion des Anthocyanidins und

Beta-Carotins), das Bindegewebe stärken, den Kalziumkreislauf unterstützen (eine Funktion des Siliziums) und gegen Springwürmer wirken (eine Funktion des ätherischen Öls).

Energetische Analyse: ein Gemüse mit neutraler Temperatur und süßem Geschmack, das seinem Wesen nach Milz, Lunge und Leber wohltut, Qi und Blut leicht stärkt und die Qi-Zirkulation anregt. Daraus lässt sich ableiten, dass Möhren den Körper weder aufheizen noch abkühlen und folglich bei allen Beschwerden verwendet werden können; dass sie kräftigen (eine Funktion des süßen Geschmacks) und dass dies in erster Linie Milz, Lunge und Leber zugute kommt, wodurch die Verdauung angeregt, die Atmung vertieft, die Haut genährt, die Ausscheidungsfunktion unterstützt, die Blutqualität verbessert, die Qi-Zirkulation in Gang gehalten und Stockungen vorgebeugt wird.

Die chinesische Ernährungswissenschaft ist ein Studium der Schwingungen und Resonanzen. Damit ist sie Teil einer Energie-Medizin, die der westlichen Homöopathie näher steht als der konventionellen Allopathie. Jedes Nahrungsmittel besitzt eine eigene Schwingungsresonanz, die auf vielerlei Art auf den Körper-Geist einwirkt: Sie heizt ihn auf oder kühlt ihn ab, erzeugt Feuchtigkeit oder Trockenheit, regt an oder beruhigt, nährt bestimmte Organe und Funktionen und wirkt nach oben und unten, innen und außen. Diese Eigenschaften sind Temperatur, Geschmack, Wirkung und Weg.

Die Temperatur der Nahrung beschreibt ihre Wirkung nach der Aufnahme in den Körper. Einige Nahrungsmittel sind eher wärmend, andere eher kühlend. Ein kalter Mensch wird natürlich davon profitieren, etwas Wärmendes zu essen, und ein hitziger davon, etwas Kühlendes zu verzehren. Oft werden diese Prinzipien innerhalb einer Mahlzeit ganz von selbst ausgeglichen: Wärmendes Lammfleisch wird durch Mint-Sauce abgekühlt, ein scharfes Curry durch Joghurt ergänzt, und Wassermelone wird durch die Beigabe von Ingwer erwärmt. Die Temperatur ist einer der wichtigsten Faktoren bei der individuellen Nahrungswahl.

Der GESCHMACK eines Nahrungsmittels gibt Auskunft über andere Aspekte seiner Wirkungsweise. Es werden fünf Grundgeschmäcker unterschieden: süß, scharf, salzig, sauer und bitter. Der Geschmack einer Speise sagt uns etwas über das, was sie im Körper bewirkt: Der süße Geschmack nährt[26] und befeuchtet, der scharfe löst auf und regt an, der salzige erweicht und vertieft, und der saure wirkt adstringierend und reinigend.[27]

Wenn die Menschen auf die fünf Geschmäcker achten und sie gut mischen, werden ihre Knochen gerade bleiben, ihre Muskeln jung und frisch, werden Atem und Blut frei zirkulieren und die Poren der Haut dicht und fein sein, und dann werden sich Atem und Knochen mit der Essenz des Lebens füllen.

KLASSIKER DES GELBEN KAISERS

Darüber hinaus hat jeder Geschmack eine Affinität zu einem bestimmten Organ, es schwingt mit ihm mit und überträgt so die Wirkung der Speise auf den Bereich des Organs. Der süße Geschmack wirkt auf die Milz, der scharfe Geschmack auf die Lunge, der salzige Geschmack auf die Nieren, der saure Geschmack auf die Leber und der bittere Geschmack auf das Herz. Ein chronisches Verlangen nach einem bestimmten Geschmack ist ein Hinweis auf eine Störung in der entsprechenden Organfunktion.[28]

Der jeweilige Geschmackstyp wird überwiegend durch Schmecken mit dem Gaumen bestimmt, aber auch anhand der energetischen Wirkung des betreffenden Nahrungsmittels. Was Kräuter und Gewürze betrifft, so besteht eine generelle Entsprechung zwischen ihrem Geschmack und ihren chemischen Bestandteilen: scharfe Kräuter und Gewürze haben in der Regel einen hohen Anteil an ätherischen Ölen, bittere enthalten meist Alkaloide und Glykoside, süße haben einen hohen Gehalt an Aminosäuren und Zuckern, saure enthalten häufig eine Menge Gerbsäure (Tannin) und andere organische Säuren, und salzige sind reich an organischen Salzen, Natriumsulfat und Jod.[29]

Die beiden anderen Kategorien WEG und WIRKUNG beschreiben, wo im Körper jedes Nahrungsmittel seinen speziellen Widerhall findet und welche Wirkung es hat. Speisen können einen Grundstoff oder eine Funktion stärken, sie können tonisierend auf Qi und Blut, Yin und Yang wirken oder regulierend eingreifen, wenn die Energie blockiert ist und daran gehindert wird, harmonisch zu fließen, und so die

Kräfte von Hitze, Kälte, Nässe und Stockung wieder ins Gleichgewicht bringen.

Einfluss auf die Feuchtigkeit und das energetische Klima einer Mahlzeit hat auch die Art und Weise, wie sie zubereitet wird. Leichtere, eher wässrige Garmethoden wie Dämpfen oder Kochen wärmen im Allgemeinen weniger als das Backen oder Braten. Durch längeres, langsameres Garen dringt die Hitze in der Regel erheblich tiefer in die Nahrung ein. Kochen bedeutet, die Nahrung durch Feuer umzuwandeln und dadurch den Verdauungsvorgang schon außerhalb des Körpers in Gang zu setzen, sodass dem Magen-Dram-Trakt die Arbeit erleichtert wird und ihm die Nährstoffe leichter zugänglich sind.

Saures macht sich zu den Sehnen auf, Scharfes zum Qi, Bitteres zum Blut, Salziges zu den Knochen und Süßes zum Fleisch.

Lingshu

Einige Ernährungstipps

Die Verdauung wird durch das harmonische Zusammenspiel verschiedener Geschmacksreize und durch eine leichte Verdaulichkeit der Speisen unterstützt. Im Folgenden ein paar einfache Grundregeln, die dem Verdauungssystem die Arbeit, der Nahrung Nährstoffe zu entziehen, erleichtern:

- **Einfache Speisen essen.** Zu viele Zutaten in unpassender Zusammenstellung bedeuten harte Arbeit für die Milz (die nach Auffassung der chinesischen Medizin über den Verdauungsprozess herrscht). Einfache Nahrung unterstützt die Verdauung und sorgt für ein Gefühl innerer Klarheit.
- **Maßvoll essen.** Zu viel zu essen behindert die Milz in ihrer Funktion und ist eine der Hauptursachen für Stockungen und Nässe. Die Kunst besteht darin, kurz vor dem Sattsein mit dem Essen aufzuhören. Wer das schafft, merkt bald, dass er dann viel mehr Energie zur Verfügung hat.
- **Zucker reduzieren.** Zucker und überhaupt alle stark gesüßten Nahrungsmittel überfordern die Milz. Der übermäßige Genuss von Zucker führt im Darm zu Gärung und schafft eine ideale Grundlage für

Darmparasiten. Außerdem schwächt er das Blut und bringt die Energien aus dem Gleichgewicht.

- **Fermentierte Nahrungsmittel in die Kost aufnehmen.** Milchsaure und fermentierte Nahrungsmittel wie Sauerkraut, Gewürzgurken, Naturjoghurt usw. fördern die Verdauung.
- **Süßspeisen und Obst nicht zu den Mahlzeiten servieren.** Süßes und Obst getrennt zu essen beugt Gärungsgasen vor und erleichtert der Milz das Ordnen und Sortieren.
- **Lieber zwischen als zu den Mahlzeiten trinken.** Die Milz ertrinkt leicht in zu viel Flüssigkeit. In der Regel ist es besser, beim Essen höchstens ein Glas Wasser oder Tee zu trinken, um die Verdauungssäfte nicht zu stark zu verdünnen.
- **Nicht zu viel Kaltes essen.** Kalte Speisen dämpfen das Verdauungsfeuer und können den Verdauungsprozess verlangsamen.
- **Gründlich kauen.** Mit dem Zerkauen im Mund beginnt der Verdauungsvorgang. Gut zerkaute Nahrung macht Magen und Darm weniger Arbeit.
- **Beim Essen locker und entspannt sein.** Wenn wir verspannt, verdreht, krumm oder mit übereinander geschlagenen Beinen am Tisch sitzen, quetschen wir die Verdauungsorgane zusammen und erschweren ihnen die Arbeit. Es ist wichtig, für Platz unterhalb der Rippenbögen zu sorgen, besonders im Bereich zwischen Rippen und Bauchnabel, wo die meisten Verdauungsorgane sitzen. Ein paar ruhige Atemzüge kurz vor dem Essen wirken Wunder.
- **Auf den Körper vertrauen.** Unser Körper weiß, was ihm gut tut. Wir müssen uns nur Zeit nehmen, in ihn hineinzuhorchen, und uns dabei geschickt an unseren Neurosen und den gnadenlosen Fehlinformationen und unterschwelligen Aufforderungen der Werbung vorbeilavieren. Sobald wir Zugang zu unserem innersten Wissen gefunden haben, können wir all unsere Gesundheitsratgeber und Diätbücher (bis auf dieses natürlich!) wegwerfen.
- **Das Essen genießen.** Dies ist sicher der beste Rat, den ich geben

Freude am Essen ist sehr wichtig, denn durch die Freude, die wir an etwas haben, nehmen wir Verbindung mit der Welt, miteinander und mit unserem inneren Wesen auf. Wenn wir mit Freude essen, macht uns das, was wir essen, glücklich und satt.

ED BROWN: Inquiring Mind Magazin

kann. Wenn wir tiefe Dankbarkeit empfinden und voller Freude essen, öffnen wir uns mit unserem ganzen Wesen und nehmen die Nährstoffe gut auf. An diese eine Empfehlung sollte sich jeder strikt halten!

Die Wahl der Zutaten

Als Leser dieses Buches sind Sie wahrscheinlich schon sensibilisiert für die Schäden, die die moderne Landwirtschaft im Verein mit der Agrochemie an unserer Erde und ihren Bewohnern anrichtet. Bioprodukte schmecken nicht nur besser, sondern sind auch nährstoffreicher.[30] Durch Unterstützung jeder Art nachhaltigen Wirtschaftens können wir unseren Beitrag zur Eindämmung des Schadens und zum Schutz der Umwelt leisten. Das tun wir unter anderem, indem wir kontrolliert ökologisch angebaute Produkte[31] kaufen, unser eigenes Obst und Gemüse ziehen und/oder uns in einer Umweltorganisation engagieren.

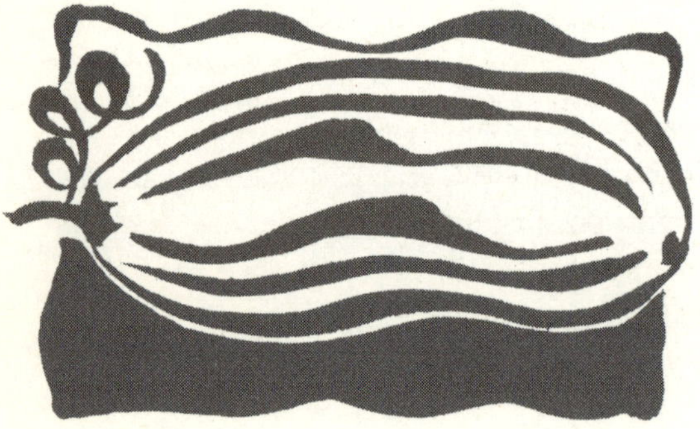

Manch einer mag sich zwar aufrichtig der Umwelt verpflichtet fühlen, kommt aber schlecht an Bioprodukte oder glaubt sie sich nicht leisten zu können. Für den Fall einer solchen Konfliktsituation nachstehend einige Informationen als Entscheidungshilfen.

Eine neuere britische Studie über die Pestizidrückstände in Nahrungsmitteln kam zu dem Ergebnis, dass einige Nahrungsmittel eine höhere Pestizidkonzentration aufweisen als andere. In Möhren, Kartoffeln und Kopfsalat fanden sich die höchsten Pestizidmengen; Erdbeeren, Pampelmusen und Äpfel waren ebenfalls stark belastet (interessanterweise waren in Apfelsaft viel weniger Rückstände als in frischen Äpfeln). Zu den Nahrungsmitteln am anderen Ende des Spektrums, in denen erheblich geringere Schadstoffmengen nachgewiesen wurden, gehörten Spargel, Wirsing, Blumenkohl, Gurken, Knoblauch, Porree, Markerbsen, Tiefkühlerbsen, Herbst- und Sommerkürbisse.[32]

Ähnliche Studien aus den USA haben die zwölf am häufigsten pestizidbelasteten Obst- und Gemüsesorten in nachstehender Reihenfolge aufgelistet: Erdbeeren, Paprikaschoten, Spinat, Kirschen, Pfirsiche, mexikanische Kantalup-Melonen, Sellerie, Äpfel, Aprikosen, grüne Bohnen, chilenische Weintrauben und Gurken. Die zwölf am wenigsten belasteten sind: Avocados, Mais, Zwiebeln, Süßkartoffeln, Blumenkohl, Rosenkohl, Weintrauben, Bananen, Pflaumen, Frühlingszwiebeln, Wassermelonen und Brokkoli.[33]

Heutzutage sind einheimische Nahrungsmittel im Schnitt 2000 bis 3000 Kilometer unterwegs und wechseln bis zu sechs Mal den Besitzer, ehe sie schließlich auf den Tisch kommen. Und das sogar dann, wenn dieser Tisch in der Gemeinde steht, in der sie ursprünglich erzeugt wurden.

National Catholic Reporter, Februar 1999

Vor dem Einkaufen ist deshalb zu erwägen, ob nicht wenigstens die Gemüsesorten aus Bioanbau gekauft werden sollten, die besonders hoch belastet sind, nämlich Möhren, Kartoffeln und Kopfsalat. Als Zweites könnte überlegt werden, ob einige der Schadstoffe zu Hause entfernt werden können. Ein Teil der schädlichen Rückstände kann durch gründliche Reinigung von Obst und Gemüse in reichlich Wasser mit einem guten Schuss Obstessig ausgeleitet werden, aber nicht alle. Zu diesem Zweck lässt man Früchte oder Gemüse eine Viertelstunde im Wasser liegen, ehe man sie bürstet oder abschabt, falls nötig.

Während ich dieses Buch schrieb, gab es Entwicklungen auf dem Lebensmittelweltmarkt, die noch lebensbedrohlicher sind als sogar die radioaktive Verseuchung. Ich meine die gentechnischen Veränderungen von Pflanzen. Trotz gegenteiliger Behauptungen der Genforscher sind ihre Methoden alles andere als wissenschaftlich exakt, und die Folgen sind unumkehrbar. Auf die möglichen Gefahren gehe ich am Ende von Teil IV in einem speziellen Abschnitt genauer ein. Zu empfehlen ist auf jeden Fall, genetisch veränderte Nahrungsmittel grundsätzlich zu meiden.

Eine weitere Möglichkeit besteht darin, selbst etwas anzubauen. Wer kein Stück Land besitzt, kann einfach Sprossen in einem Keimgerät oder -glas selber ziehen und auf diese Weise frische Bioware in den

Speiseplan aufnehmen. Kräuter lassen sich gut in Töpfen im Haus oder in Blumenkästen draußen auf der Fensterbank ziehen. Und ein noch so kleines Gärtchen ist bei fantasievoller Nutzung eine erstaunliche Quelle frischer Gemüse, wobei die Bearbeitung obendrein großen Spaß machen kann.

Zum Schluss sollten die wild wachsenden Genüsse nicht vergessen werden, mit denen sich die Ernährung bereichern lässt. Am besten sind sicher die bitteren und scharfen wie Löwenzahn, Gänsekresse, Vogelmiere und Sauerampfer. Je nach Jahreszeit sind auch Beeren und Nüsse leicht zu finden. Wildpflanzen haben eine Vitalität, die den kommerziell angebauten Produkten meistens längst fehlt.

Der Energiegehalt der Nahrung

Es folgt ein kurzer Überblick über die Energie der einzelnen Nahrungsmittelgruppen, der im letzten Teil des Buches noch vertieft wird. Außerdem sind dort genaue Tabellen der energetischen Eigenschaften fast aller Nahrungsmittel zu finden.

Getreide

Getreide ist in fast allen Kulturen ein Grundnahrungsmittel und die Grundlage von Blut und Qi. Seine natürliche Süße nährt den Körper, und seine ballaststoffreiche Kleie entschlackt den Darm; durch den regelmäßigen Verzehr von Getreide bleiben wir gelassen und ruhen in unserer Mitte. Vollkorngetreide liefert uns die komplexen Kohlenhydrate, die den heutigen stark weiterverarbeiteten Nahrungsmitteln oft fehlen, und versorgt das System mit einem steten Energiestrom. Es ist die Hauptnahrung des Elements Erde[34] und der wichtigste Nährstofflieferant der Milz.

Das Angebot an Getreidesorten ist heutzutage riesig und wächst noch. In energetischer Hinsicht bestehen kleine energetische Unterschiede, sodass sich jeder aus dieser Vielfalt die Sorten zusammenstellen kann, die bei seiner Konstitution infrage kommen. Den größten

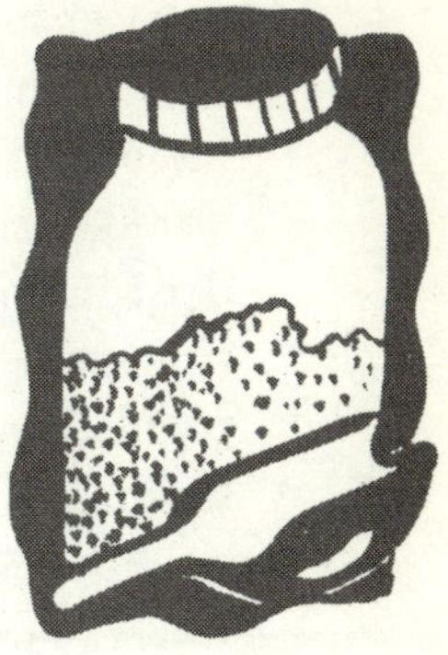

Nährwert hat das volle Korn, entweder gekocht oder gekeimt. Ungewürzt hilft uns Getreide, den Geschmack der Beilagen zu unterscheiden und zu genießen. Zu Mehl vermahlenes Getreide neigt zur Oxidation und wird nach einiger Zeit ranzig.

Reis

Sein süßer Geschmack und seine neutrale Temperatur machen Reis zu einem ausgewogenen Nahrungsmittel, und das heißt, dass man kaum zu viel davon essen kann. Bei regelmäßigem Verzehr beruhigt und stärkt Reis das Verdauungssystem und dämpft die spürbaren Wirkungen extremerer Nahrung. Reis kräftigt die Milz, sorgt im Magen für Harmonie und bringt das Qi in Schwung.

Reisbrei (in Indien »Congee« genannt) wird in China traditionsgemäß bei fast allen Leiden verwendet; er ist sehr gut verdaulich und wirkt leicht stärkend. Zur Herstellung von Reisbrei lässt man 1 Teil Reis mit 7 oder 8 Teilen Wasser auf minimaler Hitze so lange quellen, bis der Reis durch und durch weich und süß ist. Hilfreich ist in diesem Fall ein langsamer elektrischer Reiskocher, da dieser Vorgang sechs Stunden und länger dauert. Je nach gewünschter Wirkung können auch kleine Mengen Fleisch oder Gemüse von Anfang an beigegeben oder Kräuter zugesetzt werden. In Asialäden gibt es bisweilen ein Ferment (Amasake-Ansatz) zu kaufen, mit dessen Hilfe sich ein milder, sämiger süßer Reisbrei bereiten lässt (ähnlich der Kultur von Joghurt).

Drei Körnchen Reis mit vollem Bewusstsein zu essen und sorgfältig zu zerkauen, sodass ihnen auch der kleinste Nährstoffanteil entzogen wird, ist unter Umständen genauso nahrhaft wie ein Sandwich, das man hastig zwischen zwei Terminen hinunterschlingt.

Sandra Hill

Hafer

Hafer ist süß und wärmend. Er ist ein wunderbares Qi-Tonikum und wird von der Milz heiß geliebt; darüber hinaus tut er dem Herzen und dem Nervensystem gut. Mit der Zeit steigert der regelmäßige Verzehr von Hafer die Widerstandsfähigkeit der Gelenke gegen Nässe und Kälte. Hafer ist das ideale Getreide bei allen Mangelerscheinungen, denn er nährt das Qi, das Blut und die Essenz. Manche Menschen mit einer Gluten-Unverträglichkeit oder starken Nässe-Störungen vertragen Hafer nicht gut; das ändert sich mitunter durch trockenes Rösten der Körner. Da beim Hafer eine leichte Tendenz zur Schleimbildung in der Lunge besteht, ist es nicht ratsam, ihn mit Schleim bildenden Nahrungsmitteln wie Milch und Süßmitteln zusammen zu genießen.

Haferbrei (Porridge) oder ein Hafermüsli ist für viele Menschen das traditionelle Frühstück. Seine wärmende, kräftigende Wirkung hält mehrere Stunden an. Haferbrei ist im Allgemeinen besser, wenn die Körner oder Flocken über Nacht eingeweicht wurden. Etwas Salz oder Miso lenkt seine Wirkungskräfte in Richtung Nieren und Unterbauch, Melasse steigert seine Blut bildenden Eigenschaften, und durch Zugabe von Tahin (Sesammus) vermag er das Yin besser zu nähren. Hafer und Datteln passen gut zusammen und ergeben ein ausgezeichnetes Energietonikum.

Gerste

Gerste nährt, wie alle Getreide, Blut und Qi und besitzt außerdem noch die Eigenschaft, Nässe entgegenzuwirken bzw. abzuleiten. Sie ist ein gutes Tonikum bei allen Mangelerkrankungen und das Mittel der Wahl, wenn Nässe und Hitze aus dem Körper ausgetrieben werden müssen.

Viele schwören auf die heilende Wirkung von Gerstenschleim und sehen darin das Geheimnis ihrer guten Gesundheit. Gerstenschleim kann man bereiten, indem man 30 g trocken geröstete Gerste in einem halben Liter Wasser köcheln lässt, bis die Flüssigkeit dicklich geworden ist (ausführliche Beschreibung im nachfolgenden Rezeptteil). Gerste eignet sich besonders gut für Suppen und Eintöpfe.

Anmerkung: Perlgraupen sind weiterverarbeitete Graupen und haben nicht den gleichen Nährwert wie Vollgerste.

Roggen

Als leicht bitteres Getreide besitzt Roggen Nässe bindende Eigenschaften, sodass bei Nässe-Störungen oft Roggenbrot angesagt ist. Roggenknäcke hat eine besonders gute trocknende Wirkung und ist eine perfekte Unterlage für Käse oder reichhaltige, Nässe bildende Aufstriche. Gegen die Schwerverdaulichkeit von Roggenbrot hilft die Zugabe von Kümmel oder anderen Gewürzen mit starkem Geschmack. Da Roggen sehr hart ist, ist er vorzüglich für Sauerteig geeignet, und ein echtes Sauerteigbrot wirkt Nässe entgegen und löst Leber-Qi-Stockungen auf.

Weizen

Weizen ist feucht und kühl und hat eine spezielle Affinität zu Herz und Nieren. Wahrscheinlich ist seine vielseitige Verwendbarkeit der Grund dafür, warum er im Westen eine so weite Verbreitung als Hauptgetreide, vor allem in gemahlener Form, gefunden hat. Leider ging dies auf Kosten anderer einheimischer Getreidesorten wie Hafer, Gerste und Roggen. Immer mehr Menschen haben inzwischen Probleme mit Weizen, ein Hinweis darauf, dass etwas aus dem Lot geraten ist. Vermutlich sind die Probleme zum einen durch Überkonsum und zum anderen durch die fragwürdigen Selektionserfolge der Züchter bedingt, die einen immensen Verlust der Vielfalt zur Folge hatten und den Genpool stark verarmen ließen. Zudem hat die Anthropologie inzwischen nachgewiesen, dass die ersten historischen Anzeichen von Arthritis im menschlichen Knochengerüst mit der Einführung von Weizen als Grundnahrungsmittel zusammenfallen. Weizenmehl wird auch ziemlich schnell ranzig.

Heutige Weizensorten haben einen deutlich geringeren Nährwert, als Weizen noch vor fünfzig Jahren hatte (in den Dreißigerjahren bestand Weizen im amerikanischen Kansas zu 30 Prozent aus Eiweiß, während sein Proteingehalt heute nur bei etwa 12 Prozent liegt).[35] Hartweizen, der zur Nudelherstellung verwendet wird, hat energetisch offenbar mehr zu bieten, ebenso Dinkel, eine ältere Form des Weizens, die mittlerweile fast überall erhältlich ist. Dinkel wird von der Mystikerin Hildegard von Bingen als Grundbestandteil einer gesunden Kost hoch gepriesen. Die Vorteile des Weizens macht man sich am besten zunutze, indem man das volle Korn isst, entweder ausgequollen oder gekeimt.

Angesichts des derzeitigen Zustands kommerziell angebauten Weizens ist es sicher besser, die Biovarianten zu essen, um in den Genuss der wertvollen Inhaltsstoffe zu gelangen. Eine hervorragende Art, Weizen zu sich zu nehmen, ist Weizenkeimbrot, ein köstlich süßes, Feuchtigkeit spendendes Brot, das leicht verdaulich und ein Labsal für das Yin von Herz und Nieren ist.

Weitere Getreidesorten

Hirse ist ein leicht verdauliches, alkalines, etwas kühles Getreide mit süßem und salzigem Geschmack, das Milz und Nieren stärkt. Es ist besonders wirksam bei schwacher Verdauung und ein gutes Getreide für Kleinkinder. Hirse (oder Sorghum) ist ein Grundnahrungsmittel in vielen Teilen Afrikas.

Amaranth und **Quinoa** haben einen außergewöhnlich hohen Eiweißgehalt und sind daher ungewöhnlich nahrhaft. Amaranth ist von Natur aus leicht kühlend, Quinoa leicht warm; ansonsten besitzen beide Getreide weitgehend die gleichen Eigenschaften. Speziell Quinoa steht in dem Ruf, eine Wohltat für stillende Mütter zu sein und ist eines der wenigen Nahrungsmittel mit unmittelbar stärkender Wirkung auf das Perikardsystem.

Buchweizen nährt den Darm und regt die Blutzirkulation an. Bei Fällen von Wind und Hitze sollte Buchweizen lieber vermieden werden. Auch für Säuglinge und Kleinkinder ist er nicht zu empfehlen.

Mais ist ein relativ einseitiges Getreide und sollte nur im Verbund mit anderen Nahrungsmitteln gegessen werden. Traditionell wird Mais mit Kalk oder Asche in einem speziellen Prozess, den die alten Zivilisationen von Mittel- und Südamerika entwickelt haben, vorbehandelt, um ihn mit Niacin anzureichern, von dem er außergewöhnlich wenig enthält. Mais hat sich zur Austrocknung von Nässe bewährt und stärkt Herz und Niere.

Gemüse

Eine gemüsereiche Kost erhält die meisten Menschen gesund und das Qi stark. Durch Kombination mit Getreide wird ihr Nährstoffpotenzial erweitert. Dunkelgrünes Blattgemüse wirkt besonders Blut bildend und aktiviert die Leber. Wurzelgemüse tun Blut und Qi wohl, außerdem ist ihre Süße ein Labsal für die Milz. Vertreter der Zwiebelfamilie sind scharf und wärmend. Wässrige Gemüsesorten wie Kürbis und Gurke sind allgemein kühlend und feuchtigkeitsspendend. Kürbisse nähren die Milz und sind eine Wohltat für den Darm.

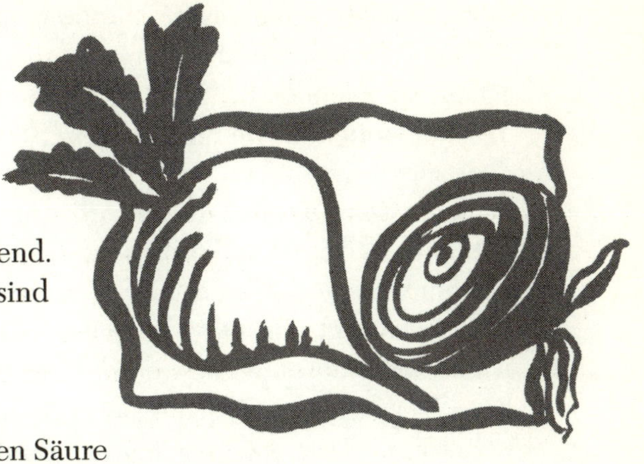

Grüngemüse

Grüngemüse mit seiner leichten Säure und Bitterkeit hat eine milde Reinigungswirkung auf die Leber und enthält lebenswichtige Nährstoffe für das Blut. Ein Vegetarier, der kein grünes Blattgemüse isst, wird auf die Dauer nicht kerngesund bleiben können. Das einfache Prinzip, jeden Tag etwas Grünes zu essen, hat einen ebensolchen Platz in unserer Ernährung verdient wie die alte englische Regel »An apple a day keeps the doctor away« (»ein Apfel pro Tag hält den Doktor fern«). Da Fleisch nichts anderes als umgewandelte Pflanzenmasse ist, kommen Nichtvegetarier durch ihren Fleischverzehr schon in den Genuss einiger Vorteile des Grüngemüses.

Kohl aller Art stärkt das Knochenmark, spendet den Organen Feuchtigkeit, erquickt das Herz und kräftigt Knochen und Sehnen. Kohl wird seit Urzeiten für die Behandlung des Magens und bei Zwölffingerdarmgeschwüren verwendet und wirkt generell beruhigend auf den Verdauungstrakt. Die dunkelgrünen Außenblätter sind reich an Chlorophyll, das die Bildung des roten Blutfarbstoffs (Hämoglobin) fördert. Gesäuerter Kohl unterstützt die Leber. Chinakohl kühlt etwas stärker und hat sich bei Nässe-Hitze-Störungen bewährt. Spinat und Brunnenkresse wirken sowohl Blut bil-

Wenn ihr Speisen zubereitet und kocht, so sollt ihr … eine Gesinnung in euch tragen, welche die Buddhalehre auf die letzten Teilchen des Lebens überträgt und selbst aus Grünzeug Tempel baut … Selbst wenn ihr auch nur ein Gemüseblatt vor euch habt, so müsst ihr es behandeln gleich einem Buddha und trachten, Buddhas Glorie damit zu erhöhen … Dies ist die Wesenheit der Buddhalehre und wirkt sich zum Guten aller lebenden Kreatur aus.

Koshi Uchiyama: Zen für Küche und Leben

dend als auch Blut reinigend; Spinat ist darüber hinaus so etwas wie ein Schmiermittel für die Darmwände.

Wurzeln und Knollen

Wurzelgemüse sind im Wesentlichen süß und stärken sowohl das Qi als auch das Blut. Sie sind gut für Milz und Lunge, leicht verdaulich, wirken mild wärmend und trocknend und sind daher bei allen Nässe-Störungen günstig. Möhren beispielsweise sind ein einfaches süßes Gemüse, das Blut und Qi nährt, und eines der Nahrungsmittel, die ein noch nicht voll entwickeltes oder schwaches Verdauungssystem problemlos aufnimmt. Deshalb sind sie ideale Säuglingsnahrung. Außerdem tun sie Milz und Leber wohl, kräftigen die Lunge und tragen zur Gesunderhaltung der Darmflora bei.

Kartoffeln sind ein gutes Qi-Tonikum. Süßkartoffeln (Bataten) und Yamswurzeln sind hoch geschätzt wegen ihrer kräftigenden Wirkung auf das Milz-Qi; Yamswurzeln stärken darüber hinaus die Nieren. Pastinaken, Steckrüben, Kohlrabi und Topinambur (Erdartischocken) zeigen eine gewisse Wirkung bei Nässe-Störungen und haben einen leicht wärmenden, anregenden Einfluss auf den Kreislauf. Rote Bete sind eine reichhaltige Nahrungsquelle für das Blut und helfen außerdem bei Erkrankungen, die durch eine Leber-Qi-Stockung begründet sind.

Kürbis

Das leuchtend orangerote oder sattgelbe Fleisch der verschiedenen Kürbisse (z. B. Mark- und Hokkaido-Kürbis) ist berühmt für seine Milz stärkende Wirkung. Aufgrund seines süßen Geschmacks, der Gelb- und Rottöne seines Fruchtfleisches und seiner runden Form schwingt der Kürbis mit dem Element Erde mit und hat daher einen speziellem Wert. Er nährt nicht nur die Milz, sondern beruhigt auch das Verdauungssystem und unterstützt das Ableiten von Nässe. Die Sommerkürbisse (wie z. B. Zucchini und Bischofsmützen) mit ihrem grünlichen oder weißlichen Fruchtfleisch sind in der Regel etwas kühler, haben aber sonst die gleichen allgemeinen Eigenschaften wie die Herbstkürbisse.

Zwiebelgemüse
Zur Zwiebelfamilie gehören unter anderem gelbe, weiße und rote Zwiebeln, Lauch- oder Frühlingszwiebeln, Schalotten, Lauch (Porree), Knoblauch und Schnittlauch. Sie alle lösen Stauungen auf, verhindern die Ansammlung von Nässe und unterstützen die Aufspaltung reichhaltiger Speisen. Die schärfste Zwiebel, der Knoblauch, hat stark antibiotische Eigenschaften und hilft der Lunge bei der Abwehr von Erkältungen und Grippe. Zwiebeln bringen Bewegung in eine Mahlzeit und regen die Verdauung an.

Salat
Viele Kopf- und Blattsalate haben einen herben Geschmack und wirken infolgedessen ableitend bei Nässe und außerdem verdauungsfördernd. Es ist noch gar nicht so lange her, da wurden zu einer Mahlzeit kleine Portionen bitterer Wildkräuter gereicht, eine Sitte, die wiederbelebt werden sollte. Die Petersilie gilt vielerorts als Salatkraut (oder gar Gemüse). Sie verdient besondere Erwähnung wegen ihrer hervorragenden Blut kräftigenden Eigenschaften. Darüber hinaus hat sie eine starke Affinität zum Harnsystem und ist bei fast allen Harnstörungen zu verwenden. Auch der Rettich ist erwähnenswert, da er Schleim lösend wirkt. Salate sind bei allen Symptomen einer Stockung nützlich und kühlen Hitze ab.

Obst

Früchte sind normalerweise Spender von Feuchtigkeit und Kühle. Der süßsaure Geschmack vieler Früchte regt die Körpersäfte an. Darüber hinaus sind viele Früchte gut für Blut und Qi. Wenn eine Yang-Schwäche vorliegt, ist es besser, Trockenobst statt frischer Früchte zu verwenden, da es wärmer ist und weniger Nässe bildend wirkt. Einige Früchte wie zum Beispiel Aprikosen, Kirschen und Himbeeren, die von Natur aus eine milde Wärme besitzen, sollten bei einem Yang-Mangel Vorrang genießen.

Obst wirkt zudem entschlackend und beugt so Stockungen vor. Für Menschen, die zum Übermaß neigen oder die viel Fleisch essen, ist der

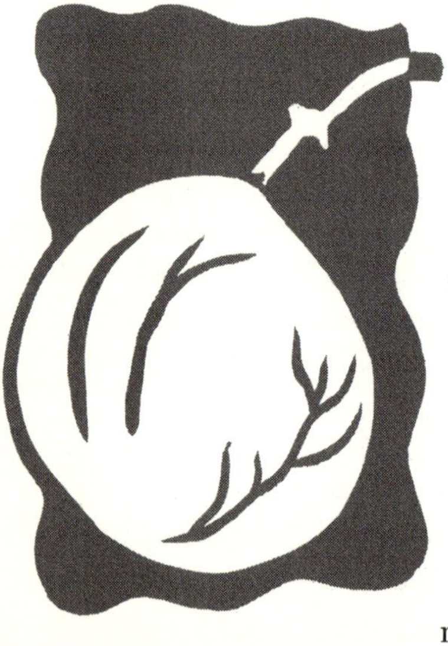

Obstverzehr besonders wichtig, weil er der Akkumulation von Hitze sowie Stauungen vorbeugt. Bei Mangel- und Kälte-Störungen wird Obst am besten gekocht; die kühleren tropischen Früchte sind in diesem Fall ganz zu vermeiden. Bei Nässe-Erkrankungen empfiehlt es sich, beim Verzehr von Früchten Maß zu halten und besonders den Genuss von Apfelsinen und Bananen einzuschränken. Wer zu Verstopfung neigt, für den sind die meisten Früchte eine natürliche Verdauungshilfe (mit Ausnahme von Ananas und dunklen Beeren wie Himbeeren und Brombeeren).

Künstlich gereifte Früchte sind in der Regel nicht so leicht verdaulich wie frisch vom Baum oder Strauch geerntetes Obst. Bei Ersteren sind die Säuren und Zucker noch nicht ausgereift, und manche Menschen vertragen sie schlecht. Importiertes oder unreif geerntetes Obst sollte man bei Zimmertemperatur nachreifen lassen. Generell sind einheimische Obstsorten der Saison zu bevorzugen; tropische Früchte sind nur in den Sommermonaten empfehlenswert. Feuchtes, kühlendes Tropenobst ist für kühle Wintertemperaturen ungeeignet.

Den König aller Früchte, den Apfel, lieben Magen und Herz gleichermaßen. Er ist süß und säuerlich im Geschmack und kühl in der Temperatur. Äpfel sind bei praktisch allen Beschwerden, außer bei tief sitzender Kälte, wirksam und stehen das ganze Jahr über zur Verfügung. Vor allem bei Nässe-Störungen sind sie heilsam, weil sie Gärung verhindern; sie regen den Appetit an und sind ausgezeichnet geeignet für alle, die an niedrigen Blutzuckerwerten leiden.

Auch Weintrauben sind ein gutes Allround-Tonikum, da sie Blut und Qi stärken, die Leber reinigen und zur Behandlung von Rheuma und Arthritis verwendet werden können. Birnen haben eine spezielle Affinität zur Lunge, sie reduzieren Hitze und Schleim. Pflaumen sind der Leber verbunden, sie kühlen Hitze ab und haben eine günstige Wirkung bei Degenerationserscheinungen wie etwa Zirrhose. Pfirsiche sind ein hervorragender Feuchtigkeitsspender für den Darm und lindern Trockenheit in der Lunge. Kirschen sind eine gute Wahl, wenn eine Kälte-Störung vorliegt, besonders bei schmerzenden Gelenken, und nähren außerdem das Blut. Ölige Früchte wie Avocados oder Bananen schmieren den Darm und laben das Yin. Zitrusfrüchte vermehren die Körpersäfte, während ihre Schalen ein wirksames Gegenmittel bei Nässe sind. Brombeeren, Himbeeren und Erdbeeren haben im Allgemeinen eine Affinität zu Leber und Nieren und stärken durch ihre adstringierende Wirkung das Harnsystem. Alle Vertreter der Melonenfamilie kühlen, löschen den Durst und wirken leicht entwässernd.

Zusätzlichen Nutzen bringen die Samen, Kerne und Steine sowie die Schalen verschiedener Früchte. So wirken Zitrusschalen Stockungen entgegen und leiten Nässe ab, und die Kerne von Zitrusfrüchten vernichten Parasiten. Wassermelonenkerne kräftigen die Nieren und entwässern. Noch stärker entschlackend als ganze Früchte wirken die entsprechenden Obstsäfte, sodass sie nur in Maßen genossen werden sollten.

Hülsenfrüchte

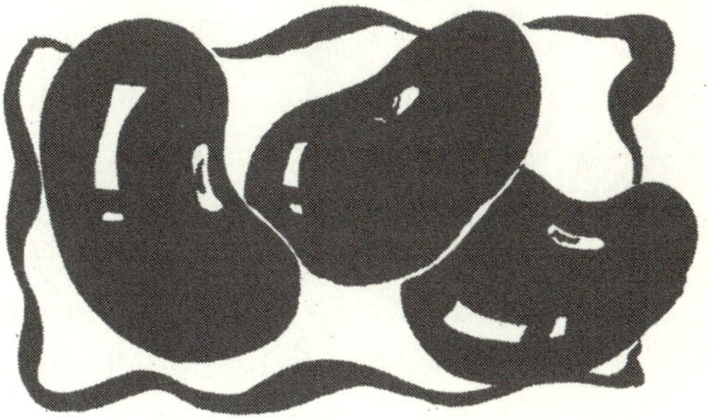

Bohnen werden als süß angesehen, das heißt, sie gleichen Mängel aus. Hülsenfrüchte sind aufgrund ihres konzentrierten Nährwertes gut als Tonikum für Blut und Yin geeignet. Trotz dieses hohen Nährwertes wirken sie jedoch nicht Nässe bildend, sondern bauen, wie Kichererbsen, Dicke Bohnen und Adzukibohnen, Nässe-Stauungen eher ab. Bohnen, Erbsen und Linsen lassen sich gut mit Getreide und Gemüse kombinieren.

Altersdiabetes bessert sich oft merklich durch den regelmäßigen Verzehr von Bohnen. Blähungen nach dem Genuss von Hülsenfrüchten kann man vorbeugen, indem man die Hülsenfrüchte einweicht, abgießt und dann mit frischem Wasser und ein paar Nelken oder blähungstreibenden Gewürzen wie Kardamom gart. Oder man weicht sie in Wasser mit einer Prise Natron ein und kocht sie nach dem Abspülen mit ein paar Streifen Tang.

Dunklere Bohnensorten wie Kidney- und schwarze Bohnen haben eine Affinität zu den Nieren. Sojabohnen können Verdauungsprobleme heraufbeschwören, aber in Form von Tofu oder fermentiert und zu Tempeh, Miso oder Sojasauce verarbeitet sind sie leicht verdaulich und eine hervorragende Nährstoffquelle, da sie mehr Eiweiß enthalten als Milch und reich an essenziellen Fettsäuren sind. Linsen und Erbsen sind ein ausgezeichnetes Qi-Tonikum und im Allgemeinen leichter zu verdauen als andere Hülsenfrüchte.

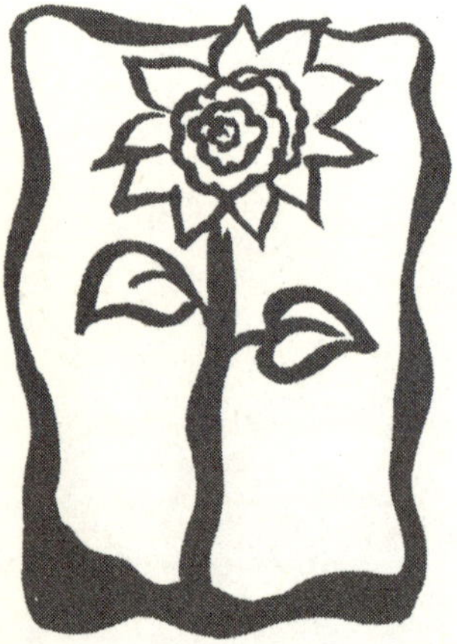

Nüsse und Samen

Ebenso wie Bohnen stellen Nüsse und Samen hoch konzentrierte Nahrung dar und stärken vor allem Yin, Blut und Qi. Sie bergen alle Nährstoffe in sich, die eine Pflanze zum Heranwachsen braucht. Einige Nusssorten wie zum Beispiel Pistazien, Esskastanien und Walnüsse haben Eigenschaften, die das Yang stärken. Nüsse sind aufgrund ihrer Öligkeit häufig etwas Nässe bildend, und es ist besser, sie nur in kleinen Mengen zu essen.

Walnüsse, Mandeln, Esskastanien und Haselnüsse halten weniger Nässe zurück als die fettigen Paranüsse oder Cashewkerne. Nüsse und Samen neigen zur Oxidation, werden also relativ schnell ranzig und stören dann die Verdauung. Will man dies vermeiden, sollte man sie in der Schale kaufen und/oder in dunklen Behältern an einem kühlen Ort lagern. Mit der Aufbewahrung von Nüssen und Samen in Plastiktüten oder -gefäßen riskiert man eine toxische Reaktion zwischen dem Kunststoff und den Ölen.

Nüsse und Samen sind ein Hochgenuss, wenn man sie leicht röstet und dann über eine Mahlzeit streut oder als Snack knabbert. Das Rösten wirkt zugleich dem Ranzigwerden entgegen. Manche Kerne und Samen sind auch gut zum Keimen geeignet, wodurch die Nährstoffe besser zugänglich werden. Bei Nüssen wie Samen ist besonders darauf zu achten, dass sie gut zerkaut werden, damit sie ihre volle Wirkung entfalten können.

Erdnüsse zählen eigentlich zu den Hülsenfrüchten und sind bekannt dafür, dass sie Schleim bilden und bei manchen Menschen Allergien auslösen. Sie werden außerdem stark mit Pestiziden besprüht und wachsen in intensiv genutzten, chemisch gedüngten Böden. Industriell und mit Agrochemie angebaute Erdnüsse sind anfälliger für eine Verseuchung mit Aflatoxin, einem Krebs erregenden Pilz. Aus den genannten Gründen sind nur Bioerdnüsse empfehlenswert.

Milchprodukte

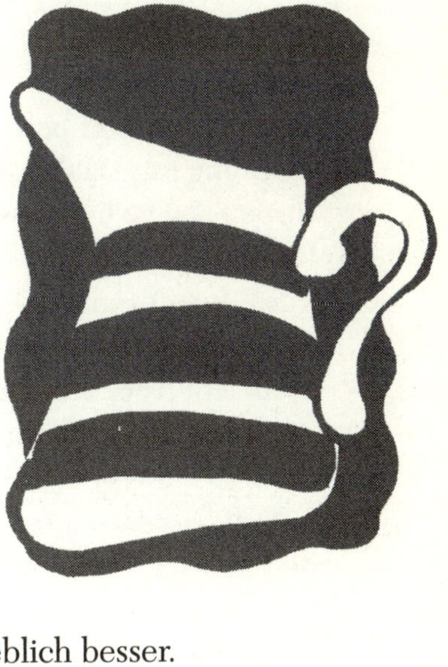

Milchprodukte sind äußerst nahrhaft. Sie sind süß und Feuchtigkeit spendend, also ein exzellentes Tonikum für das Qi und das Yin, und haben eine spezielle Affinität zur Lunge. Ihre Reichhaltigkeit bedeutet allerdings auch, dass sie sehr stark Nässe bilden und Verschleimungen verursachen, sodass Menschen mit einer Yang-Schwäche oder Nässe-Störung vorsichtig sein sollten. Pasteurisierte Kuhmilch ist besonders problematisch. Beim Pasteurisieren werden nämlich in Rohmilch vorhandene Enzyme zerstört, die zur Verdauung von Milchprodukten notwendig sind. Rohmilch wird normalerweise besser vertragen und schmeckt erheblich besser.

Schafs- oder Ziegenmilch wirft nicht so viele Probleme auf und ist besser für den menschlichen Verzehr geeignet. Sie staut auch nicht so viel Nässe an und löst selten allergische Reaktionen aus. Rohe Kuhmilch wird leicht sauer und ist in Form von Joghurt, Quark oder Hüttenkäse, die durch gezielte Säuerung entstehen, gut verdaulich und wohltuend für den Darm, während pasteurisierte Milch in Fäulnis übergeht. Da Kuhmilch jedoch seit langer Zeit Teil unserer Kultur ist, bin ich dafür, sie getrost weiterzutrinken,

Wie kann man erwarten, ein Land regieren zu können, das 246 Sorten Käse hat?

CHARLES DE GAULLE

allerdings mit ein paar Gewürzen wie Kardamom versetzt, damit sie leichter verdaulich ist. Milch sollte auf keinen Fall mit Fleisch gemischt werden, da der Magen völlig unterschiedlich auf beides reagiert: Fleisch braucht die saure Umgebung des Magens, die durch Milch jedoch neutralisiert wird. Die Folge davon ist, dass die Nahrungsverarbeitung ins Stocken gerät und sich Staunässe bildet. Übrigens werden Milch und Fleisch auch beim koscheren Essen getrennt.

In Teil IV dieses Buches werden Milchprodukte noch einmal eingehender behandelt.

Fleisch und Fisch

Fleisch ist generell warm und süß und nährt das Blut von allen Nahrungsmitteln am besten. Leber und rotes Fleisch sind eine besondere Stärkung für das Blut. Aufgrund seiner Nahrhaftigkeit wirkt Fleisch natürlich auch Nässe stauend, besonders fette, schwere Fleischsorten wie beispielsweise Schweinefleisch. Das heißt, kleine Portionen sind von Vorteil, während übermäßiger Fleischverzehr leicht zu Verstopfung und Nässeansammlung führt. Auf Huhn trifft dies nicht zu, es wirkt sogar leicht trocknend. Bei schwacher Milz muss Fleisch gut gegart werden, damit es nicht zu sehr belastet; Eintopf- und Schmorgerichte sind dafür bestens geeignet.

Als Grundsatz für den Fleischverzehr gilt, dass ein bisschen Fleisch den meisten Menschen gut tut und ein Zuviel davon schaden kann. Bei einer Yang-Schwäche ist das Fleisch der Wahl Lamm, weil es viel Wärme und Energie spendet. Liegt eine Yin-Störung vor, eignet sich Huhn ausgezeichnet; Hühnerbrühe macht jede Mahlzeit zu einem Labsal für das Qi. Bei einem Yin-Mangel wird oft Schweinefleisch gewählt, das feucht und kühl ist. Und bei Blutarmut ist Leber wirksam.

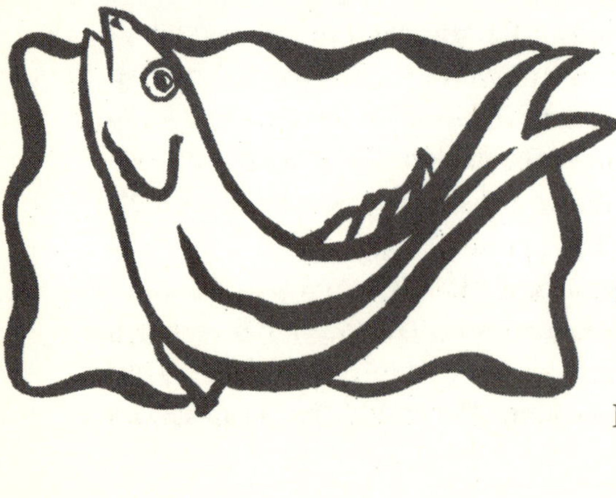

Markknochen ergeben eine hervorragende Brühe und sollten möglichst lange ausgekocht werden, um die Substanzen aus dem Knochenmark herauszulösen, die dem Yin und der Essenz im Innersten wohl tun.

Fisch ist meist kühler als Fleisch. Er ist ein Nierentonikum, stärkt das Yin und zeigt bei allen Symptomen von Blutarmut und allgemeiner Schwäche Wirkung. Wer zu Hitze und Nässe neigt, trifft mit Fisch oft die bessere Entscheidung. Im Hinblick auf die Überfischung unserer Meere ist Fischgenuss allerdings nur in Maßen anzuraten.

Krusten- und Schalentiere liefern hoch konzentrierte Nährstoffe. Obgleich Nahrung aus dem Meer im Allgemeinen kühl ist, wärmt sie doch oft das Nieren-Yang. Krabben und Garnelen zum Beispiel sind ein bewährtes Nieren-Stärkungsmittel. Aufpassen heißt es mit Blick auf die Quelle, aus der die Meeresfrüchte stammen, da Schalentiere das Meerwasser filtern und dabei oft Schadstoffe in ihrem Fleisch ansammeln. Viele Schalentiere gelten in der Traditionellen Chinesischen Medizin als stark erhitzend und sollen »Hitze«-Reaktionen wie etwa Hautausschläge verursachen.

Seetang ist ein salziges, kühlendes Meeresgemüse und eine reichhaltige Nährstoffquelle für Yin und Blut. Er wirkt entgiftend und vermag Nässe aufzulösen. Etwas Tang oder ein paar Algen ergänzen jede Mahlzeit vorteilhaft.

Kräuter und Gewürze

Kräuter und Gewürze[36] werden verwendet, um die Verdaulichkeit von Speisen zu verbessern und bestimmte energetische Effekte zu erzielen. Herbe Kräuter und Gewürze regen die Milzfunktion an, bittere wirken Nässeansammlungen entgegen, und scharfe beugen Stockungen vor. Einige Kräuter und Gewürze heben die Temperatur eines Mahls, andere kühlen. Auch die Wirkung von Speisen kann durch Kräuter und Gewürze gezielt in bestimmte Körperbereiche gelenkt werden.

Gewürze wie Zimt, Cayennepfeffer, Ingwer, Nelken und Knoblauch steigern die wärmenden Eigenschaften einer Mahlzeit. Blähungstreibende Gewürze wie Kümmel, Dillsamen, Fenchelkörner, Kardamom und Kreuzkümmel erleichtern die Verdauung. Majoran und Minze verleihen einem Gericht eine kühle Note, Thymian und Salbei eine warme. Meerrettich erleichtert die Nährstoffaufspaltung bei Fleisch, Pfeffer wirkt gegen Nässe, und Kurkuma regt den Kreislauf an.

In der traditionellen Küche aller Kulturen werden Kräuter und Gewürze dazu benutzt, die Ernährung zu regulieren und zu vitalisieren.

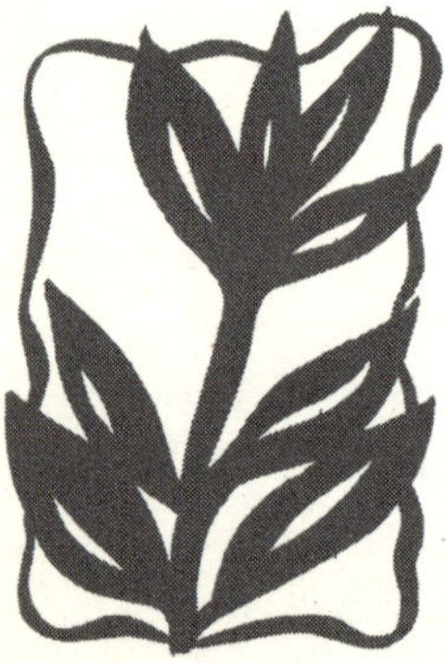

Mint-Sauce wird zu Lammfleisch gereicht, um es abzukühlen, Meerrettich zu Rindfleisch, um ihm etwas von seiner Schwerverdaulichkeit zu nehmen, Wassermelone wird mit Ingwer bestreut, damit sie nicht zu kalt ist, Senf passt gut zu Käse und sorgt dafür, dass er keine Nässe sammelt, Fenchel wärmt Fisch, Safran bringt mehr Energie in den Reis usw. Ein geschickter Koch setzt mit Kräutern und Gewürzen Akzente und lenkt dadurch die Energien einer Mahlzeit in die gewünschte Richtung.

Aus vielen Kräutern und Gewürzen lässt sich ein verdauungsfördernder Heiltee zubereiten. Jasmin, Fenchel, Zimt, Ingwer, Kardamom und Sternanis sind ihrem Wesen nach warm, unterstützen das Verdauungsfeuer und tragen zur Nässe-Ableitung bei. Pfefferminztee ist ein überwiegend kühlender Verdauungstrunk und nützt bei Nässe- und Hitze-Störungen. Kamille ist temperaturneutral, sie wirkt beruhigend auf alle Teile des Verdauungssystems und löst Nässe auf.

Gewöhnlicher schwarzer Tee hilft, reichhaltiges Essen aufzuspalten und Schleim aus der Lunge zu entfernen (in Teil IV ist ihm und dem Kaffee ein eigener Abschnitt gewidmet). Die verschiedenen milderen Grüntees wie Bancha und Sencha sowie Kukicha sind ebenfalls sehr bekömmlich und regen die Nebenniere nicht so stark an. Zitrusschalen sind wegen ihrer Fähigkeit, Stockungen aufzulösen, ein besonders wirksamer Teebestandteil.

Nahrungsmittel aus der Natur

Wildpflanzen, die sich ohne Zutun eines Gärtners in der Natur durchsetzen konnten, haben energetisch erheblich mehr zu bieten als Zucht-

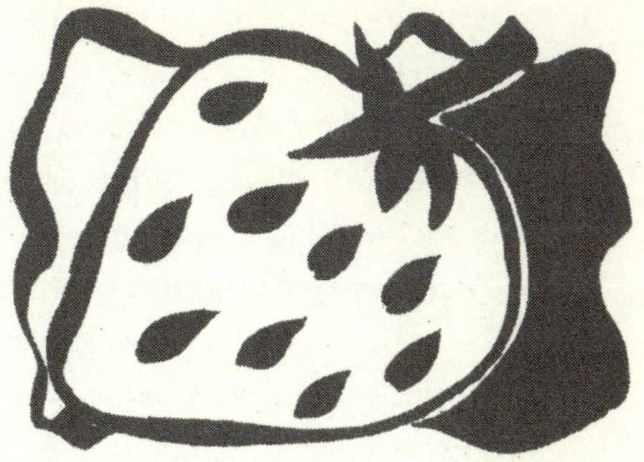

pflanzen. Das Gleiche gilt für Wildtiere. In einer Zeit, in der die kommerzielle Landwirtschaft mit ihren industrialisierten Anbaumethoden den Nährstoffgehalt der Nahrung stark herabgesetzt hat und weiter herabsetzt, ist es ratsam, ja, vielleicht sogar lebenswichtig, ab und zu ein paar Wildgemüse und -kräuter oder Wildbret in die Nahrung mit einzubeziehen. Wildkräuter können die Bitterstoffe liefern, die in der heutigen Kost fehlen, Pilze für seltene Mineralstoffe sorgen, und Beeren sind vitaminreiche Kraftpakete.

Löwenzahn wirkt günstig auf Leber und Gallenblase, wo er Hitze und Stockungen ausräumt. Durch seine Bitterkeit ist er ein guter Verdauungshelfer, und außerdem ist er bekannt für seine diuretische Eigenschaft, das heißt, er hilft überschüssiges Wasser aus dem System abzuleiten. Nach westlichen Erkenntnissen ist er reich an Kalium und den Vitaminen A und C. Löwenzahn wächst buchstäblich überall. Seine Wurzeln, im Spätsommer gesammelt, können klein gehackt und als Kaffeeersatz geröstet werden; sie wirken stark entwässernd und leiten Nässe aus den Auscheidungsorganen ab.

Nesseln sind ein reichhaltiges Tonikum für das Blut und das Leber-Yin und tragen dazu bei, den Körper von Schadstoffen zu befreien. Gärtner wissen, dass der Erdboden, auf dem Brennnesseln wachsen, sehr nährstoffreich ist. Dieses verkannte, heftig brennende Wildkraut ist tatsächlich ein überaus mineralstoffreiches Nahrungsmittel. Es kann zu Tee verarbeitet oder als Spinat zubereitet werden. Die jungen Blättchen an der Pflanzenspitze schmecken am besten. Nesseln ergeben ein wunderbar tonisierendes Getränk; davon kann bei einer Frühjahrskur drei Wochen lang täglich 1 Glas getrunken werden.

Vogelmiere ist ein kühlendes, Feuchtigkeit spendendes Wildkraut, das bei Herz- und Lungen-Qi-Schwäche verwendet werden kann. Außerdem wirkt es beruhigend auf den Verdauungstrakt. Die Vogelmiere ist ein Kraut mit mildem Geschmack, das gut in alle Arten von Salat passt. Es ist das ganze Jahr über (vor allem aber im Herbst) auf Wiesen und Äckern oder ungenutzten Flächen zu finden.

Beinwell (auch Schwarz- oder Wallwurz) wird von Gärtnern als Dünger für andere Pflanzen verwendet. Mit seinem breiten Nährstoffangebot ist er ein gutes Tonikum für Yin und Blut. Von Natur aus feucht und Schleim bildend, wirkt er bei allen Entzündungen des Verdauungssystems beruhigend. Berühmt ist auch seine Heilwirkung auf das Körpergewebe. Beinwell wird am besten als Tee getrunken, da seine stark behaarten Blätter im Salat etwas unangenehm sind. Er siedelt sich gern auf feuchten Böden an.

Schafgarbe vitalisiert das Blut und steht in dem Ruf, ein allgemeines gynäkologisches Heilkraut zu sein. Die Schafgarbe hat sich bei Symptomen der Leber-Qi-Stockung bewährt. Ein paar Blättchen Schafgarbe bereichern jeden Salat, außerdem kann die Pflanze als Tee getrunken werden. Schafgarbe ist auf Wiesen und an Feldrainen leicht zu finden.

Gänsekresse und ihre Verwandte, das Wiesenschaumkraut, bevölkern Wiesen und Rasenflächen und haben die gleichen Eigenschaften wie Brunnenkresse. Die bitteren Blättchen wirken verdauungsfördernd und geben Salaten eine herbe Note.

Walderdbeeren sind kühle, süßsaure Früchte, die früher erscheinen als ihre kommerziell angebauten Schwestern und im Vergleich zu ihnen winzig sind, aber erheblich mehr Geschmack haben. Erdbeeren befeuchten die Lunge und regen die Milzfunktion an. Sie haben sich besonders bei Harnwegserkrankungen bewährt.

Brombeeren und Himbeeren sind sich in ihren Eigenschaften ähnlich. Sie haben eine Affinität zur Leber und zu den Nieren und nähren das

Blut. Ihr adstringierender Geschmack wirkt besonders auf die Harnwege, stärkt die Blase und lindert übermäßigen Harndrang. Himbeerblätter sind das Mittel der Wahl bei Schwangerschaft, da sie bei maßvoller Verwendung erwiesenermaßen die Gebärmutter kräftigen und sie auf die Geburt vorbereiten.

Weißdorn wächst in Hecken und an Waldrändern. Er spielt bei der Behandlung von Bluthochdruck eine wichtige Rolle. Seine Beeren stärken die Herzfunktion und deren Yin-Aspekt und regulieren die Aktivitäten im gesamten Gefäßsystem des Herzens. Sie sind ziemlich sauer und trocken.

Wacholderbeeren sind herb und wärmen, können also das Yang stärken. Sie sind bei Kälte- und Nässe-Symptomen wirkungsvoll. Ein paar Beeren im Kohl schmecken wunderbar. (Wacholderbeeren dürfen während der Schwangerschaft nicht verwendet werden; auch sonst sollten sie nie länger als maximal sechs Wochen hintereinander regelmäßig gegessen werden.)

Pilze sind eine gute Mineralstoffquelle, vor allem für so seltene Mineralien wie Germanium, und einige Sorten können das Immunsystem stärken. Sie entgiften den Körper, kühlen bei Hitze und sind besonders Fleischessern mit einer Neigung zur Überhitzung anzuraten. Pilze wirken Schleim lösend auf die Lunge und allgemein verdauungsfördernd. Der Herbst ist die beste Erntezeit für Wildpilze; sie sind aber auch zu anderen Zeiten des Jahres zu finden. Einige Wildpilze sind hoch giftig, andere ungenießbar, sodass es ratsam ist, nur mit einem entsprechenden Buch auf Sammeltour zu gehen oder, noch besser, sich der Hilfe eines erfahrenen Pilzkenners zu versichern, der essbare Exemplare identifizieren kann.

Esskastanien sind eine wunderbare Kraftquelle; sie sind ihrem Wesen nach sehr süß und leicht wärmend. Sie kräftigen Magen, Milz und Nieren.

Haselnüsse sind leicht verdaulich und können eine Stärkung für Magen und Milz sein. Sie sind bei allen Symptomen einer Magen- oder Milz-Qi-Schwäche zu verwenden.

9 Die Rezepte

Die Rezepte sind als Anregung gedacht und sollen Ihnen Freude machen. Sie sind vor allem deshalb für dieses Buch ausgewählt worden, weil sie köstlich sind. Der Wohlgeschmack war der Test, den alle nach diesen Rezepten gekochten Speisen bestehen mussten, um in das Buch aufgenommen zu werden. Erst die zweite Überlegung bei der Rezeptauswahl war ihre Eignung für Menschen unterschiedlicher Konstitution mit verschiedenen Beschwerden. Ihre Wirkung bei diesen oder jenen Gesundheitsstörungen war zwar wichtig, aber der Geschmack ging vor.

Einige Rezepte stammen aus fremden Weltkulturen und wurden den hiesigen Anforderungen angepasst. Andere sind guten Einfällen von Freunden zu verdanken oder Kochbüchern entnommen, die auch schon alte Freunde sind. Viele Rezepte sind jedoch eigens für dieses Buch zusammengestellt worden. Wir haben sie ohne Ausnahme in unserer häuslichen Küche ausprobiert und gegebenenfalls weiterentwickelt. Ein wahrer Genuss für Leib und Seele sind alle Gerichte dann, wenn sie mit Liebe aus frischen Biozutaten zubereitet werden.

Alle Rezepte beruhen auf der Überzeugung, dass es irgendwo am Uranfang der Kette eine Köchin gab, die keins brauchte. Das ist die tiefe Sehnsucht unserer Küche, deshalb wird beim Kochen immer eine abwesende Mutter-Köchin heraufbeschworen, die einst für uns ihre Hände an den Weltlaib legte und ihn zu Nahrung verarbeitete. Jedes Kochbuch verheißt uns einen Weg zurück zu ihrem Schoß.

JOHN THORNE

Sie können dieses Buch einfach wie ein normales Kochbuch benutzen und alle anderen Teile ignorieren. Die Rezepte, die Sie am liebsten mögen und die Ihnen im tiefsten Innern wohl tun, dürften auch diejenigen sein, die Sie essen sollten. Darüber hinaus bietet Ihnen der Rezeptteil den großen Vorteil, dass Sie sich Ihre Diät nach Ihren persönlichen energetischen Bedürfnissen zusammenstellen können. Ich wünsche jedenfalls von Herzen, dass die nach diesen Rezepten zubereitete Nahrung Sie rundum satt macht, Ihnen Kraft gibt und Ihr Wohlbefinden stärkt.

Wie die Rezeptseiten aufgebaut sind

Unter jedem Rezept ist in tabellarischer Form alles auf einen Blick zusammengefasst, was Sie über die Wirkungsweise der betreffenden Speise wissen müssen. Nicht alle Wohltaten des Gerichts sind dort aufgeführt, sondern nur die auffälligsten. Das heißt aber nicht, dass nicht noch andere Wirkungen da sind. Wenn zum Beispiel das »Qi«-Kästchen nicht angekreuzt ist, heißt das nicht, dass das Rezept keine Qi stärkende Wirkung hätte; die Qi-Stärkung ist in diesem Fall bloß nicht die Hauptwirkung. Und ein leeres »Nieren«-Kästchen bedeutet ebenso wenig, dass die Nieren nicht auch von dem betreffenden Rezept profitieren können.

Zur Gesamtwirkung eines Gerichts können keine absolut festen Angaben gemacht und entsprechende Kästchen markiert werden, der Überblick ist also nur eine Orientierungshilfe. Ein Blick auf die Kästchen zeigt Ihnen, welches Rezept die verschiedenen Grundstoffe, Funktionen oder Organe des Körper-Geistes besonders unterstützt; welches bei Störungen durch Nässe oder Kälte hilft usw. Dadurch können Sie immer genau das Rezept aussuchen, das für Ihr Befinden und Ihre Konstitution das geeignete ist. Unter der Rubrik »Gegenanzeigen« finden Sie Hinweise darauf, in welchen Fällen Sie das Rezept lieber nicht verwenden sollten.

Und nun: Guten Appetit!

Maße

Alle Mengenangaben in den Rezepten sind nur als (ungefähre) Richtlinien gedacht; für die Löffelmaße wurden die Löffel leicht gehäuft.

1 TL = ca. 5 g   1 Tasse = ca. 200 ml
1 EL = ca. 15 g

Temperaturen

Elektroherd	Gasherd
ca. 145°	1
160°	2
175°	3
190°	4
205°	5
220°	6

Die Geräte

Das einzige »High-Tech«-Gerät, das ich in meiner Küche benutze, ist ein elektrischer Stabmixer (bzw. Schneidstab) von der Sorte, die man direkt in den Topf steckt, um dessen Inhalt in ein glattes Mus zu verwandeln. Manche Rezepte verlangen das Pürieren, aber wenn Sie kein solches Gerät und keinen Mixer besitzen, können Sie die Speise in den meisten Fällen auch mit ein bisschen Muskelkraft durch ein Sieb oder ein Passiergerät (»Flotte Lotte«) streichen. Ansonsten sind ein gutes, scharfes Messer, ein Hackbrett, Holzkochlöffel sowie Töpfe und Pfannen alles, was nötig ist.

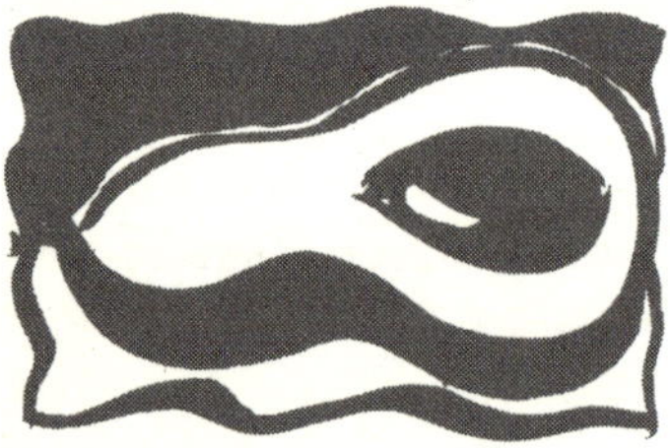

Avocado-Tomaten-Gazpacho

Eine farbenfrohe und erfrischende Sommerkaltschale!

Zubereitungszeit: 10 Minuten
Garzeit: 10 Minuten
Menge: 6 Portionen

Zutaten

200 g Zuckermaiskörner
6 Tomaten
1/2 Gurke
2 Avocados
4 EL Zitronen- oder Limettensaft
1 bis 2 Knoblauchzehen
2 TL fein gehackte frische Minze
1 EL fein gehacktes frisches Koriandergrün
2 bis 3 Spritzer Tabasco
1/2 TL Salz

Zubereitung

Am besten schmeckt diese Suppe mit frisch vom Kolben geschnittenen Maiskörnern, die kurz blanchiert werden. Die Tomaten mit etwas Wasser pürieren, die Gurke raspeln, das Avocadofleisch zerstampfen, den Knoblauch zerdrücken. Alle Zutaten in einer Schüssel miteinander mischen und mindestens 1 Stunde durchziehen lassen. Kühl servieren. Vor dem Auftragen mit ein paar Koriander- oder Minzeblättchen dekorieren.

Hauptwirkung

□ Qi ■ Blut
■ Yin □ Yang
□ Nässe
□ Schleim
□ Wasser
□ Qi-Stockung
□ Blut-Stauung
■ Hitze
□ Kälte
□ Wind-Hitze
□ Wind-Kälte
□ Wind-Nässe
■ Trockenheit

Einflussbereich

□ Lunge
■ Darm
□ Magen
□ Milz
□ Herz
□ Blase
□ Nieren
□ Gallenblase
■ Leber

Temperatur

■ kühlend
□ neutral
□ wärmend

Gegenanzeigen

□ Qi-Schwäche
□ Blutarmut
□ Yin-Mangel
□ Yang-Mangel
□ Nässe
□ Stockung
□ Hitze
■ Kälte
□ Einwirkung von Wind

Energetische Eigenschaften

Diese Suppe hat eine kühlende, reinigende Wirkung auf die Leber. Tomaten wirken Leber-Hitze entgegen, und Avocados sind Nahrung für das Leber-Yin und das Blut. Gurke befeuchtet und kühlt den Körper und hat entgiftende Eigenschaften. Das Kühlende wird durch den Knoblauch und die Gewürze wieder etwas aufgehoben.

Borschtsch

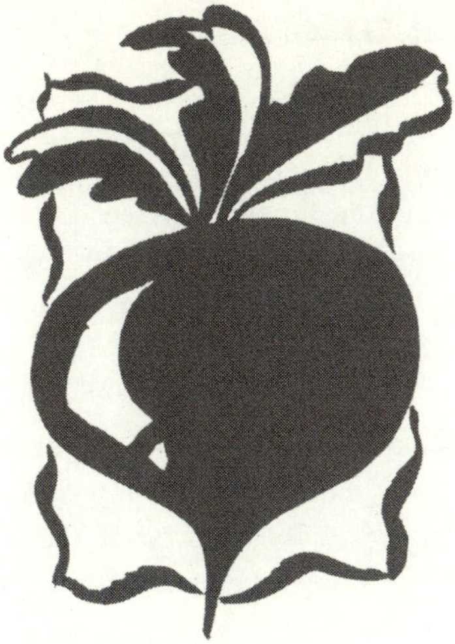

Wenn Sie ein Faible für farbenfrohe Mahlzeiten haben, wird Sie das leuchtende Purpurrot dieser Suppe entzücken. Es handelt sich um eine polnische Borschtsch-Version mit samtiger Textur, die den erdigen Eigengeschmack der Roten Beten wunderbar hervorhebt. Sie ist wie die Berührung einer oder eines Geliebten und geht zu Herzen.

Zubereitungszeit: 15 Minuten
Garzeit: 40 Minuten
Menge: 2 bis 4 Portionen

Zutaten

1 kleine Zwiebel • Öl
250 g Rote Bete • 2 kleine Kartoffeln • 1 kleine Möhre
1 1/8 l Gemüsebrühe • 1 TL Dill
2 EL Obstessig • Joghurt

Zubereitung

Die Zwiebel fein hacken und in etwas Öl weich braten. Das übrige Gemüse grob hacken, zu den Zwiebeln geben und ein paar Minuten unter Rühren andünsten. Mit der Brühe aufgießen und etwa 20 Minuten köcheln lassen. Dann den Dill zufügen und das Ganze weitere 20 Minuten kochen.

Wenn alles gar ist, die Suppe pürieren und den Essig einrühren. Abschmecken und eventuell mehr Essig zufügen oder auch mehr Wasser, falls die Suppe zu dick ist. Portionsweise mit einem Klecks Joghurt verzieren und mit Petersilie bestreut auftragen.

Hauptwirkung

■ Qi ■ Blut
□ Yin □ Yang
□ Nässe
□ Schleim
□ Wasser
■ Qi-Stockung
□ Blut-Stauung
□ Hitze
□ Kälte
□ Wind-Hitze
□ Wind-Kälte
□ Wind-Nässe
□ Trockenheit

Einflussbereich

□ Lunge
□ Darm
□ Magen
■ Milz
■ Herz
□ Blase
□ Nieren
□ Gallenblase
■ Leber

Temperatur

□ kühlend
■ neutral
□ wärmend

Gegenanzeigen

□ Qi-Schwäche
□ Blutarmut
□ Yin-Mangel
□ Yang-Mangel
□ Nässe
□ Stockung
□ Hitze
□ Kälte
□ Einwirkung

Energetische Eigenschaften

Rote Bete sind Blut bildend und haben eine günstige Wirkung auf Herz und Leber. Unterstützt werden sie darin von den Kartoffeln und der Möhre. Die Zwiebel sorgt für Wärme und Bewegung. Insgesamt ist die Suppe Nahrung für Blut und Qi und macht das Herz leicht.

Suppen

Brennnesselsuppe

Brennnesseln sind überall zu finden. Ich lasse sie sogar in einem Winkel meines Gartens zufrieden und ernte die jungen Spitzen (höchstens 4 bis 6 Blätter von jeder Pflanze) im Frühling für Spinat oder eine wunderbar würzige, bodenständige Suppe.

Zubereitungszeit: 10 Minuten
Garzeit: 20 Minuten
Menge: 4 Portionen

Zutaten

1 Zwiebel
350 g Kartoffeln
1 EL Sonnenblumenöl
150 g Brennnesselblätter
1 1/8 l Gemüsebrühe
1 TL geriebene Muskatnuss
Saft von 1 Zitrone
Salz und Pfeffer
Sojasauce

Zubereitung

In dem Öl die gehackte Zwiebel goldgelb schwitzen, dann die fein geschnittenen Kartoffeln zugeben und unter häufigem Rühren 5 Minuten anbraten.
Die Nesseln mit einem Schuss Brühe zufügen und 5 Minuten zusammenfallen lassen.
Mit der restlichen Brühe aufgießen und ungefähr 15 Minuten leise wallen lassen. Kurz vor Ende der Garzeit mit Muskat würzen. Die Suppe mit dem Schneidstab pürieren und mit Salz, Pfeffer und Zitronensaft abschmecken. Falls nötig, etwas Sojasauce, zusätzlichen Muskat und noch ein paar Tropfen Zitrone zufügen. Nicht zu stark würzen, da der Suppe sonst das Einfache, Erdige verloren geht.

Hauptwirkung	Einflussbereich	Gegenanzeigen
■ Qi ■ Blut	■ Lunge	□ Qi-Schwäche
■ Yin □ Yang	□ Darm	□ Blutarmut
■ Nässe	□ Magen	□ Yin-Mangel
□ Schleim	■ Milz	□ Yang-Mangel
□ Wasser	□ Herz	□ Nässe
□ Qi-Stockung	■ Blase	□ Stockung
□ Blut-Stauung	■ Nieren	□ Hitze
□ Hitze	□ Gallenblase	□ Kälte
□ Kälte	■ Leber	□ Einwirkung von Wind
□ Wind-Hitze	**Temperatur**	
□ Wind-Kälte	□ kühlend	
□ Wind-Nässe	■ neutral	
□ Trockenheit	□ wärmend	

Energetische Eigenschaften

Brennnesseln sind ein exzellentes Bluttonikum und stärken nebenbei noch Leber, Lunge und Nieren. Sie wirken Schleim lösend auf die Lunge. Die Kartoffeln bilden eine neutrale, Qi stärkende Grundlage, auf der die Nesseln ihre Wirkung entfalten können. Die Suppe ist vor allem Blut bildend, unterstützt die Nierenfunktion und stärkt das Leber-Yin.

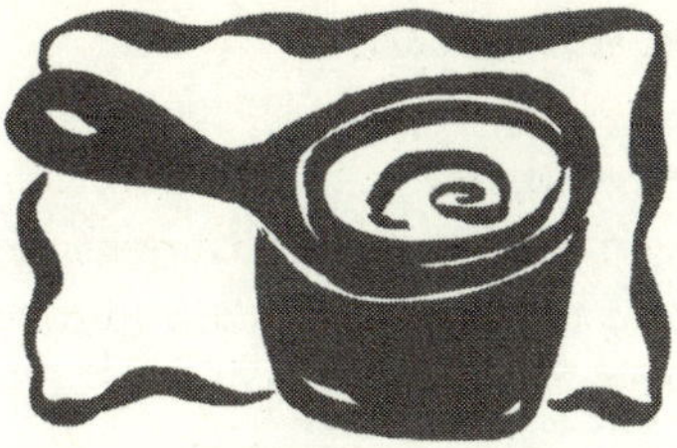

Caldo Verde (Grüne Suppe)

Dieses Rezept stammt aus dem indischen Goa, als es noch portugiesische Kolonie war. Die zwölf Knoblauchzehen sind kein Druckfehler! Probieren Sie es einfach einmal!

Zubereitungszeit: 15 Minuten
Garzeit: 60 Minuten
Menge: 6 Portionen

Zutaten

4 Kartoffeln
1 Zwiebel
gut 100 g Grünkohl
12 Knoblauchzehen
1 TL Salz
knapp 1 1/2 l Wasser
1 EL Olivenöl
1 Zitrone
Möhrenstreifchen zum Garnieren

Zubereitung

Alle Gemüse grob hacken, mit Wasser und Salz zum Kochen bringen und ungefähr 1 Stunde köcheln lassen. Mit dem Schneidstab pürieren. Kurz vor dem Servieren das Olivenöl (am besten natives Öl mit kräftigem Geschmack) und frisch gemahlenen schwarzen Pfeffer hinzufügen. Mit Salz und Zitronensaft abschmecken und mit feinen Möhrenstreifchen und einem Kringelchen Zitronenschale dekorieren.

Hauptwirkung

■ Qi ■ Blut
□ Yin □ Yang
□ Nässe
□ Schleim
□ Wasser
■ Qi-Stockung
□ Blut-Stauung
□ Hitze
□ Kälte
□ Wind-Hitze
□ Wind-Kälte
□ Wind-Nässe
□ Trockenheit

Einflussbereich

■ Lunge
□ Darm
■ Magen
■ Milz
□ Herz
□ Blase
□ Nieren
□ Gallenblase
■ Leber

Temperatur

□ kühlend
□ neutral
■ wärmend

Gegenanzeigen

□ Qi-Schwäche
□ Blutarmut
□ Yin-Mangel
□ Yang-Mangel
□ Nässe
□ Stockung
□ Hitze
□ Kälte
□ Einwirkung von Wind

Energetische Eigenschaften

Grüngemüse und Kartoffeln sind eine wohl ausgewogene Kombination; diese einfache Suppe kräftigt sowohl das Qi als auch das Blut. Sie ist leicht verdaulich und durch den vielen Knoblauch ziemlich stark wärmend.

Suppen

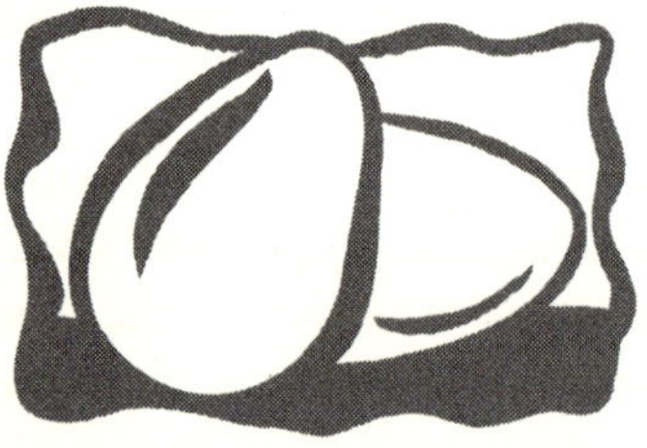

Zubereitungszeit: 10 Minuten
Garzeit: 30 Minuten
Menge: 2 bis 4 Portionen

Zutaten

6 Shitake-Pilze
1 kleine Porreestange
50 g frische Brennnesseln
1 kleine Möhre
2 TL frische Ingwerscheibchen
2 EL Sojasauce
1 1/2 l Wasser
2 Eier
Sesamwürzöl

Hauptwirkung	Einflussbereich	Gegenanzeigen
■ Qi ■ Blut	□ Lunge	□ Qi-Schwäche
■ Yin □ Yang	□ Darm	□ Blutarmut
■ Nässe	■ Magen	□ Yin-Mangel
■ Schleim	□ Milz	□ Yang-Mangel
□ Wasser	□ Herz	□ Nässe
□ Qi-Stockung	□ Blase	□ Stockung
□ Blut-Stauung	■ Nieren	□ Hitze
□ Hitze	□ Gallenblase	□ Kälte
□ Kälte	■ Leber	□ Einwirkung von Wind
□ Wind-Hitze	**Temperatur**	
□ Wind-Kälte	□ kühlend	
□ Wind-Nässe	■ neutral	
□ Trockenheit	□ wärmend	

Eiertropfensuppe

Shitake-Pilze haben einen sehr eigenen, würzig-erdigen Geschmack. In Asien sind sie wegen ihrer kräftigenden Wirkung auf den Körper sehr geschätzt.

Zubereitung

Frische Shitake sind zu bevorzugen, aber es können auch getrocknete verwendet werden, die allerdings zuvor mindestens 20 Minuten in warmem Wasser eingeweicht werden müssen. (Das Einweichwasser weiterverwenden!) Die Pilze in dünne Scheiben schneiden und in einem Teil des Wassers eine Weile kochen. Porree, Möhre und Nesseln fein hacken und mit den Ingwerscheibchen und dem restlichen Wasser zu den Shitake geben. Mit Sojasauce würzen und so lange kochen, bis die Flüssigkeit auf etwa die Hälfte eingekocht ist.
Kurz vor dem Servieren in einer kleinen Schale die Eier verschlagen. Mit einem Kochlöffel die Suppe aufrühren, bis sie im Topf einen Wirbel bildet, und die verquirlten Eier hineinlaufen lassen, sodass sie lange Fäden bilden. Die Suppe vor dem Auftragen nochmals mit Sojasauce abschmecken und mit einem Spritzer Sesamöl würzen.

Energetische Eigenschaften

Shitake-Pilze und Eier sind reichhaltige Nahrung für Blut, Qi und Yin. Der Porree sorgt dafür, dass die nahrhaften Eier besser aufgenommen werden, und die Nesseln wirken ebenfalls Blut bildend. Ingwer stärkt das Yang, und viele der Zutaten wirken Nässe entgegen.

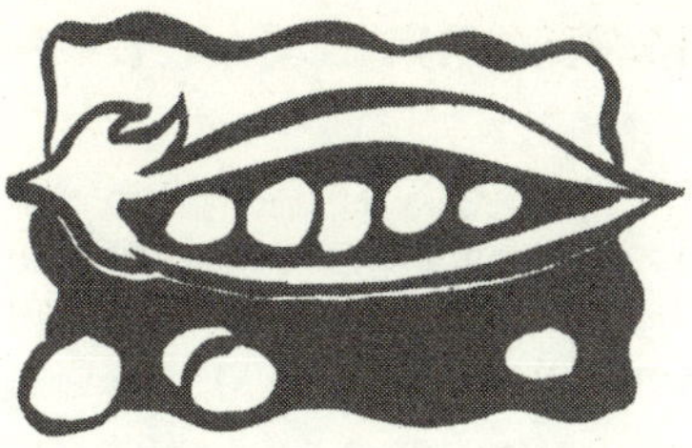

Erbsensuppe

Für diese Suppe können gelbe oder grüne Erbsen verwendet werden, ganz nach Belieben. Sie ist die Abwandlung eines klassischen Rezeptes aus der indischen Küche.

Zubereitungszeit: 10 Minuten
Garzeit: 80 Minuten
Menge: 6 Portionen

Zutaten

300 g halbe Erbsen (oder Schälerbsen)
1 3/4 l Hühner- oder Gemüsebrühe
abgeriebene Schale von 1 Zitrone
1/2 TL Kurkuma
1/4 TL sehr fein gehackter Ingwer
1/2 TL Salz • 1 Lorbeerblatt
1 TL schwarze Pfefferkörner
1 TL Nelken
1 TL Kardamomkapseln
Saft von 2 Zitronen

Zubereitung

Die Erbsen möglichst über Nacht einweichen, abgießen und abspülen. Mit der Brühe zum Kochen bringen. Nelken, Pfefferkörner und Kardamomkapseln leicht zerdrücken und mit dem Lorbeerblatt in einem sauberen Leinenbeutelchen oder Edelstahlkorb in die Brühe hängen. Auch Kurkuma, Salz, Zitronenschale und Ingwer zufügen. Die Suppe auf kleinem Feuer köcheln lassen, bis die Erbsen gar sind (das kann 1 Stunde und länger dauern), dabei zu Anfang ab und zu abschäumen.
Wenn die Erbsen fertig sind, Gewürzbeutel oder -sieb entfernen (den Beutel ausdrücken). Die Suppe mit Zitronensaft abschmecken und sofort servieren. Sie schmeckt gut mit gerösteten Brotwürfeln (Croûtons) bestreut. Bei Verwendung von Gemüsebrühe kann zum Schluss etwas Tahin (Sesammus) untergerührt werden.

Hauptwirkung

■ Qi ■ Blut
■ Yin □ Yang
■ Nässe
□ Schleim
■ Wasser
□ Qi-Stockung
□ Blut-Stauung
□ Hitze
□ Kälte
□ Wind-Hitze
□ Wind-Kälte
□ Wind-Nässe
□ Trockenheit

Einflussbereich

□ Lunge
□ Darm
■ Magen
■ Milz
□ Herz
□ Blase
□ Nieren
□ Gallenblase
□ Leber

Temperatur

□ kühlend
□ neutral
■ wärmend

Gegenanzeigen

□ Qi-Schwäche
□ Blutarmut
□ Yin-Mangel
□ Yang-Mangel
□ Nässe
□ Stockung
□ Hitze
□ Kälte
□ Einwirkung von Wind

Energetische Eigenschaften

Erbsen sind eine Magenstärkung und haben eine leicht entwässernde Wirkung. Pfefferkörner und Nelken mehren die Wärme und machen generell Hülsenfrüchte leichter verdaulich. Die Hühnerbrühe bildet die rundum nährende Grundlage der Suppe. Die Suppe stärkt das Qi und ist gut verdaulich.

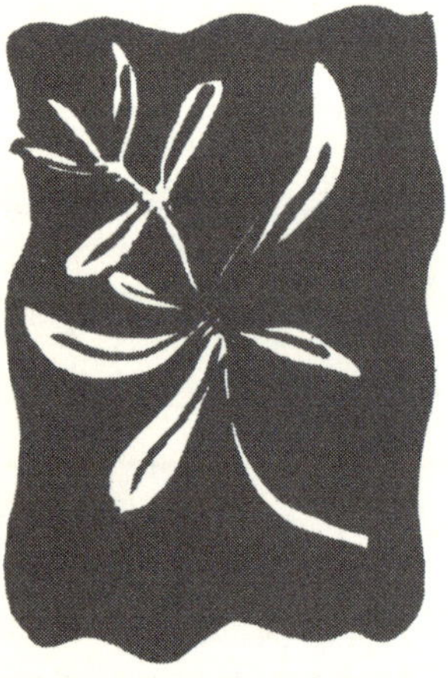

Zubereitungszeit: 10 Minuten
Garzeit: 40 Minuten
Menge: 4 Portionen

Zutaten

6 Zwiebeln • 2 EL Olivenöl
1/2 TL Sesamwürzöl • 1 TL getrockneter Thymian • 2 Lorbeerblätter • 1/2 TL getrocknete Rosmarinnadeln • 3/4 bis 1 l Wasser
2 EL Tamari • 2 EL dunkles Miso

Hauptwirkung	Einflussbereich	Gegenanzeigen
□ Qi □ Blut	■ Lunge	□ Qi-Schwäche
□ Yin ■ Yang	□ Darm	□ Blutarmut
■ Nässe	□ Magen	□ Yin-Mangel
■ Schleim	□ Milz	□ Yang-Mangel
■ Wasser	□ Herz	□ Nässe
■ Qi-Stockung	□ Blase	□ Stockung
■ Blut-Stauung	■ Nieren	■ Hitze
□ Hitze	□ Gallenblase	□ Kälte
■ Kälte	□ Leber	□ Einwirkung von Wind
□ Wind-Hitze	**Temperatur**	
■ Wind-Kälte	□ kühlend	
■ Wind-Nässe	□ neutral	
□ Trockenheit	■ wärmend	

Französische Zwiebelsuppe

Das Geheimnis einer guten Zwiebelsuppe liegt darin, die Zwiebeln ganz langsam zu garen, am besten in einem schweren gusseisernen Topf. Eigentlich wird statt Wasser mit Miso, wie in diesem Rezept, Rinderbrühe verwendet, und es steht Ihnen frei, es ebenso zu machen. Mit knusprigem Brot serviert, ist die Suppe ein unwiderstehlicher Genuss!

Zubereitung

Die Zwiebeln in feine Streifen schneiden. Das Öl auf kleiner Flamme erhitzen und die Zwiebeln mit den Kräutern unter gelegentlichem Rühren langsam 30 bis 40 Minuten dünsten, ohne dass sie bräunen; sie sollen ihre ganze Süße entfalten.

Mit Wasser und Tamari ablöschen, zum Kochen bringen und etwa 5 Minuten köcheln lassen. Etwas Suppe in ein Gefäß schöpfen, das Miso darin auflösen und das Gemisch wieder in die Suppe rühren. Nicht mehr kochen. Nochmals mit Tamari abschmecken. Voilà! Mit Croûtons oder frischem Baguette servieren.

Energetische Eigenschaften

Zwiebeln wärmen insbesondere die Lunge. Zwiebelsuppe ist ausgezeichnet bei allen Nässe-Störungen, von denen die Lunge betroffen ist. Der Zusatz von Thymian und Rosmarin verleiht ihr Yang stärkende Kräfte, und das Miso wirkt der Nässe entgegen und löst Stockungen im Darmtrakt auf. Die Suppe hilft auch gegen die Einwirkung von Wind-Kälte und Wind-Nässe.

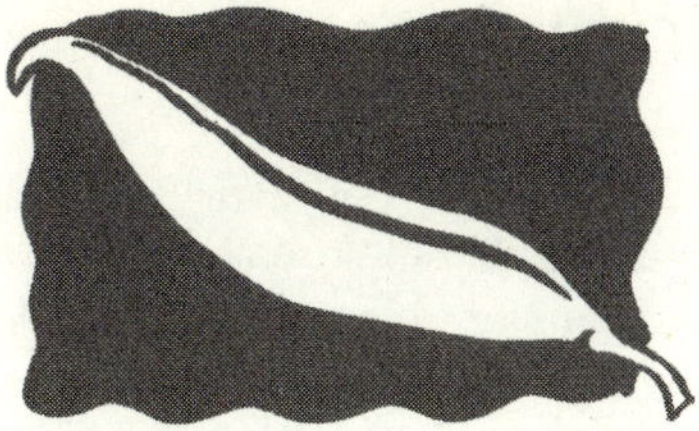

Indonesische Kokossuppe mit Gemüse

Zitronengras und Kokosnuss geben dieser Suppe ihre unverkennbar indonesische Note. Als Beigericht genügt eine einfache Schale Reis.

Zubereitungszeit: 15 Minuten
Garzeit: 20 Minuten
Menge: 4 bis 6 Portionen

Zutaten

2 Schalotten • 2 Knoblauchzehen
1 EL fein gehackter frischer Ingwer • 1/4 TL Chilipulver
2 EL Olivenöl • 400 g Weißkohl
1 Selleriestange • 1 Möhre
1 1/8 l Hühnerbrühe
knapp 1/2 l Kokosmilch
1 Handvoll Mungbohnensprossen
1 Handvoll Zuckererbsen
2 TL fein gehacktes frisches (oder 1/2 TL getrocknetes) Zitronengras • 1/2 TL Kurkuma • Salz
Zitronensaft

Zubereitung

Schalotten und Knoblauch fein hacken und mit Ingwer und Chilipulver im heißen Öl 5 Minuten rösten, bis sie zu duften anfangen.

Den Weißkohl fein hobeln, Sellerie und Möhre in feine Streifen schneiden. Das Gemüse zu der Würzmischung geben und ein paar Minuten unter Rühren andünsten.

Brühe, Kokosmilch, Zuckererbsen, Bohnensprossen, Zitronengras und Kurkuma zufügen. Etwa 15 Minuten kochen, bis das Gemüse gar ist. Mit Salz und Zitronensaft abschmecken. Traditionell wird die Suppe zum Schluss mit getrockneten Zwiebelflocken bestreut.

Hauptwirkung

■ Qi ■ Blut
□ Yin □ Yang
□ Nässe
□ Schleim
□ Wasser
□ Qi-Stockung
□ Blut-Stauung
□ Hitze
■ Kälte
□ Wind-Hitze
□ Wind-Kälte
□ Wind-Nässe
□ Trockenheit

Einflussbereich

□ Lunge
□ Darm
■ Magen
■ Milz
■ Herz
□ Blase
□ Nieren
□ Gallenblase
□ Leber

Temperatur

□ kühlend
□ neutral
■ wärmend

Gegenanzeigen

□ Qi-Schwäche
□ Blutarmut
■ Yin-Mangel
□ Yang-Mangel
□ Nässe
□ Stockung
■ Hitze
□ Kälte
□ Einwirkung von Wind

Energetische Eigenschaften

Grundlage dieser Suppe sind Hühnerbrühe und Kokosmilch, die beide das Qi kräftigen. Kokosnuss wirkt besonders herzerquickend, während Huhn die Milz labt. Die verschiedenen Gewürze machen die Suppe zu einem wärmenden Gericht. Gemüse, Sprossen und Zitronensaft sorgen für kühlende Bestandteile, die den überwiegenden Wärmeanteil ausgleichen.

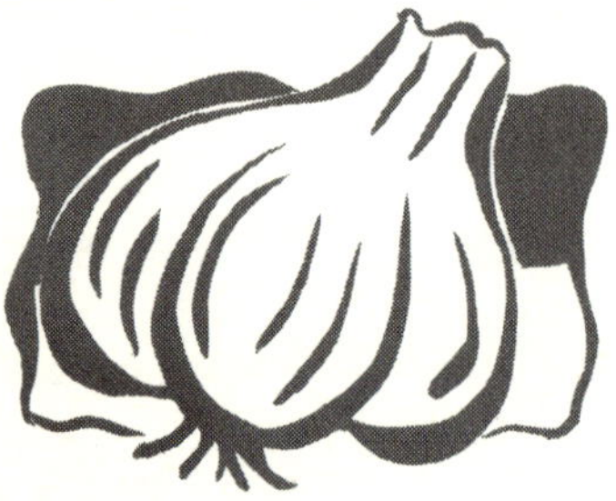

Knoblauchsuppe

Hier ein Rezept für die Freunde des Knoblauchs. Sie werden erstaunt sein, wie süß Knoblauch ist, wenn er so wie hier gekocht wird. Eine köstliche Suppe, die noch dazu Vampire abwehrt.

Zubereitungszeit: 10 Minuten
Garzeit: 35 Minuten
Menge: 4 Portionen

Zutaten

2 bis 3 ganze Knoblauchzwiebeln • 1 Zwiebel
1 EL Olivenöl
1/2 TL Sesamwürzöl
3/4 bis 1 l Wasser
1 Kartoffel
3 Lorbeerblätter
1/2 TL Thymian
1/4 TL Oregano
6 EL Tamari
1 Prise Cayennepfeffer

Zubereitung

Knoblauch und Zwiebel fein hacken und im Oliven- und Sesamöl auf kleinstem Feuer etwa 20 Minuten schwitzen.
Wasser, Thymian, Oregano, Lorbeerblätter und die klein geschnittene Kartoffel zufügen. Alles zum Kochen bringen und köcheln lassen, bis die Kartoffeln gar sind.
Mit Tamari und Cayennepfeffer abschmecken. Mit Croûtons zu Tisch bringen.

Hauptwirkung

- ☐ Qi ☐ Blut
- ☐ Yin ■ Yang
- ■ Nässe
- ■ Schleim
- ☐ Wasser
- ■ Qi-Stockung
- ■ Blut-Stauung
- ☐ Hitze
- ■ Kälte
- ☐ Wind-Hitze
- ■ Wind-Kälte
- ■ Wind-Nässe
- ☐ Trockenheit

Einflussbereich

- ■ Lunge
- ☐ Darm
- ☐ Magen
- ☐ Milz
- ■ Herz
- ☐ Blase
- ☐ Nieren
- ☐ Gallenblase
- ☐ Leber

Temperatur

- ☐ kühlend
- ☐ neutral
- ■ wärmend

Gegenanzeigen

- ☐ Qi-Schwäche
- ☐ Blutarmut
- ■ Yin-Mangel
- ☐ Yang-Mangel
- ☐ Nässe
- ☐ Stockung
- ■ Hitze
- ☐ Kälte
- ☐ Einwirkung von Wind

Energetische Eigenschaften

Knoblauch ist warm und scharf. Diese Suppe ist ein ideales Heilmittel bei allen Einwirkungen von Wind-Kälte oder Wind-Nässe sowie Verschleimung der Lunge. Darüber hinaus regt Knoblauch die Zirkulation von Blut und Qi an, sodass die Suppe auch bei allen Stockungs- und Kälte-Störungen hilft.

Kohlsuppe mit Anis

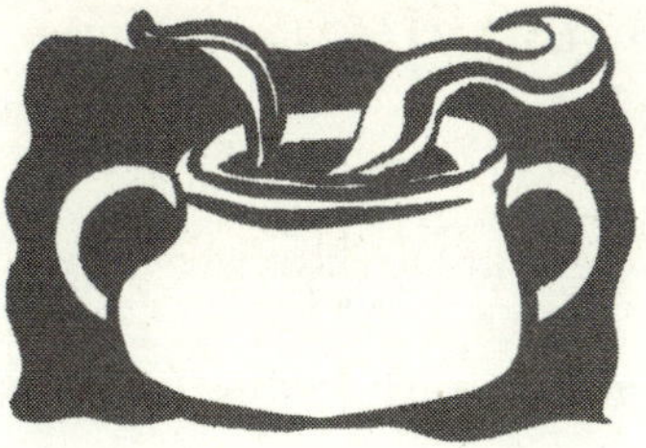

Zubereitungszeit: 15 Minuten
Garzeit: 30 Minuten
Menge: 4 bis 6 Portionen

Diese Suppe wirkt sehr beruhigend. Sie hat einen süßen Geschmack und durch den Anis eine pikante Note. Selbst Leute, die wegen ihrer schlechten Erfahrungen mit den stark riechenden Kohlgerichten ihrer Kindheit nie wieder Kohl essen wollten, werden diese Suppe mögen. Tatsächlich hätte niemand beim ersten Mal, als die Suppe bei mir auf den Tisch kam, Kohl für eine der Hauptzutaten gehalten.

Zutaten

350 g Weißkohl
250 g Knollenfenchel
350 g Möhren
100 g Kartoffeln
30 g Butterschmalz (Ghee)
1 bis 2 TL Anissamen
1 1/4 l Wasser
1 TL helles Miso

Zubereitung

Alle Gemüse klein schneiden. In einem großen Topf das Butterschmalz zerlassen, Gemüse und Anis zufügen und unter gelegentlichem Rühren 10 Minuten behutsam dünsten, bis das Gemüse etwas zusammengefallen ist.
Das Wasser angießen. Alles wieder zum Kochen bringen und weitere 20 Minuten leise wallen lassen, bis das Gemüse gar ist. Einen Teil der Suppe mit dem Schneidstab pürieren. Zum Schluss das Miso unterziehen.

Hauptwirkung

■ Qi ■ Blut
□ Yin □ Yang
■ Nässe
□ Schleim
□ Wasser
■ Qi-Stockung
□ Blut-Stauung
■ Hitze
□ Kälte
□ Wind-Hitze
□ Wind-Kälte
□ Wind-Nässe
□ Trockenheit

Einflussbereich

□ Lunge
■ Darm
■ Magen
□ Milz
□ Herz
□ Blase
□ Nieren
□ Gallenblase
□ Leber

Temperatur

□ kühlend
■ neutral
□ wärmend

Gegenanzeigen

□ Qi-Schwäche
□ Blutarmut
□ Yin-Mangel
□ Yang-Mangel
□ Nässe
□ Stockung
□ Hitze
□ Kälte
□ Einwirkung von Wind

Energetische Eigenschaften

Kohl besitzt die Fähigkeit, Hitze im Verdauungssystem abzukühlen und eignet sich hervorragend bei allen mit Magen-Darm-Geschwüren verbundenen Verdauungsproblemen. Möhren wirken leicht beruhigend, sie nähren das Blut und tun der Leber wohl. Der Fenchel wärmt den Darm und bringt ihn in Bewegung, regt die Milzfunktion an und löst Stauungen auf, alles Eigenschaften, die auch der Anissaat innewohnen.

Suppen

Kürbissuppe mit Esskastanien

Eine samtig-sahnige, absolut köstliche Suppe! Sie werden sich danach so fühlen wie ein zufriedener Säugling an der Mutterbrust.

Zubereitungszeit: 10 Minuten
Garzeit: 50 Minuten
Menge: 6 Portionen

Zutaten

200 g frische (oder die entsprechende Menge getrocknete) Esskastanien
2 Zwiebeln • 3 EL Olivenöl
1 mittelgroßer Kürbis
1 bis 1 1/4 l Gemüsebrühe
2 Knoblauchzehen
1 Lorbeerblatt
1 TL Rosmarinnadeln
1 Spritzer Obstessig
gehackte Petersilie und etwas Paprikapulver zum Garnieren

Zubereitung

Getrocknete Esskastanien über Nacht einweichen. Die Zwiebeln grob hacken und im Olivenöl weich schwitzen. Das Kürbisfleisch zerkleinern, zu den Zwiebeln geben und unter Rühren schmoren, bis es weich zu werden beginnt.
Brühe, Esskastanien, zerdrückten Knoblauch, Lorbeerblatt und Rosmarin zufügen. Alles zusammen 40 Minuten köcheln, dann das Lorbeerblatt entfernen und die Suppe pürieren. Mit einem Spritzer Obstessig und einer kräftigen Umdrehung schwarzem Pfeffer aus der Mühle würzen. Mit Petersilie und Paprika bestreut zu Tisch bringen.

Hauptwirkung

■ Qi ■ Blut
□ Yin ■ Yang
■ Nässe
□ Schleim
□ Wasser
□ Qi-Stockung
□ Blut-Stauung
□ Hitze
■ Kälte
□ Wind-Hitze
□ Wind-Kälte
□ Wind-Nässe
□ Trockenheit

Einflussbereich

□ Lunge
□ Darm
□ Magen
■ Milz
□ Herz
□ Blase
■ Nieren
□ Gallenblase
□ Leber

Temperatur

□ kühlend
□ neutral
■ wärmend

Gegenanzeigen

□ Qi-Schwäche
□ Blutarmut
□ Yin-Mangel
□ Yang-Mangel
□ Nässe
□ Stockung
□ Hitze
□ Kälte
□ Einwirkung von Wind

Energetische Eigenschaften

Kürbis nährt die Milz, stärkt das Qi und wirkt Nässe ableitend. Auch Esskastanien sind Nahrung für die Milz; darüber hinaus wärmen sie die Nieren, unterstützen das Yang und regen den Blutkreislauf leicht an. Dieses Rezept eignet sich ideal bei einer Milz-Yang-Schwäche.

Minestra della Fattoria (Brokkolisuppe)

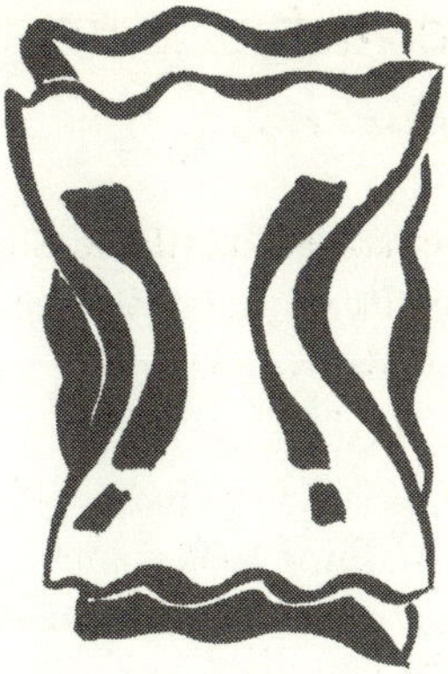

Zubereitungszeit: 10 Minuten
Garzeit: 25 Minuten
Menge: 4 Portionen

Zutaten

250 g gekochte Cannellini oder weiße Bohnen • 1 Zwiebel
4 EL Olivenöl • 1 Brokkolistaude
6 Knoblauchzehen • 1 1/4 l Hühnerbrühe • 400 g Nudeln
1 TL getrockneter Oregano
2 TL getrockneter Thymian
Salz und Pfeffer

Diese Suppe ist eher ein Eintopf und eine vollständige Mahlzeit, wenn sie mit einem herzhaften Stück Brot bei einem wunderbaren Sonnenuntergang verzehrt wird. Sie offenbart die Aromen des ländlichen Italien.

Zubereitung

Die Bohnen am Vortag einweichen und vorkochen. Die Zwiebel grob hacken und im Öl langsam weich und goldgelb braten. Inzwischen den Brokkolistiel schälen, kleinschneiden und zur Zwiebel geben. Den Kopf in 5 cm große Stücke zerteilen und beiseite stellen. Den Knoblauch fein hacken. Brühe, Knoblauch, gekochte Bohnen und die Nudeln zu den Zwiebeln geben und alles zum Kochen bringen. 10 Minuten köcheln lassen, dann den übrigen Brokkoli und die Kräuter hinzufügen, weitere 5 bis 10 Minuten kochen, bis die Nudeln bissfest sind und der Brokkoli zart ist. Mit Salz und Pfeffer abschmecken.

Hauptwirkung

■ Qi ■ Blut
■ Yin □ Yang
□ Nässe
□ Schleim
□ Wasser
□ Qi-Stockung
□ Blut-Stauung
□ Hitze
□ Kälte
□ Wind-Hitze
□ Wind-Kälte
□ Wind-Nässe
□ Trockenheit

Einflussbereich

■ Lunge
■ Darm
■ Magen
■ Milz
□ Herz
□ Blase
□ Nieren
□ Gallenblase
□ Leber

Temperatur

□ kühlend
□ neutral
■ wärmend

Gegenanzeigen

□ Qi-Schwäche
□ Blutarmut
□ Yin-Mangel
□ Yang-Mangel
□ Nässe
□ Stockung
□ Hitze
□ Kälte
□ Einwirkung von Wind

Energetische Eigenschaften

Diese nahrhafte Suppe lindert fast alle Gebrechen. Hühnerbrühe als Suppengrundlage hilft bei allen Mangelerscheinungen von Yin, Blut, Yang und Qi. Die Bohnen sind Nahrung für Blut und Yin und haben eine gewisse Nässe ableitende Wirkung. Die Nudeln laben das Qi und sind im Verein mit dem Brokkoli Blut bildend. Nässeeinflüsse werden durch den Knoblauch und die Kräuter gedämpft. Die Kombination aus Bohnen, Teigwaren (Getreide) und Gemüse sorgt für ein ausgewogenes Nährstoffangebot.

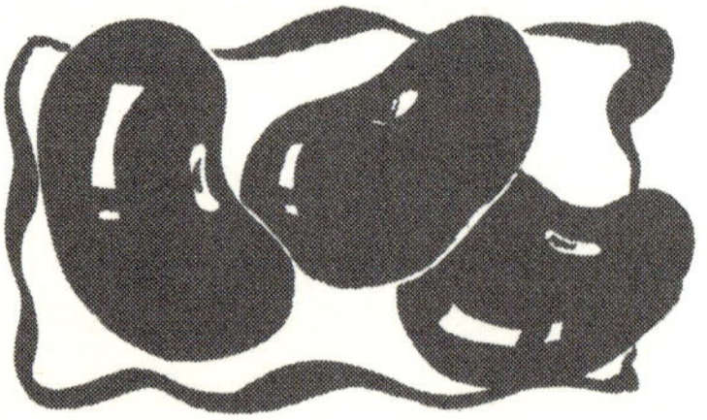

Schwarze Bohnensuppe mit Staudensellerie

Zubereitungszeit: 15 Minuten
Garzeit: 30 Minuten
Menge: 4 Portionen

Zutaten

250 g getrocknete schwarze Bohnen
ein 15 cm langes Stück Wakame (Riementang)
3 Selleriestangen • 1 Zwiebel
1 Möhre • 1 l Wasser
2 TL gehackter frischer (oder getrockneter) Salbei
Schale von 1 großen Orange
1 bis 2 EL Miso
Saft von 1 Zitrone
Petersilie zum Garnieren

Hauptwirkung

- ☐ Qi ■ Blut
- ■ Yin ☐ Yang
- ■ Nässe
- ☐ Schleim
- ■ Wasser
- ☐ Qi-Stockung
- ☐ Blut-Stauung
- ■ Hitze
- ☐ Kälte
- ☐ Wind-Hitze
- ☐ Wind-Kälte
- ☐ Wind-Nässe
- ☐ Trockenheit

Einflussbereich

- ☐ Lunge
- ☐ Darm
- ☐ Magen
- ☐ Milz
- ☐ Herz
- ■ Blase
- ■ Nieren
- ☐ Gallenblase
- ■ Leber

Temperatur

- ☐ kühlend
- ■ neutral
- ☐ wärmend

Gegenanzeigen

- ☐ Qi-Schwäche
- ☐ Blutarmut
- ☐ Yin-Mangel
- ☐ Yang-Mangel
- ☐ Nässe
- ☐ Stockung
- ☐ Hitze
- ☐ Kälte
- ☐ Einwirkung von Wind

Eine dunkle, sämige, äußerst nahrhafte Suppe, der perfekte Genuss für einen Wintertag.

Zubereitung

Die Bohnen über Nacht einweichen, abgießen und abspülen. Mit Wakame (oder einer anderen Algensorte) knapp mit Wasser bedeckt sehr weich kochen.
Das Gemüse klein schneiden und getrennt von den Bohnen in dem Wasser bissfest garen. Dann die Bohnen mit noch verbliebenem Kochsud, die Orangenschale und den Salbei zufügen. Alles zusammen weitere 10 Minuten kochen. Die Bohnen müssen vollkommen gar sein und aufplatzen. Zum Schluss das Miso unterrühren und die Suppe teilweise pürieren. Mit reichlich Zitronensaft abschmecken und mit Petersilie bestreut zu Tisch bringen.

Energetische Eigenschaften

Schwarze Bohnen sind ein gutes Nierentonikum. Sie haben diuretische Eigenschaften und helfen beim Auflösen von Nässe- und Wasseransammlungen. Außerdem nähren sie Blut und Yin. In ihrer Nässe ableitenden Wirkung werden sie vom Sellerie unterstützt, der das System kühlt und entwässert. Der Tang stärkt Blut und Yin und wirkt ebenfalls entwässernd. Die Möhre bestärkt die Bohnen in ihrer Blut bildenden Wirkung, und die Zwiebel sorgt für Wärme und Bewegung. Das Miso leitet die Wirkungskraft der Suppe zum »unteren Erwärmer«. Insgesamt ist diese Suppe eine Wohltat für Blut und Yin und wirkt Nässe entgegen.

Zubereitungszeit: 10 Minuten
Garzeit: 25 Minuten
Menge: 4 Portionen

Zutaten

500 g Joghurt
gut 1/2 l Wasser
1 1/2 EL weißer Reis
1/2 TL Salz
2 TL Pfeilwurzelstärke
1 großes Ei
1 Bd. Frühlingszwiebeln
2 TL getrocknete Dillspitzen
1 Handvoll frisches Koriandergrün
schwarzer Pfeffer

Tanov (Joghurtsuppe)

Eine ungewöhnliche Suppe aus Armenien: seidig, süßsauer, belebend und aromatisch.

Zubereitung

Vom Joghurt ein paar Esslöffel abnehmen und beiseite stellen. Den Rest mit dem Wasser mischen. Eine halbe Tasse der Flüssigkeit aufheben, die übrige Flüssigkeit mit Reis und Salz auf milder Hitze erwärmen.
Inzwischen die Pfeilwurzelstärke mit der zurückbehaltenen Flüssigkeit anrühren und das Ei darunter schlagen. Die Mischung unter ständigem Rühren zur Suppe geben. Zum Kochen bringen, dann nur noch leise wallen lassen.
Nach 15 Minuten die fein geschnittenen Frühlingszwiebeln und den Dill zufügen. Die Suppe weitere 5 Minuten köcheln, dann das Korianderkraut unterrühren und 5 Minuten ziehen lassen. Sie ist fertig, sobald der Reis gar ist. Zum Schluss den aufgehobenen Joghurt darunterziehen und mit Salz und frisch gemahlenem schwarzem Pfeffer würzen.

Hauptwirkung

- ■ Qi ■ Blut
- ■ Yin □ Yang
- □ Nässe
- □ Schleim
- □ Wasser
- □ Qi-Stockung
- □ Blut-Stauung
- □ Hitze
- □ Kälte
- □ Wind-Hitze
- □ Wind-Kälte
- □ Wind-Nässe
- □ Trockenheit

Einflussbereich

- ■ Lunge
- ■ Darm
- □ Magen
- ■ Milz
- □ Herz
- □ Blase
- □ Nieren
- □ Gallenblase
- □ Leber

Temperatur

- □ kühlend
- ■ neutral
- □ wärmend

Gegenanzeigen

- □ Qi-Schwäche
- □ Blutarmut
- □ Yin-Mangel
- □ Yang-Mangel
- ■ Nässe
- □ Stockung
- □ Hitze
- □ Kälte
- □ Einwirkung von Wind

Energetische Eigenschaften

Reis ist, wie alle Getreide, Nahrung für Qi und Blut. In Kombination mit Joghurt und Ei wirkt er darüber hinaus Yin stärkend. Die Kräuter verbessern die Verdaulichkeit der Suppe, und die Frühlingszwiebeln sorgen für Wärme und Bewegung und beugen Verstopfungen vor.

Zubereitungszeit: 10 Minuten
Garzeit: 20 Minuten
Menge: 4 Portionen

Topinambursuppe mit Frühstücksspeck

Diese Suppe hat uns unser Nachbar einmal gebracht, genau zur richtigen Zeit, und sie war so lecker, dass sie unbedingt in das Buch aufgenommen werden musste. Topinambur (auch Jerusalemer oder Erdartischocken genannt) und Frühstücksspeck sind eine himmlische Kombination.

Zutaten

4 Scheiben Frühstücksspeck
2 Zwiebeln
6 bis 8 Topinamburknollen
2 große Porreestangen
2 TL Olivenöl
1 Stich Butter
1 1/4 l Wasser
1 TL gekörnte Brühe
4 EL Stampfkartoffeln
Salz und Pfeffer

Zubereitung

Zwiebeln, Porree, Topinambur und Frühstücksspeck klein hacken. Die Zwiebeln in Öl und Butter leicht anbraten. Wenn sie weich und süß sind, Porree, Frühstücksspeck und Topinambur zufügen und eine Zeitlang unter Rühren andünsten. Mit Wasser und gekörnter Brühe aufgießen und etwa 15 Minuten sanft kochen lassen, bis alles gar ist. Mit der Kartoffelmasse binden. Einen Teil der Suppe mit dem Schneidstab pürieren; sie soll aber noch stückig sein. Mit Salz und frisch gemahlenem schwarzem Pfeffer abschmecken.

Hauptwirkung

■ Qi □ Blut
■ Yin □ Yang
□ Nässe
□ Schleim
□ Wasser
□ Qi-Stockung
□ Blut-Stauung
□ Hitze
□ Kälte
□ Wind-Hitze
□ Wind-Kälte
□ Wind-Nässe
■ Trockenheit

Einflussbereich

■ Lunge
□ Darm
■ Magen
■ Milz
□ Herz
□ Blase
■ Nieren
□ Gallenblase
□ Leber

Temperatur

□ kühlend
■ neutral
□ wärmend

Gegenanzeigen

□ Qi-Schwäche
□ Blutarmut
□ Yin-Mangel
□ Yang-Mangel
□ Nässe
□ Stockung
□ Hitze
□ Kälte
□ Einwirkung von Wind

Energetische Eigenschaften

In China wird ein allgemeines Stärkungsmittel manchmal aus Enten- oder Hühnerfleisch bereitet, das mit Schweinshaxen, Schweinsknochen und Topinamburknollen zusammen gekocht wird. Topinambur stärkt Milz, Nieren und Lunge. Der Frühstücksspeck nährt das Nieren-Yin. Alles in allem ist die Suppe ein Labsal für Qi und Yin.

Türkische Linsensuppe

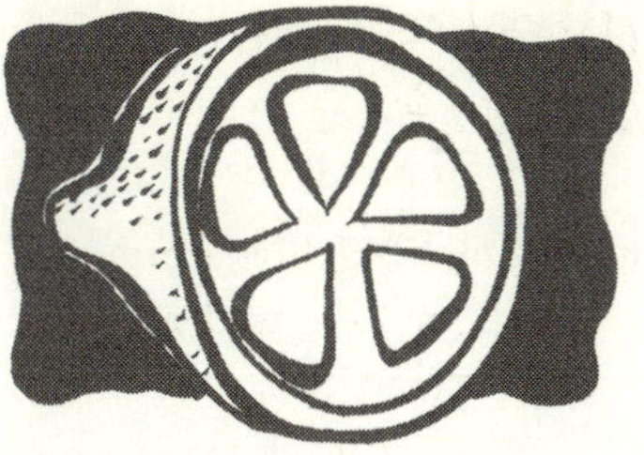

Zubereitungszeit: 10 Minuten
Garzeit: 30 Minuten
Menge: 4 Portionen

Zum ersten Mal habe ich diese Suppe in den kiefernbewaldeten Bergen der südwestlichen Türkei gegessen. Die zu Hause nachgekochte Suppe war genauso gut wie in der Türkei und ließ die schönsten Erinnerungen aufblühen. Wenn Sie Linsensuppe bisher für labberig und reizlos gehalten haben, werden Sie nach diesem Rezept Ihre Meinung ändern.

Zutaten

2 Zwiebeln
3 EL Olivenöl
2 bis 3 mittelgroße Kartoffeln
250 g Feuerlinsen
1 1/4 l Wasser
1 Lorbeerblatt
1 bis 2 TL fein gehackte frische Minze
Saft von 2 Zitronen
Salz

Zubereitung

Die Zwiebeln fein hacken und in reichlich Olivenöl braten, bis sie weich sind und süß duften. Inzwischen die Kartoffeln waschen und in ziemlich kleine Stücke schneiden. Zuerst die Linsen zu den Zwiebeln geben und etwa 1 Minute rühren, dann die Kartoffeln zufügen und weiterrühren. Das Lorbeerblatt zugeben, das Wasser angießen und alles zum Kochen bringen. Ungefähr eine Viertelstunde garen. Danach die gehackte Minze zufügen und die Suppe weitere 15 Minuten köcheln lassen. Zum Schluss mit Zitronensaft und Salz abschmecken, das Lorbeerblatt herausfischen und die Suppe teilweise pürieren.

Hauptwirkung	**Einflussbereich**	**Gegenanzeigen**
■ Qi ■ Blut	□ Lunge	□ Qi-Schwäche
□ Yin □ Yang	□ Darm	□ Blutarmut
■ Nässe	■ Magen	□ Yin-Mangel
□ Schleim	■ Milz	□ Yang-Mangel
■ Wasser	□ Herz	□ Nässe
□ Qi-Stockung	□ Blase	□ Stockung
□ Blut-Stauung	■ Nieren	□ Hitze
□ Hitze	□ Gallenblase	□ Kälte
□ Kälte	□ Leber	□ Einwirkung von Wind
□ Wind-Hitze	**Temperatur**	
□ Wind-Kälte	□ kühlend	
□ Wind-Nässe	■ neutral	
□ Trockenheit	□ wärmend	

Energetische Eigenschaften

Diese Suppe stärkt das Qi, ist leicht verdaulich und sorgt für einen stetig fließenden Energiestrom. Linsen kräftigen Milz und Magen, tun Herz und Nieren wohl und wirken leicht Nässe ableitend. Zitronensaft und Minze verleihen dem Gericht eine gewisse Kühle.

Suppen

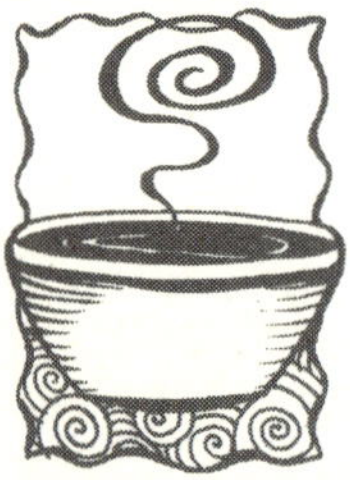

Weizen-Sellerie-Suppe

Eine milde, nahrhafte Suppe, die beruhigt und satt macht. Sie braucht ein bisschen mehr Zeit und Vorausplanung als andere Rezepte, ist aber deshalb nicht schwieriger zuzubereiten, und die Mehrarbeit zahlt sich aus.

Zubereitungszeit: 15 Minuten
Garzeit: 80 Minuten
Menge: 4 Portionen

Zutaten

175 g Weizen- oder Dinkelkörner
1 1/2 l Gemüsebrühe
1 Zwiebel • 2 EL Olivenöl
100 g Möhren
250 g Knollensellerie
1 Tomate • 2 Knoblauchzehen
4 EL Hijiki-Algen
1 1/2 TL getrocknete Dillspitzen • Saft von 1 Zitrone
Salz und Pfeffer
1 Handvoll Petersilie

Zubereitung

Getreidekörner mit der Brühe zum Kochen bringen, auf ausgeschalteter Herdplatte über Nacht stehen lassen, mindestens aber 1 Stunde. Die Zwiebel hacken, Möhren und Sellerie fein schneiden. Die Zwiebeln im Öl glasig dünsten, dann Möhren- und Selleriestückchen zufügen und unter Rühren 5 bis 10 Minuten dünsten. Das Getreide nebst Flüssigkeit, zerkleinerten Tomaten, fein gehacktem Knoblauch und den Algen (es können auch andere Tangsorten sein) zum Gemüse geben und langsam mindestens 1 Stunde köcheln lassen, bis die Körner weich sind und aufplatzen. Nach etwa der halben Garzeit den Dill unterrühren. Mit Zitronensaft abschmecken und mit fein gehackter Petersilie bestreut servieren.

Hauptwirkung
■ Qi ■ Blut
■ Yin □ Yang
□ Nässe
■ Schleim
■ Wasser
□ Qi-Stockung
□ Blut-Stauung
■ Hitze
□ Kälte
□ Wind-Hitze
□ Wind-Kälte
□ Wind-Nässe
□ Trockenheit

Einflussbereich
□ Lunge
□ Darm
■ Magen
□ Milz
■ Herz
□ Blase
■ Nieren
□ Gallenblase
■ Leber

Temperatur
■ kühlend
□ neutral
□ wärmend

Gegenanzeigen
□ Qi-Schwäche
□ Blutarmut
□ Yin-Mangel
□ Yang-Mangel
□ Nässe
□ Stockung
□ Hitze
□ Kälte
□ Einwirkung von Wind

Energetische Eigenschaften

Weizen ist ein kühles, süßes Getreide, das Herz und Nieren stärkt, tonisierend auf das Yin wirkt und das Nervensystem harmonisiert. Algen oder Tang nähren ebenfalls das Nieren-Yin und sind Schleim und Wasser ableitend. Möhren und Sellerie tun der Leber wohl. Insgesamt ist die Suppe ein Kraftquell für die genannten Organe, kräftigt Yin und Blut und kühlt Hitze ab.

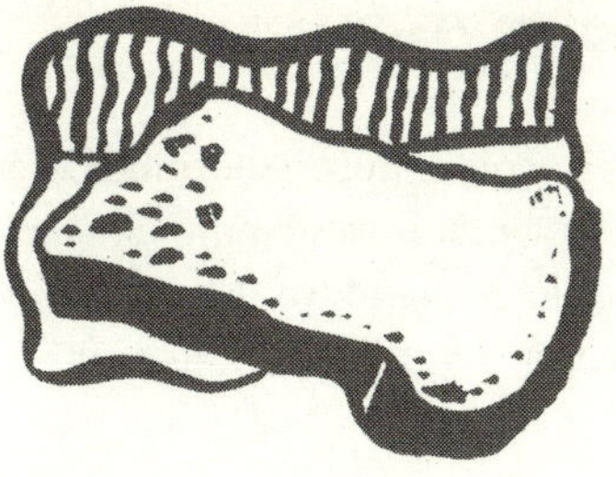

Friséesalat mit Speckwürfeln

Dieser Mischsalat ist eine Gaumenfreude durch die unterschiedlichen Texturen, die er auf die Zunge bringt. Ich habe ihn in der Bretagne zum ersten Mal gegessen. Hier die Version, die bei dem Versuch entstanden ist, ihn zu Hause nachzuahmen.

Zubereitungszeit: 20 Minuten
Garzeit: 10 Minuten
Menge: 4 Portionen

Zutaten

2 Eier
4 bis 5 Scheiben Frühstücksspeck
300 g Brotwürfel
1 Friséesalat
3 Frühlingszwiebeln
3 EL Olivenöl
3 EL Rotweinessig
Salz und Pfeffer

Zubereitung

Die Eier etwa 10 Minuten hart kochen, pellen und grob hacken. Während sie kochen, den Speck in mundgerechte Stücke schneiden, knusprig braten, dann aus der Pfanne heben und warm halten. Im verbliebenen Fett, dem bei Bedarf etwas Olivenöl beigegeben wird, die Brotwürfel rundum knusprig rösten.
Den Friséesalat zerpflücken, die Frühlingszwiebeln in feine Ringe schneiden und Öl, Essig und Gewürze verschlagen. Alle Zutaten mischen. Der Salat ist am besten, wenn die gekochten Zutaten noch warm sind. Dazu schmecken Brot und eventuell Rotwein.

Hauptwirkung

- ■ Qi ■ Blut
- ■ Yin ☐ Yang
- ☐ Nässe
- ☐ Schleim
- ☐ Wasser
- ☐ Qi-Stockung
- ☐ Blut-Stauung
- ☐ Hitze
- ☐ Kälte
- ☐ Wind-Hitze
- ☐ Wind-Kälte
- ☐ Wind-Nässe
- ☐ Trockenheit

Einflussbereich

- ☐ Lunge
- ☐ Darm
- ■ Magen
- ■ Milz
- ☐ Herz
- ☐ Blase
- ■ Nieren
- ☐ Gallenblase
- ■ Leber

Temperatur

- ■ kühlend
- ☐ neutral
- ☐ wärmend

Gegenanzeigen

- ☐ Qi-Schwäche
- ☐ Blutarmut
- ☐ Yin-Mangel
- ☐ Yang-Mangel
- ☐ Nässe
- ☐ Stockung
- ☐ Hitze
- ■ Kälte
- ☐ Einwirkung von Wind

Energetische Eigenschaften

Schweinespeck und Eier nähren das Yin. In diesem Rezept wird ihre Üppigkeit und leichte Neigung zur Nässebildung auf angenehme Weise durch den bitteren Frisée, die Frühlingszwiebeln und die Vinaigrette ausgeglichen. Trotzdem ist davon abzuraten, den Salat bei schweren Nässe-Symptomen zu essen.

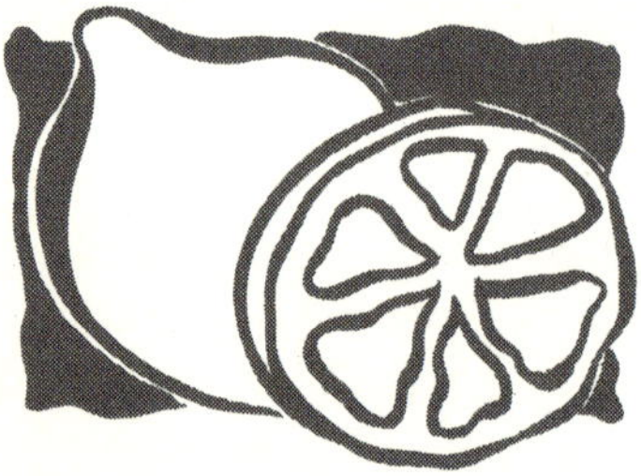

Grüner Bohnensalat

Dieser Salat aus gekochten Zutaten ist schnell zubereitet. Seine Farben sind eine Augenweide. Geschmacklich passt er gut zu Reis- oder Fischgerichten.

Zubereitungszeit: 15 Minuten
Garzeit: 5 bis 10 Minuten
Menge: 4 Portionen

Zutaten

350 g grüne Bohnen
125 g Möhren
2 EL Olivenöl
1 1/2 EL Zitronensaft
1 Knoblauchzehe
2 TL Gomasio (Sesamsalz, siehe S. 296)
1 kleine Handvoll Walnusskerne

Zubereitung

Die Bohnen putzen und halbieren, die Möhren in feine Streifen gleicher Länge schneiden. Etwa 5 Minuten bissfest dünsten.
Inzwischen Olivenöl, zerdrückten Knoblauch und Zitronensaft zu einer leicht sämigen Sauce verschlagen. Das noch warme Gemüse in eine Salatschüssel geben und mit der Sauce anmachen. Mit *Gomasio* und den leicht gerösteten Walnusskernen bestreut zimmerwarm servieren.

Hauptwirkung

■ Qi □ Blut
■ Yin □ Yang
□ Nässe
□ Schleim
□ Wasser
□ Qi-Stockung
□ Blut-Stauung
□ Hitze
□ Kälte
□ Wind-Hitze
□ Wind-Kälte
□ Wind-Nässe
□ Trockenheit

Einflussbereich

□ Lunge
□ Darm
□ Magen
■ Milz
□ Herz
□ Blase
■ Nieren
□ Gallenblase
□ Leber

Temperatur

□ kühlend
■ neutral
□ wärmend

Gegenanzeigen

□ Qi-Schwäche
□ Blutarmut
□ Yin-Mangel
□ Yang-Mangel
□ Nässe
□ Stockung
□ Hitze
□ Kälte
□ Einwirkung von Wind

Energetische Eigenschaften

Grüne Bohnen kräftigen die Nieren und nähren das Yin. Darin werden sie vom Sesamsalz unterstützt. Auch die Walnüsse sind ein Labsal für die Nieren und stärken sie sowohl in ihrem Yin- als auch in ihrem Yang-Aspekt. Der Salat kann als Breitbandtonikum für das Yin und Qi der Nieren betrachtet werden.

Grüntee-Salat

Zubereitungszeit: 25 Minuten
Garzeit: 2 Minuten
Menge: 4 Portionen

Zutaten

2 EL grüner Tee
2 Knoblauchzehen
Saft von 1 Zitrone
1 EL Sojasauce
1 1/2 EL Fischsauce
1 EL geriebener Ingwer
1/4 Jalapeño-Pfefferschote
2 EL Kokosraspeln
3 EL zerdrückte Erdnüsse
1 EL Sesamkörner
200 g Salat in Streifen
1 große Tomate in Würfeln
1 Zitrone

Zubereitung

Einen kräftigen Grüntee zubereiten und 2 Esslöffel davon abnehmen. Den Knoblauch in feine Scheibchen schneiden und 1 bis 2 Minuten nicht zu dunkel rösten. Mit dem Tee, dem Zitronensaft, der Soja- und der Fischsauce, dem Ingwer und der sehr fein gehackten Pfefferschote verrühren und 20 Minuten ziehen lassen.

Inzwischen Kokosraspeln, Sesam und Erdnüsse rösten und beiseite stellen. Mit Salatstreifen und Tomatenwürfeln vermischen und mit der Sauce anmachen. Mit Zitronenscheiben oder -achteln garnieren.

Hauptwirkung

- ☐ Qi ☐ Blut
- ☐ Yin ☐ Yang
- ■ Nässe
- ■ Schleim
- ■ Wasser
- ■ Qi-Stockung
- ☐ Blut-Stauung
- ☐ Hitze
- ☐ Kälte
- ☐ Wind-Hitze
- ☐ Wind-Kälte
- ☐ Wind-Nässe
- ☐ Trockenheit

Einflussbereich

- ☐ Lunge
- ☐ Darm
- ■ Magen
- ☐ Milz
- ☐ Herz
- ☐ Blase
- ☐ Nieren
- ☐ Gallenblase
- ■ Leber

Temperatur

- ☐ kühlend
- ☐ neutral
- ■ wärmend

Gegenanzeigen

- ☐ Qi-Schwäche
- ☐ Blutarmut
- ☐ Yin-Mangel
- ☐ Yang-Mangel
- ☐ Nässe
- ☐ Stockung
- ☐ Hitze
- ☐ Kälte
- ☐ Einwirkung von Wind

Energetische Eigenschaften

Grüner Tee wird oft als Verdauungshilfe zu den Mahlzeiten getrunken. Hier verbinden sich seine guten Eigenschaften mit dem pikanten Geschmack der übrigen Salatzutaten und beugen so nahrungsbedingten Verstopfungen vor.

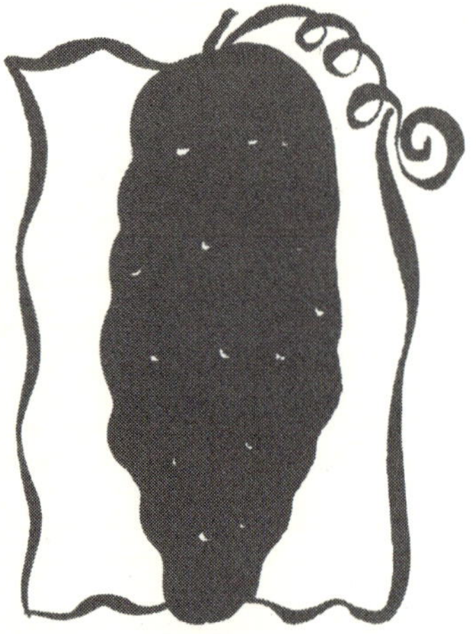

Gurkenraita

Hierbei handelt es sich um ein traditionelles indisches Gericht, das meist ein Curry begleitet. Es hat eine kühlende Wirkung und schmeckt köstlich.

Zubereitungszeit: 10 Minuten
Garzeit: 2 Minuten
Menge: 4 Portionen

Zutaten

1 TL Kreuzkümmel
2 Gurken
300 g Joghurt
1/4 TL Salz

Zubereitung

Den Kreuzkümmel trocken rösten, bis er leicht gebräunt ist, dann zermörsern oder mit dem Nudelholz zerdrücken. Die Gurken fein raspeln, mit den anderen Zutaten mischen. Das Raita vor dem Servieren mindestens eine halbe Stunde durchziehen lassen.

Hauptwirkung

□ Qi □ Blut
■ Yin □ Yang
□ Nässe
□ Schleim
□ Wasser
□ Qi-Stockung
□ Blut-Stauung
■ Hitze
□ Kälte
□ Wind-Hitze
□ Wind-Kälte
□ Wind-Nässe
■ Trockenheit

Einflussbereich

■ Lunge
■ Darm
■ Magen
■ Milz
■ Herz
□ Blase
□ Nieren
□ Gallenblase
□ Leber

Temperatur

■ kühlend
□ neutral
□ wärmend

Gegenanzeigen

□ Qi-Schwäche
□ Blutarmut
□ Yin-Mangel
■ Yang-Mangel
■ Nässe
□ Stockung
□ Hitze
■ Kälte
□ Einwirkung von Wind

Energetische Eigenschaften

Gurken sind kühl und süß, sie reinigen und lindern Hitze überall im Körper. Da sie von Natur aus Feuchtigkeit spenden und Durst löschen, wirken sie Trockenheit entgegen und machen das Herz leicht. Auch Joghurt ist Feuchtigkeit spendend und kühlend und hat eine besondere Heilwirkung auf den Darm. Der Kreuzkümmel dämpft die Kühle dieses Gerichts ein wenig und gleicht die Tendenz des Joghurts aus, Nässe zu erzeugen.

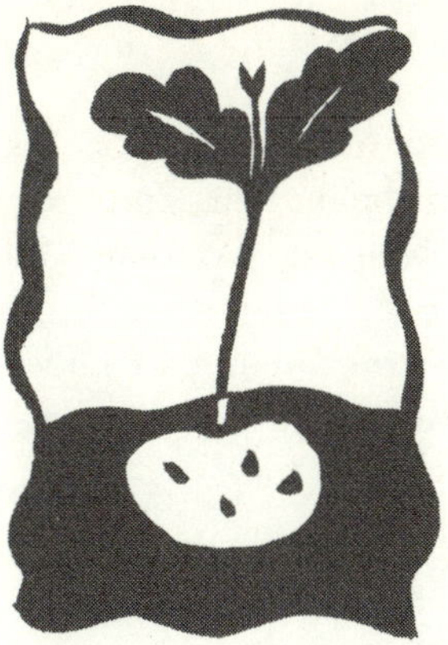

Kartoffelsalat

Kartoffelsalat liegt manchmal etwas schwer im Magen. Diese Version ist anders, sie hat eine angenehme Frische, weshalb fast jeder gern ein zweites Mal davon nimmt.

Zubereitungszeit: 10 Minuten
Garzeit: 20 Minuten
Menge: 4 Portionen

Zutaten

1 kg neue Kartoffeln
100 g Joghurt
4 EL Olivenöl
1 EL Sahnemeerrettich
1 TL Obstessig
1 Bd. Petersilie
1 Bd. Schnittlauch
2 EL Kapern
Salz und Pfeffer

Zubereitung

Die Kartoffeln in leicht gesalzenem Wasser eben gar kochen.
In einer Salatschüssel Joghurt, Olivenöl, Meerrettich und Obstessig gründlich verschlagen.
Die fertig gegarten Kartoffeln abgießen und in die Sauce schütten. Ein bisschen darin zerkleinern und wenden.
Die Petersilie fein hacken, den Schnittlauch in feine Röllchen schneiden. Mit den Kapern unter den Salat heben. Nochmals wenden und abschmecken.

Hauptwirkung

■ Qi ■ Blut
■ Yin □ Yang
□ Nässe
□ Schleim
□ Wasser
□ Qi-Stockung
□ Blut-Stauung
□ Hitze
□ Kälte
□ Wind-Hitze
□ Wind-Kälte
□ Wind-Nässe
□ Trockenheit

Einflussbereich

■ Lunge
□ Darm
■ Magen
■ Milz
□ Herz
□ Blase
■ Nieren
□ Gallenblase
□ Leber

Temperatur

□ kühlend
■ neutral
□ wärmend

Gegenanzeigen

□ Qi-Schwäche
□ Blutarmut
□ Yin-Mangel
□ Yang-Mangel
□ Nässe
□ Stockung
□ Hitze
□ Kälte
□ Einwirkung von Wind

Energetische Eigenschaften

Kartoffeln stärken das Yin und das Qi. Die Petersilie ist zusätzliche Nahrung für das Blut, und Meerrettich, Schnittlauch, Kapern und Essig sorgen für Wärme und Bewegung. Der Joghurt kommt dem Darm zugute und das Olivenöl der Leber.

Salate

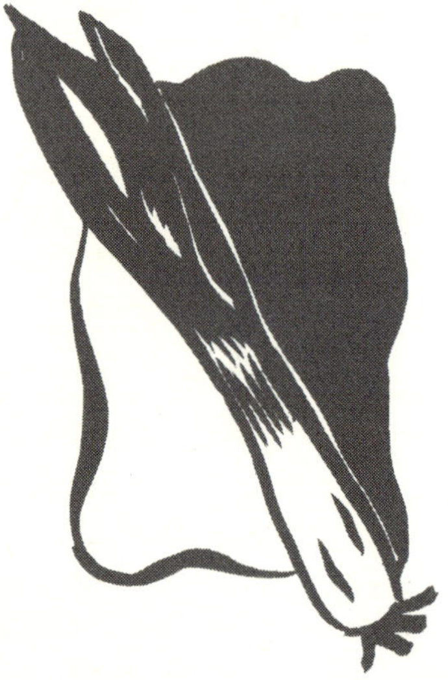

Lauch-Tang-Salat

Lauch hat einen zarten Salzgeschmack, der durch den Tang noch betont und durch das nussige Sesamöl wunderbar ergänzt wird. Der Salat ist sehr einfach zuzubereiten und sieht bei Zugabe von ein paar feinen roten Paprikastreifchen oder gerösteten Walnüssen noch schöner aus.

Zubereitungszeit: 10 Minuten
Garzeit: 10 Minuten
Menge: 2 Portionen

Zutaten

3 Stücke Wakame (Riementang) von je ca. 15 cm Länge
1 Lauchstange
1 EL Obstessig
1/2 EL Sesamöl
Gomasio (siehe S. 296) zum Bestreuen

Zubereitung

Den Tang 5 bis 10 Minuten einweichen, von der zähen Mittelrippe befreien und in Streifen schneiden. Den Lauch fein schneiden und bissfest dämpfen, dabei den Tang für die letzten 30 Sekunden beigeben. Mit Essig und Öl anmachen und mit dem Sesamsalz bestreuen. Warm oder bei Zimmertemperatur servieren.

Hauptwirkung

□ Qi ■ Blut
■ Yin □ Yang
■ Nässe
■ Schleim
■ Wasser
■ Qi-Stockung
■ Blut-Stauung
□ Hitze
□ Kälte
□ Wind-Hitze
□ Wind-Kälte
□ Wind-Nässe
□ Trockenheit

Einflussbereich

□ Lunge
□ Darm
□ Magen
□ Milz
□ Herz
□ Blase
■ Nieren
□ Gallenblase
■ Leber

Temperatur

□ kühlend
■ neutral
□ wärmend

Gegenanzeigen

□ Qi-Schwäche
□ Blutarmut
□ Yin-Mangel
□ Yang-Mangel
□ Nässe
□ Stockung
□ Hitze
□ Kälte
□ Einwirkung von Wind

Energetische Eigenschaften

Sowohl Lauch als auch Tang helfen, den Körper von Nässe zu befreien. Außerdem löst dieses Gericht Stockungen auf, reinigt und nährt das Blut und stärkt das Yin. Der Wirkungsbereich von Lauch wie von Seetang sind Leber und Nieren.

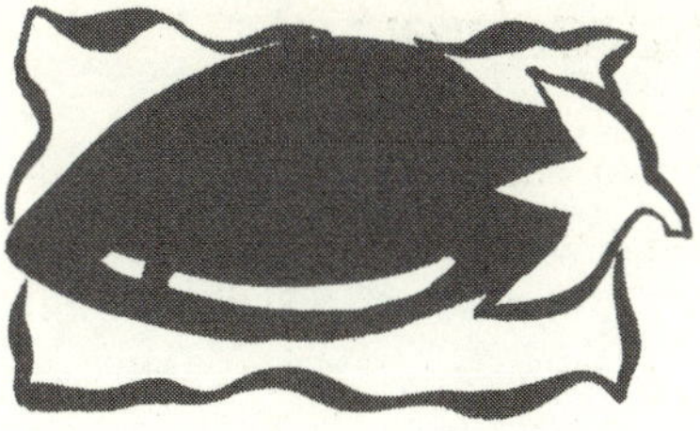

Marokkanischer Auberginensalat

Zubereitungszeit: 30 Minuten
Garzeit: 20 Minuten
Menge: 4 Portionen

Zutaten

1 Zwiebel
2 mittelgroße Auberginen
2 Paprikaschoten, rot und gelb
2 Zucchini • 50 ml Olivenöl
1 1/2 TL Kreuzkümmel
1 TL gemahlener Koriander
1 TL Paprikapulver
Salz und Pfeffer
100 g Cashewnüsse
1 bis 2 EL Zitronensaft
1 gute Handvoll Koriandergrün
100 g schwarze Oliven
1 Spritzer Chilisauce
Gurke, Tomate und Rauke zum Garnieren

Zubereitung

Die Zwiebel fein hacken und das übrige Gemüse in Streifen schneiden. Alles zusammen im Öl langsam etwa 15 Minuten dünsten. Kreuzkümmel, Koriander, Paprikapulver, Salz und Pfeffer zufügen. Umrühren und weitere 5 bis 10 Minuten dünsten. Inzwischen die Cashewnüsse leicht rösten. Die fertige Gemüsemischung vom Feuer nehmen. Koriandergrün, Oliven und geröstete Cashewnüsse darunter mengen, mit Zitronensaft und einem Spritzer Chilisauce würzen. In eine Salatschüssel umfüllen und abkühlen lassen. Falls nötig, die Würze mit Zitronensaft, Salz und Pfeffer korrigieren. Mit Tomaten- und Gurkenscheiben garnieren und mit Raukenblättchen bestreuen.

Hauptwirkung

☐ Qi ■ Blut
☐ Yin ☐ Yang
☐ Nässe
☐ Schleim
☐ Wasser
■ Qi-Stockung
■ Blut-Stauung
☐ Hitze
☐ Kälte
☐ Wind-Hitze
☐ Wind-Kälte
☐ Wind-Nässe
☐ Trockenheit

Einflussbereich

☐ Lunge
☐ Darm
■ Magen
■ Milz
☐ Herz
☐ Blase
☐ Nieren
☐ Gallenblase
■ Leber

Temperatur

☐ kühlend
■ neutral
☐ wärmend

Gegenanzeigen

☐ Qi-Schwäche
☐ Blutarmut
☐ Yin-Mangel
☐ Yang-Mangel
☐ Nässe
☐ Stockung
☐ Hitze
☐ Kälte
☐ Einwirkung von Wind

Energetische Eigenschaften

Auberginen sollen Blutstauungen in der Gebärmutter auflösen und leicht anregend auf das Leber-Qi wirken. Sie sind energetisch kühl. Koriandergrün unterstützt die Fließtätigkeit des Blutes. Paprikaschoten und Gewürze steigern die Wirkung dieses Rezepts, was die Wärmeerzeugung und das Auflösen von Stockungen angeht. In der Schwangerschaft sollten Auberginen wegen der Wirkung auf die Gebärmutter nicht zu oft verzehrt werden.

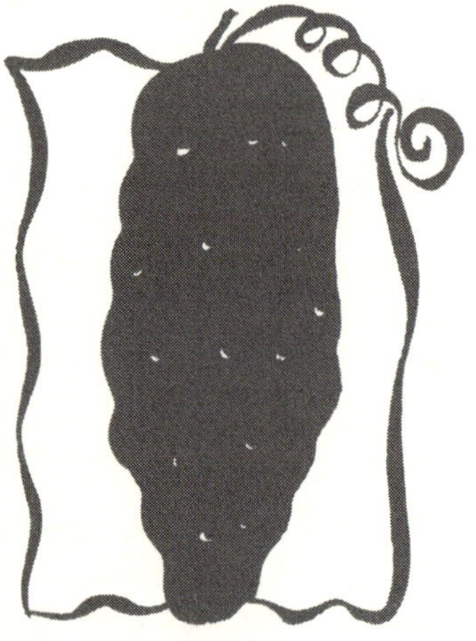

Möhren-Sauerkraut-Rohkost

Ein einfacher, erfrischender Salat.

Zubereitungszeit: 10 Minuten
Menge: 4 Portionen

Zutaten

600 g Möhren
200 g Sauerkraut
2 Frühlingszwiebeln
1/2 TL zerkleinerter Nori
1 EL Olivenöl
1 EL Zitronensaft
schwarzer Pfeffer

Zubereitung

Die Möhren fein reiben. Das Sauerkraut gut ausdrücken, dann klein hacken. Die Frühlingszwiebeln fein schneiden. Alle Zutaten in einer Salatschüssel miteinander mischen und mit ein paar Umdrehungen schwarzem Pfeffer aus der Mühle würzen.

Hauptwirkung

■ Qi □ Blut
□ Yin □ Yang
□ Nässe
□ Schleim
□ Wasser
■ Qi-Stockung
□ Blut-Stauung
■ Hitze
□ Kälte
□ Wind-Hitze
□ Wind-Kälte
□ Wind-Nässe
□ Trockenheit

Einflussbereich

■ Lunge
■ Darm
■ Magen
■ Milz
□ Herz
□ Blase
□ Nieren
■ Gallenblase
■ Leber

Temperatur

■ kühlend
□ neutral
□ wärmend

Gegenanzeigen

□ Qi-Schwäche
□ Blutarmut
□ Yin-Mangel
□ Yang-Mangel
□ Nässe
□ Stockung
□ Hitze
□ Kälte
□ Einwirkung von Wind

Energetische Eigenschaften

Diese Rohkost ist heilsam für die Leber, hilft bei einer Qi-Stockung und ist leicht verdaulich. Das Sauerkraut hat generell eine günstige Wirkung auf die Verdauung.

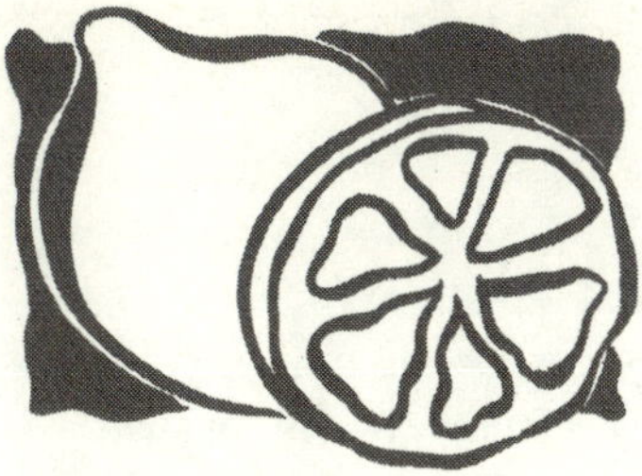

Papayasalat

Zubereitungszeit: 5 Minuten
Menge: 2 Portionen

Zutaten

1 Papaya
1 EL Limettensaft
Meersalz nach Geschmack

Zubereitung

Die Papaya halbieren, von den Samenkernen befreien und schälen. In mundgerechte Stücke schneiden, leicht salzen und mit dem Limettensaft beträufeln. Rasch mischen und sofort auftragen, entweder als Zwischenimbiss oder als Vorspeise.

Hauptwirkung

- □ Qi □ Blut
- □ Yin □ Yang
- ■ Nässe
- ■ Schleim
- □ Wasser
- ■ Qi-Stockung
- □ Blut-Stauung
- □ Hitze
- □ Kälte
- □ Wind-Hitze
- □ Wind-Kälte
- □ Wind-Nässe
- □ Trockenheit

Einflussbereich

- ■ Lunge
- ■ Darm
- ■ Magen
- □ Milz
- □ Herz
- □ Blase
- □ Nieren
- □ Gallenblase
- □ Leber

Temperatur

- ■ kühlend
- □ neutral
- □ wärmend

Gegenanzeigen

- □ Qi-Schwäche
- □ Blutarmut
- □ Yin-Mangel
- □ Yang-Mangel
- □ Nässe
- □ Stockung
- □ Hitze
- □ Kälte
- □ Einwirkung von Wind

Energetische Eigenschaften

Papaya hilft, Nässe und Schleim in Lunge, Magen und Darm aufzulösen und erleichtert die Eiweißverdauung. Als diätetisches Nahrungsmittel ist sie bei allen Verdauungsstörungen durch Stockung zu empfehlen.

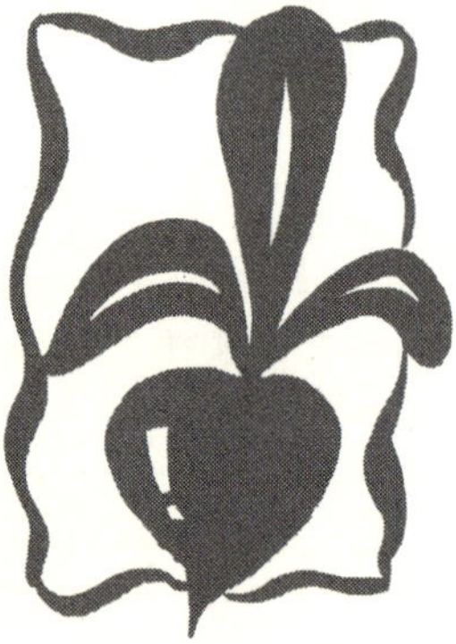

Rote-Bete-Rohkost

Das Geheimnis dieser Rohkost liegt in der Süße der Zwiebel begründet. Versuchen Sie, eine möglichst milde, süße Sorte zu finden, damit Sie das Beste aus diesem Rezept herausholen. Die Farbe des Salates ist ein ungewöhnliches, leuchtendes Rosa, sein süßer Geschmack verführerisch.

Zubereitungszeit: 10 Minuten
Menge: 4 Portionen

Zutaten

4 Rote Bete
200 g Joghurt aus Ziegenmilch
1 TL getrocknete Dillspitzen
1 TL getrocknete Speiserotalgen
1 kleine süße Zwiebel

Zubereitung

Die Roten Bete fein raspeln und in eine Salatschüssel geben. Den Joghurt mit Dill, Algen und fein gehackter Zwiebel verrühren und darüber gießen. Eine Zeitlang durchziehen lassen.

Hauptwirkung

☐ Qi ■ Blut
■ Yin ☐ Yang
☐ Nässe
☐ Schleim
☐ Wasser
☐ Qi-Stockung
☐ Blut-Stauung
■ Hitze
☐ Kälte
☐ Wind-Hitze
☐ Wind-Kälte
☐ Wind-Nässe
■ Trockenheit

Einflussbereich

☐ Lunge
■ Darm
☐ Magen
☐ Milz
■ Herz
☐ Blase
☐ Nieren
☐ Gallenblase
■ Leber

Temperatur

■ kühlend
☐ neutral
☐ wärmend

Gegenanzeigen

☐ Qi-Schwäche
☐ Blutarmut
☐ Yin-Mangel
☐ Yang-Mangel
☐ Nässe
☐ Stockung
☐ Hitze
■ Kälte
☐ Einwirkung von Wind

Energetische Eigenschaften

Rote Bete sind Blut bildend und kommen der Leber zugute. Joghurt nährt das Yin, tut dem Darm wohl und kühlt das System. Alles in allem entsteht eine kühlende, Feuchtigkeit spendende Rohkost.

Tabbouleh

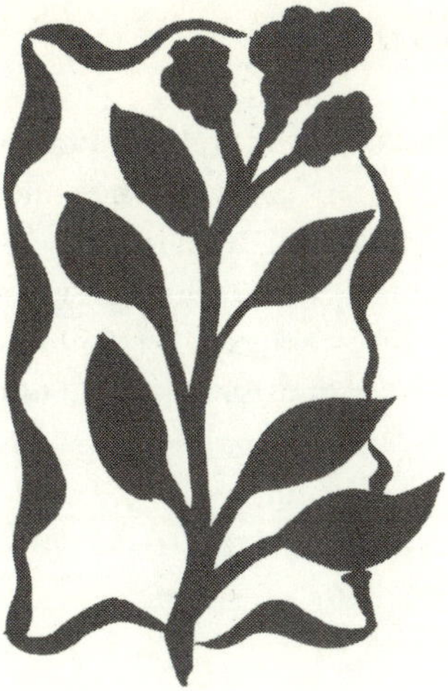

Zubereitungszeit: 20 Minuten
Menge: 4 Portionen

Zutaten

200 g Bulgur • 3 Bd. Petersilie
1 Handvoll Minzeblättchen
1 gute Prise Thymian • 8 Frühlingszwiebeln • 1/2 Salatgurke
2 Tomaten • 4 EL Zitronensaft
4 EL Olivenöl • Salz und Pfeffer

Tabbouleh, ein Lieblingsgericht der Libanesen und inzwischen auch ein internationaler Klassiker, ist ein leichter Salat mit unglaublichen Mengen Petersilie. Oft enthält er mehr Petersilie als Getreide. Er sieht besonders schön aus und schmeckt entsprechend gut, wenn er auf Römersalatblättern angerichtet und wie mexikanische Tacos gegessen wird.

Zubereitung

Den Bulgur knapp mit Wasser bedecken und 15 bis 20 Minuten einweichen.
Inzwischen die Kräuter fein hacken und Frühlingszwiebeln, Tomaten und Gurke klein schneiden. In einer Salatschüssel Kräuter und Gemüse mit Öl, Zitronensaft, Salz und Pfeffer mischen. Den Bulgur in ein Sieb schütten, vorsichtig ausdrücken und unter die übrigen Zutaten mengen. Den Salat vor dem Servieren eine Weile durchziehen lassen.

Hauptwirkung

■ Qi ■ Blut
□ Yin □ Yang
□ Nässe
□ Schleim
■ Wasser
■ Qi-Stockung
■ Blut-Stauung
□ Hitze
□ Kälte
□ Wind-Hitze
□ Wind-Kälte
□ Wind-Nässe
□ Trockenheit

Einflussbereich

□ Lunge
□ Darm
□ Magen
□ Milz
■ Herz
■ Blase
■ Nieren
□ Gallenblase
■ Leber

Temperatur

■ kühlend
□ neutral
□ wärmend

Gegenanzeigen

□ Qi-Schwäche
□ Blutarmut
□ Yin-Mangel
□ Yang-Mangel
□ Nässe
□ Stockung
□ Hitze
□ Kälte
□ Einwirkung von Wind

Energetische Eigenschaften

Petersilie ist ein hervorragendes Bluttonikum. Durch seine diuretische Wirkung entzieht es dem Körper überschüssiges Wasser und unterstützt sowohl das Nieren-Qi als auch das Herz. Die Schärfe von Minze und Frühlingszwiebeln bringt das Qi in Schwung, und die Kombination von Olivenöl und Zitronensaft regt die Lebertätigkeit an. Ein guter, leichter Salat für alle, die zu Stockungssymptomen neigen.

Getreidegerichte

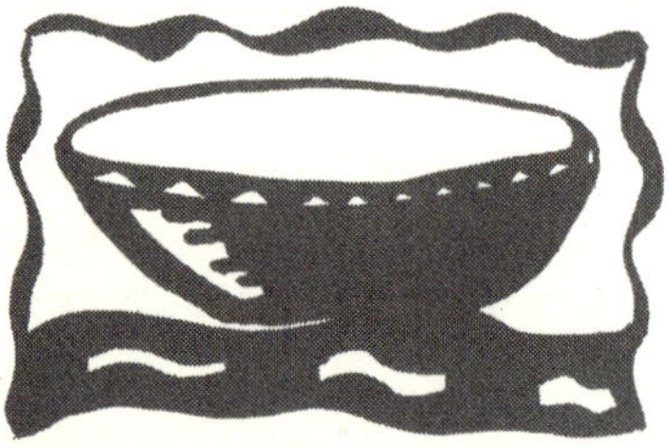

Congee (Reisbrei)

Dieser leicht verdauliche Brei, dessen Name aus Indien stammt, ist in China ein beliebter Imbiss am Straßenrand und die bevorzugte Kost für Alte und Kranke. Der weiße Reis wird sehr lange gekocht, bis er eine sämige Konsistenz hat. Manchmal werden weitere Zutaten wie Gemüse oder Fisch beigegeben. Wer die Eigenschaften eines Nahrungsmittels kennt, kann sich leicht mit einer eigenen Congee-Kombination selbst heilen.

Garzeit: 4 bis 8 Stunden
Menge: 2 Portionen

Zutaten

100 g weißer Reis
700 bis 800 ml Wasser

Zubereitung

Den Reis in einem schweren Topf auf kleinster Hitze zugedeckt etwa 4 Stunden oder über Nacht im Backofen quellen lassen. Es kann auch ein elektrischer Reiskocher verwendet werden. Je länger der Reis qillt, umso nahrhafter ist er nach Ansicht der Chinesen.

Energetische Eigenschaften

Congee ist wahrscheinlich die leichtest verdauliche Speise der Welt und soll die Milz kräftigen. Häufig werden noch andere Zutaten beigefügt, um die therapeutische Wirkung in eine bestimmte Richtung zu lenken; sie werden rasch vom Körper aufgenommen. Probieren Sie es einmal mit kleinen Mengen (weniger als der Reis) folgender Beigaben: Mungbohnen zur Reduktion von Nässe und Hitze; Esskastanien zur Stärkung der Nieren; Nierchen mit Frühlingszwiebeln und Ingwer gegen Kälte und zur Kräftigung des Yang; Pinienkerne, um das Yin zu nähren, den Darm zu schmieren und Verstopfung zu lindern (nicht bei Milzschwäche!); Spinat zur Blutbildung; oder Hühnerbrühe als allgemeines Breitbandtonikum.

Hauptwirkung

- ■ Qi □ Blut
- □ Yin □ Yang
- □ Nässe
- □ Schleim
- □ Wasser
- □ Qi-Stockung
- □ Blut-Stauung
- □ Hitze
- □ Kälte
- □ Wind-Hitze
- □ Wind-Kälte
- □ Wind-Nässe
- □ Trockenheit

Einflussbereich

- □ Lunge
- □ Darm
- ■ Magen
- ■ Milz
- □ Herz
- □ Blase
- □ Nieren
- □ Gallenblase
- □ Leber

Temperatur

- □ kühlend
- ■ neutral
- □ wärmend

Gegenanzeigen

- □ Qi-Schwäche
- □ Blutarmut
- □ Yin-Mangel
- □ Yang-Mangel
- □ Nässe
- □ Stockung
- □ Hitze
- □ Kälte
- □ Einwirkung von Wind

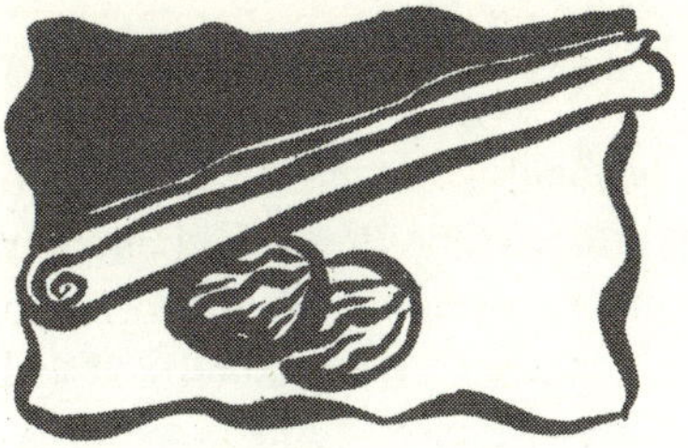

Zubereitungszeit: 2 Minuten
Garzeit: 10 Minuten oder über Nacht
Menge: 2 Portionen

Zutaten

80 g Schmelzflocken oder
100 g grobe Vollkornhaferflocken
1/2 l Wasser
Melasse
Sesammus (Tahin)
Marmelade
Miso
Datteln • Apfel
Ingwer • Zimt
Walnüsse

Englisches Porridge

Was hat englisches Porridge in einem Kochbuch zu suchen? Ist es nicht ein langweiliger, zäher Papp? Wohl kaum. Wenn Sie noch kein Porridge-Fan sind, probieren Sie einmal die folgenden Empfehlungen aus, und Sie werden nie wieder etwas anderes essen wollen.

Zubereitung

Porridge aus Schmelzflocken wird einfach auf dem Herd gekocht. Die feinen Flocken können auch über Nacht eingeweicht werden. Oder man lässt grobe Vollkornhaferflocken über Nacht bei niedriger Temperatur im Backofen oder Reiskocher quellen. Rühren Sie zur Abwechslung einmal Melasse unter den fertigen Brei und streuen Sie geröstete Walnüsse darüber; oder kochen Sie Apfelraspel mit und rühren Tahin und Melasse dazu; oder ziehen Sie eine dunkle, stückige Marmelade ohne Zucker unter das Porridge oder Miso und Ingwer; oder geben Sie Datteln zu, und würzen Sie mit Zimt und Ingwer.

Hauptwirkung
- ■ Qi ■ Blut
- ■ Yin ■ Yang
- □ Nässe
- ■ Schleim
- □ Wasser
- ■ Qi-Stockung
- ■ Blut-Stauung
- □ Hitze
- ■ Kälte
- □ Wind-Hitze
- □ Wind-Kälte
- □ Wind-Nässe
- ■ Trockenheit

Einflussbereich
- □ Lunge
- □ Darm
- ■ Magen
- ■ Milz
- □ Herz
- □ Blase
- ■ Nieren
- □ Gallenblase
- □ Leber

Temperatur
- □ kühlend
- □ neutral
- ■ wärmend

Gegenanzeigen
- □ Qi-Schwäche
- □ Blutarmut
- □ Yin-Mangel
- □ Yang-Mangel
- □ Nässe
- □ Stockung
- □ Hitze
- □ Kälte
- □ Einwirkung von Wind

Energetische Eigenschaften

Hafer ist ein wärmendes Tonikum für das Qi. Er stärkt die Milz und tut dem Nervensystem und den Knochen wohl. Durch Zutaten kann die Wirkung gelenkt werden: Melasse wirkt Blut kräftigend; Tahin, Melasse und Apfel zusammen stärken das Yin; Marmelade bricht Stockungen auf und wirkt Schleim lösend; Miso im Verein mit Ingwer wärmt und kräftigt die Nieren; Datteln mit Zimt und Ingwer nähren das Blut und stärken das Yang.

Getreidegerichte

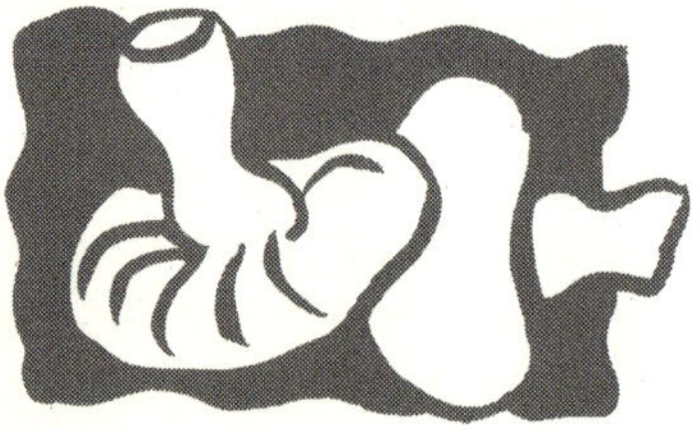

Zubereitungszeit: 15 Minuten
Garzeit: 45 Minuten
Menge: 4 bis 6 Portionen

Gersten-Pilz-Pilaf

Pilaf ist ein Gericht aus dem Orient, das von Armenien bis Indien überall zu finden ist. Die verschiedensten Getreide, darunter Bulgur und Reis, werden dabei mit allerlei Zutaten wie diversen Nuss-, Fleisch- und Fischsorten und anderem gemischt. Wenn man die Grundmethode kennt, kann man dieses Gericht immer wieder neu zusammenstellen.

Zutaten

50 g frische Shitake-Pilze
200 g Wildpilze
2 EL Butter
2 EL Olivenöl
1 Zwiebel
2 Möhren
200 g Gerstengraupen
600 ml Hühnerbrühe
100 g Walnüsse
1 Handvoll frische Petersilie
Sojasauce
Salz und Pfeffer

Zubereitung

Pilze, Zwiebel und Möhren in Streifen schneiden. Die Pilze in 1 Esslöffel Olivenöl mit Butter braun braten und beiseite stellen. Möhren und Zwiebeln im restlichen Öl mit Butter einige Minuten anbraten, dann Graupen zufügen, kurz anrösten und mit der Brühe ablöschen. Etwa 45 Minuten ausquellen lassen, bei Bedarf noch Brühe hinzufügen. Die Pilze mit Sud unterheben und ein paar Minuten mitdünsten. Die Walnüsse leicht rösten und mit Sojasauce beträufeln. Die Petersilie fein hacken. Beides ebenfalls unter die Graupenmasse heben. Mit Sojasauce sowie Salz und Pfeffer abschmecken und mit gedämpftem Grüngemüse auftragen.

Hauptwirkung
■ Qi ■ Blut
■ Yin □ Yang
■ Nässe
■ Schleim
■ Wasser
□ Qi-Stockung
□ Blut-Stauung
■ Hitze
□ Kälte
□ Wind-Hitze
□ Wind-Kälte
□ Wind-Nässe
□ Trockenheit

Einflussbereich
■ Lunge
■ Darm
■ Magen
■ Milz
□ Herz
□ Blase
□ Nieren
□ Gallenblase
□ Leber

Temperatur
□ kühlend
■ neutral
□ wärmend

Gegenanzeigen
□ Qi-Schwäche
□ Blutarmut
□ Yin-Mangel
□ Yang-Mangel
□ Nässe
□ Stockung
□ Hitze
□ Kälte
□ Einwirkung von Wind

Energetische Eigenschaften

Gerste tut Magen und Darm gut und ist sehr leicht verdaulich. Sie kräftigt das Blut und das Yin und leitet überschüssiges Wasser ab. Die Pilze wirken, wie die Gerste, leicht kühlend, sie entfernen Gifte und überschüssige Hitze aus dem Körper. Alles in allem wird durch dieses Gericht Hitze reduziert, Wasser ausgeleitet, das Blut genährt und das Yin gestärkt.

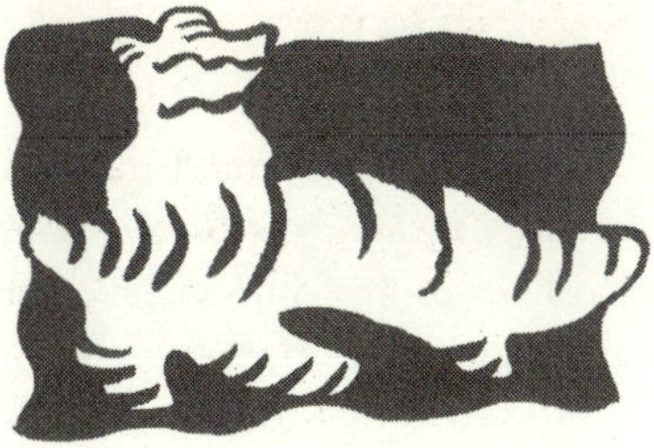

Zubereitungszeit: 10 Minuten
Garzeit: 45 Minuten
Menge: 4 Portionen

Zutaten

400 g Mungbohnen
400 g Reis
gut 1 1/2 l Wasser
1 Zwiebel
4 EL Olivenöl
1 kl. Stück frische Ingwerwurzel
1/2 TL Kreuzkümmel
1/2 TL Kurkuma
1/2 TL gemahlener Koriander
Salz und frisch gemahlener schwarzer Pfeffer

Hauptwirkung	Einflussbereich	Gegenanzeigen
■ Qi ■ Blut	□ Lunge	□ Qi-Schwäche
■ Yin □ Yang	□ Darm	□ Blutarmut
■ Nässe	■ Magen	□ Yin-Mangel
□ Schleim	■ Milz	□ Yang-Mangel
■ Wasser	■ Herz	□ Nässe
□ Qi-Stockung	□ Blase	□ Stockung
□ Blut-Stauung	■ Nieren	□ Hitze
□ Hitze	□ Gallenblase	□ Kälte
□ Kälte	□ Leber	□ Einwirkung von Wind
□ Wind-Hitze	**Temperatur**	
□ Wind-Kälte	□ kühlend	
□ Wind-Nässe	■ neutral	
□ Trockenheit	□ wärmend	

Indischer Mungbohnenreis

Dieses traditionelle indische Gericht heißt eigentlich »Kicharee«, »Eintopf«, und war ursprünglich eine einfache Kombination aus Reis und Hülsenfrüchten, woraus sich mit der Zeit die elegantere Version »Kedgeree« aus Fisch, Reis und Erbsen entwickelte. Es ist eines jener perfekt ausgeglichenen Gerichte, die fast jedem gut bekommen und dabei einfach, sättigend und sehr nährstoffreich sind. Für die Inder ist es, was Hühnersuppe für die Juden ist: ein Gericht für alle Gelegenheiten. Nach der Mahlzeit stellt sich im Allgemeinen ein Gefühl von wohliger Ruhe ein.

Zubereitung

Die Mungbohnen über Nacht einweichen, abgießen und abspülen. Mit dem Reis im Wasser kochen, bis sie gar sind.
Während Reis und Bohnen quellen, die Zwiebel fein hacken und im Olivenöl weich braten. Den Ingwer reiben, mit den Gewürzen zur Zwiebel geben und ein paar Minuten unter Rühren mitrösten. Kurz bevor Reis und Bohnen das ganze Wasser absorbiert haben, die Gewürzmischung darunter rühren und das Gericht fertig kochen. Zum Schluss mit Salz und Pfeffer abschmecken.

Energetische Eigenschaften

Reis und Bohnen zusammen sind ein Kraftspender für Qi und Blut. Sie helfen in dieser Kombination auch, überschüssige Feuchtigkeit aus dem Körper abzuleiten. Mungbohnen nähren außerdem das Yin und unterstützen das Herz.

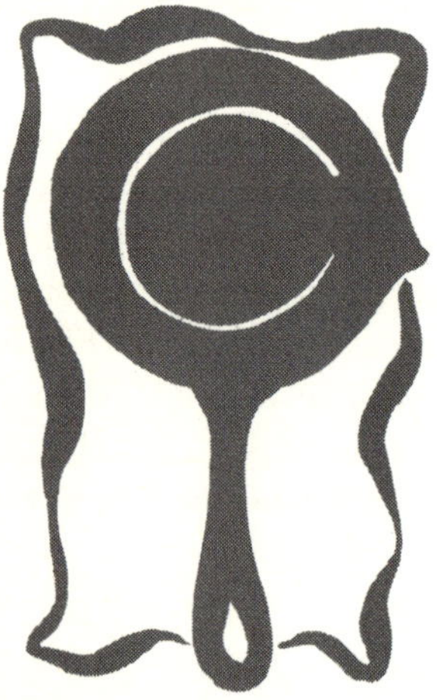

Zubereitungszeit: 5 Minuten
Garzeit: 25 Minuten
Menge: 4 Portionen

Zutaten

1 Zwiebel • 2 EL Olivenöl
1 verquirltes Ei • 200 g
Buchweizen, trocken geröstet
3 Tassen Wasser oder
Gemüsebrühe • 2 TL Tamari

Haupt-wirkung
- ■ Qi ■ Blut
- □ Yin □ Yang
- ■ Nässe
- □ Schleim
- □ Wasser
- ■ Qi-Stockung
- ■ Blut-Stauung
- □ Hitze
- □ Kälte
- □ Wind-Hitze
- □ Wind-Kälte
- □ Wind-Nässe
- □ Trockenheit

Einfluss-bereich
- □ Lunge
- ■ Darm
- ■ Magen
- ■ Milz
- □ Herz
- □ Blase
- □ Nieren
- □ Gallenblase
- □ Leber

Temperatur
- ■ kühlend
- □ neutral
- □ wärmend

Gegen-anzeigen
- □ Qi-Schwäche
- □ Blutarmut
- □ Yin-Mangel
- □ Yang-Mangel
- □ Nässe
- □ Stockung
- □ Hitze
- □ Kälte
- ■ Einwirkung von Wind

Kascha

Hier eine leichte, einfache Methode, Buchweizen zuzubereiten, die in osteuropäischen Ländern und Russland verbreitet ist. Kascha passt als Beilage zu allen Gemüsegerichten und besonders gut zu Kohl. Auch mit Tofu oder Tempeh zusammen schmeckt es vorzüglich.

Zubereitung

Die Zwiebel hacken und in dem Öl ein paar Minuten andünsten, dann den Buchweizen zufügen und unter Rühren erhitzen. Den Topf vom Feuer nehmen und schnell das verquirlte Ei unterrühren. Topf wieder aufs Feuer schieben und so lange rühren, bis das Ei gestockt ist und sich die Buchweizenkörner voneinander lösen.
Inzwischen das Wasser zum Kochen bringen. Das Kascha damit aufgießen, mit Tamari würzen und etwa 20 Minuten lang ausquellen lassen. Vor dem Servieren etwas auflockern.

Energetische Eigenschaften

Buchweizen hat eine kühlende, stärkende Wirkung auf den Darm. Er hilft, Nässe abzuleiten, und regt die Zirkulation von Blut und Qi an. Bei Hitze-Symptomen oder innerem Wind verstärkt Buchweizen die Beschwerden allerdings häufig noch.

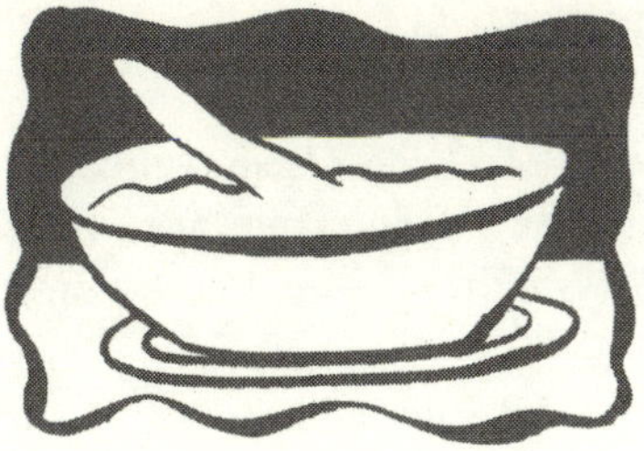

Kokosreis

Hierbei handelt es sich um ein süßes Gericht, das Energie bringt. Der Reis saugt Kokoscreme und Fett auf und schmeckt erstaunlich sahnig. Er passt gut zu den meisten stark gewürzten indischen Speisen, Dal und einfach gekochtem Gemüse. Da er ziemlich süß und ölig ist, sollte er nicht mit anderen fetten Speisen zusammen serviert werden.

Zubereitungszeit: 10 Minuten
Garzeit: 30 Minuten
Menge: 4 Portionen

Zutaten

600 ml gekochter Reis
1 TL schwarze Senfsaat
50 g Kokoscreme (ungesüßt)
1 TL Garam Masala
30 g Butter oder Ghee
1 EL Honig

Zubereitung

In einer Pfanne Butter oder Butterschmalz (Ghee) erhitzen. Darin zuerst bei aufgelegtem Deckel die Senfsaat rösten, Wenn die Körnchen nicht mehr hochspringen, die anderen Gewürze und die Kokoscreme zugeben und leicht bräunen. Nicht anbrennen lassen! Mit Reis und Honig vermischen und sofort servieren.

Hauptwirkung

■ Qi ■ Blut
□ Yin □ Yang
□ Nässe
□ Schleim
□ Wasser
□ Qi-Stockung
□ Blut-Stauung
□ Hitze
□ Kälte
□ Wind-Hitze
□ Wind-Kälte
□ Wind-Nässe
□ Trockenheit

Einflussbereich

□ Lunge
□ Darm
■ Magen
■ Milz
■ Herz
□ Blase
□ Nieren
□ Gallenblase
□ Leber

Temperatur

□ kühlend
□ neutral
■ wärmend

Gegenanzeigen

□ Qi-Schwäche
□ Blutarmut
□ Yin-Mangel
□ Yang-Mangel
■ Nässe
□ Stockung
□ Hitze
□ Kälte
□ Einwirkung von Wind

Energetische Eigenschaften

Reis ist ein einfaches, süßes Nahrungsmittel und die Grundlage von Blut und Qi. Die Zugabe von Kokos steigert die für das Qi günstigen Eigenschaften noch, während die Gewürze für bessere Verdaulichkeit sorgen. Sowohl Kokos als auch Gewürze sind von Natur aus warm. Kokos hat darüber hinaus eine tonisierende Wirkung auf das Herz und beschwichtigt die Gefühle.

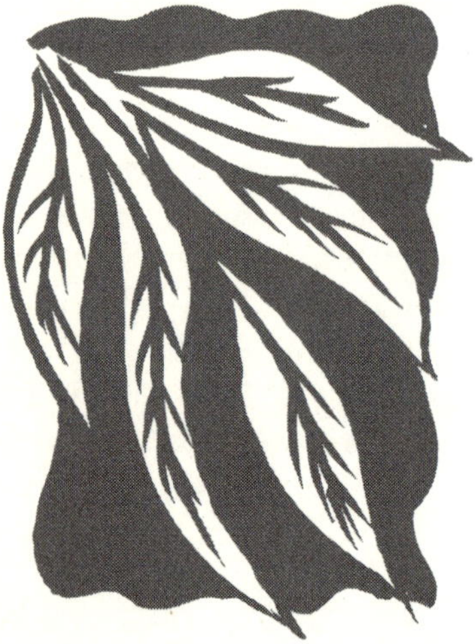

Kräuterhirse

Hier eine einfache Methode, Hirse zuzubereiten. So passt sie gut zu Eiern und Käse oder einer Gemüsebeilage.

Zubereitungszeit: 5 Minuten
Garzeit: 30 Minuten
Menge: 4 Portionen

Zutaten

1/2 Zwiebel
2 Knoblauchzehen
2 TL fein gehackte Petersilie
300 g Hirse • 1/2 l Wasser
1 TL Nori-Flocken
1 TL Salbei
1/4 TL Thymian
1 Prise Salz

Zubereitung

Die Zwiebel und den Knoblauch ziemlich fein hacken. Mit allen übrigen Zutaten einschließlich der Hirse in einem Topf zum Kochen bringen. Das Getreide 20 bis 30 Minuten ausquellen lassen; bei Bedarf noch etwas Wasser hinzufügen.

Hauptwirkung
■ Qi ■ Blut
□ Yin □ Yang
■ Nässe
■ Schleim
□ Wasser
□ Qi-Stockung
□ Blut-Stauung
□ Hitze
□ Kälte
□ Wind-Hitze
□ Wind-Kälte
□ Wind-Nässe
□ Trockenheit

Einflussbereich
■ Lunge
□ Darm
■ Magen
■ Milz
□ Herz
□ Blase
■ Nieren
□ Gallenblase
□ Leber

Temperatur
□ kühlend
■ neutral
□ wärmend

Gegenanzeigen
□ Qi-Schwäche
□ Blutarmut
□ Yin-Mangel
□ Yang-Mangel
□ Nässe
□ Stockung
□ Hitze
□ Kälte
□ Einwirkung von Wind

Energetische Eigenschaften

Hirse ist ein kühles Getreide und Nahrung für die Nieren. Es ist außerdem eines der wenigen basisch wirkenden Getreide, wodurch es leicht verdaulich ist und Magen und Milz kräftigt. Die anregende Wirkung auf die Nierentätigkeit wird durch Knoblauch, Petersilie und Nori noch verstärkt, während Salbei und Zwiebel einer Verschleimung der Lunge entgegenwirken und die Zwiebel für Bewegung sorgt. Ein gutes Rezept bei Nässe-Störungen.

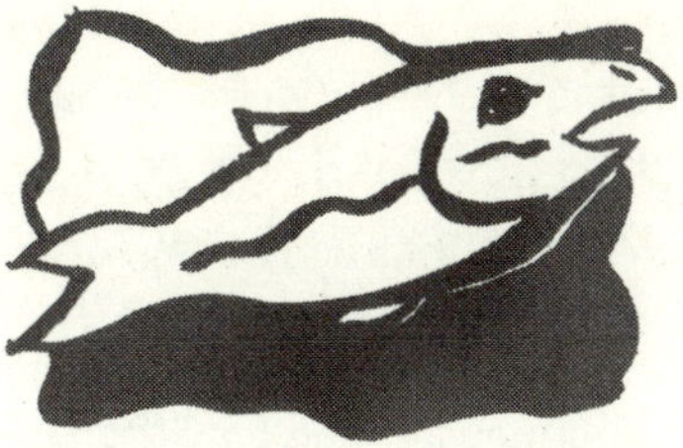

Zubereitungszeit: 30 Minuten
Garzeit: 30 Minuten
Menge: 4 bis 6 Portionen

Zutaten

400 g Rundkornreis
2 TL brauner Zucker
6 EL Obstessig
4 TL Sesamkörner
1/4 Avocado
1/4 Salatgurke
1/2 Möhre
1/4 Rettich
1 Frühlingszwiebel
4 große Blätter Nori (Tang), geröstet
6 TL Umeboshi-Paste (Salzaprikosenpaste)
ein paar Stückchen Sardellen, Thunfisch oder Heringsfilet
etwas Räuchertofu
eingelegter Ingwer nach Geschmack
4 EL Sojasauce
1 EL Meerrettichpaste
1 TL geriebener frischer Ingwer
1 EL Obstessig
2 EL Wasser

Sushi

Zur Sushi-Herstellung braucht man etwas Übung, aber es ist nicht allzu schwer, und die Mühe lohnt sich. Die Sushi-Röllchen ergeben eine perfekte leichte Mahlzeit oder Zwischenmahlzeit, sie halten sich im Kühlschrank ein bis zwei Tage frisch und sind eine gelungene Picknicküberraschung. Es macht Spaß, sie zu rollen und zu verspeisen, und sie sind schon für sich allein eine komplette Mahlzeit. Der Fantasie sind keine Grenzen gesetzt, denn die Füllung lässt sich beliebig variieren. Hier ein paar Vorschläge, was man einwickeln könnte: Rote Bete, Sardellen, Rettich, Stauden- und Knollensellerie, Räuchertofu, Pilze, Lachs, Zucchini, Garnelen, Avocado, eingelegter Ingwer.

Zubereitung

Den Reis eben gar quellen lassen, dann sofort den mit dem Zucker verrührten Essig darunterziehen. Abkühlen lassen (zum Weiterverarbeiten sollte er lauwarm sein).
Während der Reis gart, den Sesam goldgelb rösten und beiseite stellen.
Damit es ganz frisch ist, das Gemüse erst kurz vor der Verwendung in möglichst lange, dünne Streifen schneiden.
Jetzt ist es Zeit, die Noriblätter auszubreiten und die Sushi zu rollen. Zuerst auf eine kleine Sushi- oder Bambusmatte jeweils ein Blatt Nori mit der glänzenden Seite nach unten legen. Darauf mit feuchten Händen eine zentimeterdicke Schicht Reis verteilen; oben und unten jeweils etwa 2 cm Rand frei lassen. Ungefähr 1 Teelöffel Umeboshi-Paste daraufstreichen und mit geröstetem Sesam bestreuen.

Das Noriblatt im Geiste dritteln und zwischen dem ersten und zweiten Drittel quer eine Vertiefung in den Reis drücken. Diese wird auf der ganzen Länge mit Gemüsestreifen, eingelegtem Ingwer und Fisch- oder Tofuscheibchen gefüllt. Lassen Sie Ihrer Fantasie freien Lauf, was die Zusammenstellung betrifft.
Das Noriblatt nun mithilfe der Bambusmatte möglichst fest aufrollen. Am anderen Ende angekommen, den freien Saum des Nori befeuchten und gut andrücken. Danach die übrigen drei Noriblätter füllen und mit ihnen genauso verfahren.
Zum Zerschneiden der Rollen ein sehr scharfes Messer benutzen und vorher in Wasser tauchen. Jede Rolle ergibt 6 bis 8 Sushi.
Aus den restlichen Zutaten einen Dip rühren, in den die Sushi kurz vor dem Verzehr eingetunkt werden. Alternativ kann der Dip auch aus Sojasauce, Zitronensaft, Sake (Reiswein), Wasser und frisch geriebenem Ingwer bereitet werden.

Hauptwirkung	Einflussbereich	Gegenanzeigen
■ Qi ■ Blut	□ Lunge	□ Qi-Schwäche
■ Yin ■ Yang	□ Darm	□ Blutarmut
■ Nässe	■ Magen	□ Yin-Mangel
□ Schleim	■ Milz	□ Yang-Mangel
□ Wasser	□ Herz	□ Nässe
□ Qi-Stockung	□ Blase	□ Stockung
□ Blut-Stauung	□ Nieren	□ Hitze
□ Hitze	□ Gallenblase	□ Kälte
□ Kälte	□ Leber	□ Einwirkung von Wind
□ Wind-Hitze	**Temperatur**	
□ Wind-Kälte	□ kühlend	
□ Wind-Nässe	■ neutral	
□ Trockenheit	□ wärmend	

Energetische Eigenschaften

Sushi kann vollwertige Nahrung für Qi, Blut, Yin und Yang sein. Die Reisgrundlage nährt das Qi und das Blut. Warme Zutaten wie Ingwer und Zwiebel stärken das Yang. Der mineralstoffreiche Tang und der Fisch kräftigen das Yin. Darüber hinaus wirken Ingwer, Zwiebeln, Sardellen und Nori entwässernd. Durch spielerisches Variieren der Füllung kann die energetische Zusammensetzung ohne Schwierigkeiten verändert werden.

Zitronenreis

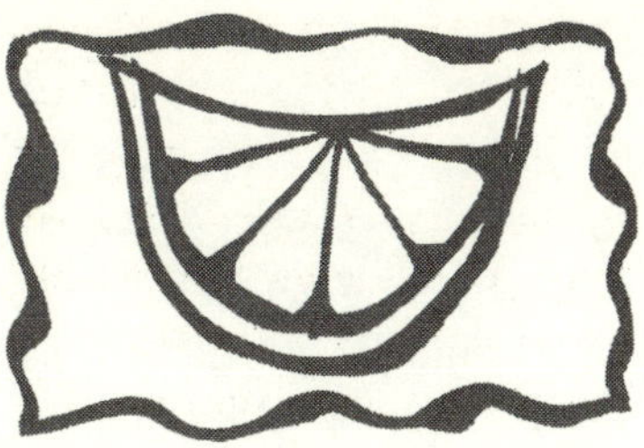

Basmatireis hat ein ganz eigenes Aroma, das durch die delikate Mischung aus Zitronensaft und Gewürzen noch verstärkt wird. Reis, der auf diese Weise zubereitet wurde, passt zu allen Gemüse- und Fischgerichten. Wichtig ist, dass die Gewürze nicht anbrennen und der Reis nicht matschig wird.

Zubereitungszeit: 30 Minuten
Garzeit: 20 Minuten
Menge: 4 Portionen

Zutaten

250 g Basmatireis
3 EL Butterschmalz (Ghee) oder Olivenöl
1/2 TL Korianderkörner
1/2 TL Kurkuma
1/2 TL Kreuzkümmel
3 EL Zitronensaft
abgeriebene Schale von 1 Zitrone
Salz

Zubereitung

Den Reis fingerbreit mit Wasser bedecken und bei milder Hitze ausquellen lassen.
In einem schweren Topf Ghee oder Öl auf mittlerer Flamme erhitzen. Die Gewürze zufügen und unter Rühren rösten, bis sie springen; Acht geben, dass sie nicht anbrennen.
Nun den Reis sowie Zitronensaft und -schale zufügen und gründlich mit der Würzmischung vermengen. Nach Geschmack salzen. Warm zu Tisch bringen.

Hauptwirkung

■ Qi ■ Blut
☐ Yin ☐ Yang
■ Nässe
☐ Schleim
☐ Wasser
■ Qi-Stockung
☐ Blut-Stauung
☐ Hitze
☐ Kälte
☐ Wind-Hitze
☐ Wind-Kälte
☐ Wind-Nässe
☐ Trockenheit

Einflussbereich

☐ Lunge
☐ Darm
■ Magen
■ Milz
☐ Herz
☐ Blase
☐ Nieren
■ Gallenblase
■ Leber

Temperatur

☐ kühlend
■ neutral
☐ wärmend

Gegenanzeigen

☐ Qi-Schwäche
☐ Blutarmut
☐ Yin-Mangel
☐ Yang-Mangel
☐ Nässe
☐ Stockung
☐ Hitze
☐ Kälte
☐ Einwirkung von Wind

Energetische Eigenschaften

Reis ist ein einfacher Energiespender für den ganzen Körper und wie alle Getreide ein Grundbaustein für Qi und Blut. Basmatireis ist besonders heilsam für die Milz. Die Zugabe von Zitronensaft und Gewürzen erhöht seine Verdaulichkeit und trägt dazu bei, Stockungen aufzulösen und Nässe abzuleiten. Eine solche Reisspeise empfiehlt sich bei Beschwerden aller Art, vor allem jedoch bei Stockungssymptomen und Verdauungsschwäche.

Backgemüse

Zubereitungszeit: 20 Minuten
Garzeit: 60 Minuten
Menge: beliebig

Für gebackenes Gemüse ist der Winter ideal, eine Zeit, in der es Wurzelgemüse aller Art gibt. Bei dieser Zubereitungsart gibt das Gemüse seine Süße ab und wärmt den Körper durch und durch. Das Gericht ist einfach herzustellen und kann je nach saisonalem Gemüseangebot variiert werden. Die hier angeführten Zutaten sind nur Vorschläge.

Zutaten

Kartoffeln
Steckrübe
Pastinaken
Kürbis
Knoblauch
Pilze
Möhren
weiße Rüben
Paprika
Rote Bete

Zwiebeln
Brokkoli
Blumenkohl
Tofu
Sesamöl
Olivenöl
Rosmarin
Thymian
Sesam
Nori
Salz, Pfeffer

Hauptwirkung
■ Qi ■ Blut
□ Yin ■ Yang
□ Nässe
□ Schleim
□ Wasser
□ Qi-Stockung
□ Blut-Stauung
□ Hitze
■ Kälte
□ Wind-Hitze
□ Wind-Kälte
□ Wind-Nässe
□ Trockenheit

Einflussbereich
□ Lunge
□ Darm
■ Magen
■ Milz
□ Herz
□ Blase
□ Nieren
□ Gallenblase
□ Leber

Temperatur
□ kühlend
□ neutral
■ wärmend

Gegenanzeigen
□ Qi-Schwäche
□ Blutarmut
□ Yin-Mangel
□ Yang-Mangel
□ Nässe
□ Stockung
■ Hitze
□ Kälte
□ Einwirkung von Wind

Zubereitung

Gemüse und Tofu in große, mundgerechte Stücke schneiden. Große Zwiebeln einfach vierteln, kleine Zwiebeln, Knoblauchzehen und Pilze am besten ganz lassen. Sesamwürzöl (aus geröstetem Sesam gepresst) und Olivenöl mit Meersalz und frisch gemahlenem schwarzem Pfeffer verrühren. Gemüse- und Tofuwürfel in einem feuerfesten Gefäß oder der Fettpfanne des Backofens verteilen, gründlich mit dem Öl mischen und großzügig mit Sesam, Rosmarin und Thymian bestreuen. Im heißen Ofen bei 200 Grad etwa 1 Stunde backen, bis alles gar ist. Form oder Blech für die ersten 20 Minuten abdecken und den Inhalt ab und zu wenden. Kurz vor dem Auftragen mit Noristreifchen bestreuen. Dazu passt ein grüner Bittersalat (Endivie o. Ä.).

Energetische Eigenschaften

Backen ist eine Methode, die wärmt und dem Yang zugute kommt. Die meisten Wurzelgemüse sind von Natur aus eher warm und stärken das Qi. Welche Gemüsekombination auch gewählt werden mag, das Gericht ist auf jeden Fall Nahrung für Yang und Qi.

Brokkoli mit Pilzsauce auf Quinoa

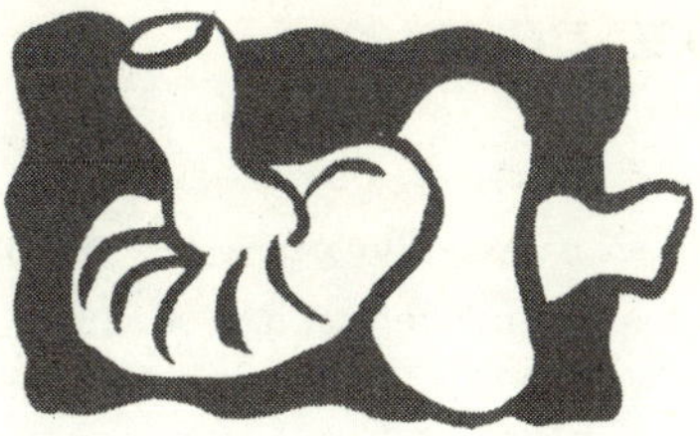

Zubereitungszeit: 10 Minuten
Garzeit: 20 Minuten
Menge: 4 Portionen

Die Qualität der Sauce hängt weitgehend von den Pilzen ab, die auf jeden Fall aus Bioanbau oder Wildsammlung stammen sollten. Tofu nimmt durch seinen milden Eigengeschmack gut andere Aromen auf und sorgt für eine sahnige Sauce, die zu allen einfach gegarten Gemüsen serviert werden kann.

Zutaten

400 g Quinoa
1 TL Noristreifchen
1 Prise Meersalz
1 Zwiebel
250 g Pilze
1/2 EL Olivenöl
1/2 EL Sesamwürzöl
250 g Tofu
etwa 1/4 l Gemüsebrühe
1 EL mildes Miso
4 Köpfe Brokkoli

Zubereitung

Das Getreide heiß abspülen, dann mit Salz und Nori in 1 Liter Wasser ausquellen lassen. Das dauert 20 bis 25 Minuten.
Zwiebel und Pilze fein hacken. Die Zwiebeln ein paar Minuten anschwitzen. Sobald sie glasig werden, die Pilze zufügen und so lange braten, bis der Saft austritt.
Inzwischen Tofu und Miso mit der nötigen Menge Brühe zu einer cremigen Sauce verarbeiten. Die Tofucreme zu den Pilzen geben und heiß werden, aber nicht kochen lassen, da sie sonst eventuell gerinnt.
Rechtzeitig, während alles kocht, den Brokkoli dämpfen, auf einem Bett aus Quinoa anrichten und mit der Sauce begießen.

Hauptwirkung	Einflussbereich	Gegenanzeigen
■ Qi ■ Blut	□ Lunge	□ Qi-Schwäche
■ Yin □ Yang	■ Darm	□ Blutarmut
□ Nässe	■ Magen	□ Yin-Mangel
□ Schleim	■ Milz	□ Yang-Mangel
□ Wasser	□ Herz	□ Nässe
□ Qi-Stockung	□ Blase	□ Stockung
□ Blut-Stauung	□ Nieren	□ Hitze
■ Hitze	□ Gallenblase	□ Kälte
□ Kälte	■ Leber	□ Einwirkung von Wind
□ Wind-Hitze	**Temperatur**	
□ Wind-Kälte	■ kühlend	
□ Wind-Nässe	□ neutral	
□ Trockenheit	□ wärmend	

Energetische Eigenschaften

Tofu, Brokkoli und Quinoa zusammen kräftigen Qi und Blut. Die Pilze haben die Eigenschaft, Hitze und Schadstoffe abzuleiten. Die im Großen und Ganzen kühlende Natur dieses Gerichts wird durch die Zwiebeln ein bisschen abgeschwächt.

Gebackene Bohnen

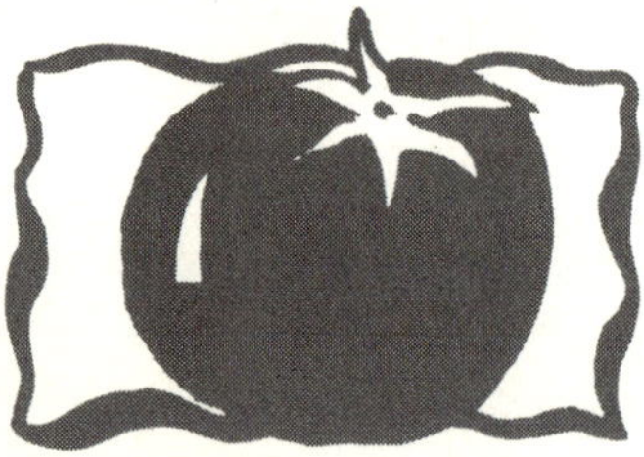

Zubereitungszeit: 10 Minuten
Garzeit: 4 Minuten
Menge: 6 Portionen

Heutzutage werden gebackene Bohnen (»Baked Beans«) als Konserve fertig gekauft. Hier ein Rezept, das es in allen möglichen Abwandlungen schon lange vor Erfindung der Konservendose gegeben hat. Vegetarier können das Schweinefleisch weglassen, ohne dadurch die Ausgewogenheit des Rezepts zu verderben.

Zutaten

250 g kleine weiße Bohnen (Perlbohnen) • 500 g Tomaten
100 g Schweinefleisch
1 Zwiebel • 2 Knoblauchzehen
2 EL Melasse
1 1/2 EL Rotweinessig
1/2 TL frisch gemahlener schwarzer Pfeffer
1 TL Rosmarin • 1 TL Salbei
3 Lorbeerblätter
1 EL Tamari
200 ml Wasser

Zubereitung

Die Perlbohnen über Nacht einweichen, abgießen, abspülen und etwa 1 Stunde garen. Unterdessen die Tomaten hacken und in einer feuerfesten Form auf etwa die Hälfte einkochen lassen. Dann das klein gewürfelte Schweinefleisch zugeben, anschließend die gehackte Zwiebel, den zerdrückten Knoblauch und alle übrigen Zutaten. Die Mischung unter Rühren heiß erwärmen. Schließlich die Bohnen abgießen und darunter heben. Die Form mit einem gut schließenden Deckel zudecken und das Gericht im mäßig warmen Backofen drei Stunden oder länger backen. Mit einer einfachen Getreidebeilage und Grüngemüse oder auf Toast servieren.

Hauptwirkung

■ Qi ■ Blut
■ Yin □ Yang
□ Nässe
□ Schleim
□ Wasser
□ Qi-Stockung
□ Blut-Stauung
□ Hitze
□ Kälte
□ Wind-Hitze
□ Wind-Kälte
□ Wind-Nässe
□ Trockenheit

Einflussbereich

□ Lunge
□ Darm
■ Magen
□ Milz
□ Herz
□ Blase
■ Nieren
□ Gallenblase
■ Leber

Temperatur

□ kühlend
■ neutral
□ wärmend

Gegenanzeigen

□ Qi-Schwäche
□ Blutarmut
□ Yin-Mangel
□ Yang-Mangel
□ Nässe
□ Stockung
□ Hitze
□ Kälte
□ Einwirkung von Wind

Energetische Eigenschaften

Bohnen und Melasse sind Kraftnahrung für das Blut, und das ist auch das Hauptanliegen dieses Gerichts. Das Schweinefleisch stärkt das Yin. Essig, Pfeffer, Zwiebel, Knoblauch und Kräuter sorgen für Wärme und Bewegung. Die Tomaten kühlen die Leber und reinigen das Blut, aber ihre normalerweise starke Kälte wird durch das lange, durchdringende Backen modifiziert.

Grünes Frühlingsgemüse mit Zitronensaft

Einfachheit ist das Nonplusultra bei der Zubereitung von frischem Blattgemüse, das ein lebenswichtiger Bestandteil unserer Ernährung ist. Die hier angegebene Art und Weise erhält ihm seine Leichtigkeit und Frische.

Zubereitungszeit: 10 Minuten
Garzeit: 5 bis 10 Minuten
Menge: 4 Portionen

Zutaten

500 g grünes Blattgemüse (Spinat, Stielmus, Mangold, Giersch, Brennnesselspitzen usw.)
6 EL Olivenöl
6 EL Zitronensaft
Gomasio (siehe S. 296)

Zubereitung

Das Gemüse grob zerkleinern und eben gar dünsten. Olivenöl und Zitronensaft verrühren. Gemüse in eine Schüssel geben, mit der Sauce übergießen und großzügig mit *Gomasio* (Sesamsalz) bestreuen.

Hauptwirkung

- ☐ Qi ■ Blut
- ☐ Yin ☐ Yang
- ☐ Nässe
- ☐ Schleim
- ☐ Wasser
- ☐ Qi-Stockung
- ☐ Blut-Stauung
- ☐ Hitze
- ☐ Kälte
- ☐ Wind-Hitze
- ☐ Wind-Kälte
- ☐ Wind-Nässe
- ☐ Trockenheit

Einflussbereich

- ☐ Lunge
- ☐ Darm
- ☐ Magen
- ☐ Milz
- ☐ Herz
- ☐ Blase
- ☐ Nieren
- ☐ Gallenblase
- ■ Leber

Temperatur

- ■ kühlend
- ☐ neutral
- ☐ wärmend

Gegenanzeigen

- ☐ Qi-Schwäche
- ☐ Blutarmut
- ☐ Yin-Mangel
- ☐ Yang-Mangel
- ☐ Nässe
- ☐ Stockung
- ☐ Hitze
- ☐ Kälte
- ☐ Einwirkung von Wind

Energetische Eigenschaften

Dunkelgrünes Blattgemüse wirkt Blut bildend und ist eine Wohltat für die Leber.

Kartoffeln mit Erbsen und Fenchel

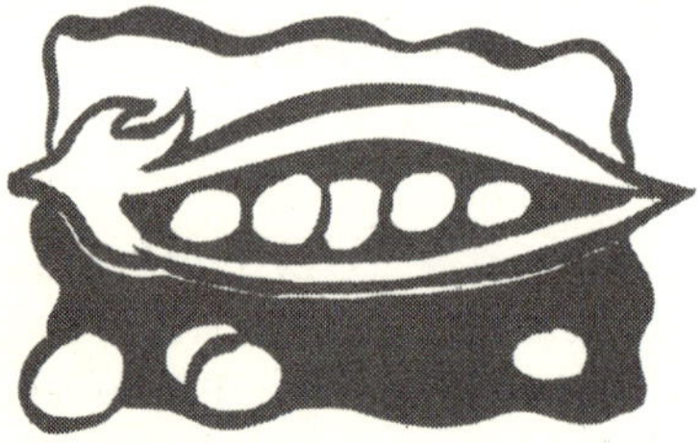

Zubereitungszeit: 10 Minuten
Garzeit: 20 Minuten
Menge: 4 bis 6 Portionen

Ein einfaches, süßes, herzhaftes Gericht, das durchaus eine eigene Mahlzeit abgibt. Es passt aber auch gut zu Fisch, Huhn oder einem Omelett. Das Rezept stammt ursprünglich aus Italien, sodass ein Glas italienischer Wein gut dazu munden dürfte.

Zutaten

etwa 1 kg neue Kartoffeln
250 g Knollenfenchel
6 EL Olivenöl
6 EL Rotweinessig
1 1/2 TL Senf
1/4 TL Salz
500 g frische Erbsen
3 EL Schnittlauchröllchen
3 EL gehackte frische Minze
schwarzer Pfeffer

Zubereitung

Die Kartoffeln bürsten und in der Schale eben gar kochen. Unterdessen den Fenchel in feine Streifen schneiden oder hobeln und in eine große Servierschüssel geben. Aus Öl, Essig, Senf und Salz eine Sauce rühren und über den Fenchel gießen.

Die fertig gegarten Kartoffeln abgießen, dabei die Kochflüssigkeit auffangen, und in mundgerechte Stücke schneiden. Im Kartoffelwasser die Erbsen ein paar Minuten blanchieren. Kartoffeln und Erbsen zum Fenchel geben. Schnittlauch und Minze unterziehen und das Gericht mit frisch gemörsertem schwarzem Pfeffer bestreuen.

Hauptwirkung	Einflussbereich	Gegenanzeigen
■ Qi ■ Blut	□ Lunge	□ Qi-Schwäche
□ Yin □ Yang	□ Darm	□ Blutarmut
■ Nässe	■ Magen	□ Yin-Mangel
□ Schleim	■ Milz	□ Yang-Mangel
□ Wasser	□ Herz	□ Nässe
■ Qi-Stockung	□ Blase	□ Stockung
□ Blut-Stauung	■ Nieren	□ Hitze
□ Hitze	□ Gallenblase	□ Kälte
□ Kälte	□ Leber	□ Einwirkung von Wind
□ Wind-Hitze	**Temperatur**	
□ Wind-Kälte	□ kühlend	
□ Wind-Nässe	■ neutral	
□ Trockenheit	□ wärmend	

Energetische Eigenschaften

Kartoffeln und Erbsen sind süß und nahrhaft. Sie stärken das Qi und tun Magen und Milz wohl. Fenchel bringt Bewegung in alles, was ins Stocken geraten ist, er wärmt den mittleren *Jiao* (siehe Glossar) leicht und regt mit seinem markanten Geschmack die Verdauungssäfte an. Sowohl Erbsen als auch Fenchel wirken außerdem Nässeansammlungen entgegen. Das Gericht ist ein gutes allgemeines Qi-Tonikum.

Zubereitungszeit: 20 Minuten
Garzeit: 3 Stunden
Menge: 4 bis 6 Portionen

Zutaten

350 g Adzukibohnen
2 Streifen Kombu (Tang)
1 kleiner Kürbis (Eichel oder Butternut)
1 1/4 l *Dashi* (siehe oben) oder Gemüsebrühe
2 EL Sojasauce
1 TL geriebene frische Ingwerwurzel
1/4 TL Salz
1 EL Honig
schwarzer Pfeffer

Hauptwirkung	Einflussbereich	Gegenanzeigen
■ Qi ■ Blut	☐ Lunge	☐ Qi-Schwäche
■ Yin ☐ Yang	■ Darm	☐ Blutarmut
■ Nässe	■ Magen	☐ Yin-Mangel
☐ Schleim	■ Milz	☐ Yang-Mangel
■ Wasser	■ Herz	☐ Nässe
☐ Qi-Stockung	☐ Blase	☐ Stockung
☐ Blut-Stauung	■ Nieren	☐ Hitze
☐ Hitze	☐ Gallenblase	☐ Kälte
☐ Kälte	☐ Leber	☐ Einwirkung von Wind
☐ Wind-Hitze	**Temperatur**	
☐ Wind-Kälte	☐ kühlend	
☐ Wind-Nässe	■ neutral	
☐ Trockenheit	☐ wärmend	

Kürbis-Adzukibohnen-Eintopf

Hier ein Rezept im japanischen Stil. Wirklich authentisch ist es mit japanischer »Dashi«, einer Brühe, die wie folgt hergestellt wird: 10 g Kombu (Riementang) 3 bis 4 Minuten in 1 1/4 Liter Wasser kochen, dann entfernen und 10 g Bonito-Flocken (getrockneten Fisch) zufügen. Aufkochen lassen und den Topf sofort danach vom Feuer ziehen. Wenn die Fischflocken nach einigen Minuten auf den Topfboden gesunken sind, ist die Brühe fertig und kann abgeseiht werden.

Zubereitung

Die Adzukibohnen über Nacht einweichen, dann abgießen, gut abspülen und mit der doppelten Menge Wasser und dem Kombu (nicht nötig, wenn Dashi verwendet wird) weich kochen. Das Kürbisfleisch in ziemlich kleine Stücke schneiden und in der Brühe garen. Wenn Bohnen und Kürbis gar sind, die Bohnen zum Kürbis geben. Mit Sojasauce, Ingwer und Salz würzen und im offenen Topf langsam köcheln lassen, bis die Flüssigkeit um die Hälfte eingekocht ist. Zum Schluss Honig und Pfeffer unterrühren. Das Gericht jetzt nicht mehr kochen, aber noch eine Weile durchziehen lassen.

Energetische Eigenschaften

Dieser Eintopf stärkt Nieren und Milz und hilft, Nässe abzuleiten. Die Adzukibohnen kräftigen das Nieren-Qi und -Yin und wirken diuretisch; der Kürbis nährt das Milz-Qi. Das Gericht tut dem ganzen Körper wohl und kann als Grundlage für andere heilkräftige Zutaten dienen. Fügen Sie zum Beispiel Zimt hinzu, um das Yang zu stärken, Shitake-Pilze zur Kräftigung des Yin oder Seetang als Kraftspender für Yin und Blut.

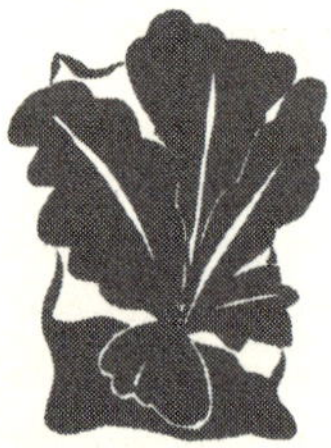

Zubereitungszeit: 20 Minuten
Garzeit: 30 Minuten
Menge: 6 Portionen

Zutaten

1 Mürbeteigboden für eine Form von 26 cm Ø
2 Lauchstangen
150 g Mangold oder Spinat
100 g Champignons
1/2 EL Sesamwürzöl
1/2 EL Olivenöl • 6 Eier
200 ml Milch
2 TL geriebene Muskatnuss
1/2 TL Salz • frisch gemahlener schwarzer Pfeffer
125 g reifer Cheddarkäse

Hauptwirkung

■ Qi ■ Blut
■ Yin □ Yang
□ Nässe
□ Schleim
□ Wasser
□ Qi-Stockung
□ Blut-Stauung
□ Hitze
□ Kälte
□ Wind-Hitze
□ Wind-Kälte
□ Wind-Nässe
□ Trockenheit

Einflussbereich

■ Lunge
■ Darm
□ Magen
□ Milz
□ Herz
□ Blase
□ Nieren
□ Gallenblase
■ Leber

Temperatur

□ kühlend
■ neutral
□ wärmend

Gegenanzeigen

□ Qi-Schwäche
□ Blutarmut
□ Yin-Mangel
□ Yang-Mangel
■ Nässe
■ Stockung
□ Hitze
□ Kälte
□ Einwirkung von Wind

Lauch-Mangold-Quiche

Ich finde das dunkle, glänzende Grün der Blätter im Innern dieser sattgelben Quiche besonders schön. Reiben Sie die Muskatnuss frisch, da sie viel pikanter ist als fertig gemahlenes Pulver.

Zubereitung

Den Backofen auf 200° vorheizen und den Teigboden 5 bis 10 Minuten vorbacken.
Den Lauch in 1 cm dicke Scheiben, den Mangold in feine Streifen und die Pilze klein schneiden. Im Öl erst den Lauch ein paar Minuten andünsten, dann die Pilze zugeben. Wenn der Lauch eben anfängt, weich zu werden, und die Pilze ein bisschen geschrumpft sind, den Mangold zufügen und mit einem Teller oder Deckel beschweren. Einige Minuten zusammenfallen lassen.
Inzwischen die Eier mit Milch und Muskat verschlagen und mit Salz und großzügigen Mengen schwarzem Pfeffer würzen. Den Cheddar reiben. Auf den vorgebackenen Boden zuerst die Gemüsemischung geben, darüber die Eiermilch gießen und zuletzt den Käse darauf verteilen. Die Quiche 25 bis 30 Minuten im heißen Ofen backen.

Energetische Eigenschaften

Dieses gehaltvolle Gericht ist besonders nahrhaft für das Blut, stärkt aber auch das Qi und das Yin. Durch den hohen Nährwert von Eiern, Milch und Käse ist es sehr stark Nässe bildend, was allerdings durch Lauch, Pilze und Muskat einigermaßen ausgeglichen wird. Der Mangold wirkt ebenfalls Blut bildend und schmiert den Darm.

Linsendal mit Pastinaken

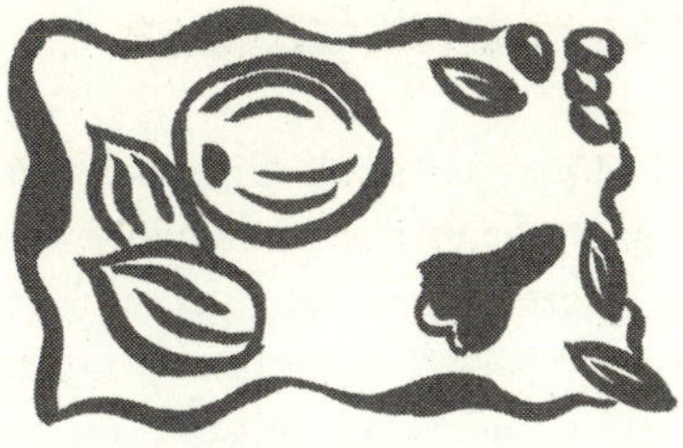

Zubereitungszeit: 10 Minuten
Garzeit: 45 Minuten
Menge: 4 Portionen

Zutaten

2 mittelgroße Pastinaken • 4 EL Olivenöl oder Butterschmalz (Ghee) • 1 TL Kurkuma • 1 1/4 l Wasser • 250 g Feuerlinsen
1 Lorbeerblatt • 1 kurzes Stück Stangenzimt • 4 Kardamomkapseln • 2 TL gemahlener Koriander • 2 TL gemahlener Kreuzkümmel • 2 Zwiebeln
2 Knoblauchzehen • Saft von 1 Zitrone • Salz und Pfeffer
frisches Koriandergrün zum Garnieren

Hauptwirkung
- ■ Qi ■ Blut
- □ Yin □ Yang
- ■ Nässe
- □ Schleim
- ■ Wasser
- ■ Qi-Stockung
- □ Blut-Stauung
- □ Hitze
- ■ Kälte
- □ Wind-Hitze
- □ Wind-Kälte
- □ Wind-Nässe
- □ Trockenheit

Einflussbereich
- ■ Lunge
- □ Darm
- ■ Magen
- ■ Milz
- ■ Herz
- □ Blase
- ■ Nieren
- □ Gallenblase
- ■ Leber

Temperatur
- □ kühlend
- □ neutral
- ■ wärmend

Gegenanzeigen
- □ Qi-Schwäche
- □ Blutarmut
- □ Yin-Mangel
- □ Yang-Mangel
- □ Nässe
- □ Stockung
- ■ Hitze
- □ Kälte
- □ Einwirkung von Wind

Hier die sehr britische Variation eines indischen Themas. Dal gibt es überall in Indien in vielen Varietäten. Linsen passen gut zu süßen Wurzelgemüsen, und was käme da eher infrage als Pastinaken. Pastinaken sollten langsam gegart werden, da sie erst nach und nach ihr volles Aroma entfalten, während sie das Öl aufsaugen und mit ihrem austretenden süßen Saft den Topfboden netzen.

Zubereitung

In 2 Esslöffeln Öl oder Ghee die klein geschnittenen Pastinaken mit Kurkuma sanft braten, bis sie weich werden und zu schrumpfen beginnen. Mit etwas Wasser weiterdünsten, dabei häufig rühren.
Nun die Linsen mit dem restlichen Wasser, Lorbeerblatt und Zimt zufügen. Zum Kochen bringen und etwa 30 Minuten leise wallen lassen, bis sie gar sind. Inzwischen die übrigen Gewürze im restlichen Fett 2 Minuten anrösten, dann die gehackten Zwiebeln und den zerdrückten Knoblauch zufügen und 10 Minuten weich braten. Rühren, damit nichts anbrennt.
Die Gewürzmischung unter die fertige Linsen-Pastinaken-Masse rühren. Mit Zitronensaft, Salz und Pfeffer abschmecken und mit Korianderblättchen garniert zu Reis und Gemüse servieren.

Energetische Eigenschaften

Linsen werden bei Qi-Schwäche empfohlen; sie nähren Milz und Nieren und stärken das Herz. Außerdem wirken sie Nässe entgegen, worin sie von den Pastinaken unterstützt werden. Die Pastinaken sind aufgrund ihrer natürlichen Süße ein Labsal für die Milz, und ihre milde Schärfe regt die Lungenfunktion an. Die Gewürze sorgen für Wärme und Bewegung und tragen ebenfalls zur Ableitung von Nässe bei.

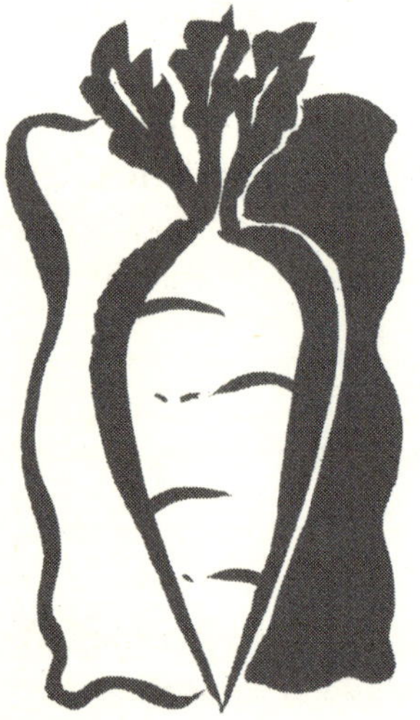

Möhren auf türkische Art

Eine einfache Möhrenzubereitung, die sich in fast alle Menüs einfügen lässt. Die Süße der Möhren kontrastiert schön mit der prickelnden Frische der Minze, während Olivenöl und Joghurt eine angenehme Sahnigkeit beisteuern. Auch andere Wurzelgemüse dürfen gern in dieser Sauce schwimmen!

Zubereitungszeit: 10 Minuten
Garzeit: 15 Minuten
Menge: 4 Portionen

Zutaten

500 g Möhren
2 EL Olivenöl
2 bis 3 EL Joghurt aus Ziegenmilch
1 Knoblauchzehe
1 Handvoll gehackte Minze
schwarzer Pfeffer

Zubereitung

Die Möhren in dicke Scheiben schneiden und langsam in dem Öl bissfest dünsten. Dann vom Feuer ziehen und den Joghurt, den zerdrückten Knoblauch und die Minze darunterrühren. Warm mit frisch gemahlenem schwarzem Pfeffer servieren.

Hauptwirkung

■ Qi ■ Blut
■ Yin ☐ Yang
☐ Nässe
☐ Schleim
☐ Wasser
■ Qi-Stockung
☐ Blut-Stauung
☐ Hitze
☐ Kälte
☐ Wind-Hitze
☐ Wind-Kälte
☐ Wind-Nässe
☐ Trockenheit

Einflussbereich

■ Lunge
☐ Darm
☐ Magen
■ Milz
☐ Herz
☐ Blase
☐ Nieren
☐ Gallenblase
■ Leber

Temperatur

■ kühlend
☐ neutral
☐ wärmend

Gegenanzeigen

☐ Qi-Schwäche
☐ Blutarmut
☐ Yin-Mangel
☐ Yang-Mangel
☐ Nässe
☐ Stockung
☐ Hitze
☐ Kälte
☐ Einwirkung von Wind

Energetische Eigenschaften

Möhren sind süß und Nahrung für Leber, Lunge und Milz. Sie wirken leicht Blut bildend und Blut reinigend und tun sowohl dem Qi als auch dem Yin wohl. Der Joghurt sorgt für eine zusätzliche Yin-Stärkung und kommt dem Darmsystem zugute. Die Minze bringt Bewegung und wirkt Stockungen entgegen.

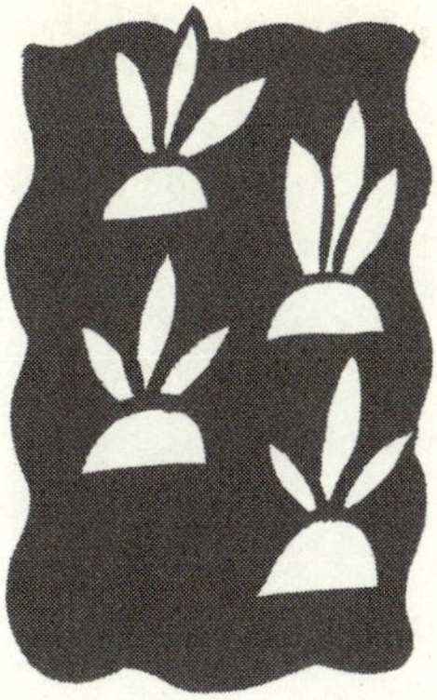

Möhren-Tofu-Quiche

Eine ungewöhnliche Quiche ganz ohne Ei und Milchprodukte! Mit ihrer gelb-orangenen Farbe ist sie hübsch anzusehen, und darüber hinaus ist sie leicht, weich und sättigend.

Zubereitungszeit: 20 Minuten
Garzeit: 40 Minuten
Menge: 4 bis 6 Portionen

Zutaten

1 Auslegeteig für eine Form von ca. 22 cm Ø
4 Möhren
2 Stücke Tofu (ca. 500 g)
1 Prise Salz
1 kleine Zwiebel
1 Knoblauchzehe
1/2 TL Dillsaat
1 TL abgeriebene Orangenschale
3 TL Noristreifchen
2 EL gehackte frische Petersilie
etwas Sesam

Zubereitung

Den Backofen auf 200° vorheizen und den Teigboden 5 bis 10 Minuten vorbacken.
Die Möhren in wenig Wasser garen, abgießen (den Sud aufheben) und grob zerstampfen.
Den Tofu zerbröckeln und und mit dem Möhrensud zu einer cremigen Masse verarbeiten.
Zwiebel und Knoblauch fein hacken und mit Orangenschale, Dill, Nori und Petersilie in die Tofumasse mengen und das Möhrenmus unterziehen. Die Masse auf den Teigboden geben, mit Sesam bestreuen und bei 180 Grad etwa 40 Minuten backen, bis sie fest ist.

Hauptwirkung

- ■ Qi ■ Blut
- ■ Yin ☐ Yang
- ☐ Nässe
- ☐ Schleim
- ☐ Wasser
- ☐ Qi-Stockung
- ☐ Blut-Stauung
- ☐ Hitze
- ☐ Kälte
- ☐ Wind-Hitze
- ☐ Wind-Kälte
- ☐ Wind-Nässe
- ☐ Trockenheit

Einflussbereich

- ■ Lunge
- ☐ Darm
- ■ Magen
- ■ Milz
- ☐ Herz
- ☐ Blase
- ☐ Nieren
- ☐ Gallenblase
- ■ Leber

Temperatur

- ☐ kühlend
- ■ neutral
- ☐ wärmend

Gegenanzeigen

- ☐ Qi-Schwäche
- ☐ Blutarmut
- ☐ Yin-Mangel
- ☐ Yang-Mangel
- ☐ Nässe
- ☐ Stockung
- ☐ Hitze
- ☐ Kälte
- ☐ Einwirkung von Wind

Energetische Eigenschaften

Die Kombination aus Tofu, Möhren und Petersilie versorgt Blut und Qi mit Nahrung. Zwiebel, Knoblauch, Dillsaat und Orangenschale erzeugen Wärme und wirken Nässe und Stockungen entgegen, die durch die Reichhaltigkeit des Gerichts verursacht werden könnten.

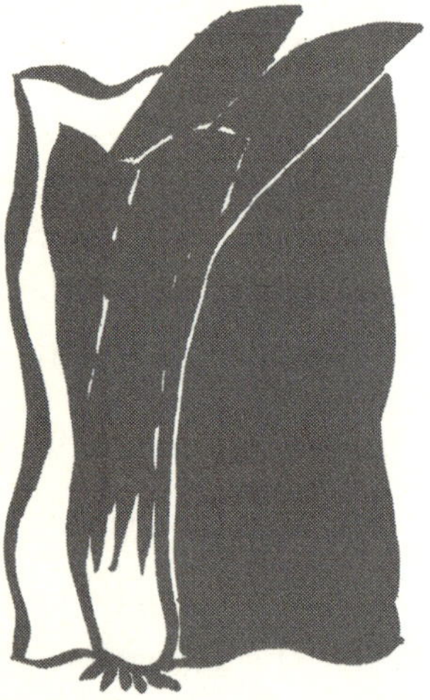

Rosenkohl mit Meerrettich

Bei dieser Zubereitungsweise bekommt der Rosenkohl eine erdige Kraft, die diesem inhaltsstoffreichen, fantastischen Wintergemüse alle Ehre macht. Der kräftige, warme Geschmack ist ideal für kalte Tage und passt gut zu fast allen Arten von Fleisch.

Zubereitungszeit: 20 Minuten
Garzeit: 10 bis 15 Minuten
Menge: 4 Portionen

Zutaten

500 g Rosenkohl
1 Möhre
1 Lauchstange
2 EL Butter
3 EL Meerrettichpaste
1 EL Obstessig
1 TL Dillspitzen
Salz und Pfeffer
1 kleine Handvoll Walnüsse

Zubereitung

Den Rosenkohl am Strunk kreuzweise einschneiden und mit der grob gehackten Möhre und Lauchstange zusammen im Dampf bissfest garen.
Während das Gemüse gart, die Butter zerlassen und alle übrigen Zutaten bis auf die Nüsse ein paar Minuten darin wenden. Die Walnüsse hacken und leicht rösten. Das fertige Gemüse mit der Sauce übergießen und mit den gerösteten Walnüssen bestreuen.

Hauptwirkung

■ Qi □ Blut
□ Yin ■ Yang
■ Nässe
□ Schleim
□ Wasser
■ Qi-Stockung
■ Blut-Stauung
□ Hitze
■ Kälte
□ Wind-Hitze
□ Wind-Kälte
□ Wind-Nässe
□ Trockenheit

Einflussbereich

■ Lunge
■ Darm
□ Magen
□ Milz
□ Herz
□ Blase
□ Nieren
□ Gallenblase
□ Leber

Temperatur

□ kühlend
□ neutral
■ wärmend

Gegenanzeigen

□ Qi-Schwäche
□ Blutarmut
□ Yin-Mangel
□ Yang-Mangel
□ Nässe
□ Stockung
■ Hitze
□ Kälte
□ Einwirkung von Wind

Energetische Eigenschaften

Rosenkohl ist wie Lauch ein wärmendes Gemüse. Der Zusatz von scharfem Meerrettich und Obstessig verstärkt die Hitzebildung und bewegende Wirkung noch. Der Dill sorgt bei dieser recht wärmenden Speise für Ausgleich. Ein gutes Gericht bei einer Yang-Schwäche und bei Stockungen. Bei ernsten Nässe-Erkrankungen sollte statt Butter Olivenöl verwendet werden.

Selleriemus

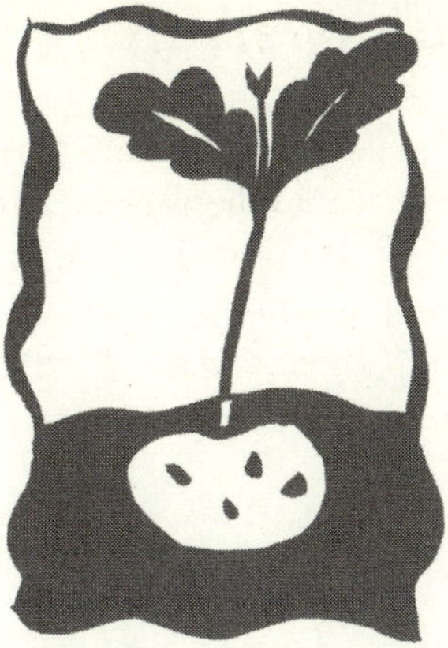

Zubereitungszeit: 10 Minuten
Garzeit: 20 Minuten
Menge: 4 Portionen

Zutaten

1 kg Knollensellerie • 1 kg Kartoffeln • Saft von 1/2 Zitrone
4 EL *Dukka* (siehe S. 295)
frisch gemahlener schwarzer Pfeffer • Saft von 1 1/2 Zitronen
5 EL Olivenöl
3 Knoblauchzehen

Der Knollensellerie ist ein etwas vernachlässigtes Gemüse, dabei ist sein feiner, süßer Geschmack genau das Richtige im Winter. Selleriemus kann als Beilage genossen oder als Füllung für eine pikante Torte verwendet werden, oder man serviert es auf einem Bett aus Grüngemüse mit pochierten Eiern. Falls etwas übrig bleibt, schmeckt es auch gut zu hausgemachten Bratlingen.

Zubereitung

Sellerie und Kartoffeln schälen, klein schneiden und in Wasser mit Zitronensaft in etwa 15 Minuten eben gar kochen. Abgießen (den Kochsud aufheben) und zerstampfen.
Die Hälfte des *Dukka*, reichlich Pfeffer und den restlichen Zitronensaft unterrühren und das Püree warm stellen.
Nun das Olivenöl erhitzen und den zerdrückten Knoblauch darin rösten; er darf nicht anbrennen. Das Öl etwas abkühlen lassen, dann über das Selleriemus träufeln. Zum Schluss das restliche *Dukka* über das Mus streuen.

Hauptwirkung
■ Qi □ Blut
■ Yin □ Yang
■ Nässe
□ Schleim
□ Wasser
□ Qi-Stockung
□ Blut-Stauung
□ Hitze
□ Kälte
□ Wind-Hitze
□ Wind-Kälte
□ Wind-Nässe
□ Trockenheit

Einflussbereich
□ Lunge
□ Darm
□ Magen
■ Milz
□ Herz
□ Blase
■ Nieren
□ Gallenblase
□ Leber

Temperatur
□ kühlend
■ neutral
□ wärmend

Gegenanzeigen
□ Qi-Schwäche
□ Blutarmut
□ Yin-Mangel
□ Yang-Mangel
□ Nässe
□ Stockung
□ Hitze
□ Kälte
□ Einwirkung von Wind

Energetische Eigenschaften

Wie die meisten Wurzelgemüse ist auch der Knollensellerie süß und leicht wärmend. Außerdem wirkt er Nässe entgegen, indem er sie austrocknet. Mit den Kartoffeln zusammen hat er einen allgemein stärkenden Einfluss auf das Qi und die Milz. Die verschiedenen Gewürze machen das Gericht besser verdaulich und reduzieren alle Stockungstendenzen.

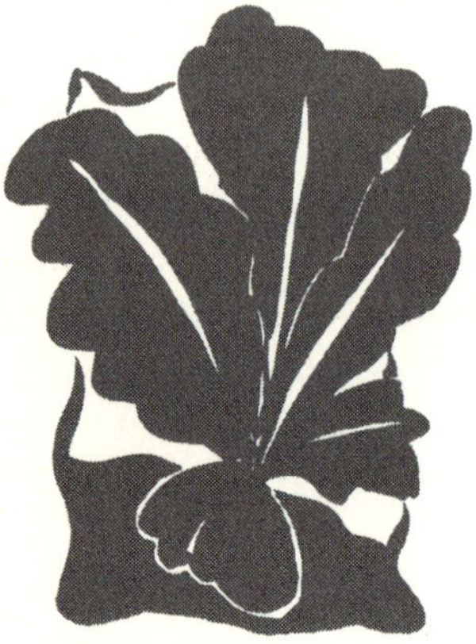

Spinatauflauf

Spinat und Hüttenkäse passen gut zusammen. Sie bilden die traditionelle Füllung orientalischer Fladenbrote und anderer Backwaren und sind auch in diesem Rezept eine schmackhafte Kombination mit interessanter Textur, die Appetit auf mehr macht.

Zubereitungszeit: 10 Minuten
Garzeit: 30 Minuten
Menge: 4 Portionen

Zutaten

500 g Hüttenkäse
2 Eier
1/2 TL geriebene Muskatnuss
Salz
350 g Spinat
2 EL Sesam

Zubereitung

Käse, Eier, Muskat und Salz miteinander verrühren. Den Spinat in feine Streifen schneiden und darunterziehen. Die Masse in eine gefettete Form füllen, mit Sesam bestreuen und im heißen Ofen bei 180 Grad etwa 30 Minuten backen.

Hauptwirkung	**Einflussbereich**	**Gegenanzeigen**
☐ Qi ■ Blut	■ Lunge	☐ Qi-Schwäche
■ Yin ☐ Yang	■ Darm	☐ Blutarmut
☐ Nässe	☐ Magen	☐ Yin-Mangel
☐ Schleim	☐ Milz	☐ Yang-Mangel
☐ Wasser	☐ Herz	■ Nässe
☐ Qi-Stockung	☐ Blase	☐ Stockung
☐ Blut-Stauung	☐ Nieren	☐ Hitze
☐ Hitze	☐ Gallenblase	☐ Kälte
☐ Kälte	■ Leber	☐ Einwirkung von Wind
☐ Wind-Hitze	**Temperatur**	
☐ Wind-Kälte	■ kühlend	
☐ Wind-Nässe	☐ neutral	
☐ Trockenheit	☐ wärmend	

Energetische Eigenschaften

Die Kombination aus Spinat, Käse und Ei ist ein reichhaltiges Tonikum für Blut und Yin. Das Gericht bildet Feuchtigkeit und ist daher bei Nässe-Störungen nicht zu empfehlen.

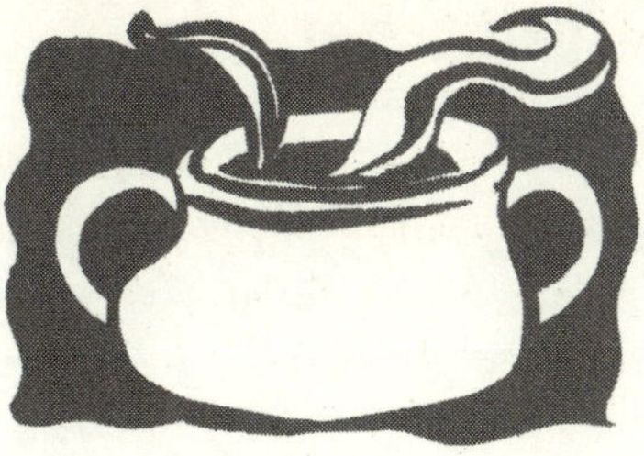

Stamppot

Stamppot ist ein traditionelles holländisches Familiengericht: leicht herzustellen, lecker und sättigend. Fleischesser können den Tofu durch Frühstücksspeck oder geräucherten Schinken ersetzen.

Zubereitungszeit: 15 Minuten
Garzeit: 30 Minuten
Menge: 6 Portionen

Zutaten

1500 g Kartoffeln
5 EL Butter
Salz
Sojamilch nach Bedarf
500 g Sauerkraut
500 g Räuchertofu
schwarzer Pfeffer

Zubereitung

Die geschälten Kartoffeln in wenig Salzwasser garen, abgießen (die Kochflüssigkeit für ein anderes Gericht aufheben) und mit Butter und Sojamilch stampfen.
Während die Kartoffeln kochen, das Sauerkraut vorsichtig erhitzen und den gehackten Räuchertofu darunter rühren. Beides unter das Kartoffelpüree heben und großzügig mit frisch gemahlenem schwarzem Pfeffer würzen.

Hauptwirkung

- ■ Qi ■ Blut
- ■ Yin □ Yang
- □ Nässe
- □ Schleim
- □ Wasser
- □ Qi-Stockung
- □ Blut-Stauung
- ■ Hitze
- □ Kälte
- □ Wind-Hitze
- □ Wind-Kälte
- □ Wind-Nässe
- □ Trockenheit

Einflussbereich

- □ Lunge
- ■ Darm
- ■ Magen
- ■ Milz
- □ Herz
- □ Blase
- □ Nieren
- □ Gallenblase
- □ Leber

Temperatur

- □ kühlend
- ■ neutral
- □ wärmend

Gegenanzeigen

- □ Qi-Schwäche
- □ Blutarmut
- □ Yin-Mangel
- □ Yang-Mangel
- □ Nässe
- □ Stockung
- □ Hitze
- □ Kälte
- □ Einwirkung von Wind

Energetische Eigenschaften

Dieses einfache Gericht ist Nahrung für Blut, Qi und Yin. Sowohl die Kartoffeln als auch der Tofu stärken das Qi, und Sauerkraut ist sehr gut für den Darmtrakt. Stamppot wirkt bei allen Arten von Darmreizung oder -entzündung beruhigend.

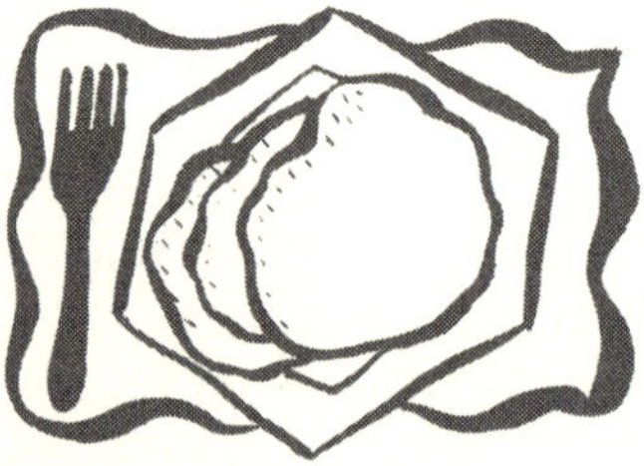

Süßkartoffelpuffer

Zubereitungszeit: 40 Minuten
Garzeit: 30 Minuten
Menge: 6 Portionen

Zutaten

500 g Süßkartoffeln
1 Zwiebel
1 Ei
1 Stich Butter
1 TL Ingwerpulver
2 EL Mehl
1/4 TL Cayennepfeffer
1/2 TL geriebene Muskatnuss
Salz und Pfeffer
400 g mittelfeine Haferflocken oder Semmelbrösel
50 ml Olivenöl

Süßkartoffeln, auch Bataten genannt, sind schon für sich allein köstlich. Aber sie eignen sich auch wunderbar als Puffermasse und schmecken dann ausgezeichnet mit einer Sauce. Probieren Sie einmal die Taratoorsauce auf Seite 291.

Zubereitung

Die geschälten Süßkartoffeln weich kochen und zerstampfen.
Die Zwiebel sehr fein hacken und das Ei verquirlen. Mit allen übrigen Zutaten unter das Süßkartoffelpüree mischen, dabei nur so viel Haferflocken oder Semmelbrösel einarbeiten, dass ein fester Teig entsteht; den Rest auf einen Teller häufen.
In einer schweren Pfanne das Öl erhitzen. Aus der Süßkartoffelmasse Bällchen von der Größe eines Tischtennisballs formen und in den restlichen Haferflocken oder Semmelbröseln wenden. Flach drücken und im heißen Öl von beiden Seiten goldbraun backen. Überschüssiges Fett auf Küchenpapier abtropfen lassen. Die Plätzchen warm servieren.

Energetische Eigenschaften

Süßkartoffeln sind Kraftnahrung für Yin und Qi und stärken gleichzeitig Milz und Nieren.

Hauptwirkung
■ Qi □ Blut
■ Yin □ Yang
□ Nässe
□ Schleim
□ Wasser
□ Qi-Stockung
□ Blut-Stauung
□ Hitze
□ Kälte
□ Wind-Hitze
□ Wind-Kälte
□ Wind-Nässe
□ Trockenheit

Einflussbereich
□ Lunge
□ Darm
□ Magen
■ Milz
□ Herz
□ Blase
■ Nieren
□ Gallenblase
□ Leber

Temperatur
□ kühlend
□ neutral
■ wärmend

Gegenanzeigen
□ Qi-Schwäche
□ Blutarmut
□ Yin-Mangel
□ Yang-Mangel
□ Nässe
□ Stockung
□ Hitze
□ Kälte
□ Einwirkung von Wind

Tartafin

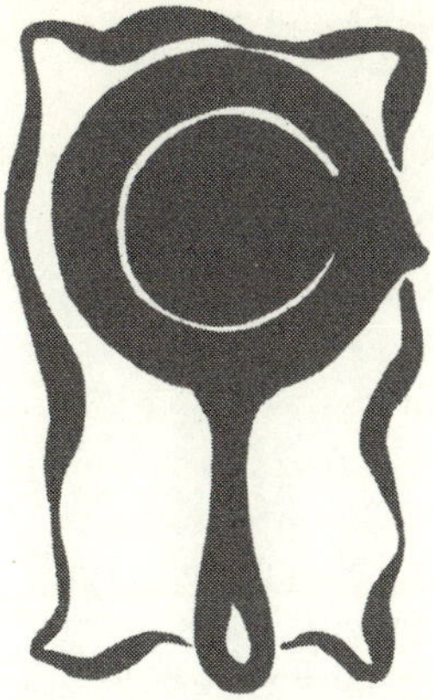

Zubereitungszeit: 10 Minuten
Garzeit: 20 Minuten
Menge: 2 Portionen

Zutaten

500 g Kartoffeln
1 mittelgroße Fenchelknolle
4 Knoblauchzehen
2 EL Olivenöl
60 g Butter
125 g Käse in Scheiben
1 TL Thymian

Hauptwirkung

- ■ Qi □ Blut
- ■ Yin □ Yang
- □ Nässe
- □ Schleim
- □ Wasser
- □ Qi-Stockung
- □ Blut-Stauung
- □ Hitze
- □ Kälte
- □ Wind-Hitze
- □ Wind-Kälte
- □ Wind-Nässe
- ■ Trockenheit

Einflussbereich

- ■ Lunge
- □ Darm
- □ Magen
- □ Milz
- □ Herz
- □ Blase
- ■ Nieren
- □ Gallenblase
- □ Leber

Temperatur

- □ kühlend
- ■ neutral
- □ wärmend

Gegenanzeigen

- □ Qi-Schwäche
- □ Blutarmut
- □ Yin-Mangel
- □ Yang-Mangel
- ■ Nässe
- □ Stockung
- □ Hitze
- □ Kälte
- □ Einwirkung von Wind

Dieses traditionelle französische Rezept stammt aus der Normandie. Ich habe es leicht verändert durch Zugabe von Fenchel und Thymian, um die stopfende Wirkung des Käses auszugleichen. Normalerweise wird ein kräftiger, sahniger Weichkäse verwendet, aber Sie können experimentieren und jeden Käse nehmen, den Sie mögen. Tartafin kann als eigene Mahlzeit gegessen werden. Es passt aber auch gut zu gekochtem Blattgemüse, Salat oder Fisch.

Zubereitung

Die Kartoffeln und den Fenchel in dünne Scheiben schneiden. Den Knoblauch ebenfalls in Scheibchen schneiden.

In einer schweren Pfanne Butter und Öl erhitzen und den Koblauch darin anrösten, bis er zu duften beginnt. Aufpassen, dass er nicht anbrennt. Dann Kartoffel- und Fenchelscheiben in der Pfanne ausbreiten. Zugedeckt langsam schmoren, bis die Kartoffeln gar sind.

Mit Käsescheiben bedecken und mit dem Thymian bestreuen. Noch ein paar Minuten zugedeckt schmoren, bis der Käse geschmolzen ist.

Energetische Eigenschaften

Kartoffeln stärken sowohl das Qi als auch das Yin. In Kombination mit Butter und Käse, die auch dem Yin zugute kommen, erzeugt dieses Gericht viel Feuchtigkeit. Diese Wirkung wird durch Knoblauch, Fenchel und Thymian ausgeglichen.

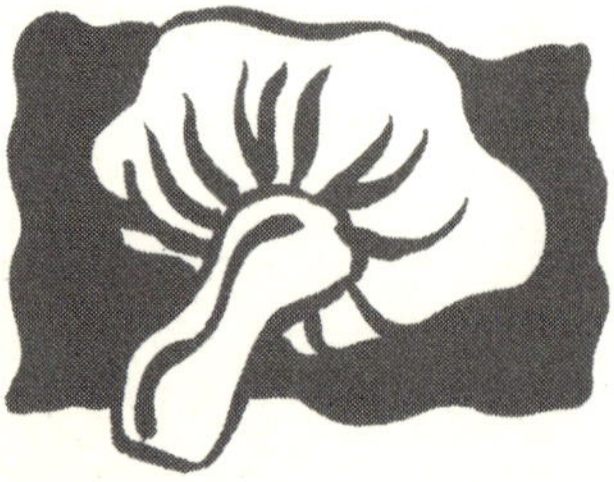

Zubereitungszeit: 20 Minuten
Garzeit: 80 Minuten
Menge: 6 bis 8 Portionen

Zutaten

1500 g Kartoffeln • 1 Stich Butter • Salz und Pfeffer
350 g Zwiebeln • 4 EL Olivenöl
250 g Pastinaken
1 EL frisch geriebener Ingwer
250 g Knollensellerie
250 g Steckrübe • 150 g Möhren
150 g Pilze • 500 g Tempeh
1 TL gemahlener Koriander
1/2 l Gemüsebrühe
1/2 l Starkbier (z. B. Bock oder Guinness) • 5 TL Senf

Hauptwirkung

■ Qi ■ Blut
■ Yin ■ Yang
□ Nässe
□ Schleim
□ Wasser
□ Qi-Stockung
□ Blut-Stauung
□ Hitze
■ Kälte
□ Wind-Hitze
□ Wind-Kälte
□ Wind-Nässe
□ Trockenheit

Einflussbereich

□ Lunge
□ Darm
■ Magen
■ Milz
□ Herz
□ Blase
■ Nieren
□ Gallenblase
□ Leber

Temperatur

□ kühlend
□ neutral
■ wärmend

Gegenanzeigen

□ Qi-Schwäche
□ Blutarmut
□ Yin-Mangel
□ Yang-Mangel
□ Nässe
□ Stockung
□ Hitze
□ Kälte
□ Einwirkung von Wind

Tempehkasserolle mit Starkbier

Dieses herbe, wärmende, erdhafte Gericht ist genau das Richtige für einen kalten Winterabend.

Zubereitung

Die geschälten Kartoffeln weich kochen und mit Butter, Salz und Pfeffer zu Püree stampfen.
Die Zwiebeln klein schneiden und langsam im Öl braten. Inzwischen die anderen Gemüsesorten und die Pilze in 2 cm große Stücke schneiden (die Pastinaken getrennt aufbewahren). Das Tempeh in 3 cm große Würfel schneiden. Nach 10 Minuten die Pastinaken und den Ingwer zu den Zwiebeln geben und alles unter Rühren weitere 10 Minuten dünsten. Dann Koriander, Tempeh und das übrige Gemüse zufügen. 5 Minuten unter gelegentlichem Rühren mitdünsten.
Brühe, Bier und Senf zurühren, zum Kochen bringen und leise wallen lassen, bis die Gemüse eben weich zu werden beginnen. Den Topf vom Herd nehmen und den Inhalt in eine feuerfeste Form umfüllen, mit dem Kartoffelpüree abdecken und im heißen Ofen bei 200 Grad 40 bis 60 Minuten backen. Mit einem dunkelgrünen Blattgemüse zusammen zu Tisch bringen.

Energetische Eigenschaften

Eine solche Kasserolle wärmt den Körper. Tempeh ist reichhaltige Nahrung für das Blut und ohnehin ein allgemeines Stärkungsmittel. Die verschiedenen Wurzelgemüse sind alle süß und warm und kommen dem Qi zugute. Das Starkbier ist ein gutes Blut-Tonikum. Zwiebeln, Ingwer, Koriander und Senf sorgen für zusätzliche Wärme und Bewegung. Alles in allem wird durch dieses Rezept Wärme erzeugt, werden Blut und Qi genährt und sowohl das Yin als auch das Yang unterstützt.

Wirsing mit Esskastanien-sauce und Walnüssen

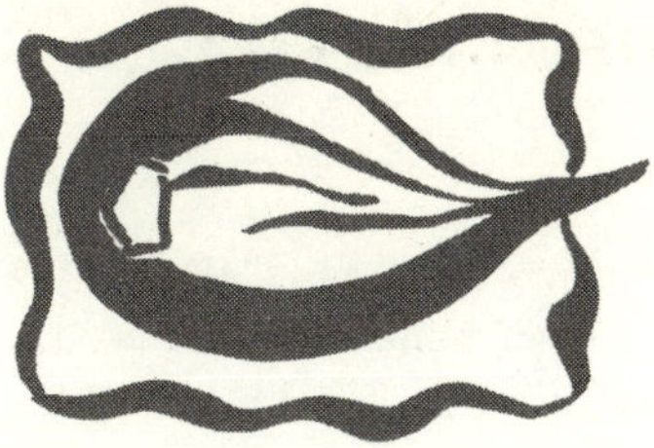

Zubereitungszeit: 15 Minuten
Garzeit: 10 Minuten
Menge: 4 Portionen

Hier herrscht eine schöne Harmonie zwischen den beiden Nusssorten und dem schlichten Kohl. Goethe mochte einen anderen Vertreter der Kohlfamilie lieber mit Esskastanien zusammen: den Rosenkohl, und der kann auch getrost statt des Wirsings verwendet werden.

Zutaten

2 Knoblauchzehen
Saft von 1 1/2 Zitronen
1/4 TL Ingwerpulver
400 g Esskastanienpüree
150 ml Olivenöl
Salz und Pfeffer
1 Wirsing
1 Zwiebel
1 TL Kümmel
200 g Walnusskerne

Zubereitung

Für die Sauce den Zitronensaft mit dem zerdrückten Knoblauch und dem Ingwer mischen und unter das Esskastanienpüree mengen. Nach und nach das Olivenöl darunterschlagen. Die Masse vorsichtig erwärmen, aber nicht kochen. Sie sollte zum Schluss wie eine Mayonnaise sein. Mit Salz und Pfeffer abschmecken.
Den Kohl in feine Streifen und die Zwiebel in Ringe schneiden. Mit Kümmel bestreut 5 bis 8 Minuten dämpfen.
Die Walnüsse leicht rösten. Den fertigen Kohl in eine Schüssel geben, mit der Sauce begießen, mit gerösteten Walnusskernen bestreuen.

Hauptwirkung
- ■ Qi ■ Blut
- □ Yin ■ Yang
- ■ Nässe
- □ Schleim
- □ Wasser
- □ Qi-Stockung
- □ Blut-Stauung
- □ Hitze
- □ Kälte
- □ Wind-Hitze
- □ Wind-Kälte
- □ Wind-Nässe
- □ Trockenheit

Einflussbereich
- ■ Lunge
- ■ Darm
- ■ Magen
- □ Milz
- □ Herz
- □ Blase
- ■ Nieren
- □ Gallenblase
- □ Leber

Temperatur
- □ kühlend
- ■ neutral
- □ wärmend

Gegenanzeigen
- □ Qi-Schwäche
- □ Blutarmut
- □ Yin-Mangel
- □ Yang-Mangel
- □ Nässe
- □ Stockung
- □ Hitze
- □ Kälte
- □ Einwirkung von Wind

Energetische Eigenschaften

Esskastanien und Walnüsse unterstützen das Yang und wirken Nässe entgegen. Darin werden sie vom Knoblauch bestärkt, während der Zitronensaft der Leber wohl tut und das Gericht leichter verdaulich macht. Der Wirsing wirkt Blut bildend und ist besonders gut für Magen und Darm. Insgesamt wärmt dieses Gericht den Körper, baut Nässe ab, unterstützt das Nieren-Yang und pflegt den Darm.

Fleisch und Fisch

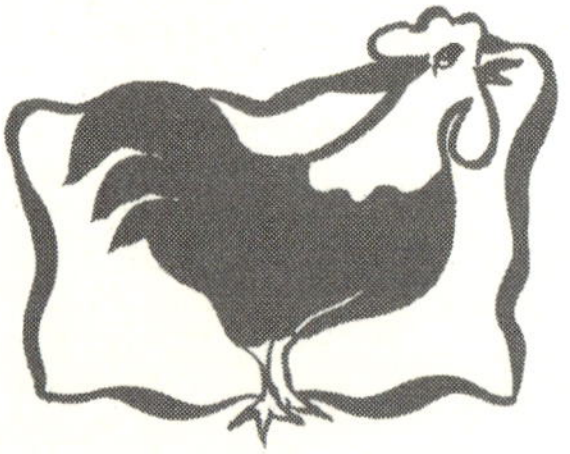

Huhn auf marokkanische Art

Zubereitungszeit: 20 Minuten
Garzeit: 60 Minuten
Menge: 4 bis 6 Portionen

Es ist zwar schon Jahre her, seit unsere französisch-marokkanische Freundin Catherine dieses Gericht für uns gekocht hat, aber ich habe es noch immer gut in Erinnerung. Wenn ich nur daran denke, läuft mir schon das Wasser im Mund zusammen. Hoffentlich geht es Ihnen genauso!

Zutaten

2 Zwiebeln • 1 Handvoll frisches Koriandergrün
1/2 TL Kreuzkümmel
1/2 TL Paprikapulver
1/2 TL Zimt • 6 Safranfäden
8 Hühnerteile ohne Haut (Keulen oder Flügel)
etwas Mehl
1 EL Olivenöl • 1 EL Butter
300 g gehackte Tomaten
200 g Backpflaumen, entsteint, eingeweicht • Salz und Pfeffer

Zubereitung

Die Zwiebeln grob hacken und in etwas Olivenöl weich braten. Kräuter und Gewürze zufügen und ein paar Minuten mitschwitzen. Die Mischung beiseite stellen.

Die Hühnerteile in Mehl wenden und in einem schweren Topf auf starker Hitze in Butter und Olivenöl braun braten. Das dauert etwa 3 Minuten. Tomaten, Backpflaumen und die Zwiebelmischung zugeben. Alles zusammen zugedeckt etwa 1 Stunde langsam schmoren. Mit Couscous oder Kartoffeln und frischem Gemüse servieren.

Hauptwirkung

■ Qi ■ Blut
■ Yin □ Yang
□ Nässe
□ Schleim
□ Wasser
□ Qi-Stockung
□ Blut-Stauung
■ Hitze
□ Kälte
□ Wind-Hitze
□ Wind-Kälte
□ Wind-Nässe
□ Trockenheit

Einflussbereich

□ Lunge
□ Darm
■ Magen
■ Milz
□ Herz
□ Blase
□ Nieren
□ Gallenblase
■ Leber

Temperatur

□ kühlend
□ neutral
■ wärmend

Gegenanzeigen

□ Qi-Schwäche
□ Blutarmut
□ Yin-Mangel
□ Yang-Mangel
■ Nässe
□ Stockung
□ Hitze
□ Kälte
□ Einwirkung von Wind

Energetische Eigenschaften

Hühnerfleisch ist eines der besten Stärkungsmittel für das Qi. Es hat die Eigenschaft, milde Wärme zu erzeugen, und wird darin von den Kräutern und Gewürzen unterstützt. Tomaten und Backpflaumen spenden Feuchtigkeit, sie kühlen und sind besonders wirkungsvoll bei Leber-Hitze. Das Süßsaure dieser Zubereitung bringt auch die Säfte zum Fließen und unterstützt das Yin.

In Tee geschmorte Makrele

Hierbei handelt es sich um ein traditionelles Fischgericht aus Cornwall, mit dem früher ein großer Makrelenfang für mehrere Tage konserviert wurde. Tatsächlich ist das Aroma einen Tag nach der Zubereitung noch besser.

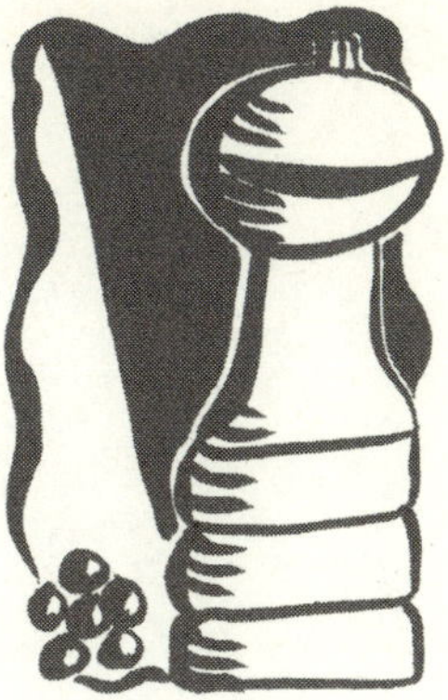

Zubereitungszeit: 20 Minuten
Garzeit: 40 Minuten
Menge: 2 Portionen

Zutaten

2 Makrelen • 2 Lorbeerblätter
4 Zitronenscheiben
1 TL Demerara-Zucker
1/2 TL schwarze Pfefferkörner
1/4 TL Senfsaat
150 ml Obstessig
150 ml kalter Tee
Petersilie zum Garnieren

Zubereitung

Den Backofen auf 190 Grad vorheizen. Die Fische schuppen, ausnehmen und nebeneinander in ein feuerfestes Gefäß legen. Jeweils ein Lorbeerblatt und 2 Scheiben Zitrone ins Fischinnere stecken.
Die Fische mit Zucker, Pfefferkörnern und Senfsaat bestreuen und mit Essig und Tee begießen. Zugedeckt etwa 40 Minuten backen. Wenn sie fertig sind, aus der Flüssigkeit heben; Zitronenscheiben und Lorbeerblätter entfernen. Erkalten lassen. Vor dem Auftragen mit Petersilie bestreuen.

Hauptwirkung

■ Qi ■ Blut
□ Yin □ Yang
■ Nässe
■ Schleim
■ Wasser
□ Qi-Stockung
□ Blut-Stauung
□ Hitze
□ Kälte
□ Wind-Hitze
□ Wind-Kälte
□ Wind-Nässe
□ Trockenheit

Einflussbereich

□ Lunge
□ Darm
■ Magen
□ Milz
□ Herz
□ Blase
□ Nieren
□ Gallenblase
■ Leber

Temperatur

□ kühlend
■ neutral
□ wärmend

Gegenanzeigen

□ Qi-Schwäche
□ Blutarmut
□ Yin-Mangel
□ Yang-Mangel
□ Nässe
□ Stockung
□ Hitze
□ Kälte
□ Einwirkung von Wind

Energetische Eigenschaften

Makrele ist ein süßer Fisch, der das Qi kräftigt. Er stärkt insbesondere Magen und Leber und treibt Nässe und Wasser aus dem Körper. Der Tee wirkt Schleimbildung in der Lunge entgegen; der Pfeffer trocknet und bringt zusätzliche Wärme; der Essig sorgt für Wärme und Bewegung und verstärkt die günstigen Auswirkungen auf die Leber.

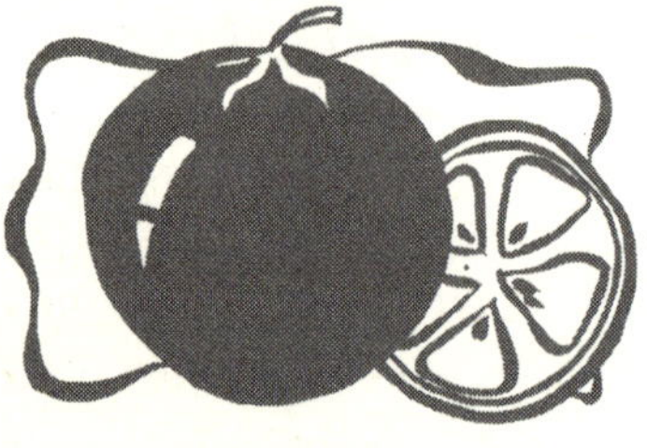

Kokoslammfleisch

Hier eine nordafrikanische Zubereitungsart von Lammfleisch, die sehr süß und exotisch ist. Schon eine kleine Portion davon befriedigt ungemein!

Zubereitungszeit: 15 Minuten
Garzeit: 40 Minuten
Menge: 4 Portionen

Zutaten

2 Zwiebeln
Olivenöl
1 EL gehacktes frisches Koriandergrün
1 TL Kreuzkümmel
1 Prise Safran
Salz und Pfeffer
3 Möhren
2 Tomaten
500 g Lammfleisch, gewürfelt
1/4 l Kokosmilch

Zubereitung

Die Zwiebeln grob hacken und in Olivenöl weich braten. Kräuter und Gewürze zugeben und kurz mitschwitzen.
Danach die in feine Scheiben geschnittenen Möhren, die gewürfelten Tomaten und das Lammfleisch zufügen und unter Rühren ein paar Minuten anbraten. Mit der Kokosmilch ablöschen. Zugedeckt langsam 30 bis 40 Minuten schmoren. Mit frischem Gemüse zu Tisch bringen.

Hauptwirkung	**Einflussbereich**	**Gegenanzeigen**
■ Qi ■ Blut	□ Lunge	□ Qi-Schwäche
■ Yin ■ Yang	□ Darm	□ Blutarmut
□ Nässe	□ Magen	□ Yin-Mangel
□ Schleim	■ Milz	□ Yang-Mangel
□ Wasser	■ Herz	■ Nässe
□ Qi-Stockung	□ Blase	□ Stockung
□ Blut-Stauung	■ Nieren	□ Hitze
□ Hitze	□ Gallenblase	□ Kälte
■ Kälte	□ Leber	□ Einwirkung von Wind
□ Wind-Hitze	**Temperatur**	
□ Wind-Kälte	□ kühlend	
□ Wind-Nässe	□ neutral	
□ Trockenheit	■ wärmend	

Energetische Eigenschaften

Lammfleisch hat stark wärmende Eigenschaften, die besonders den Nieren und der Milz zugute kommen. Kokosnuss wärmt und stärkt das Herz und unterstützt außerdem das Yin. Die zusätzliche Bewegungs- und Wärmewirkung der Kräuter und Gewürze und das Gegengewicht, das die Tomaten bilden, machen dieses Gericht zu einem Labsal für das Herz-, Milz- und Nieren-Yang, zu einem Kraftspender für Qi und Blut und zu einer Wohltat für das Yin.

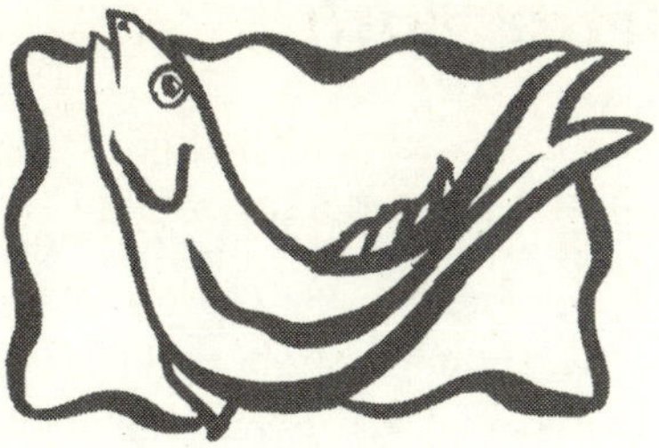

Lachsauflauf mit Dill

Dieses Rezept habe ich ganz spontan erfunden, als ich einem Stück Lachs auf schöpferische Art Ehre erweisen wollte. Zum Glück habe ich damals aufgeschrieben, wie ich vorgegangen bin. Es war unerhört lecker!

Zubereitungszeit: 30 Minuten
Garzeit: 30 Minuten
Menge: 4 Portionen

Zutaten

1300 g Kartoffeln
2 große Zwiebeln
500 g Lachs
4 TL Dillspitzen
Salz und Pfeffer
2 Gläser Weißwein
50 g Butter

Zubereitung

Die Kartoffeln zu drei Vierteln gar kochen.
Unterdessen die Zwiebeln in Ringe schneiden und in etwas Butter 10 Minuten sanft schwitzen, bis sie weich werden.
Den Lachs in 2 bis 3 cm große Stücke schneiden. Alle Zutaten schichtweise in eine ausgefettete feuerfeste Form einfüllen: zuerst die halbe Menge Zwiebeln, dann die Hälfte der Kartoffeln, als Nächstes den Lachs, wieder Zwiebeln und abschließend die restlichen Kartoffeln. Jede Lage mit Dill und Salz bestreuen. Mit dem Weißwein übergießen, mit Butterflöckchen belegen und mit frisch gemahlenem schwarzem Pfeffer bestreuen. Im heißen Ofen bei 200 Grad 25 bis 30 Minuten backen.

Hauptwirkung
- ■ Qi ■ Blut
- ■ Yin ■ Yang
- ☐ Nässe
- ☐ Schleim
- ☐ Wasser
- ☐ Qi-Stockung
- ☐ Blut-Stauung
- ☐ Hitze
- ☐ Kälte
- ☐ Wind-Hitze
- ☐ Wind-Kälte
- ☐ Wind-Nässe
- ☐ Trockenheit

Einflussbereich
- ■ Lunge
- ☐ Darm
- ■ Magen
- ■ Milz
- ☐ Herz
- ☐ Blase
- ■ Nieren
- ☐ Gallenblase
- ☐ Leber

Temperatur
- ☐ kühlend
- ☐ neutral
- ■ wärmend

Gegenanzeigen
- ☐ Qi-Schwäche
- ☐ Blutarmut
- ☐ Yin-Mangel
- ☐ Yang-Mangel
- ☐ Nässe
- ☐ Stockung
- ☐ Hitze
- ☐ Kälte
- ☐ Einwirkung von Wind

Energetische Eigenschaften

Dieses Gericht hat eine leichte Wärmewirkung, die bei allen Störungen gut tut. Der Lachs nährt Yin und Blut und wärmt mit Beistand des Weins zugleich das Yang ein wenig. Die Kartoffeln stärken das Qi, und die Zwiebeln erwärmen den Körper und wirken Schleimbildung, Nässe und Stockungen entgegen. Der Dill ist verdauungsfördernd.

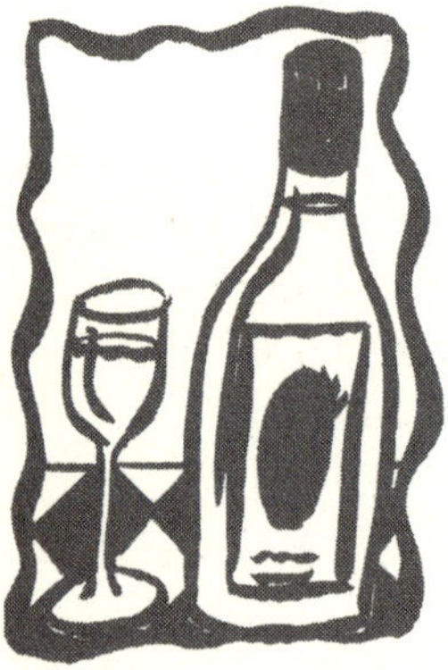

Zubereitungszeit: 10 Minuten
Garzeit: 2 Stunden
Menge: 2 bis 4 Portionen

Zutaten

2 große oder 4 kleine Lammkoteletts • Saft von 1 Zitrone • 3/4 TL Salz
2 EL frischer Oregano
1 EL frischer Rosmarin
1 Zwiebel • 2 Lorbeerblätter
1 Glas trockener Weißwein
schwarzer Pfeffer • Mehl

Hauptwirkung
- ■ Qi ■ Blut
- □ Yin ■ Yang
- ■ Nässe
- □ Schleim
- □ Wasser
- □ Qi-Stockung
- □ Blut-Stauung
- □ Hitze
- ■ Kälte
- □ Wind-Hitze
- □ Wind-Kälte
- □ Wind-Nässe
- □ Trockenheit

Einflussbereich
- □ Lunge
- □ Darm
- ■ Magen
- ■ Milz
- ■ Herz
- □ Blase
- ■ Nieren
- □ Gallenblase
- □ Leber

Temperatur
- □ kühlend
- □ neutral
- ■ wärmend

Gegenanzeigen
- □ Qi-Schwäche
- □ Blutarmut
- □ Yin-Mangel
- □ Yang-Mangel
- □ Nässe
- □ Stockung
- ■ Hitze
- □ Kälte
- □ Einwirkung von Wind

Lammfleisch nach Räuberart

Diese Art der Lammfleischzubereitung stammt, so die Legende, von Räubern aus Griechenland. Wenn Sie das Rezept authentisch nachkochen wollen, müssen Sie als Wein Retsina nehmen, aber es schmeckt auch mit normalem trockenem Weißwein gut.

Zubereitung

Den Backofen auf 150 Grad vorheizen. Die Lammkoteletts in eine feuerfeste Form mit dicht schließendem Deckel legen und mit dem Zitronensaft begießen. Mit der halben Menge Salz, Oreganoblättchen und Rosmarinnadeln bestreuen, wenden und auch von der anderen Seite würzen.
Die Zwiebel in Ringe schneiden und darauf verteilen. Lorbeerblätter, Wein und ein paar Umdrehungen schwarzen Pfeffer aus der Mühle zufügen.
Nach Art der Räuber aus Mehl und Wasser einen Teig kneten und zu einer dünnen Rolle formen. Diese ringsum auf den befeuchteten Rand der Form legen, den Deckel fest hineindrücken (etwaige Luftlöcher reparieren), sodass die Form dicht verschlossen ist, und das Fleisch in den Ofen stellen, um es 2 Stunden und länger zu backen. Wenn es fertig ist, aus dem Sud eine Sauce herstellen. Zum Fleisch viel frisches Gemüse reichen.

Energetische Eigenschaften

Lammfleisch ist heiß und stärkt das Yang insbesondere von Milz und Nieren. Mit Ausnahme des Zitronensafts unterstützen alle anderen Zutaten es in dieser Wirkung.

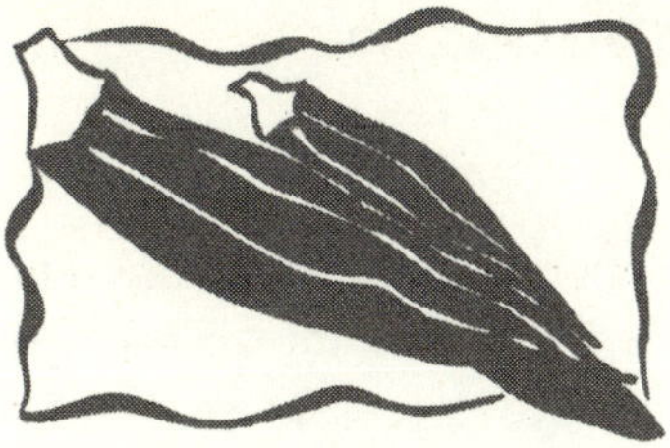

Makrele »Run Down«

»Run Down« ist ein Gericht aus Jamaika und wird normalerweise zu grünen Kochbananen und Klößen serviert. Jeder fette Fisch ist geeignet – das charakteristische karibische Aroma entsteht durch den Limettensaft und die Kokosmilch.

Zubereitungszeit: 10 Minuten
Garzeit: 20 Minuten
Menge: 6 Portionen

Zutaten

1 kg Makrelenfilet
3 bis 4 EL Limettensaft
600 ml Kokosmilch
1 große Zwiebel
2 Knoblauchzehen
1 Jalapeño-Pfefferschote (oder Pfefferoni)
500 g Tomaten
1 TL Thymian
1 EL Essig
Salz und Pfeffer

Zubereitung

Den Fisch in einem entsprechenden Topf mit dem Limettensaft übergießen und eine Zeit lang darin ziehen lassen.

Die Kokosmilch kochen, bis sie ölig aussieht, dann das fein gehackte Gemüse und alle übrigen Zutaten zugeben und ein paar Minuten köcheln lassen. Mit dieser Mischung den Fisch bedecken und im geschlossenen Topf 10 Minuten garen. Der Fisch kann auch im Backofen gegart werden, oder man grillt ihn auf Holzkohle und gibt dann die fertige Sauce darüber.

Hauptwirkung
- ■ Qi ■ Blut
- ■ Yin ☐ Yang
- ☐ Nässe
- ☐ Schleim
- ☐ Wasser
- ☐ Qi-Stockung
- ☐ Blut-Stauung
- ☐ Hitze
- ☐ Kälte
- ☐ Wind-Hitze
- ☐ Wind-Kälte
- ☐ Wind-Nässe
- ☐ Trockenheit

Einflussbereich
- ☐ Lunge
- ☐ Darm
- ■ Magen
- ☐ Milz
- ■ Herz
- ☐ Blase
- ☐ Nieren
- ☐ Gallenblase
- ■ Leber

Temperatur
- ☐ kühlend
- ■ neutral
- ☐ wärmend

Gegenanzeigen
- ☐ Qi-Schwäche
- ☐ Blutarmut
- ☐ Yin-Mangel
- ☐ Yang-Mangel
- ☐ Nässe
- ☐ Stockung
- ☐ Hitze
- ☐ Kälte
- ☐ Einwirkung von Wind

Energetische Eigenschaften

Makrele nährt das Qi und hat eine leicht entwässernde Wirkung. Kokosnuss bringt eher Feuchtigkeit, stärkt das Yin und macht das Herz leicht. Die beiden Zutaten gleichen sich aus. Limettensaft (oder Zitronensaft) ist bei allen fetten Speisen zu empfehlen, er wirkt Nässe und Stockungen entgegen und ergänzt Fisch vorteilhaft. Die meisten anderen Zutaten fördern Wärme und Bewegung und bringen damit die Verdauung in Schwung. Alles in allem ist das Gericht ein Yin-, Blut- und Qi-Tonikum.

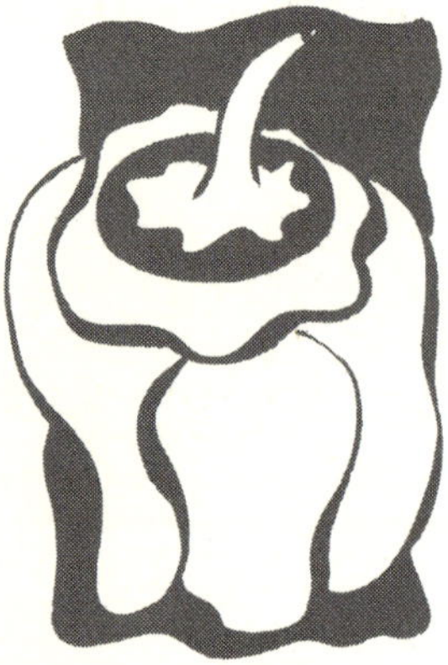

Paprikaschoten mit Sardellen

Sardellen und Knoblauch wecken die Geschmacksknospen und sind, im Innern der roten Paprikaschoten versteckt, die langsam im Ofen »geschmolzen« wurden, ein unwiderstehlicher Genuss!

Zubereitungszeit: 10 Minuten
Garzeit: 45 Minuten
Menge: 4 Portionen

Zutaten

3 rote Paprikaschoten
4 Tomaten
6 Sardellenfilets
6 Knoblauchzehen
1 TL getrockneter Thymian
9 EL Olivenöl
schwarzer Pfeffer

Zubereitung

Die Paprikaschoten mit Stiel längs halbieren und aushöhlen.

Die Tomaten würfeln und das Fleisch in die Paprikahälften füllen. Mit Thymian bestreuen und mit jeweils einem Sardellenfilet belegen. Obenauf den in feine Scheibchen geschnittenen Knoblauch legen.

Die Paprikaschoten jede mit 1 1/2 Esslöffeln Öl begießen und im heißen Ofen bei 200 Grad etwa 45 Minuten backen, bis sie ganz weich und stellenweise geröstet sind.

Hauptwirkung

☐ Qi ☐ Blut
☐ Yin ■ Yang
■ Nässe
☐ Schleim
■ Wasser
■ Qi-Stockung
■ Blut-Stauung
☐ Hitze
■ Kälte
☐ Wind-Hitze
☐ Wind-Kälte
☐ Wind-Nässe
☐ Trockenheit

Einflussbereich

■ Lunge
☐ Darm
■ Magen
☐ Milz
☐ Herz
☐ Blase
☐ Nieren
☐ Gallenblase
■ Leber

Temperatur

☐ kühlend
☐ neutral
■ wärmend

Gegenanzeigen

☐ Qi-Schwäche
☐ Blutarmut
■ Yin-Mangel
☐ Yang-Mangel
☐ Nässe
☐ Stockung
■ Hitze
☐ Kälte
☐ Einwirkung von Wind

Energetische Eigenschaften

Ein wärmendes Gericht, das den Kreislauf anregt und bei Nässe und Kälte hilft. Die Wärme erzeugende Kochmethode und die wärmende, entwässernde Wirkung von Paprikaschoten, Sardellen und Knoblauch wird durch die kühleren Eigenschaften der Tomaten ausgeglichen.

Pfannengerührte Garnelen auf Römersalat

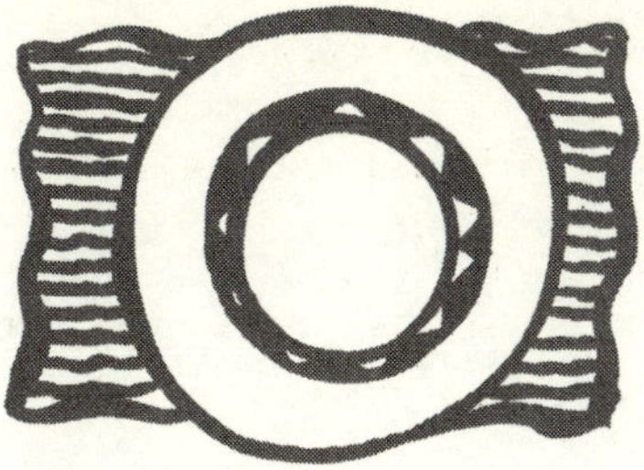

Zubereitungszeit: 20 Minuten
Garzeit: 5 Minuten
Menge: 4 Portionen

Zutaten

1 Kopf Römer- oder Bindesalat
350 g Garnelen
1 Eiweiß
1 EL Maismehl
1/4 TL Salz
2 Frühlingszwiebeln
2 TL sehr fein gehackter frischer Ingwer
2 EL Pflanzenöl
1 TL Sesamwürzöl

Hauptwirkung	Einflussbereich	Gegenanzeigen
□ Qi □ Blut	■ Lunge	□ Qi-Schwäche
□ Yin ■ Yang	□ Darm	□ Blutarmut
■ Nässe	□ Magen	□ Yin-Mangel
■ Schleim	□ Milz	□ Yang-Mangel
■ Wasser	□ Herz	□ Nässe
□ Qi-Stockung	□ Blase	□ Stockung
■ Blut-Stauung	■ Nieren	■ Hitze
□ Hitze	□ Gallenblase	□ Kälte
■ Kälte	■ Leber	□ Einwirkung von Wind
□ Wind-Hitze	**Temperatur**	
□ Wind-Kälte	□ kühlend	
□ Wind-Nässe	□ neutral	
□ Trockenheit	■ wärmend	

Ein Rezept, das bei den Chinesen allseits beliebt ist. Der knackige Salat ist eine ausgezeichnete Unterlage für die würzigen Garnelen, außerdem sieht dieses Arrangement auf dem Teller sehr hübsch aus.

Zubereitung

Den Salat waschen, in ganze Blätter zerteilen und bereit halten.
Die Garnelen säubern und in kleine Stücke schneiden. Mit dem geschlagenen Eiweiß, Maismehl und Salz vermengen.
Die Frühlingszwiebeln in feine Ringe schneiden und mit dem Ingwer mischen.
In einem Wok oder einer großen Pfanne das Pflanzenöl erhitzen und die Garnelenmasse hineingeben. 1 bis 2 Minuten unter Rühren braten, dann die Frühlingszwiebelmischung zufügen und wieder 2 Minuten rühren. Einen kleinen Schuss Wasser zugießen, nochmals umrühren, dabei das Sesamwürzöl zugeben, dann den Wok vom Feuer ziehen. Die Masse auf den Salatblättern anrichten und servieren.

Energetische Eigenschaften

Garnelen sind ein eine Stärkung für das Nieren-Yang. Darin werden sie von Frühlingszwiebeln und Ingwer unterstützt, die beide wärmend wirken. Der kühle, bittere Salat bildet ein Gegengewicht und steigert die Verträglichkeit der Garnelen. Garnelen und Salat zusammen sind geeignet, Hautprobleme zu lindern.

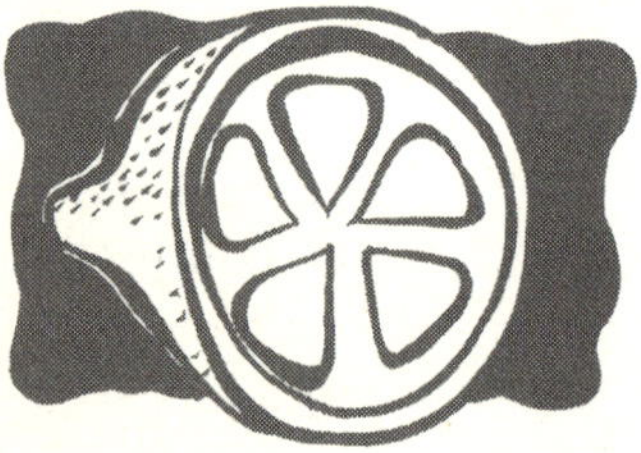

Zubereitungszeit: 10 Minuten
Garzeit: 90 Minuten
Menge: 4 bis 8 Portionen

Zitronenhuhn-Tagine

Die Tagine ist ein Tongefäß mit Deckel, ähnlich dem Römertopf, und wird in Nordafrika für Eintöpfe verwendet. Wenn sie schon lange in Benutzung und versiegelt ist, braucht sie nicht mehr gewässert zu werden, und dann bereitet dieses Gericht wenig Mühe, sodass man etwas anderes tun kann, während es im Ofen gart. Wenn es so weit ist, erwartet einen dann ein wunderbares Mahl.

Zutaten

4 Zwiebeln • 2 Zitronen
1/2 TL Kreuzkümmel
1 TL chinesisches Fünfgewürzpulver
einige Stückchen Stangenzimt
1 Prise Safran • 1 Handvoll Petersilie, fein gehackt
1 Handvoll frisches Koriandergrün, gehackt
8 Hühnerteile (Flügel oder Keulen)
1 Handvoll grüne Oliven

Zubereitung

Die Zwiebeln in Ringe teilen und die Zitronen achteln. Die Hälfte davon in einer Tagine oder anderen ofenfesten Form verteilen. 4 Hühnerstücke darauf auslegen und mit der Hälfte der Kräuter und Gewürze bestreuen. Darauf die restlichen Hühnerteile ausbreiten und wie zuvor würzen. Das Gericht zugedeckt im Ofen bei 190 Grad 1 1/2 Stunden backen. Kurz vor Ende der Backzeit mit den in Scheibchen geschnittenen Oliven bestreuen.

Hauptwirkung
- ■ Qi ■ Blut
- □ Yin ■ Yang
- □ Nässe
- □ Schleim
- □ Wasser
- ■ Qi-Stockung
- ■ Blut-Stauung
- □ Hitze
- ■ Kälte
- □ Wind-Hitze
- □ Wind-Kälte
- □ Wind-Nässe
- □ Trockenheit

Einflussbereich
- ■ Lunge
- □ Darm
- ■ Magen
- ■ Milz
- □ Herz
- □ Blase
- □ Nieren
- □ Gallenblase
- □ Leber

Temperatur
- □ kühlend
- □ neutral
- ■ wärmend

Gegenanzeigen
- □ Qi-Schwäche
- □ Blutarmut
- □ Yin-Mangel
- □ Yang-Mangel
- □ Nässe
- □ Stockung
- □ Hitze
- □ Kälte
- □ Einwirkung von Wind

Energetische Eigenschaften

Huhn wärmt den Körper und stärkt Qi und Blut. Die Kräuter und Gewürze bringen zusätzliche Wärme und Bewegung, ebenso die Zwiebeln. Zitronen bilden ein Gegengewicht und unterstützen die Aufnahme der Nährstoffe, die im Hühnerfleisch enthalten sind.

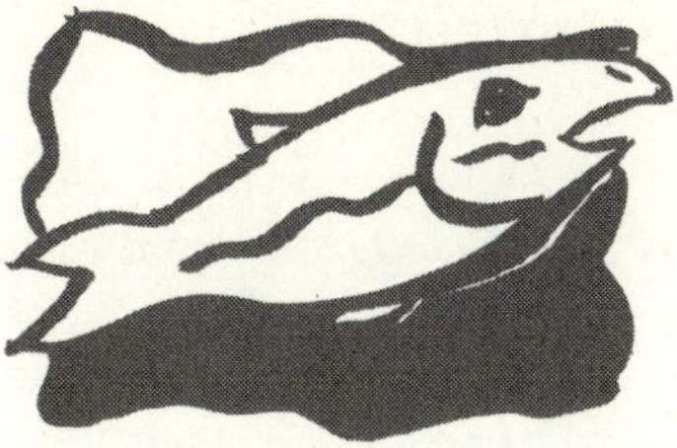

Zubereitungszeit: 10 Minuten
Garzeit: 20 Minuten
Menge: 10 Portionen

Armendip

Das Rezept für diesen schmackhaften Dip habe ich vom Riverford Farm Shop bekommen, unserem hervorragenden örtlichen Bioladen. Wahrscheinlich ist es das Remake eines Vorgängers, nach dem einst so genannter »Kaviar des armen Mannes« hergestellt wurde, der recht preiswert war, aber teuer schmeckte.

Zutaten

1 kg Auberginen
500 g geräucherte Makrele
250 g Quark
250 g Joghurt
5 EL Olivenöl
2 bis 3 Knoblauchzehen
100 g Petersilie
Saft von 2 Zitronen
1 EL Salz
25 g schwarzer Pfeffer

Zubereitung

Die Auberginen einstechen und unter mehrmaligem Wenden etwa 20 Minuten im heißen Ofen rösten, bis das Fleisch weich ist. Das Fruchtfleisch aus den Schalen in eine Schüssel schaben.
Knoblauch und Petersilie sehr fein hacken, den Pfeffer zerstoßen. Mit Zitronensaft und Salz unter das Auberginenpüree rühren, alle anderen Zutaten in die Schüssel geben und mit einer Gabel zerdrücken. Zu Brot, Knäcke oder Crackern servieren.

Hauptwirkung
■ Qi ■ Blut
■ Yin □ Yang
□ Nässe
□ Schleim
□ Wasser
□ Qi-Stockung
□ Blut-Stauung
□ Hitze
□ Kälte
□ Wind-Hitze
□ Wind-Kälte
□ Wind-Nässe
□ Trockenheit

Einflussbereich
■ Lunge
□ Darm
■ Magen
■ Milz
□ Herz
□ Blase
□ Nieren
□ Gallenblase
■ Leber

Temperatur
■ kühlend
□ neutral
□ wärmend

Gegenanzeigen
□ Qi-Schwäche
□ Blutarmut
□ Yin-Mangel
□ Yang-Mangel
■ Nässe
□ Stockung
□ Hitze
□ Kälte
□ Einwirkung von Wind

Energetische Eigenschaften

Dieses Gericht ist äußerst nahrhaft und kräftigt Qi, Blut und Yin. Die Auberginen stärken das Blut und bringen es in Bewegung; die Makrele unterstützt das Qi und wirkt der Nässebildung durch den Yin stärkenden Quark und Joghurt entgegen; und die Petersilie sorgt für zusätzliche Blutnahrung.

Baba Ghanoush

Zubereitungszeit: 10 Minuten
Garzeit: 20 Minuten
Menge: 4 bis 6 Portionen

»Baba Ganoush« ist Arabisch und heißt so viel wie »Papa verwöhnt dich«. Das Gericht ist in arabischen Ländern, wo fast das ganze Jahr über Auberginen wachsen, sehr beliebt. Es ist ein fantastischer Dip für rohes Gemüse oder knuspriges Brot. Wie es auch serviert wird, eine Schale Oliven dazu ist obligatorisch.

Zutaten

3 Auberginen
200 g Sesammus (Tahin)
4 Knoblauchzehen
Saft von 3 Zitronen
4 EL Wasser
Salz und Pfeffer nach Geschmack
2 EL Olivenöl
1/4 TL Paprikapulver
Koriandergrün oder Petersilie als Garnitur

Zubereitung

Die Auberginen einstechen und unter dem Grill oder im Backofen unter häufigem Wenden rösten, bis die Haut verkohlt ist, was etwa 20 Minuten dauert. Etwas abkühlen lassen, dann aufschneiden, das Fleisch aus der Haut schaben und gründlich zerstampfen.
Sesammus, feingehackten Knoblauch, Wasser und Zitronensaft in das Auberginenpüree rühren. Mit Salz und frisch gemahlenem schwarzem Pfeffer abschmecken.
Das Mus in eine flache Schale füllen, mit dem Olivenöl beträufeln, mit Paprikapulver bestreuen und mit gehacktem Koriandergrün oder Petersilie garnieren.

Hauptwirkung
- ☐ Qi ■ Blut
- ■ Yin ☐ Yang
- ☐ Nässe
- ☐ Schleim
- ☐ Wasser
- ☐ Qi-Stockung
- ■ Blut-Stauung
- ☐ Hitze
- ☐ Kälte
- ☐ Wind-Hitze
- ☐ Wind-Kälte
- ☐ Wind-Nässe
- ☐ Trockenheit

Einflussbereich
- ☐ Lunge
- ■ Darm
- ☐ Magen
- ☐ Milz
- ☐ Herz
- ☐ Blase
- ■ Nieren
- ☐ Gallenblase
- ■ Leber

Temperatur
- ☐ kühlend
- ■ neutral
- ☐ wärmend

Gegenanzeigen
- ☐ Qi-Schwäche
- ☐ Blutarmut
- ☐ Yin-Mangel
- ☐ Yang-Mangel
- ☐ Nässe
- ☐ Stockung
- ☐ Hitze
- ☐ Kälte
- ☐ Einwirkung von Wind

Energetische Eigenschaften

Auberginen bringen stockendes Blut wieder in Bewegung, besonders in der Gebärmutter. Außerdem sind sie Nahrung für das Blut. Mit dem Sesammus zusammen, einem reichhaltigen Tonikum für das Yin, stärken sie Blut und Yin bis ins Innerste. Die Tendenz des Tahins, Nässe zu bilden, wird durch Zitronensaft und Knoblauch ausgeglichen.

Bunte Gemüsecaponata

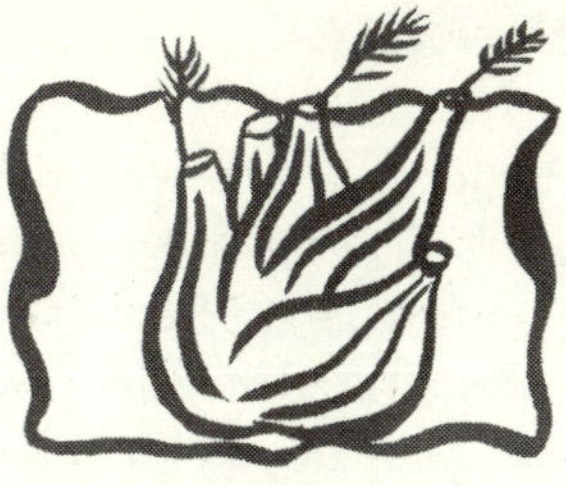

Zubereitungszeit: 20 Minuten
Garzeit: 60 Minuten

Eine Caponata schmeckt ein bisschen wie eine hoch konzentrierte Ratatouille. Auf diese Weise lässt sich Gemüse der Saison gut verarbeiten – die Sorten können in diesem Rezept beliebig ausgetauscht werden. Kleine Portionen Caponata zu Fisch- oder Gemüsegerichten reichen.

Zutaten

2 Zwiebeln • 1 Aubergine
1 rote und 1 grüne Paprikaschote
2 Selleriestangen • 1 Fenchelknolle • 100 g grüne Bohnen
200 g Pilze • 2 scharfe grüne Pfefferschoten • 500 g Tomaten
6 Knoblauchzehen • 100 ml Olivenöl • 100 ml Balsamessig
200 g entsteinte schwarze Oliven
2 EL Kapern • 1 Handvoll Basilikumblättchen • 1 Handvoll Sauerampferblättchen
1 TL Salz • 1/2 TL frisch gemahlener schwarzer Pfeffer

Zubereitung

Das Gemüse sehr fein hacken und mit Olivenöl, Knoblauch und Essig in einen großen, schweren Topf geben. Ohne den Deckel aufzulegen langsam kochen, dabei gelegentlich rühren, bis (nach etwa 1 Stunde) fast die ganze Flüssigkeit verdampft ist.
Dann Oliven, Kapern, die frischen Kräuter, Salz und Pfeffer zufügen, gut unterrühren und 2 bis 3 Minuten mitkochen. Abschmecken und die Würze korrigieren. Warm zu Brot, Knäcke, Crackern oder als Begleitung zum Hauptgericht servieren. Die Caponata hält sich im Kühlschrank einige Tage frisch.

Hauptwirkung

- ☐ Qi ☐ Blut
- ☐ Yin ☐ Yang
- ■ Nässe
- ☐ Schleim
- ☐ Wasser
- ■ Qi-Stockung
- ■ Blut-Stauung
- ☐ Hitze
- ■ Kälte
- ☐ Wind-Hitze
- ☐ Wind-Kälte
- ☐ Wind-Nässe
- ☐ Trockenheit

Einflussbereich

- ☐ Lunge
- ☐ Darm
- ☐ Magen
- ☐ Milz
- ☐ Herz
- ☐ Blase
- ☐ Nieren
- ☐ Gallenblase
- ■ Leber

Temperatur

- ☐ kühlend
- ☐ neutral
- ■ wärmend

Gegenanzeigen

- ☐ Qi-Schwäche
- ☐ Blutarmut
- ☐ Yin-Mangel
- ☐ Yang-Mangel
- ☐ Nässe
- ☐ Stockung
- ■ Hitze
- ☐ Kälte
- ☐ Einwirkung von Wind

Energetische Eigenschaften

Die meisten Zutaten dieses Relishs lösen Bewegung aus. Die Caponata sorgt für die Auflösung von Stockungen und wirkt Nässe entgegen. Wie alle Essiggemüse stimuliert auch sie die Leber und fördert die Verdauung.

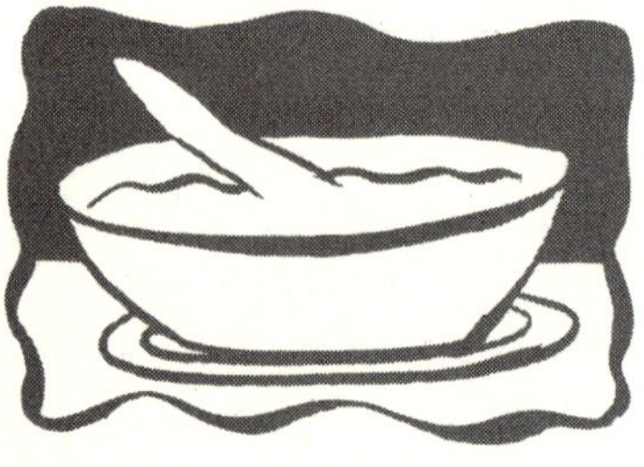

Dicke-Bohnen-Püree

Zubereitungszeit: 10 Minuten
Garzeit: 50 Minuten
Menge: 4 bis 6 Portionen

Getrocknete dicke Bohnen sind im ganzen Orient beliebt. Bei uns heißen sie oft Saubohnen, ein Hinweis darauf, dass sie früher als Schweinefutter Verwendung fanden – eine unglückliche Assoziation, denn die Kerne sind eine echte Gaumenfreude. Das Püree kann auch aus frischen dicken Bohnen hergestellt werden und ist dann hellgrün, leichter und feiner im Geschmack.

Zutaten

125 g getrocknete dicke Bohnen • 6 Lorbeerblätter
Saft und Schale von 1 Zitrone
gut 1/2 l Wasser
1 TL Anissaat
2 Knoblauchzehen
1/2 Handvoll Minze
1/2 Handvoll Petersilie
2 EL Olivenöl
1 TL Noristreifchen
Salz und Pfeffer

Zubereitung

Die Bohnen über Nacht einweichen, abgießen und mit frischem Wasser, Lorbeerblättern und Zitronenschale musig kochen. Danach die Lorbeerblätter entfernen. Abkühlen lassen und pürieren, falls sie noch nicht das ganze Wasser aufgesaugt haben und zerfallen sind.
Anis und Knoblauchzehen zerdrücken und die Kräuter fein hacken. Mit Zitronensaft, Olivenöl, Noristreifchen, Salz und Pfeffer unter das Bohnenpüree rühren. Zu Brot, Knäcke oder Kräckern servieren.

Hauptwirkung	Einflussbereich	Gegenanzeigen
☐ Qi ■ Blut	☐ Lunge	☐ Qi-Schwäche
☐ Yin ☐ Yang	☐ Darm	☐ Blutarmut
■ Nässe	☐ Magen	☐ Yin-Mangel
☐ Schleim	■ Milz	☐ Yang-Mangel
■ Wasser	☐ Herz	☐ Nässe
☐ Qi-Stockung	☐ Blase	☐ Stockung
☐ Blut-Stauung	■ Nieren	☐ Hitze
☐ Hitze	☐ Gallenblase	☐ Kälte
☐ Kälte	☐ Leber	☐ Einwirkung von Wind
☐ Wind-Hitze	**Temperatur**	
☐ Wind-Kälte	☐ kühlend	
☐ Wind-Nässe	■ neutral	
☐ Trockenheit	☐ wärmend	

Energetische Eigenschaften

Die süßen, aromatischen dicken Bohnen regen die Milztätigkeit an und beruhigen den Magen. Sie sind gegen Nässe wirksam, besonders, wenn sie mit Hitze gepaart ist. Die übrigen Zutaten unterstützen sie darin.

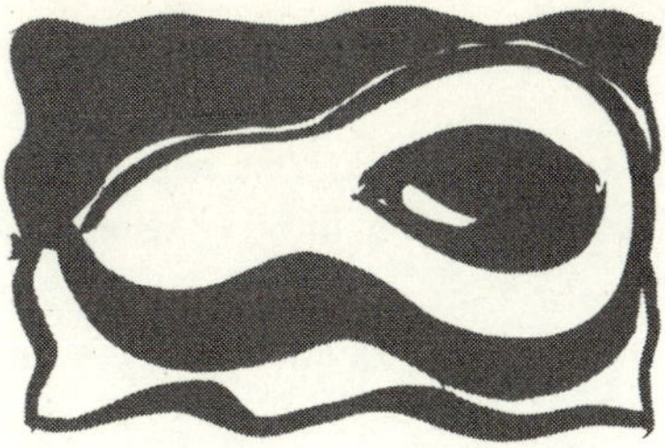

Guacamole

Im Folgenden ein klassisches mexikanisches Rezept. Die Avocados bilden die sahnige Trägersubstanz für die brennende Schärfe der Salsa und die Säure des Limettensaftes. Guacamole passt zu Tortillas und Tacos, ist ein pikanter Dip zu rohem Gemüse, eine leckere Beilage oder gibt einem Sandwich den richtigen Pfiff.

Zubereitungszeit: 10 Minuten
Menge: 4 Portionen

Zutaten

1 Tomate
1 kleine Zwiebel
1 Knoblauchzehe
2 reife Avocados
3 EL Salsa (gekauft)
Saft von 1/2 Limette
Salz und Pfeffer
Olivenöl

Zubereitung

Tomate und Zwiebel sehr fein hacken und den Knoblauch zerdrücken. Das Avocadofleisch zerstampfen und mit allen anderen Zutaten mischen. Mit einem Tuch oder mit Olivenöl bedeckt eine Zeitlang durchziehen lassen.

Hauptwirkung
- □ Qi ■ Blut
- ■ Yin □ Yang
- □ Nässe
- □ Schleim
- □ Wasser
- □ Qi-Stockung
- □ Blut-Stauung
- □ Hitze
- □ Kälte
- □ Wind-Hitze
- □ Wind-Kälte
- □ Wind-Nässe
- □ Trockenheit

Einflussbereich
- ■ Lunge
- ■ Darm
- □ Magen
- □ Milz
- □ Herz
- □ Blase
- □ Nieren
- ■ Gallenblase
- ■ Leber

Temperatur
- □ kühlend
- ■ neutral
- □ wärmend

Gegenanzeigen
- □ Qi-Schwäche
- □ Blutarmut
- □ Yin-Mangel
- □ Yang-Mangel
- □ Nässe
- □ Stockung
- □ Hitze
- □ Kälte
- □ Einwirkung von Wind

Energetische Eigenschaften

Avocado sind ihrem Wesen nach kühl und süß und haben eine besondere Affinität zu Leber, Lunge und Darm. Sie wirken Blut und Yin bildend. Wenn die Leber auf andere Fette empfindlich reagiert, sind sie die geeignete Ersatzfettquelle. Tomaten spenden Feuchtigkeit, und für ein bisschen ausgleichende Bewegung und Wärme in diesem sonst eher kühlen Gericht sorgen die Zwiebeln, der Knoblauch und die Salsagewürze. Der Limettensaft erleichtert der Gallenblase die Aufspaltung der Fette. Insgesamt ist Guacamole Nahrung für Blut und Yin. Allerdings sollte man bei einer schweren Yin-Schwäche nur eine sehr milde Salsa verwenden.

Saucen, Dips und Relishs

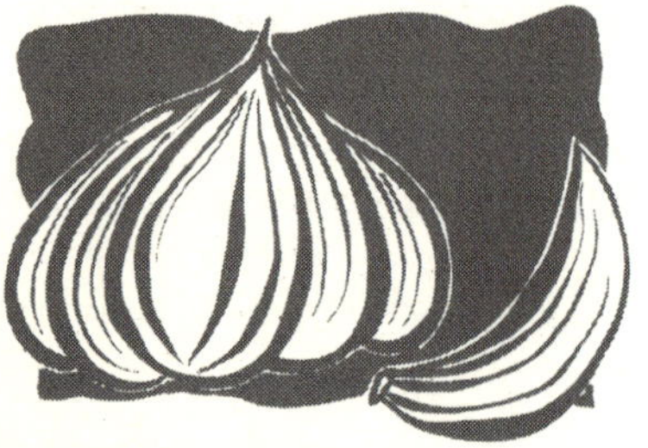

Hummus

Diese orientalische Spezialität ist inzwischen international bekannt und beliebt.

Zubereitungszeit: 10 Minuten
Garzeit: 60 Minuten
Menge: 4 bis 6 Portionen

Zutaten

400 g Kichererbsen
2 Knoblauchzehen
Saft von 1 bis 2 Zitronen
1 EL Sesammus (Tahin)
4 EL Olivenöl
1/2 TL gemahlener Kreuzkümmel
1/2 TL Salz
Paprikapulver und frische Petersilie zum Garnieren

Zubereitung

Die Kichererbsen über Nacht einweichen, abgießen und fingerbreit mit frischem Wasser bedeckt weich kochen (im Drucktopf bei vollem Druck brauchen sie nur 20 Minuten). Danach abgießen und die Flüssigkeit auffangen. Mit der nötigen Menge des Kochsuds zu einem cremigen, aber noch etwas stückigen, nicht zu weichen Püree verarbeiten.
Zerdrückten Knoblauch, Zitronensaft, 1 Esslöffel Olivenöl, Salz, Kreuzkümmel und Tahin darunterrühren. Abschmecken und gegebenenfalls noch mehr Zitronensaft und Knoblauch zufügen. Das Hummus in ein flaches Gefäß streichen, mit dem restlichen Olivenöl bedecken, mit Paprikapulver und gehackter Petersilie bestreuen.

Hauptwirkung

■ Qi ■ Blut
□ Yin □ Yang
■ Nässe
□ Schleim
□ Wasser
□ Qi-Stockung
□ Blut-Stauung
□ Hitze
□ Kälte
□ Wind-Hitze
□ Wind-Kälte
□ Wind-Nässe
□ Trockenheit

Einflussbereich

□ Lunge
□ Darm
■ Magen
■ Milz
■ Herz
□ Blase
□ Nieren
□ Gallenblase
□ Leber

Temperatur

□ kühlend
■ neutral
□ wärmend

Gegenanzeigen

□ Qi-Schwäche
□ Blutarmut
□ Yin-Mangel
□ Yang-Mangel
□ Nässe
□ Stockung
□ Hitze
□ Kälte
□ Einwirkung von Wind

Energetische Eigenschaften

Kichererbsen stärken Magen und Herz und wirken Nässe entgegen. Bei schweren Nässe-Symptomen sollte das Sesammus weggelassen oder reduziert werden. Hummus ist leicht verdaulich und ein Kraftspender für den Körper.

Mediterraner Basilikumdip

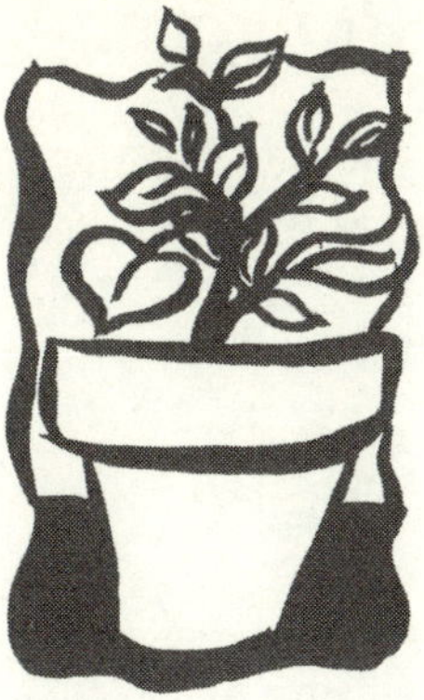

Zubereitungszeit: 15 Minuten
Garzeit: 25 Minuten
Menge: 4 bis 8 Portionen

Zutaten

2 Auberginen • 2 rote Paprikaschoten • 2 grüne Paprikaschoten
1 ganze Knoblauchzwiebel
2 EL Olivenöl • 2 EL Rotweinessig • 4 Frühlingszwiebeln
200 g gehackte Basilikumblätter
1/2 TL Salz • schwarzer Pfeffer
Paprikapulver

Hauptwirkung

- ☐ Qi ☐ Blut
- ☐ Yin ■ Yang
- ■ Nässe
- ■ Schleim
- ☐ Wasser
- ■ Qi-Stockung
- ■ Blut-Stauung
- ☐ Hitze
- ■ Kälte
- ☐ Wind-Hitze
- ☐ Wind-Kälte
- ☐ Wind-Nässe
- ☐ Trockenheit

Einflussbereich

- ■ Lunge
- ☐ Darm
- ■ Magen
- ■ Milz
- ■ Herz
- ☐ Blase
- ☐ Nieren
- ☐ Gallenblase
- ■ Leber

Temperatur

- ☐ kühlend
- ☐ neutral
- ■ wärmend

Gegenanzeigen

- ☐ Qi-Schwäche
- ☐ Blutarmut
- ☐ Yin-Mangel
- ☐ Yang-Mangel
- ☐ Nässe
- ☐ Stockung
- ■ Hitze
- ☐ Kälte
- ☐ Einwirkung von Wind

Es ist erstaunlich, wie süß manche Gemüse durch das Rösten werden. Vor allem Knoblauch und Paprikaschoten sind die Urheber der vollen Süße in dieser Creme, und Basilikum ist immer ein Hochgenuss.

Zubereitung

Die Auberginen an mehreren Stellen einstechen, mit den Paprikaschoten auf ein geöltes Backblech legen und unter gelegentlichem Wenden 20 bis 30 Minuten bei 230 Grad rösten. Den Knoblauch nach Entfernen der Spitze in einem kleinen feuerfesten Deckelgefäß auf dem Boden des Backofens mitbacken. Wenn die Haut der Paprikaschoten verkohlt ist, das Gemüse aus dem Ofen nehmen.
Auberginen und Knoblauch abkühlen lassen; die Paprikaschoten für einige Minuten auf einem Teller in eine Papiertüte schieben, sodass sie schwitzen. Danach häuten und entkernen. Das Auberginenfleisch aus der Schale schaben und die Knoblauchzehen aus den Häuten drücken. Frühlingszwiebeln und Basilikum fein hacken. Alle Zutaten zu einem glatten Brei verarbeiten. In eine Schale füllen, mit Paprikapulver bestreuen und mit Basilikumblättchen dekorieren. Zimmerwarm servieren.

Energetische Eigenschaften

Rösten ist eine Methode, die Hitze erzeugt, und wenn so warme Gemüse wie Knoblauch und Paprikaschoten geröstet werden, handelt es sich um ein Rezept, das dem Yang Kraft spendet. Auberginen, Paprikaschoten, Knoblauch, Basilikum, Essig und schwarzer Pfeffer sorgen für Bewegung und wirken sowohl Blut- als auch Qi-Stauungen entgegen. Auberginen bringen vor allem stockendes Blut im Uterus in Bewegung.

Paprikasauce mit Avocado

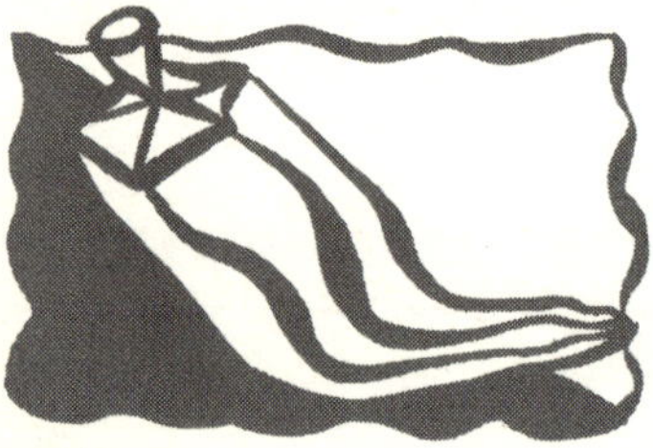

Zubereitungszeit: 10 Minuten
Garzeit: 30 Minuten
Menge: 4 Portionen (etwa 1/2 l)

Zutaten

1 rote Paprikaschote
1 grüne Paprikaschote
1 rote Chilischote
1/2 Avocado
3 Knoblauchzehen
3 EL fein gehacktes frisches Koriandergrün
Saft von 1/2 Limette
50 ml Olivenöl
1/2 TL Salz
1 gehäufter EL Kapern

Hauptwirkung

- ☐ Qi ■ Blut
- ☐ Yin ☐ Yang
- ☐ Nässe
- ☐ Schleim
- ☐ Wasser
- ■ Qi-Stockung
- ■ Blut-Stauung
- ☐ Hitze
- ☐ Kälte
- ☐ Wind-Hitze
- ☐ Wind-Kälte
- ☐ Wind-Nässe
- ☐ Trockenheit

Einflussbereich

- ☐ Lunge
- ☐ Darm
- ■ Magen
- ☐ Milz
- ☐ Herz
- ☐ Blase
- ☐ Nieren
- ☐ Gallenblase
- ■ Leber

Temperatur

- ☐ kühlend
- ☐ neutral
- ■ wärmend

Gegenanzeigen

- ☐ Qi-Schwäche
- ☐ Blutarmut
- ☐ Yin-Mangel
- ☐ Yang-Mangel
- ☐ Nässe
- ☐ Stockung
- ☐ Hitze
- ☐ Kälte
- ☐ Einwirkung von Wind

In dieser Zubereitung mischt sich Schärfe mit Kühle. Die glatte, seidige Sauce kann zu vielen Gerichten serviert werden, als Salatsauce, Sandwichwürze oder auch Füllung für Backkartoffeln.

Zubereitung

Die Paprikaschoten im heißen Ofen bei 230 Grad ungefähr 30 Minuten rösten, bis ihre Haut Blasen wirft und zu verkohlen beginnt. In einem Deckelgefäß oder einer Papiertüte eine Zeit lang schwitzen und abkühlen lassen, dann möglichst viel Haut abziehen und die Samenkerne aus dem Inneren entfernen. Die Früchte zerdrücken und mit allen übrigen Zutaten außer den Kapern glatt rühren. Die Kapern zuletzt unterheben.

Energetische Eigenschaften

Avocados sind ein kühlendes Tonikum für Blut und Yin und spenden der Lunge und dem Darmsystem Feuchtigkeit. Außerdem beruhigen sie die Leber und sorgen dafür, dass sie reibungslos funktioniert. Die Paprikaschoten und der Knoblauch regen die Zirkulation der Yang-Energie an. Darin werden sie von der milden Wirkung des Koriandergrüns unterstützt. Der Limettensaft ist eine Wohltat für die Leber und erleichtert die Verdauung der fetten Avocado. Die extreme Wirkung der sehr scharfen Zutaten wird durch die beruhigende, Feuchtigkeit spendende Wirkung der Avocado ausgeglichen. Die Sauce ist bei Leber-Qi-Stockungen zu empfehlen.

Rote-Bete-Relish mit Meerrettich

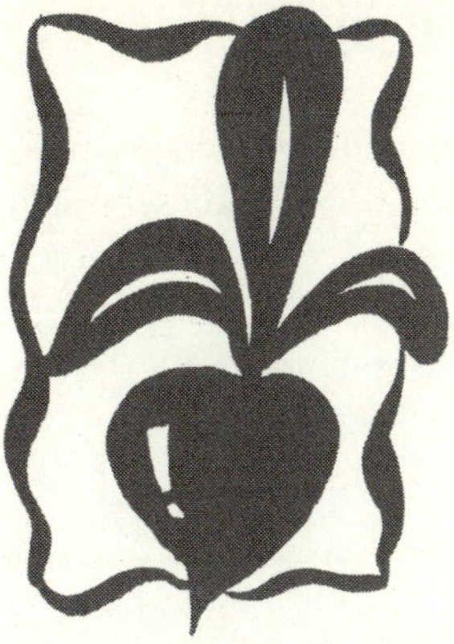

Zubereitungszeit: 10 Minuten
Garzeit: 30 bis 40 Minuten
Menge: 4 bis 8 Portionen
(etwa 1/2 l)

Zutaten

4 Rote Bete • 1 Zwiebel
1 TL fein gehackte frische Petersilie
4 EL Meerrettich
50 ml Obstessig
1 TL milder Honig • Salz

Hauptwirkung	**Einflussbereich**	**Gegenanzeigen**
□ Qi ■ Blut	■ Lunge	□ Qi-Schwäche
□ Yin ■ Yang	□ Darm	□ Blutarmut
■ Nässe	■ Magen	■ Yin-Mangel
■ Schleim	□ Milz	□ Yang-Mangel
□ Wasser	■ Herz	□ Nässe
■ Qi-Stockung	□ Blase	□ Stockung
■ Blut-Stauung	□ Nieren	■ Hitze
□ Hitze	□ Gallenblase	□ Kälte
■ Kälte	■ Leber	□ Einwirkung von Wind
□ Wind-Hitze	**Temperatur**	
□ Wind-Kälte	□ kühlend	
□ Wind-Nässe	□ neutral	
□ Trockenheit	■ wärmend	

Wenn Sie je ein Stück frische Meerrettichwurzel gerieben haben, wissen Sie, welche Energien darin stecken. Meerrettich erfüllt die Nase mit brennender Hitze, bringt die Augen zum Tränen und weckt jedes Lungenbläschen auf. Dieses Relish ist also, wie zu erwarten, von prickelnder Lebendigkeit. Der Meerrettich passt hervorragend zur Süße der Roten Bete.

Zubereitung

Die Roten Bete in 30 bis 40 Minuten eben gar kochen, dann fein hacken oder reiben. Die Zwiebel ebenfalls fein hacken und den Meerrettich reiben (falls fertig zubereiteter Meerrettich aus dem Glas verwendet wird, den Essig etwas reduzieren). Alle Zutaten zusammenrühren und vor dem Servieren eine Weile durchziehen lassen, je länger, desto besser. Das Relish hält sich in einem fest verschlossenen Gefäß im Kühlschrank ein paar Wochen frisch.

Energetische Eigenschaften

Meerrettich ist ein starkes, scharfes Yang-Tonikum, er bringt Bewegung in alles, was ins Stocken geraten ist, und beeinflusst besonders die Lunge. Rote Bete nähren das Blut und tun Herz und Leber wohl. Zwiebel und Obstessig wirken beide wärmend und lösen Stockungen auf. Wir haben es folglich mit einem wärmenden Relish zu tun, das die Zirkulation von Qi und Blut anregt, Stockungen aufbricht, das Yang kräftigt und das Blut mit Nährstoffen versorgt.

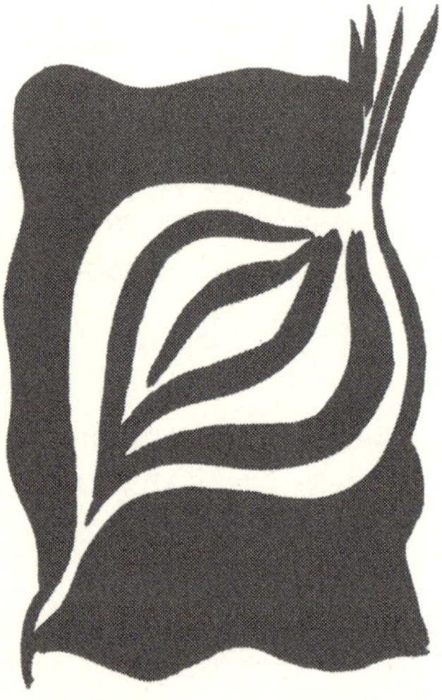

Senfsauce mit Zwiebeln

Eine herzhafte, wärmende Sauce zu gedämpftem Gemüse oder einem einfachen Getreidegericht.

Zubereitungszeit: 5 Minuten
Garzeit: 20 Minuten
Menge: 4 Portionen

Zutaten

2 Zwiebeln
4 EL Olivenöl
2 1/2 EL Weizen- oder Dinkelmehl
knapp 1/2 l Gemüsebrühe
1 1/2 TL Estragon
3 TL Senf

Zubereitung

Die Zwiebeln fein hacken und im Olivenöl braten, bis sie weich und süß sind.
Nach und nach die Gemüsebrühe ins Mehl rühren, dabei Acht geben, dass keine Klümpchen entstehen. Senf und Estragon darunter ziehen und die Sauce zu den Zwiebeln gießen. Unter gelegentlichem Rühren sanft köcheln lassen, bis sie gebunden ist.

Hauptwirkung

□ Qi □ Blut
□ Yin □ Yang
■ Nässe
■ Schleim
□ Wasser
■ Qi-Stockung
□ Blut-Stauung
□ Hitze
■ Kälte
□ Wind-Hitze
■ Wind-Kälte
■ Wind-Nässe
□ Trockenheit

Einflussbereich

■ Lunge
□ Darm
□ Magen
□ Milz
□ Herz
□ Blase
□ Nieren
□ Gallenblase
□ Leber

Temperatur

□ kühlend
□ neutral
■ wärmend

Gegenanzeigen

□ Qi-Schwäche
□ Blutarmut
□ Yin-Mangel
□ Yang-Mangel
□ Nässe
□ Stockung
□ Hitze
□ Kälte
□ Einwirkung von Wind

Energetische Eigenschaften

Senf, Estragon und Zwiebeln sorgen für Bewegung und Wärme. Eine ideale Sauce zur Unterstützung des Verdauungsfeuers und bei allen durch Kälte, Nässe und Stockung bedingten Erkrankungen.

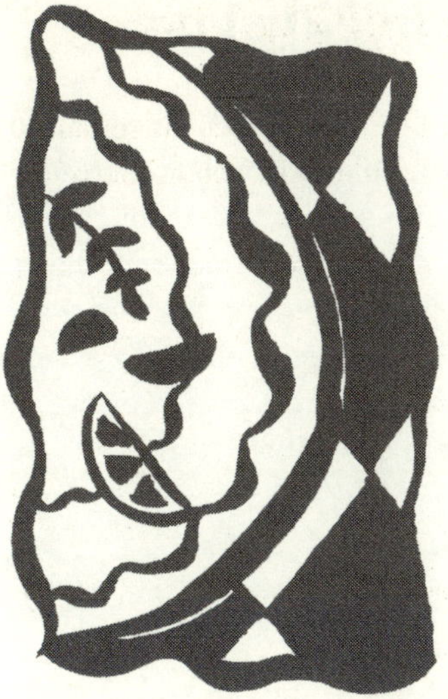

Taratoorsauce

Diese einfache Sauce aus Sesammus schmeckt vorzüglich zu Gemüse. Sie passt aber auch gut zu hausgemachten Gemüsepuffern und Gebäcken. Probieren Sie sie einmal mit Süßkartoffelpuffern (Rezept auf Seite 268).

Zubereitungszeit: 10 Minuten
Menge: 4 Portionen

Zutaten

200 g Sesammus (Tahin) • 200 ml Wasser • 3 bis 5 Knoblauchzehen
1/4 TL Kreuzkümmel
1/2 TL Paprikapulver
1 TL Meersalz
Saft von 4 Zitronen
200 ml gehackte Petersilie

Zubereitung

Das Sesammus in ein hohes Gefäß geben. Langsam mit einer Gabel das Wasser darunterschlagen. Den Knoblauch zerdrücken und mit Gewürzen und Zitronensaft ebenfalls gründlich untermischen. Zum Schluss die fein gehackte Petersilie unterziehen.

Hauptwirkung

☐ Qi ■ Blut
■ Yin ☐ Yang
☐ Nässe
☐ Schleim
☐ Wasser
☐ Qi-Stockung
☐ Blut-Stauung
☐ Hitze
☐ Kälte
☐ Wind-Hitze
☐ Wind-Kälte
☐ Wind-Nässe
☐ Trockenheit

Einflussbereich

☐ Lunge
☐ Darm
☐ Magen
☐ Milz
☐ Herz
☐ Blase
■ Nieren
☐ Gallenblase
■ Leber

Temperatur

☐ kühlend
■ neutral
☐ wärmend

Gegenanzeigen

☐ Qi-Schwäche
☐ Blutarmut
☐ Yin-Mangel
☐ Yang-Mangel
■ Nässe
☐ Stockung
☐ Hitze
☐ Kälte
☐ Einwirkung von Wind

Energetische Eigenschaften

Sesammus ist eine gehaltvolle Nährstoffquelle, die das Yin unterstützt und Nieren und Leber wohl tut. Sowohl der Zitronensaft als auch der Knoblauch wirken Schleimbildung entgegen und verhindern, dass das Tahin zu viel Feuchtigkeit anstaut. Aus westlicher Sicht verbessert der Zitronensaft die Aufnahme von Mineralien aus dem Sesam. Die Petersilie wirkt zusätzlich Blut bildend und stärkt zudem die Nieren.

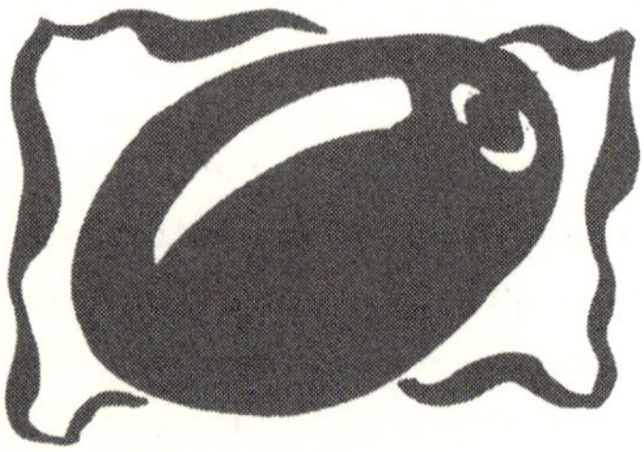

Zubereitungszeit: 10 Minuten
Menge: 4 bis 6 Portionen

Vegetarische Tapenade

Tapenade ist ein Dip oder Aufstrich mit reichlich Knoblauch. Im Folgenden ein französisches Rezept mit einem ausgeprägt mediterranen Flair. Diese Tapenade ist herzhaft mit Oliven, Knoblauch und Kapern gewürzt und hat durch den Zusatz von Pinienkernen eine interessante Beschaffenheit. Sie schmeckt ausgezeichnet auf Toast, Reiscrackern oder Knäckebrot.

Zutaten

300 g entsteinte schwarze Oliven
2 EL Kapern
2 Knoblauchzehen
1 bis 2 EL Zitronensaft
3 EL Olivenöl
1/2 TL Thymian
schwarzer Pfeffer
2 EL Schnittlauchröllchen
300 ml fein gehackte Petersilie
200 g Pinienkerne

Zubereitung

Alle Zutaten bis hin zum schwarzen Pfeffer zu einem groben Püree verarbeiten, dann Schnittlauch, Petersilie und Pinienkerne unterziehen. Entweder eine Weile durchziehen lassen oder sofort servieren. Die Tapenade hält sich im Kühlschrank einige Tage frisch. Die klassische Zubereitungsart verlangt statt der Pinienkerne Sardellenfilets (6 bis 8).

Hauptwirkung	**Einflussbereich**	**Gegenanzeigen**
☐ Qi ■ Blut	■ Lunge	☐ Qi-Schwäche
■ Yin ☐ Yang	■ Darm	☐ Blutarmut
■ Nässe	■ Magen	☐ Yin-Mangel
■ Schleim	☐ Milz	☐ Yang-Mangel
☐ Wasser	☐ Herz	☐ Nässe
■ Qi-Stockung	☐ Blase	☐ Stockung
☐ Blut-Stauung	■ Nieren	☐ Hitze
☐ Hitze	☐ Gallenblase	☐ Kälte
☐ Kälte	■ Leber	☐ Einwirkung von Wind
☐ Wind-Hitze	**Temperatur**	
☐ Wind-Kälte	☐ kühlend	
☐ Wind-Nässe	■ neutral	
☐ Trockenheit	☐ wärmend	

Energetische Eigenschaften

Diese Tapenade ist Nahrung für Yin und Blut und bringt zugleich das Qi in Schwung. Pinienkerne stärken ebenfalls das Yin und schmieren außerdem den Darm, und Petersilie wirkt Blut bildend und kräftigt die Nieren, während Kapern, Thymian und schwarzer Pfeffer für Wärme und Bewegung sorgen und eine leicht entwässernde Wirkung haben. Oliven sind bekannt für ihre Entgiftungsqualitäten und ihren günstigen Einfluss auf Lunge und Leber.

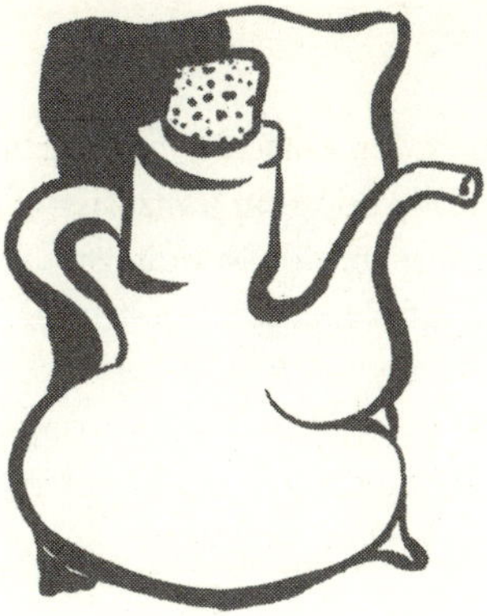

Zogghiu

Das Wort »Zogghiu« stammt aus einem sizilianischen Dialekt der Gegend um Palermo und bedeutet »Öl zur Speise geben«. Diese spezielle Pesto-Version passt gut zu Fisch und weißem Fleisch. Wer sie gern etwas grober mag, fügt Pinien- oder gehackte Walnusskerne hinzu.

Zubereitungszeit: 15 Minuten
Menge: 4 Portionen
(200 bis 250 ml)

Zutaten

200 ml gehackte frische Petersilie
200 ml frische Minzeblättchen
4 Knoblauchzehen
150 ml Olivenöl
1 1/2 EL Weißweinessig
Salz

Zubereitung

Die Kräuter mit dem Knoblauch zusammen im Mörser zu einer glatten Paste verarbeiten. Dann langsam Olivenöl und Essig darunterschlagen. Das Püree mit Salz abschmecken. Für eine etwas gröbere Textur leicht geröstete, fein gehackte Pinienkerne oder Walnüsse unterziehen.

Hauptwirkung

■ Qi ■ Blut
□ Yin □ Yang
□ Nässe
□ Schleim
□ Wasser
■ Qi-Stockung
■ Blut-Stauung
□ Hitze
□ Kälte
□ Wind-Hitze
□ Wind-Kälte
□ Wind-Nässe
□ Trockenheit

Einflussbereich

■ Lunge
□ Darm
□ Magen
□ Milz
□ Herz
□ Blase
■ Nieren
□ Gallenblase
■ Leber

Temperatur

□ kühlend
■ neutral
□ wärmend

Gegenanzeigen

□ Qi-Schwäche
□ Blutarmut
□ Yin-Mangel
□ Yang-Mangel
□ Nässe
□ Stockung
□ Hitze
□ Kälte
□ Einwirkung von Wind

Energetische Eigenschaften

Petersilie ist ein Bluttonikum und ein gutes Stärkungsmittel für das Nieren-Qi. Die Olivenölgrundlage beruhigt und nährt die Leber, und die Schärfe von Knoblauch, Essig und Minze bringt Bewegung und gleicht so die Reichhaltigkeit des Öls wieder aus.

Würzmittel

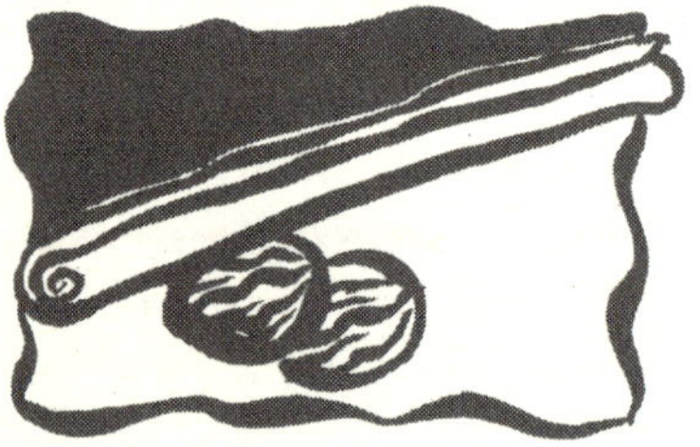

Baharat

Baharat ist eine Gewürzmischung aus dem Orient, mit der traditionellerweise Fleisch- und Fischgerichte gewürzt werden. Man kann sie aber auch gut über Gemüsegerichte streuen. Sie ist sehr scharf, also sparsam verwenden!

Zubereitungszeit: 10 Minuten

Zutaten

1 TL Nelken
1 TL Koriander
3 Kardamomkapseln
1 TL schwarze Pfefferkörner
1 TL gemahlener Zimt
1 TL geriebene Muskatnuss
1/2 TL Chilipulver
1 TL Paprikapulver

Zubereitung

Alle Zutaten außer den gemahlenen im Mörser zerstoßen, dann mit den anderen mischen. (Schneller geht es, wenn alle Gewürze zusammen in einer elektrischen Kaffeemühle gemahlen werden.) Die Mischung hält sich lange, verliert aber nach einiger Zeit ihr ursprüngliches Aroma.

Hauptwirkung

□ Qi □ Blut
□ Yin ■ Yang
■ Nässe
□ Schleim
□ Wasser
■ Qi-Stockung
■ Blut-Stauung
□ Hitze
■ Kälte
□ Wind-Hitze
■ Wind-Kälte
□ Wind-Nässe
□ Trockenheit

Einflussbereich

□ Lunge
□ Darm
■ Magen
□ Milz
□ Herz
□ Blase
■ Nieren
□ Gallenblase
□ Leber

Temperatur

□ kühlend
□ neutral
■ wärmend

Gegenanzeigen

□ Qi-Schwäche
□ Blutarmut
■ Yin-Mangel
□ Yang-Mangel
□ Nässe
□ Stockung
■ Hitze
□ Kälte
□ Einwirkung von Wind

Energetische Eigenschaften

Alle in dieser Mischung vereinten Gewürze wärmen und sind wirksam gegen Stockungen und Kälte. Baharat macht reichhaltige Nahrungsmittel wie Fleisch leichter verdaulich, indem es das Verdauungssystem anregt und ihm Wärme zuführt. Es ist ein gutes Mittel bei einer Yang-Schwäche, sollte aber nicht im Übermaß verwendet werden.

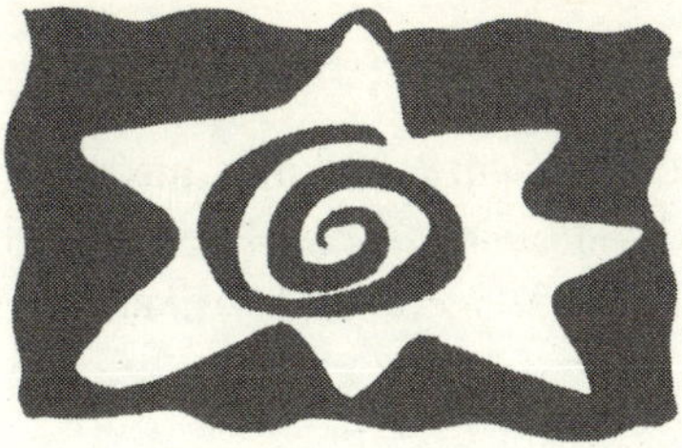

Dukka

Eine wunderbare Würze für Wurzelgemüse, die garantiert alle Geschmacksknospen in Entzücken versetzt. Ich mag sie besonders gern auf Steckrübenpüree. Man kann aber auch Salate und Reisgerichte damit würzen.

Zubereitungszeit: 15 Minuten

Zutaten

250 g Sesam
125 g Koriander
125 g Haselnüsse
60 g Kreuzkümmel
1 TL Salz
1/4 TL schwarzer Pfeffer aus der Mühle

Zubereitung

Die Zutaten getrennt trocken rösten, dann zusammen im Mörser zerstoßen (oder in einer elektrischen Kaffeemühle mahlen). Aufpassen, dass keine homogene Paste entsteht, besonders bei Benutzung der Kaffeemühle. Dukka ist eine Gewürzmischung, die über fertige Gerichte gestreut wird.

Hauptwirkung

■ Qi ☐ Blut
■ Yin ☐ Yang
☐ Nässe
☐ Schleim
☐ Wasser
■ Qi-Stockung
☐ Blut-Stauung
☐ Hitze
☐ Kälte
☐ Wind-Hitze
☐ Wind-Kälte
☐ Wind-Nässe
☐ Trockenheit

Einflussbereich

☐ Lunge
☐ Darm
■ Magen
☐ Milz
☐ Herz
☐ Blase
■ Nieren
☐ Gallenblase
■ Leber

Temperatur

☐ kühlend
☐ neutral
■ wärmend

Gegenanzeigen

☐ Qi-Schwäche
☐ Blutarmut
☐ Yin-Mangel
☐ Yang-Mangel
☐ Nässe
☐ Stockung
☐ Hitze
☐ Kälte
☐ Einwirkung von Wind

Energetische Eigenschaften

Sesam und Haselnüsse sind Kraftnahrung für das Yin. Durch Beifügen von Kreuzkümmel und Koriander entsteht milde Wärme und genügend Bewegung, um einer Verstopfung vorzubeugen. Die Würzmischung stimuliert das Qi, stärkt das Yin und ist immer dann zu empfehlen, wenn Stockungssymptome auftreten.

Würzmittel

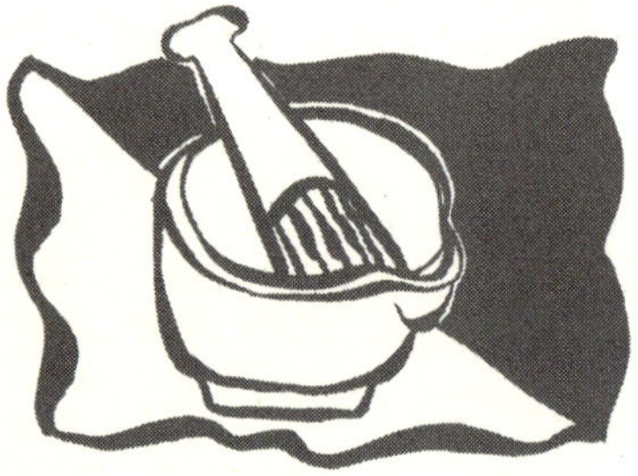

Zubereitungszeit: 10 Minuten

Gomasio

Der Duft von frisch geröstetem Sesamsalz ist unwiderstehlich. Dabei ist diese japanische Spezialität auch noch sehr einfach herzustellen. Ersetzen Sie bei Tisch einmal normales Salz durch diese Köstlichkeit!

Zutaten

20 Teile Sesam (ungeschält)
1 Teil Meersalz

Zubereitung

Sesam und Salz zusammen in einer Pfanne trocken rösten, bis der Sesam duftet, dann im Mörser zerstoßen (traditionell wird dazu eine geriffelte Reibschüssel aus Ton verwendet) oder mit einem elektrischen Küchenhelfer zerkleinern.

Hauptwirkung

- ☐ Qi ☐ Blut
- ■ Yin ☐ Yang
- ☐ Nässe
- ☐ Schleim
- ☐ Wasser
- ☐ Qi-Stockung
- ☐ Blut-Stauung
- ☐ Hitze
- ☐ Kälte
- ☐ Wind-Hitze
- ☐ Wind-Kälte
- ☐ Wind-Nässe
- ☐ Trockenheit

Einflussbereich

- ☐ Lunge
- ☐ Darm
- ☐ Magen
- ☐ Milz
- ☐ Herz
- ☐ Blase
- ■ Nieren
- ☐ Gallenblase
- ■ Leber

Temperatur

- ☐ kühlend
- ■ neutral
- ☐ wärmend

Gegenanzeigen

- ☐ Qi-Schwäche
- ☐ Blutarmut
- ☐ Yin-Mangel
- ☐ Yang-Mangel
- ☐ Nässe
- ☐ Stockung
- ☐ Hitze
- ☐ Kälte
- ☐ Einwirkung von Wind

Energetische Eigenschaften

Dieses Würzmittel stärkt das Yin und wirkt durch das Salz besonders auf die Nieren.

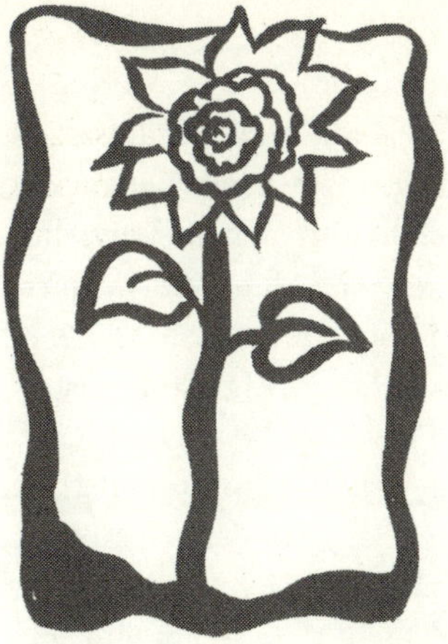

Rot geröstete Knusperkerne

Diese in Sojasauce (»rot«) gerösteten Kerne sind immer ein Genuss. Sie schmecken herrlich zwischendurch als Knabberei, können aber auch über Salate oder schlichte Gemüse- und Getreidegerichte gestreut werden.

Zubereitungszeit: 10 Minuten

Zutaten

200 g Sonnenblumenkerne
100 g Kürbiskerne
2 EL Sojasauce

Zubereitung

Die Sonnenblumenkerne in einer schweren Pfanne etwa 5 Minuten auf mittlerer Hitze rösten, dann die Kürbiskerne zufügen und weiterrösten, bis sie bräunen und zu springen beginnen.
Nun die Sojasauce zugießen und rasch umrühren, damit alle Kerne davon eingehüllt werden. Noch eine Zeit lang weiterrösten, bis die Sojasauce absorbiert und die Mischung trocken ist.

Hauptwirkung

■ Qi
□ Blut
□ Yin
□ Yang
□ Nässe
□ Schleim
□ Wasser
□ Qi-Stockung
□ Blut-Stauung
□ Hitze
□ Kälte
□ Wind-Hitze
□ Wind-Kälte
□ Wind-Nässe
□ Trockenheit

Einflussbereich

□ Lunge
■ Darm
□ Magen
■ Milz
□ Herz
■ Blase
■ Nieren
□ Gallenblase
□ Leber

Temperatur

□ kühlend
■ neutral
□ wärmend

Gegenanzeigen

□ Qi-Schwäche
□ Blutarmut
□ Yin-Mangel
□ Yang-Mangel
□ Nässe
□ Stockung
□ Hitze
□ Kälte
□ Einwirkung von Wind

Energetische Eigenschaften

Sonnenblumen- und Kürbiskerne stärken das Qi und unterstützen die Milz- und Nierenfunktion. Die Sojasauce verlagert den Wirkungsbereich nach unten in das Darmsystem und den unteren Jiao.

Würzmittel

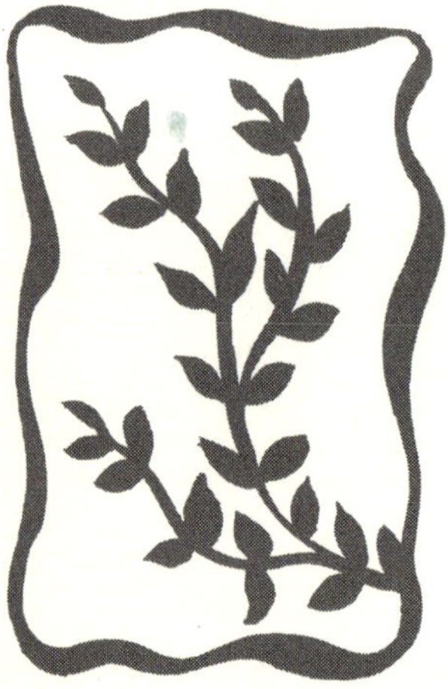

Satar

Diese arabische Trockenmischung aus Sesam, Salz und Kräutern ist im ganzen Nahen und Mittleren Osten beliebt und wird traditionell zu Brot und Olivenöl serviert. Man bricht sich ein Stück Brot ab und tunkt es erst in Olivenöl, dann in die Würzmischung. Ein Geschmackserlebnis besonderer Art! Das Gewürz schmeckt auch gut auf Salaten und Gemüsegerichten. Sein Geheimnis liegt darin, dass nur frisch getrocknete Kräuter Verwendung finden – auf jeden Fall sollten sie nicht älter als ein Jahr sein.

Zubereitungszeit: 5 Minuten

Zutaten

1/2 TL Thymianblättchen
1 TL Sumach (*Rhus glabra*, aus der Apotheke)
3 TL Sesam
1/4 TL Meersalz

Zubereitung

Sesam und Salz zusammen ohne Fett rösten und anschließend im Mörser zerstoßen. Thymian und Sumach zufügen, alles noch ein Weilchen mörsern und gut mischen. In einem dicht schließenden Gefäß aufbewahren.

Hauptwirkung

□ Qi □ Blut
■ Yin □ Yang
■ Nässe
■ Schleim
□ Wasser
■ Qi-Stockung
□ Blut-Stauung
□ Hitze
□ Kälte
□ Wind-Hitze
□ Wind-Kälte
□ Wind-Nässe
□ Trockenheit

Einflussbereich

■ Lunge
□ Darm
□ Magen
□ Milz
□ Herz
■ Blase
■ Nieren
□ Gallenblase
□ Leber

Temperatur

■ kühlend
□ neutral
□ wärmend

Gegenanzeigen

□ Qi-Schwäche
□ Blutarmut
□ Yin-Mangel
□ Yang-Mangel
□ Nässe
□ Stockung
□ Hitze
□ Kälte
□ Einwirkung von Wind

Energetische Eigenschaften

Sumach (eigentlich Rhus) ist ein adstringierendes Tonikum für das Nieren-Qi, das Nässestauungen im Bereich der Blase entgegenwirkt. Sesam ist Nahrung für das Nieren-Yin, und Salz leitet die Wirkung der Mischung nach unten weiter. Thymian wirkt anregend auf das Qi, besonders in der Lunge, und Schleim lösend. Die Mischung kühlt leicht.

Walnusswürze mit Knoblauch

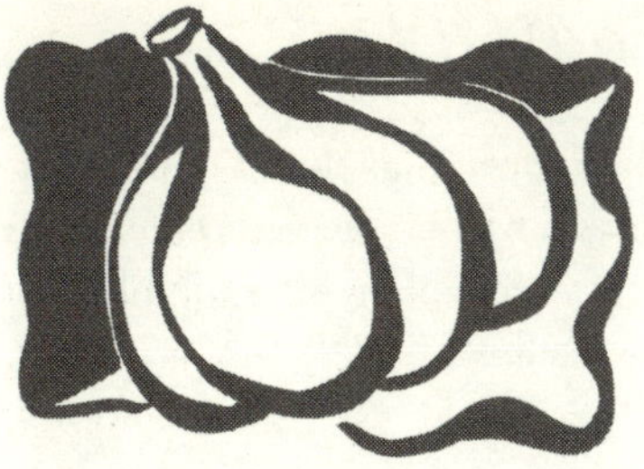

Eine sämige Sauce für grüne Salate. Sie schmeckt aber auch gut auf neuen Kartoffeln, zu Bohnensprossen und in Reissalat.

Zubereitungszeit: 5 Minuten
Menge: 6 Portionen

Zutaten

100 g Walnusskerne
4 Knoblauchzehen
1 EL fein gehackte frische Petersilie
6 EL Olivenöl
1 TL Salz
3 EL Obstessig

Zubereitung

Die Nüsse mit dem Rücken eines Holzlöffels oder dem Nudelholz zerdrücken. Den Knoblauch sehr fein hacken. Alle Zutaten miteinander verrühren, entweder von Hand oder im elektrischen Mixer. Die Sauce vor Gebrauch eine Weile durchziehen lassen.

Hauptwirkung

- ☐ Qi ■ Blut
- ☐ Yin ■ Yang
- ☐ Nässe
- ■ Schleim
- ☐ Wasser
- ■ Qi-Stockung
- ■ Blut-Stauung
- ☐ Hitze
- ■ Kälte
- ☐ Wind-Hitze
- ☐ Wind-Kälte
- ☐ Wind-Nässe
- ☐ Trockenheit

Einflussbereich

- ■ Lunge
- ☐ Darm
- ☐ Magen
- ☐ Milz
- ☐ Herz
- ☐ Blase
- ■ Nieren
- ■ Gallenblase
- ■ Leber

Temperatur

- ☐ kühlend
- ☐ neutral
- ■ wärmend

Gegenanzeigen

- ☐ Qi-Schwäche
- ☐ Blutarmut
- ☐ Yin-Mangel
- ☐ Yang-Mangel
- ☐ Nässe
- ☐ Stockung
- ☐ Hitze
- ☐ Kälte
- ☐ Einwirkung von Wind

Energetische Eigenschaften

Diese Sauce stärkt das Yang und ist Nahrung für Nieren und Lunge. Walnüsse und Petersilie sind klassische Stärkungsmittel für die Nieren. Knoblauch wärmt und macht die Lunge frei, und sowohl Knoblauch als auch Walnüsse wirken stark Schleim lösend.

Gebäck

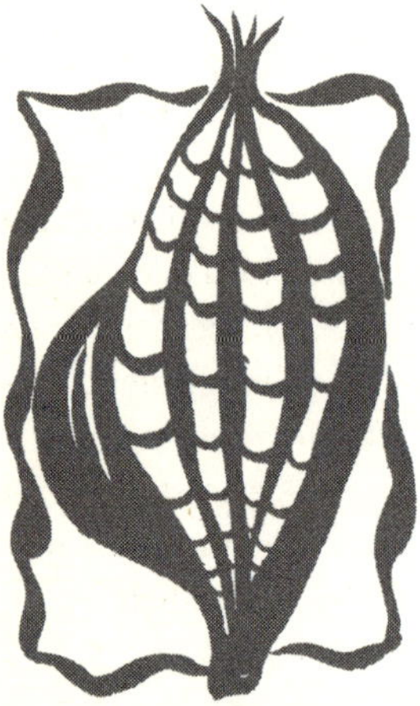

Brot für unterwegs

Dieses Maisbrot wird manchmal »Blitzbrot« und manchmal »Maiskuchen« genannt und ist extrem einfach herzustellen. Es ist leicht und tatsächlich kuchenähnlich.

Zubereitungszeit: 5 Minuten
Garzeit: 30 Minuten
Menge: 1 Laib

Zutaten

300 g Maisgrieß
150 g Weizen- oder Dinkelmehl
4 TL Backpulver
100 g Sesam
100 g zerdrückte Walnüsse
1 TL Salz • 2 Eier
1/4 l Sojamilch
50 ml Sonnenblumenöl
1 EL Ahornsirup

Zubereitung

In einer Schüssel alle trockenen Zutaten miteinander mischen.
Milch und Eier verschlagen und mit Öl und Ahornsirup unter die Trockenmischung rühren. Der Teig sollte ziemlich feucht sein.
1 große oder 2 kleine Kastenformen ausfetten und zu jeweils maximal zwei Dritteln füllen.
Das Brot im heißen Ofen etwa 30 Minuten bei 200 Grad backen. Mit einem hölzernen Zahnstocher prüfen, ob es innen gar ist.

Hauptwirkung
- ■ Qi ■ Blut
- ■ Yin □ Yang
- □ Nässe
- □ Schleim
- □ Wasser
- □ Qi-Stockung
- □ Blut-Stauung
- □ Hitze
- □ Kälte
- □ Wind-Hitze
- □ Wind-Kälte
- □ Wind-Nässe
- □ Trockenheit

Einflussbereich
- □ Lunge
- □ Darm
- ■ Magen
- ■ Milz
- □ Herz
- □ Blase
- ■ Nieren
- □ Gallenblase
- □ Leber

Temperatur
- □ kühlend
- ■ neutral
- □ wärmend

Gegenanzeigen
- □ Qi-Schwäche
- □ Blutarmut
- □ Yin-Mangel
- □ Yang-Mangel
- □ Nässe
- □ Stockung
- □ Hitze
- □ Kälte
- □ Einwirkung von Wind

Energetische Eigenschaften

Getreide ist grundsätzlich Nahrung für Blut und Qi. Durch Dinkelmehl und den Zusatz von Sesam und Eiern wird das Gericht zu einem Kraftspender für das Yin, während die Walnüsse sowohl das Yin als auch das Yang unterstützen.

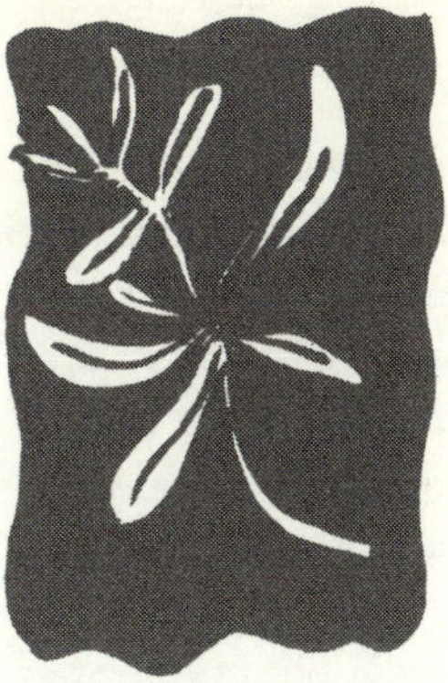

Zubereitungszeit: 10 Minuten
Garzeit: 40 Minuten
Menge: 1 Laib

Zutaten

600 g Esskastanienmehl
200 ml Wasser • 4 EL Olivenöl
1 Prise Salz
1 Handvoll Pinienkerne
1 Handvoll Rosinen (nach Belieben)
eine reichliche Menge frische Rosmarinnadeln

Hauptwirkung

- ■ Qi ■ Blut
- ■ Yin ■ Yang
- ☐ Nässe
- ☐ Schleim
- ☐ Wasser
- ☐ Qi-Stockung
- ■ Blut-Stauung
- ☐ Hitze
- ☐ Kälte
- ☐ Wind-Hitze
- ☐ Wind-Kälte
- ☐ Wind-Nässe
- ☐ Trockenheit

Einflussbereich

- ☐ Lunge
- ☐ Darm
- ■ Magen
- ■ Milz
- ☐ Herz
- ☐ Blase
- ■ Nieren
- ☐ Gallenblase
- ■ Leber

Temperatur

- ☐ kühlend
- ☐ neutral
- ■ wärmend

Gegenanzeigen

- ☐ Qi-Schwäche
- ☐ Blutarmut
- ☐ Yin-Mangel
- ☐ Yang-Mangel
- ☐ Nässe
- ☐ Stockung
- ☐ Hitze
- ☐ Kälte
- ☐ Einwirkung von Wind

Castagnaccio (süßes Esskastanienbrot)

Castagnaccio ist ein traditionelles Rezept aus der Toskana, von dem es viele lokale Varianten gibt. Unter Umständen müssen Sie das Kastanienmehl in einem italienischen Feinkostgeschäft kaufen, wenn Sie es nicht aus selbst gesammelten Esskastanien selber herstellen. Da es leicht verdirbt, ist es nur wenige Monate nach der Ernte im September erhältlich.

Zubereitung

Den Backofen auf 180 Grad vorheizen. Eine flache Backform großzügig mit Olivenöl auspinseln. Esskastanienmehl, Salz und Olivenöl mischen. Nach und nach so viel Wasser unterrühren, dass ein dickflüssiger Teig entsteht.
Die Pinienkerne und frischen Rosmarinnadeln unterziehen. Nach Wunsch Rosinen unterheben. Den Teig in die Form füllen und dick mit Rosmarin bestreuen. Etwa 40 Minuten backen, bis tiefe Risse in der Oberfläche erscheinen. Vor dem Anschneiden abkühlen lassen.

Energetische Eigenschaften

Esskastanien sind süße Wärmespender. Sie kräftigen das Yang von Nieren und Milz und bringen die Blutzirkulation sanft in Gang. Durch den Zusatz von Pinienkernen hat dieses Gericht einen ziemlich umfassenden Wirkungskreis, es nährt auch das Yin, das Blut und das Qi und unterstützt darüber hinaus das Yang.

Gebäck

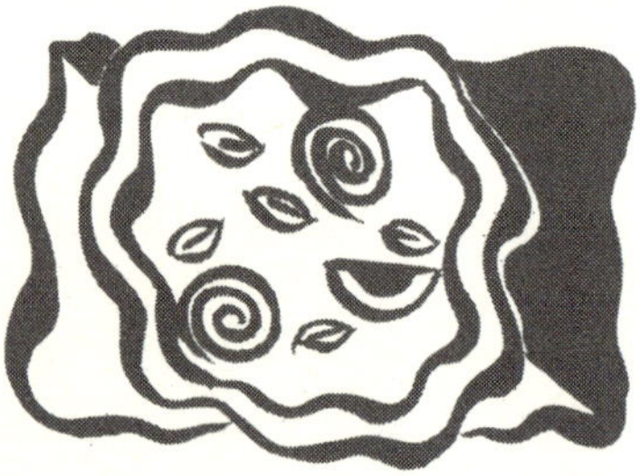

Polentapizza

Aus Polenta lässt sich ein ungewöhnlicher, aber sehr brauchbarer Pizzaboden herstellen. Der Belag kann ganz nach Geschmack variiert werden und das normale Spektrum von Tomaten, Zwiebeln, Sardellen, Pilzen und Oliven umfassen oder aus etwas so Extravagantem wie Räuchertofu, Lauch und Spargelspitzen bestehen. Für alle diejenigen, die lieber keinen Weizen und keine Hefe essen, ist diese Pizza eine hervorragende und schmackhafte Alternative.

Zubereitungszeit: 15 Minuten
Garzeit: 75 Minuten
Menge: 6 Portionen

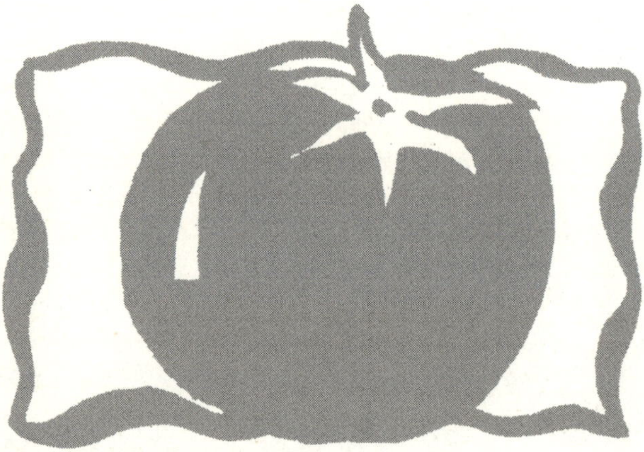

Hauptwirkung

- ■ Qi ■ Blut
- □ Yin □ Yang
- □ Nässe
- □ Schleim
- □ Wasser
- □ Qi-Stockung
- □ Blut-Stauung
- □ Hitze
- □ Kälte
- □ Wind-Hitze
- □ Wind-Kälte
- □ Wind-Nässe
- □ Trockenheit

Einflussbereich

- □ Lunge
- □ Darm
- ■ Magen
- □ Milz
- ■ Herz
- □ Blase
- ■ Nieren
- □ Gallenblase
- □ Leber

Temperatur

- □ kühlend
- ■ neutral
- □ wärmend

Gegenanzeigen

- □ Qi-Schwäche
- □ Blutarmut
- □ Yin-Mangel
- □ Yang-Mangel
- □ Nässe
- □ Stockung
- □ Hitze
- □ Kälte
- □ Einwirkung von Wind

Energetische Eigenschaften

Mais ist Nahrung für Herz, Nieren und Magen. Er wirkt außerdem mild entwässernd. Dadurch bildet er ein gutes Gegengewicht zu den Tomaten, die Nässe begünstigen. Die Reichhaltigkeit, die der Käse mit sich bringt, wird durch die entschlackende Wirkung von Zwiebeln, Pfeffer und Knoblauch ausgeglichen. Alles in allem ist dieses Gericht ausgewogen und rundum nahrhaft.

Zutaten

600 g Maisgrieß (Polenta)
1 l Wasser
2 TL Salz
2 große Zwiebeln
6 Tomaten
1 kleine grüne Paprikaschote
4 Knoblauchzehen
150 g Oliven
6 Artischockenherzen, geviertelt
2 Handvoll frische Basilikumblätter
400 bis 500 g geriebener Käse
schwarzer Pfeffer

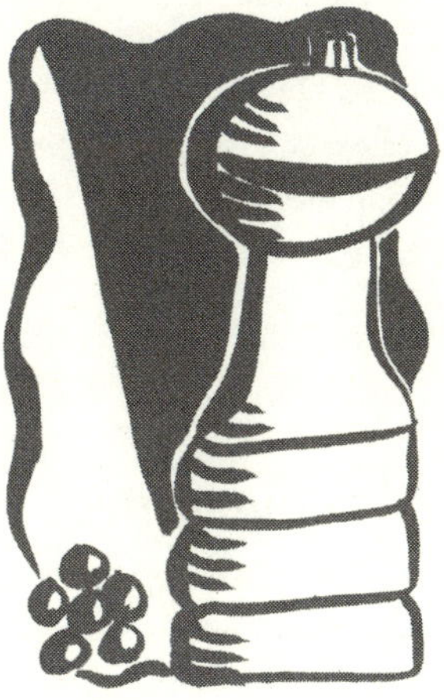

Zubereitung

Zur Herstellung der Polenta 400 g Maisgrieß in einen Topf mit schwerem Boden geben. Ganz langsam das Wasser zugießen, dabei sorgsam rühren, um Klumpenbildung zu vermeiden. Das Salz zufügen. Die Polenta auf kleinster Hitze 20 bis 30 Minuten unter häufigem Rühren, besonders gegen Ende der Garzeit, quellen lassen. Wenn sie dick geworden ist und sich von den Topfwänden löst, ist sie fertig. Jetzt so viel von den restlichen 200 g Maisgrieß in die Masse einarbeiten, dass ein sehr steifer Teig entsteht. Diesen Teig fest auf ein Blech von etwa 35 cm Kantenlänge drücken; er soll 1 bis 1,5 cm dick sein. Im heißen Ofen bei 230 Grad ungefähr 20 Minuten backen, bis die Oberfläche eine Kruste gebildet hat.

Inzwischen Zwiebeln, Tomaten und Paprikaschote grob hacken. Die Zwiebeln sanft schwitzen, bis sie weich zu werden beginnen, dann die übrigen Zutaten bis auf Basilikum und Käse dazurühren und 3 bis 4 Minuten mitdünsten. Anschließend das Basilikum unterziehen.

Den Polentaboden aus dem Ofen nehmen und den Gemüsebelag gleichmäßig darauf verteilen. Mit dem geriebenen Käse abdecken, nochmals in den Ofen schieben und jetzt bei 190 Grad weiterbacken, bis der Käse geschmolzen ist. Mit schwarzem Pfeffer aus der Mühle würzen. Dazu grünen Salat reichen.

Gebäck

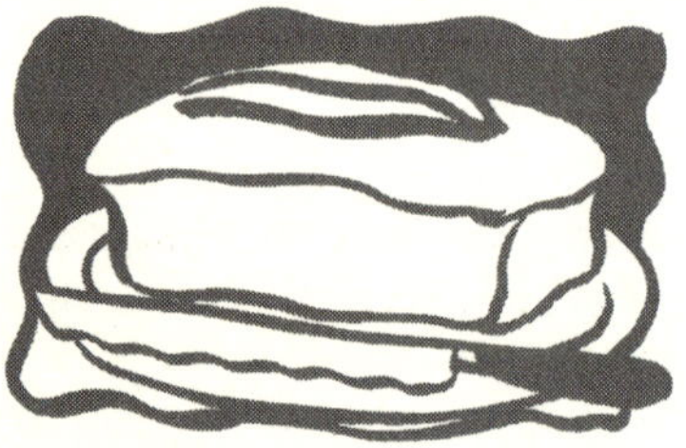

Sodabrot

Wem ein Hefebrot zu viel Arbeit ist, der ist mit einem Sodabrot gut bedient. Es ist leicht herzustellen und schmeckt köstlich.

Zubereitungszeit: 10 Minuten
Garzeit: 40 Minuten
Menge: 4 Portionen

Zutaten

500 g Dinkelmehl
1 TL Salz
2 TL Natron
2 TL Weinstein
50 g Butter oder Pflanzenöl
1/4 l Buttermilch oder Joghurt

Zubereitung

Das Mehl mit Salz, Natron und Weinstein mischen. Zuerst mit den Fingerspitzen das Fett hineinreiben, dann nach und nach so viel Buttermilch oder Joghurt einarbeiten, dass ein weicher Teig entsteht. (Falls er zu sehr klebt, noch Mehl zufügen.) In eine gefettete Kastenform füllen und die Oberfläche kreuzförmig tief einschneiden. Das Brot etwa 30 Minuten bei 220 Grad backen. Abkühlen lassen und in Stücke schneiden oder brechen. Sollte es zu krümelig sein, beim nächsten Mal dem Teig 1 Ei beifügen.

Hauptwirkung	**Einflussbereich**	**Gegenanzeigen**
■ Qi ■ Blut	☐ Lunge	☐ Qi-Schwäche
■ Yin ☐ Yang	☐ Darm	☐ Blutarmut
☐ Nässe	☐ Magen	☐ Yin-Mangel
☐ Schleim	■ Milz	☐ Yang-Mangel
☐ Wasser	■ Herz	☐ Nässe
☐ Qi-Stockung	☐ Blase	☐ Stockung
☐ Blut-Stauung	☐ Nieren	☐ Hitze
☐ Hitze	☐ Gallenblase	☐ Kälte
☐ Kälte	☐ Leber	☐ Einwirkung von Wind
☐ Wind-Hitze	**Temperatur**	
☐ Wind-Kälte	☐ kühlend	
☐ Wind-Nässe	■ neutral	
☐ Trockenheit	☐ wärmend	

Energetische Eigenschaften

Sodabrot ist ein feuchtes Brot und stärkt das Yin, ohne zu viel Nässe zu verursachen. Dinkel ist ein Getreide mit milder Wärmewirkung und allgemein höherem Nährwert als sein Vetter, der Weizen. Obwohl er viel Gluten enthält, wird er häufig von Menschen, die unter Zöliakie leiden, also keinen Kleber vertragen, besser toleriert, und er ist auch weniger Schleim bildend. Die Buttermilch bzw. der Joghurt in diesem Brot tragen ebenfalls zur Kräftigung des Yin bei.

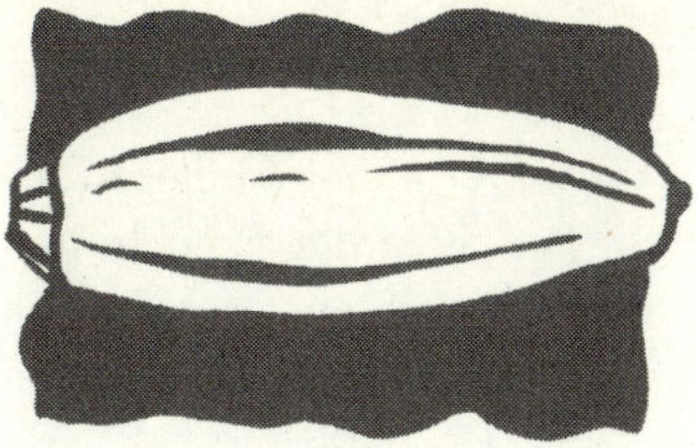

Süßes Karottenbrot

Dieses feuchte Brot ist schon fast ein Kuchen. Es hält sich zwar ein paar Tage, aber der wahre Hochgenuss ist es, wenn es frisch aus dem Ofen kommt.

Zubereitungszeit: 15 Minuten
Garzeit: 30 Minuten
Menge: 1 Laib

Zutaten

3 große Eier • 100 ml Distelöl
1/2 TL Vanillepulver
3 EL Joghurt
1 TL Ahornsirup
200 g geriebene Möhren
100 g geriebene Zucchini
abgeriebene Schale von 1 Orange
300 g Reismehl
1 gestrichener TL Natron
1 gestrichener TL Backpulver
1 EL gemahlene Mandeln
1/4 TL Zimt

Zubereitung

Die Eier leicht verschlagen und mit Öl, Vanille, Joghurt, Ahornsirp, dem Gemüse und der Orangenschale verrühren.
In einer anderen Schüssel alle trockenen Zutaten miteinander mischen. Darauf achten, dass insbesondere die Backtriebmittel gut verteilt werden.
Nun die trockenen und feuchten Zutaten zusammengeben und kurz rühren. Die Masse in eine gefettete Kastenform füllen und bei 180 Grad etwa 40 Minuten backen.

Hauptwirkung

■ Qi ■ Blut
☐ Yin ☐ Yang
☐ Nässe
☐ Schleim
☐ Wasser
☐ Qi-Stockung
☐ Blut-Stauung
☐ Hitze
☐ Kälte
☐ Wind-Hitze
☐ Wind-Kälte
☐ Wind-Nässe
☐ Trockenheit

Einflussbereich

☐ Lunge
☐ Darm
■ Magen
■ Milz
☐ Herz
☐ Blase
☐ Nieren
☐ Gallenblase
☐ Leber

Temperatur

☐ kühlend
■ neutral
☐ wärmend

Gegenanzeigen

☐ Qi-Schwäche
☐ Blutarmut
☐ Yin-Mangel
☐ Yang-Mangel
☐ Nässe
☐ Stockung
☐ Hitze
☐ Kälte
☐ Einwirkung von Wind

Energetische Eigenschaften

Dieses Brot ist Nahrung für Blut und Qi und außerdem leicht verdaulich.

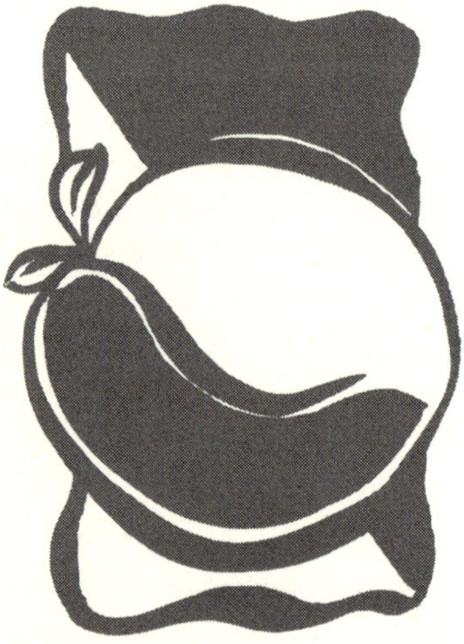

Aprikosen-Dattel-Speise

Dieses Dessert wird Ihre ganze Familie in Entzücken versetzen. Die Süße der Früchte verbreitet sich im Körper wie Sonnenschein. Ein idealer Genuss für einen Tag im Winter, wenn kein frisches Saisonobst erhältlich ist.

Zubereitungszeit: 5 Minuten
Garzeit: 15 Minuten
Menge: 4 Portionen

Zutaten

200 g getrocknete Aprikosen
100 g getrocknete Datteln
200 g Joghurt

Zubereitung

Aprikosen und Datteln über Nacht, mindestens jedoch 1 Stunde vor der Weiterverarbeitung knapp mit Wasser bedeckt einweichen. Im Einweichwasser etwa 15 Minuten kochen, bis sie weich sind, dann pürieren und mit dem Joghurt verrühren. Lauwarm servieren.

Hauptwirkung

- ■ Qi ■ Blut
- ■ Yin □ Yang
- □ Nässe
- □ Schleim
- □ Wasser
- □ Qi-Stockung
- □ Blut-Stauung
- □ Hitze
- □ Kälte
- □ Wind-Hitze
- □ Wind-Kälte
- □ Wind-Nässe
- ■ Trockenheit

Einflussbereich

- ■ Lunge
- ■ Darm
- □ Magen
- ■ Milz
- □ Herz
- □ Blase
- □ Nieren
- □ Gallenblase
- ■ Leber

Temperatur

- □ kühlend
- ■ neutral
- □ wärmend

Gegenanzeigen

- □ Qi-Schwäche
- □ Blutarmut
- □ Yin-Mangel
- □ Yang-Mangel
- □ Nässe
- □ Stockung
- □ Hitze
- □ Kälte
- □ Einwirkung von Wind

Energetische Eigenschaften

Aprikosen kräftigen das Blut und befeuchten die Lunge. In getrockneter Form sind sie leicht wärmend. Datteln nähren sowohl das Qi als auch das Blut und haben neben einer leichten Wärmewirkung einen stärkenden Einfluss auf Leber und Milz. Joghurt kühlt, bildet Feuchtigkeit und tut Lunge, Darm und Magen wohl. Eine einfache Speise, aber ein Tonikum für Blut, Qi und Yin.

Dattel-Walnuss-Ecken

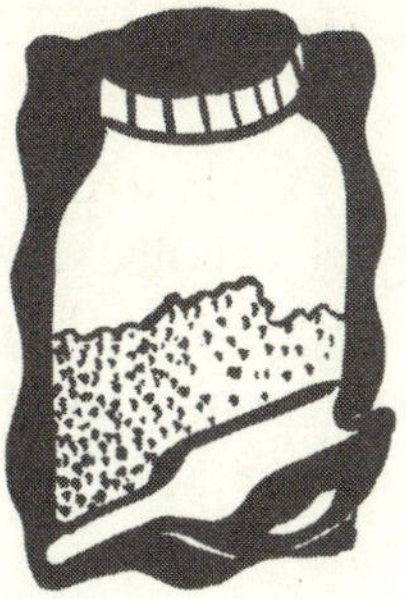

Zubereitungszeit: 10 Minuten
Garzeit: 30 Minuten
Menge: 8 Portionen

Meine Großmutter pflegte einen Dattel-Walnuss-Kuchen für mich zu backen, der bisher unübertroffen ist. Leider habe ich das Rezept nie bekommen, aber die folgende Kombination aus Walnüssen, Datteln und Haferflocken trifft den Geschmack ziemlich genau. Diese Nussecken werden selbst jemanden, der von seiner Großmutter ebenso verwöhnt wurde wie ich, zufrieden stellen.

Zutaten

150 g Walnusskerne
200 g Datteln
etwas heißes Wasser
1 Handvoll Sesam
200 ml Sonnenblumenöl
2 Eier, verquirlt
2 EL Melasse (oder Rübenkraut)
1 EL gemahlener Zimt
1 TL Ingwerpulver
500 g Haferflocken

Zubereitung

Die Walnüsse mit dem Nudelholz zerdrücken. Die Datteln fein hacken, ein paar Minuten in heißem Wasser einweichen und pürieren. Alle übrigen Zutaten bis auf die Haferflocken zufügen und gut unterrühren. Dann nach und nach die Haferflocken einarbeiten, bis eine dicke, feuchte Masse entstanden ist. Den Teig in eine flache gefettete Backform füllen und bei 200 Grad etwa 30 Minuten backen. Noch warm in Stücke schneiden.

Hauptwirkung
■ Qi ■ Blut
■ Yin ■ Yang
□ Nässe
□ Schleim
□ Wasser
□ Qi-Stockung
□ Blut-Stauung
□ Hitze
■ Kälte
□ Wind-Hitze
□ Wind-Kälte
□ Wind-Nässe
□ Trockenheit

Einflussbereich
■ Lunge
■ Darm
■ Magen
■ Milz
■ Herz
□ Blase
■ Nieren
□ Gallenblase
■ Leber

Temperatur
□ kühlend
□ neutral
■ wärmend

Gegenanzeigen
□ Qi-Schwäche
□ Blutarmut
□ Yin-Mangel
□ Yang-Mangel
□ Nässe
□ Stockung
□ Hitze
□ Kälte
□ Einwirkung von Wind

Energetische Eigenschaften

Die Kombination aus Walnüssen, Datteln, Sesam, Eiern, Melasse und Haferflocken tut dem ganzen System gut: dem Yin, dem Yang, dem Blut und dem Qi. Die erzeugte Feuchtigkeit wird zum Teil durch die trocknende, wärmende Wirkung der Gewürze ausgeglichen. Da das Gebäck sehr reichhaltig ist, wirkt ein Zuviel allerdings doch Nässe bildend. Insgesamt ist es aber ein wärmendes Energietonikum, das dem ganzen Körper zugute kommt.

Desserts

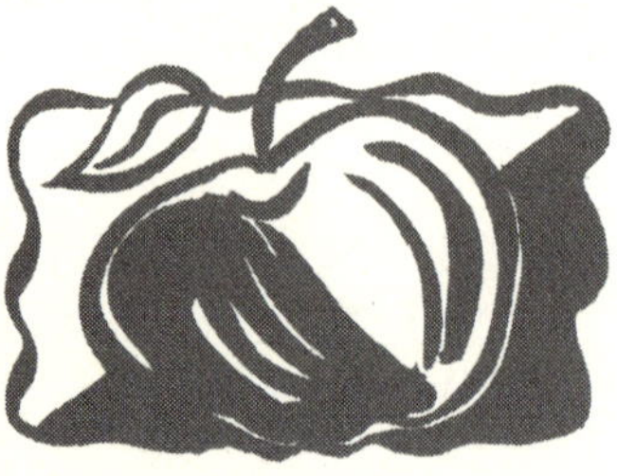

Esskastanientorte mit Äpfeln

Zubereitungszeit: 45 Minuten
Garzeit: 30 Minuten
Menge: 6 bis 8 Portionen

Äpfel und Esskastanien sind die beiden »bisexuellen« Nahrungsmittel in der Welt der Küche, die sowohl in würzigen als auch in süßen Gerichten zu Hause sind. Bei dieser Torte sind sie die perfekten Gefährten. Apfelscheiben und Zitrone geben der dicken Esskastanienunterlage eine säuerliche Note. Guten Appetit!

Zutaten

1 Mürbeteigboden von etwa 22 cm Ø
500 g Esskastanienpüree
abgeriebene Schale und Saft von 1 Zitrone
1 1/2 TL gemahlener Zimt
1 EL Dattelsirup (ersatzweise Birnen-Dattel-Kraut)
1 großer Klarapfel
100 g Mandelblättchen
1 EL brauner Zucker

Zubereitung

Die Kastanien einschneiden, 10 Minuten kochen, dann aus den Schalen drücken (oder Dosenpüree verwenden). Mit der abgeriebenen Zitronenschale, 1 Teelöffel Zimt und dem Dattelsirup pürieren. Die Masse auf dem Mürbeteigboden ausbreiten und andrücken.
Nun den in dünne Scheiben geschnittenen Apfel und die Mandelblättchen auf der Kastanienmasse verteilen. Mit dem restlichen Zitronensaft beträufeln. Den Zucker mit dem noch verbliebenen 1/2 Teelöffel Zimt vermischen und darüber streuen. Die Torte 20 bis 30 Minuten bei 200 Grad backen.

Hauptwirkung

■ Qi ■ Blut
■ Yin ■ Yang
□ Nässe
□ Schleim
□ Wasser
■ Qi-Stockung
■ Blut-Stauung
□ Hitze
□ Kälte
□ Wind-Hitze
□ Wind-Kälte
□ Wind-Nässe
□ Trockenheit

Einflussbereich

■ Lunge
□ Darm
■ Magen
■ Milz
■ Herz
□ Blase
■ Nieren
□ Gallenblase
□ Leber

Temperatur

□ kühlend
■ neutral
□ wärmend

Gegenanzeigen

□ Qi-Schwäche
□ Blutarmut
□ Yin-Mangel
□ Yang-Mangel
□ Nässe
□ Stockung
□ Hitze
□ Kälte
□ Einwirkung von Wind

Energetische Eigenschaften

Esskastanien stärken das Yang und haben einen günstigen Einfluss auf Nieren, Magen und Milz. Der Apfel nährt das Yin von Herz, Lunge und Magen. In ihrer jeweiligen Wirkung werden sie von Zimt und Zitrone unterstützt.

Gepfeffertes Backobst mit Erdbeeren

Der erste Bissen von diesem Dessert ist immer eine Überraschung. Aber der Kontrast zwischen Obst und Pfeffer ist sehr spannend!

Zubereitungszeit: 15 Minuten
Garzeit: 45 Minuten
Menge: 4 bis 6 Portionen

Zutaten

3 Kiwis
3 Pfirsiche
Saft von 2 Zitronen
4 EL Dattelsirup (ersatzweise Birnen-Dattel-Kraut)
1 TL Sichuan-Pfefferkörner
1/2 TL Korianderkörner
250 g Erdbeeren

Zubereitung

Die Kiwis schälen und ebenso wie die entsteinten Pfirsiche halbieren. Mit der Schnittfläche nach unten in eine feuerfeste Form setzen und mit Zitronensaft und Dattelsirup beträufeln. Mit den zerdrückten Pfeffer- und Korianderkörnern bestreuen und im Ofen 45 Minuten bei 170 Grad backen.
Die Früchte nach dem Backen abkühlen lassen, dann die geviertelten Erdbeeren zufügen und in dem Sirup wenden. So oder mit einfachem Joghurt servieren.

Hauptwirkung	**Einflussbereich**	**Gegenanzeigen**
☐ Qi ■ Blut	☐ Lunge	☐ Qi-Schwäche
■ Yin ☐ Yang	☐ Darm	☐ Blutarmut
☐ Nässe	■ Magen	☐ Yin-Mangel
☐ Schleim	☐ Milz	☐ Yang-Mangel
☐ Wasser	☐ Herz	☐ Nässe
☐ Qi-Stockung	☐ Blase	☐ Stockung
☐ Blut-Stauung	■ Nieren	☐ Hitze
☐ Hitze	☐ Gallenblase	☐ Kälte
☐ Kälte	■ Leber	☐ Einwirkung von Wind
☐ Wind-Hitze	**Temperatur**	
☐ Wind-Kälte	☐ kühlend	
☐ Wind-Nässe	■ neutral	
☐ Trockenheit	☐ wärmend	

Energetische Eigenschaften

Früchte, deren Fleisch einen süßsauren Geschmack hat, erzeugen im Allgemeinen Feuchtigkeit, kühlen und sind Nahrung für das Yin. Pfirsiche haben jedoch eine gewisse Wärmewirkung, außerdem sorgen das Backen und der Zusatz von Pfeffer und Koriander dafür, dass dieser Obstsalat nicht so stark kühlt wie andere Fruchtdesserts und deshalb auch von Menschen mit Kälte-Störungen recht gut vertragen wird. Das feine Gleichgewicht zwischen den kühlen, Feuchtigkeit spendenden Früchten und den warmen, trockenen Gewürzen ist bezeichnend für ein Gericht, in dem sich Yin und Yang im Einklang miteinander befinden.

Desserts

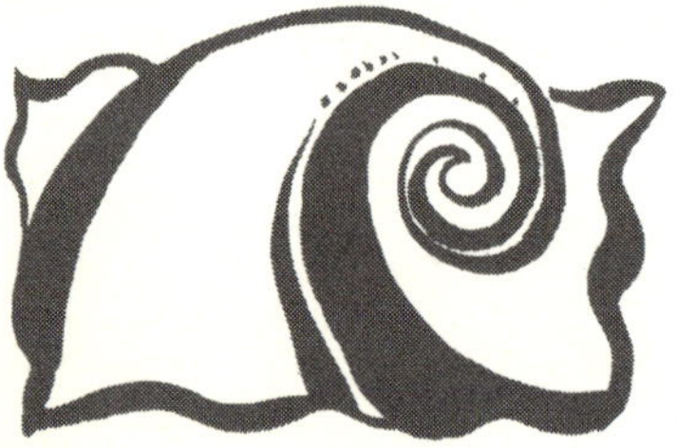

Kokosmakronen

Kokosmakronen sind ein Dessert, das Sexappeal hat. Wählen Sie es für eine ganz besondere Gelegenheit aus Ihrem Repertoire aus.

Zubereitungszeit: 15 Minuten
Garzeit: 30 Minuten
Menge: 24 Stück

Zutaten

4 Eiweiß
1/4 TL Weinstein
1/2 TL Backpulver
50 g Mandeln, blanchiert
150 ml Ahornsirup
ein Spritzer Rosenwasser
600 g Koskosraspeln

Zubereitung

Die Eiweiß mit dem Weinstein schlagen, bis sie steif zu werden beginnen, dann das Backpulver unterziehen.
Die Mandeln zu grobem Mehl mahlen und in einer Schüssel mit den übrigen Zutaten mischen. Den Eischnee darunter heben. Von der Masse mit einem Löffel Makronen abstechen und auf ein gefettetes Blech setzen. Bei 150 Grad 30 Minuten im Ofen backen. Noch warm vom Blech lösen.

Hauptwirkung

■ Qi □ Blut
□ Yin □ Yang
□ Nässe
□ Schleim
□ Wasser
□ Qi-Stockung
□ Blut-Stauung
□ Hitze
□ Kälte
□ Wind-Hitze
□ Wind-Kälte
□ Wind-Nässe
□ Trockenheit

Einflussbereich

■ Lunge
□ Darm
□ Magen
□ Milz
■ Herz
□ Blase
□ Nieren
□ Gallenblase
□ Leber

Temperatur

□ kühlend
■ neutral
□ wärmend

Gegenanzeigen

□ Qi-Schwäche
□ Blutarmut
□ Yin-Mangel
□ Yang-Mangel
■ Nässe
□ Stockung
□ Hitze
□ Kälte
□ Einwirkung von Wind

Energetische Eigenschaften

Kokos wärmt und nährt normalerweise das Herz, und dieser süße Hochgenuss hebt auf jeden Fall die Stimmung. Eiweiß und Mandeln stärken die Lunge. Wie bei allen süßen Sachen ist es auch hier so, dass eine kleine Menge wohl tut, während zu viel davon die Milz belastet und alle guten Wirkungen zunichte macht.

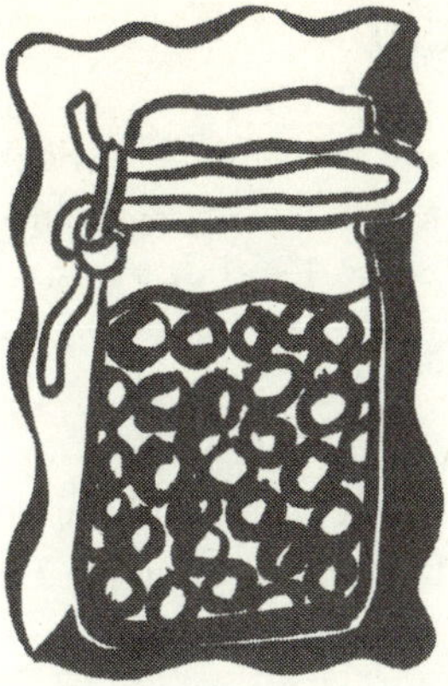

Desserts

Zubereitungszeit: 10 Minuten
Garzeit: 30 Minuten
Menge: 4 bis 6 Portionen

Zutaten

250 g Haferflocken
100 g Kokosraspeln
2 TL Ingwerpulver
1 Ei
100 ml Distelöl
175 bis 200 g zuckerfreie Marmelade

Marmeladegefüllte Haferhappen

Marmelade mit ihrem säuerlichen, auf der Zunge prickelnden Geschmack verleiht dem Gebäck erst die richtige säuerliche Note und weckt das Verlangen nach mehr.

Zubereitung

In einer Schüssel Haferflocken, Kokosraspeln und Ingwer miteinander vermengen. Die Mischung mit den Händen durcharbeiten und die Haferflocken dabei etwas zerreiben.
Das Ei verschlagen, dann vorsichtig das Öl zurühren. Die Flüssigkeit zur Trockenmischung geben und gut darunter rühren. Eine Backform von etwa 20 cm Kantenlänge ausfetten. Die Hälfte des Teiges hineinfüllen und andrücken.
Nun die Marmelade gleichmäßig auf der Masse verteilen und mit dem restlichen Teig abdecken. Wieder gut andrücken. Die Haferhappen etwa 30 Minuten bei 200 Grad backen, bis sie leicht gebräunt sind. Vor dem Zerschneiden abkühlen lassen.

Hauptwirkung
- ■ Qi ■ Blut
- □ Yin □ Yang
- □ Nässe
- □ Schleim
- □ Wasser
- ■ Qi-Stockung
- □ Blut-Stauung
- □ Hitze
- ■ Kälte
- □ Wind-Hitze
- □ Wind-Kälte
- □ Wind-Nässe
- □ Trockenheit

Einflussbereich
- ■ Lunge
- □ Darm
- □ Magen
- ■ Milz
- □ Herz
- □ Blase
- □ Nieren
- □ Gallenblase
- □ Leber

Temperatur
- □ kühlend
- □ neutral
- ■ wärmend

Gegenanzeigen
- □ Qi-Schwäche
- □ Blutarmut
- □ Yin-Mangel
- □ Yang-Mangel
- □ Nässe
- □ Stockung
- □ Hitze
- □ Kälte
- □ Einwirkung von Wind

Energetische Eigenschaften

Hafer ist ein leicht wärmendes Getreide und kräftigt Qi und Blut. Die Marmelade bringt Stockendes wieder in Schwung und wirkt, sofern sie zuckerfrei ist, Schleim reduzierend. Haferflocken und Marmelade ergänzen sich: Durch die Wirkung der Marmelade wird die Neigung zu Schwere, die Hafer mitzubringen pflegt, ausgeglichen. Trotzdem ist das Gebäck wegen seiner Reichhaltigkeit bei ernsten Schleim- und Nässe-Symptomen nicht zu empfehlen.

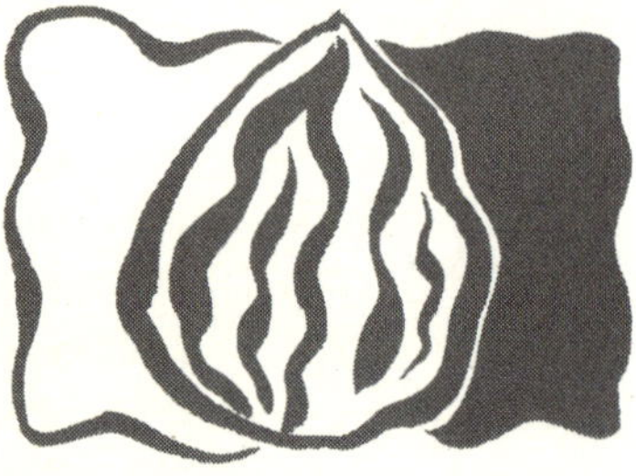

Zubereitungszeit: 20 Minuten
Garzeit: 25 Minuten
Menge: 6 bis 8 Portionen

Melassestückchen

Hierbei handelt es sich um ein sehr gehaltvolles Gebäck, das ein bisschen an den englischen Weihnachtspudding erinnert. Es ist dunkel und süß und hat durch die Zitrusschalen einen interessanten Beigeschmack. Das Rezept ist die Abwandlung eines Vorgängers in Ed Browns Tasajara-Brotbuch, das die Ehre hat, das erste Kochbuch zu sein, das ich je gekauft habe.

Zutaten

300 g Melasse (ersatzweise Rübenkraut) • 3 EL Butter
1 EL Backpulver
600 g Dinkelmehl
100 g gehackte Mandeln
2 EL abgeriebene Zitronenschale
2 EL abgeriebene Orangenschale
3 TL gemahlener Zimt
1/2 TL gemahlener Kardamom
1/4 TL gemahlene Nelken

Zubereitung

In einem großen Topf Melasse und Butter erhitzen. Wenn die Butter geschmolzen ist und mit der Melasse einen homogenen Sirup bildet, vom Herd ziehen und die Hälfte des mit Backpulver gemischten Mehls darunter rühren.
Erst alle übrigen Zutaten, dann nach und nach das restliche Mehl einarbeiten, bis eine steife, klebrige Masse entstanden ist. Wie viel Mehl nötig ist, richtet sich danach, wie gut es die Feuchtigkeit aufnimmt. Die Masse gut 1 cm dick in eine gefettete Form drücken und im Ofen bei 180 Grad 20 bis 25 Minuten backen. Noch warm aus der Form lösen und in ungefähr 24 Stücke schneiden. Das Gebäck sollte nicht knusprig, sondern eher feucht sein.

Hauptwirkung	**Einflussbereich**	**Gegenanzeigen**
■ Qi ■ Blut	■ Lunge	□ Qi-Schwäche
□ Yin □ Yang	□ Darm	□ Blutarmut
□ Nässe	□ Magen	□ Yin-Mangel
□ Schleim	■ Milz	□ Yang-Mangel
□ Wasser	■ Herz	■ Nässe
□ Qi-Stockung	□ Blase	□ Stockung
□ Blut-Stauung	□ Nieren	□ Hitze
□ Hitze	□ Gallenblase	□ Kälte
□ Kälte	□ Leber	□ Einwirkung von Wind
□ Wind-Hitze	**Temperatur**	
□ Wind-Kälte	□ kühlend	
□ Wind-Nässe	□ neutral	
□ Trockenheit	■ wärmend	

Energetische Eigenschaften

Melasse, Dinkel und Butter sind eine feuchte Kombination, die Blut und Qi nährt und das Herz leicht macht. Die Üppigkeit wird durch die Eigenschaften verschiedener Gewürze ausgeglichen, die für Trockenheit und Bewegung sorgen, und durch die ausgeprägte Fähigkeit der Zitrusschalen, Stockungen aufzulösen.

Pflaumencreme

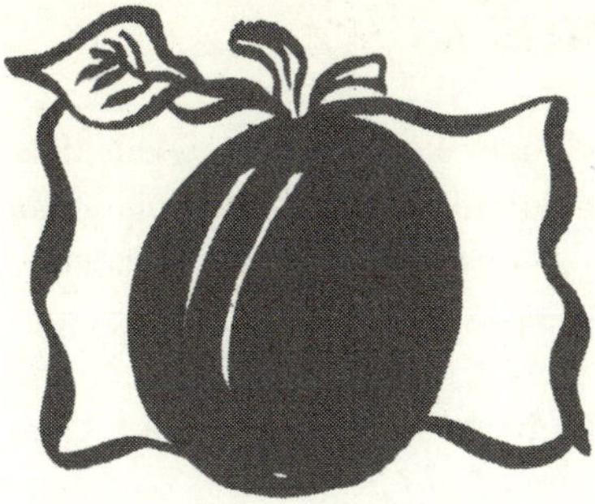

Zubereitungszeit: 10 Minuten
Garzeit: 20 Minuten
Menge: 4 Portionen

Die Pflaumensaison ist sehr kurz; nur wenige Wochen im Jahr sind die Obststände der Händler von einer Wolke süßen, betörenden Pflaumendufts umhüllt. Selbst die Wespen werden dann verrückt. So viele reife Pflaumen überall, was macht man da? Eine Pflaumencreme. Sie ist zu jeder Tageszeit ein erfrischender Genuss und sehr leicht herzustellen. Ich nehme für dieses Rezept süße gelbe Reineclauden, aber jede reife, wohlschmeckende Pflaumensorte ist geeignet. Die Speise löst bei Tisch mit Sicherheit entzücktes Raunen ringsum aus!

Zutaten

500 g Pflaumen oder Stachelbeeren
1 TL Fenchelkörner
1/2 TL Ingwerpulver
4 EL Apfeldicksaft

Zubereitung

Die Pflaumen entsteinen, halbieren und mit den Gewürzen zugedeckt etwa 20 Minuten sanft kochen, dann vom Herd ziehen und zerstampfen oder pürieren. Den Apfeldicksaft unterrühren. Pflaumencreme kann warm oder kalt, nach Wunsch auch mit einem Klecks Joghurt, serviert werden.

Hauptwirkung

☐ Qi ■ Blut
■ Yin ☐ Yang
☐ Nässe
☐ Schleim
☐ Wasser
■ Qi-Stockung
☐ Blut-Stauung
■ Hitze
☐ Kälte
☐ Wind-Hitze
☐ Wind-Kälte
☐ Wind-Nässe
☐ Trockenheit

Einflussbereich

☐ Lunge
☐ Darm
■ Magen
☐ Milz
☐ Herz
☐ Blase
☐ Nieren
☐ Gallenblase
■ Leber

Temperatur

■ kühlend
☐ neutral
☐ wärmend

Gegenanzeigen

☐ Qi-Schwäche
☐ Blutarmut
☐ Yin-Mangel
☐ Yang-Mangel
☐ Nässe
☐ Stockung
☐ Hitze
☐ Kälte
☐ Einwirkung von Wind

Energetische Eigenschaften

Pflaumen kühlen und kräftigen die Leber. Sie sind ein ausgezeichnetes Mittel gegen Leber-Hitze und helfen außerdem bei Stockungen im Darmsystem. Die Gewürze bilden ein Gegengewicht zur Kühle der Speise. Statt der Pflaumen können auch Stachelbeeren verwendet werden, die ähnliche energetische Eigenschaften haben.

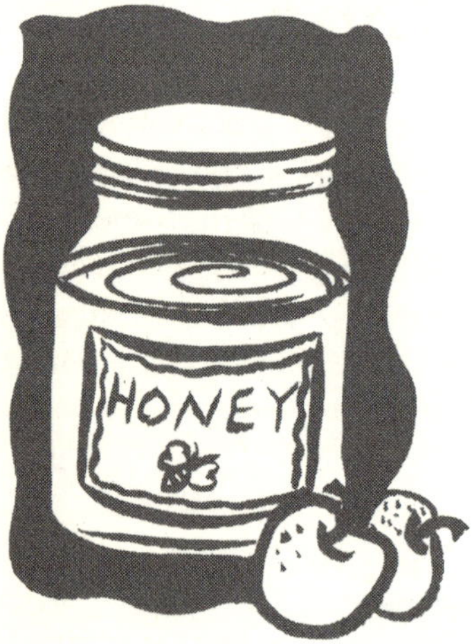

Sesamkugeln

Eine ebenso gehaltvolle Knabberei wie Halwa. Probieren Sie die murmelgroßen Bällchen einmal zum Tee oder bei einer Tasse Getreidekaffee!

Zubereitungszeit: 20 Minuten
Menge: 6 Portionen

Zutaten

400 g Sesam
2 EL zerlassene Butter
50 g Honig
1 EL Sesamwürzöl
1 TL Vanilleextrakt
1/2 TL gemahlener Zimt

Zubereitung

Den Sesam trocken rösten, bis er schön duftet; aufpassen, dass er nicht anbrennt. Zu möglichst feinem Mehl mahlen, mit den übrigen Zutaten mischen und zu einem Kloß zusammendrücken. Abkühlen und fester werden lassen, dann mit feuchten Händen kleine Bällchen formen. Fertig!

Hauptwirkung

■ Qi □ Blut
■ Yin □ Yang
□ Nässe
□ Schleim
□ Wasser
□ Qi-Stockung
□ Blut-Stauung
□ Hitze
□ Kälte
□ Wind-Hitze
□ Wind-Kälte
□ Wind-Nässe
■ Trockenheit

Einflussbereich

□ Lunge
□ Darm
□ Magen
□ Milz
■ Herz
□ Blase
■ Nieren
□ Gallenblase
■ Leber

Temperatur

□ kühlend
■ neutral
□ wärmend

Gegenanzeigen

□ Qi-Schwäche
□ Blutarmut
□ Yin-Mangel
□ Yang-Mangel
■ Nässe
□ Stockung
□ Hitze
□ Kälte
□ Einwirkung von Wind

Energetische Eigenschaften

Sesam stärkt das Yin, während der Honig ein süßes Tonikum für das Qi ist. Der hohe Fettgehalt erhöht die Tendenz dieser Leckerei, Nässe zu erzeugen. Einen Ausgleich schafft der Zimt mit seiner wärmenden, trocknenden Energie. Da der Snack äußerst nahrhaft ist, sollten nur kleine Mengen davon genossen werden, denn sonst kommt es zur Ansammlung von Nässe.

Wacholderbirnen

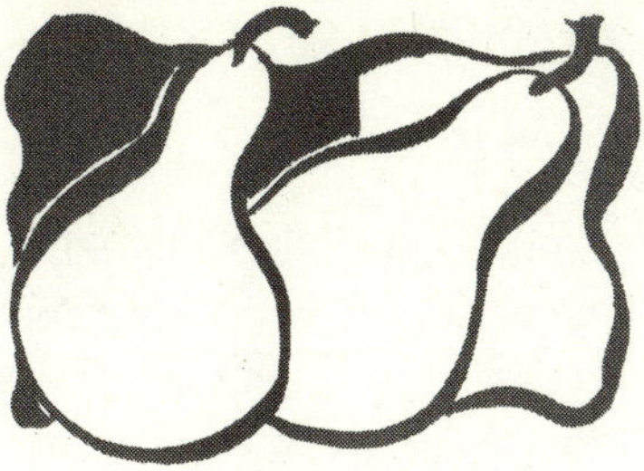

Zu diesem Rezept hat mich Nigel Slaters Buch Der *30-Minuten-Koch* inspiriert. Wählen Sie relativ kleine und vor allem reife Birnen aus. Ein leckeres Dessert im Herbst, wenn die Nebel treiben und Früchte in Hülle und Fülle reifen! Frische Nüsse dazu zu reichen kann nicht schaden.

Zubereitungszeit: 10 Minuten
Garzeit: 30 Minuten
Menge: 4 Portionen

Zutaten

8 kleine, reife Birnen
6 EL Apfeldicksaft
1 EL Zitronensaft
1/2 TL zerdrückte Korianderkörner
8 Wacholderbeeren, zerdrückt
Honig
Joghurt
Mandelblättchen

Zubereitung

Das Kerngehäuse der Birnen ausstechen, die Früchte halbieren und in ein feuerfestes Gefäß geben. Mit Apfeldicksaft und Zitronensaft begießen und mit Koriander und Wacholderbeeren bestreuen. Bei 200 Grad etwa 30 Minuten zugedeckt im Ofen backen. Mit einer Garnitur aus Honig, Joghurt und ein paar gerösteten Mandelblättchen zu Tisch bringen.

Hauptwirkung

□ Qi □ Blut
■ Yin □ Yang
□ Nässe
□ Schleim
□ Wasser
□ Qi-Stockung
□ Blut-Stauung
■ Hitze
□ Kälte
□ Wind-Hitze
□ Wind-Kälte
□ Wind-Nässe
□ Trockenheit

Einflussbereich

■ Lunge
□ Darm
■ Magen
□ Milz
□ Herz
□ Blase
□ Nieren
□ Gallenblase
□ Leber

Temperatur

■ kühlend
□ neutral
□ wärmend

Gegenanzeigen

□ Qi-Schwäche
□ Blutarmut
□ Yin-Mangel
□ Yang-Mangel
□ Nässe
□ Stockung
□ Hitze
□ Kälte
□ Einwirkung von Wind

Energetische Eigenschaften

Birnen spenden der Lunge Feuchtigkeit und nähren das Yin, und darin liegt die Hauptwirkung dieses Desserts. Der Wacholder mildert die Kühle der Birnen etwas, ebenso das Backen. Apfeldicksaft und Zitronensaft unterstützen die Birnen in ihrer Wirkung. Der Joghurt bringt ebenfalls dem Yin Kühlung, Feuchtigkeit und Nahrung.

Aprikosen-Brennnessel-Wein

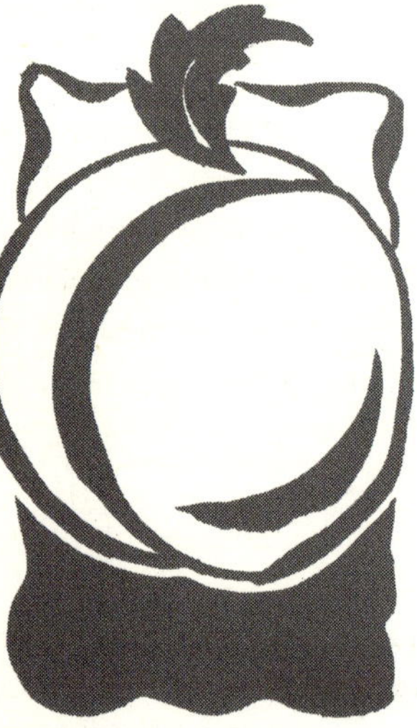

Zubereitungszeit: 20 Minuten
Reifezeit: 3 Wochen

Zutaten

1 Halblitergefäß voll Brennnesselspitzen
24 getrocknete Aprikosen
1 Flasche Rotwein

Hauptwirkung

- □ Qi ■ Blut
- □ Yin □ Yang
- □ Nässe
- □ Schleim
- □ Wasser
- ■ Qi-Stockung
- ■ Blut-Stauung
- □ Hitze
- ■ Kälte
- □ Wind-Hitze
- □ Wind-Kälte
- □ Wind-Nässe
- □ Trockenheit

Einflussbereich

- ■ Lunge
- □ Darm
- □ Magen
- ■ Milz
- ■ Herz
- ■ Blase
- ■ Nieren
- □ Gallenblase
- ■ Leber

Temperatur

- □ kühlend
- □ neutral
- ■ wärmend

Gegenanzeigen

- □ Qi-Schwäche
- □ Blutarmut
- □ Yin-Mangel
- □ Yang-Mangel
- □ Nässe
- □ Stockung
- ■ Hitze
- □ Kälte
- □ Einwirkung von Wind

Weine sind ein wunderbares Stärkungsmittel. Es gibt kaum eine bessere Rechtfertigung dafür, sich am Abend gemütlich mit einem Glas Wein hinzusetzen, als das Wissen, dass dieses Vergnügen der Gesundheit dient.

Zubereitung

Gebraucht wird ein sauberes Glasgefäß, das deutlich größer ist als eine Rotweinflasche und sich fest mit einem Schraubdeckel oder Korken verschließen lässt. Das Glas mit kaltem Wasser ausspülen und dann für etwa 20 Minuten im Backofen erhitzen.
Die Brennnesselblätter frisch ernten und behutsam bis unten in das Gefäß hineindrücken. Die genaue Menge ist nicht so wichtig. Die Aprikosen obenauf legen (am besten ungeschwefelte) und so viel Rotwein darüber gießen, dass das Gefäß randvoll ist. Das Glas verschließen und den Inhalt 3 Wochen an einem dunklen Ort bei Zimmertemperatur ziehen lassen.
Jeden Tag ein Glas davon als Tonikum trinken. Die Brennnesseln auf den Kompost entsorgen, die Früchte jedoch essen – sie schmecken köstlich.

Energetische Eigenschaften

Aprikosen und Brennnesseln sind beide ausgezeichnete Blutstärkungsmittel. Im Wein gelöst, werden ihre Wirkstoffe leicht vom Körper aufgenommen. Die blauen Trauben, aus denen Rotwein hergestellt wird, sind ebenfalls Blut bildend, und der Alkohol macht dieses Getränk zu einem Wärmespender.

Zubereitungszeit: 15 Minuten
Menge: 1 Liter

Chai

Diese Chai-Version ist nicht mit dem ätzenden Rachenputzer zu vergleichen, der in Indien an jeder Straßenecke verkauft wird, sondern ist ein Mischtee, der erfrischt, belebt und entzückt. Trinken Sie ihn morgens beim Frühstück, und der Tag fängt gut an.

Zutaten

1 EL Zimtrinde
1 EL Kardamomkapseln
1 EL getrocknete Orangenschale
1/2 EL frische Ingwerstückchen
1/2 TL Korianderkörner
1/3 TL schwarze Pfefferkörner
5 Nelken
2 ganze Sternanis
1/2 TL Schwarztee
(nach Belieben)
1 l Wasser

Zubereitung

Alle Zutaten im offenen Topf 15 Minuten kochen; ein Teil der Flüssigkeit soll verdampfen. Eine Prise schwarzer Tee kann nicht schaden. Durch ein Sieb abgießen und mit Honig gesüßt servieren. Falls gewünscht, kann auch warme Milch dazu gereicht werden.

Hauptwirkung

□ Qi □ Blut
□ Yin ■ Yang
■ Nässe
■ Schleim
□ Wasser
■ Qi-Stockung
■ Blut-Stauung
□ Hitze
■ Kälte
□ Wind-Hitze
□ Wind-Kälte
□ Wind-Nässe
□ Trockenheit

Einflussbereich

■ Lunge
□ Darm
■ Magen
■ Milz
□ Herz
□ Blase
■ Nieren
□ Gallenblase
□ Leber

Temperatur

□ kühlend
□ neutral
■ wärmend

Gegenanzeigen

□ Qi-Schwäche
□ Blutarmut
■ Yin-Mangel
□ Yang-Mangel
□ Nässe
□ Stockung
■ Hitze
□ Kälte
□ Einwirkung von Wind

Energetische Eigenschaften

Chai regt den Kreislauf an, wärmt den Körper und vertreibt Kälte. Außerdem ist er verdauungsfördernd und unterstützt das Nieren-Yang.

Getränke

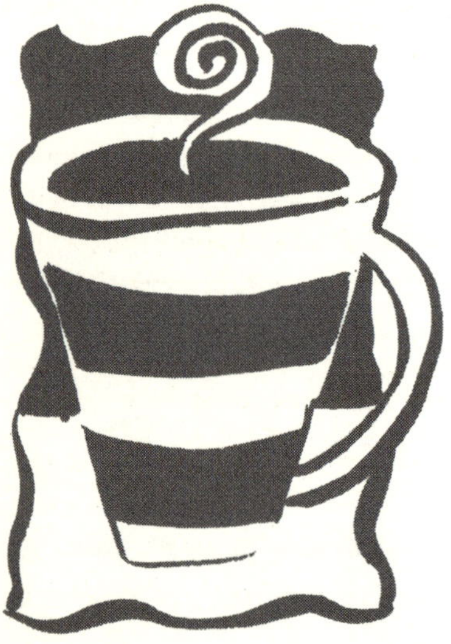

Drei-Gewürzkörner-Tee

Dieser einfache Tee aus Kümmel, Anis- und Fenchelkörnern erfrischt den Mund und belebt die Verdauung. Als Verdauungshilfe wird er am besten nach einer Mahlzeit getrunken. Ein paar Löffel von diesem Tee können auch Säuglingen eingeflößt werden, um Koliken zu lindern.

Zubereitungszeit: 5 Minuten
Menge: 1/2 Liter

Zutaten

1 TL Anissaat
1 TL Kümmel
1 TL Fenchelkörner
1/2 l kochendes Wasser

Zubereitung

Einfach die drei Gewürzsorten in eine Teekanne geben und mit kochendem Wasser aufgießen. 5 Minuten ziehen lassen. Wer gerne kräftigen Tee trinkt, kocht die Gewürzkörner 5 Minuten.

Hauptwirkung

- ☐ Qi ☐ Blut
- ☐ Yin ☐ Yang
- ■ Nässe
- ■ Schleim
- ☐ Wasser
- ■ Qi-Stockung
- ☐ Blut-Stauung
- ☐ Hitze
- ■ Kälte
- ☐ Wind-Hitze
- ☐ Wind-Kälte
- ☐ Wind-Nässe
- ☐ Trockenheit

Einflussbereich

- ■ Lunge
- ☐ Darm
- ☐ Magen
- ■ Milz
- ☐ Herz
- ■ Blase
- ■ Nieren
- ☐ Gallenblase
- ☐ Leber

Temperatur

- ☐ kühlend
- ☐ neutral
- ☐ wärmend

Gegenanzeigen

- ☐ Qi-Schwäche
- ☐ Blutarmut
- ☐ Yin-Mangel
- ☐ Yang-Mangel
- ☐ Nässe
- ☐ Stockung
- ☐ Hitze
- ☐ Kälte
- ☐ Einwirkung von Wind

Energetische Eigenschaften

Diese Gewürze sind alle wärmend, sie sorgen für Bewegung und helfen der Verdauung auf die Sprünge. Der Tee wirkt Nässe entgegen und fördert die Qi-Zirkulation.

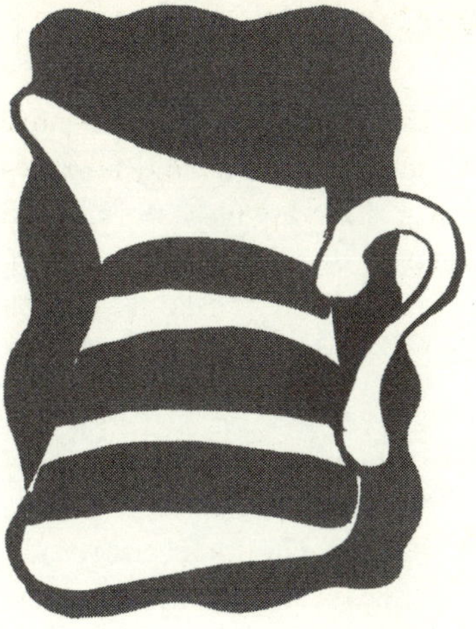

Gerstenschleim

Manche Leute schwören, das Geheimnis ihrer blühenden Gesundheit sei der Gerstenschleim, den sie regelmäßig trinken, und es wird gemunkelt, dass selbst die englische Königin ihn täglich genießt. Er kann sowohl erfrischendes Sommergetränk sein als auch ein Kraft spendender, beruhigender Genesungstrunk.

Zubereitungszeit: 5 Minuten
Garzeit: 1 Stunde
Menge: 1/2 bis 3/4 Liter

Zutaten

50 g Gerste
1 l Wasser
Zitronensaft
1 Prise Salz

Zubereitung

Die Gerste ohne Fett sanft anrösten, dann mit dem Wasser aufgießen und etwa 15 Minuten lang sprudelnd kochen lassen. Danach 30 bis 45 Minuten leise köcheln, bis die Körner weich sind und aufplatzen. 1 Prise Salz unterrühren. Durch ein Sieb gießen und mit einem Spritzer Zitronensaft verfeinern. Den Schleim so, wie er ist, oder etwas verdünnt trinken. Wer ihn lieber süß mag, fügt etwas Gerstenmalz hinzu.

Hauptwirkung

■ Qi ■ Blut
□ Yin □ Yang
■ Nässe
□ Schleim
■ Wasser
□ Qi-Stockung
□ Blut-Stauung
■ Hitze
□ Kälte
□ Wind-Hitze
□ Wind-Kälte
□ Wind-Nässe
□ Trockenheit

Einflussbereich

□ Lunge
■ Darm
■ Magen
■ Milz
□ Herz
□ Blase
□ Nieren
■ Gallenblase
■ Leber

Temperatur

■ kühlend
□ neutral
□ wärmend

Gegenanzeigen

□ Qi-Schwäche
□ Blutarmut
□ Yin-Mangel
□ Yang-Mangel
□ Nässe
□ Stockung
□ Hitze
□ Kälte
□ Einwirkung von Wind

Energetische Eigenschaften

Gerstenschleim ist ein traditionelles Heilmittel bei allen Symptomen von Nässe-Hitze, besonders, wenn er gezielt für die Geschlechtsorgane und die Harnwege oder die Leber angewendet wird. Außerdem beruhigt er den Darm, kräftigt die Milz und kühlt das Blut.

Getränke

Zubereitungszeit: 10 Minuten
Menge: 2 Portionen

Zutaten

20 bis 30 Mandeln
1/2 l Milch
6 Kardamomkapseln, grob zerstoßen
eine gute Prise frischer schwarzer Pfeffer
1 TL Honig

Hauptwirkung

- ■ Qi ■ Blut
- ■ Yin □ Yang
- □ Nässe
- □ Schleim
- □ Wasser
- □ Qi-Stockung
- □ Blut-Stauung
- □ Hitze
- □ Kälte
- □ Wind-Hitze
- □ Wind-Kälte
- □ Wind-Nässe
- ■ Trockenheit

Einflussbereich

- ■ Lunge
- ■ Darm
- □ Magen
- □ Milz
- □ Herz
- □ Blase
- □ Nieren
- □ Gallenblase
- □ Leber

Temperatur

- □ kühlend
- ■ neutral
- □ wärmend

Gegenanzeigen

- □ Qi-Schwäche
- □ Blutarmut
- □ Yin-Mangel
- □ Yang-Mangel
- ■ Nässe
- □ Stockung
- □ Hitze
- □ Kälte
- □ Einwirkung von Wind

Hom

Hom ist ein sättigendes und beruhigendes Getränk, das in der ayurvedischen Tradition sehr geschätzt wird. Am Abend getrunken, sorgt es für gesunden Schlaf.

Zubereitung

Die Mandeln am besten 36 Stunden einweichen, dann lässt sich ihre Haut leicht abreiben, und sie geben mehr von ihren wertvollen Inhaltsstoffen ab. (Falls Sie in Eile sind, können Sie die Mandeln auch einfach blanchieren und abziehen.)
Die Milch langsam mit Kardamom und Pfeffer erhitzen und einige Minuten köcheln lassen, dann schnell zum sprudelnden Kochen bringen und sofort vom Feuer nehmen. Den Kardamom herausfischen. Milch, Mandeln und Honig im Mixer zusammenmischen und das Getränk warm servieren.

Energetische Eigenschaften

Mandeln stärken das Qi der Lunge und tragen zur Umwandlung von Schleim bei. Milch ist ein allgemeines Qi-Tonikum mit einer speziellen Affinität zur Lunge. Gemeinsam ergeben sie ein hoch wirksames Elixir für das Lungen-Qi und -Yin. Sowohl Mandeln als auch Milch schmieren zudem den Darm. Die Feuchtigkeit, die Milch erzeugt, wird etwas verringert durch die Gewürze, die Nässe entgegenwirken und Hitze erzeugen, was die Verdaulichkeit verbessert. Trotzdem ist Hom bei Nässe-Störungen oder Durchfall nicht zu empfehlen.

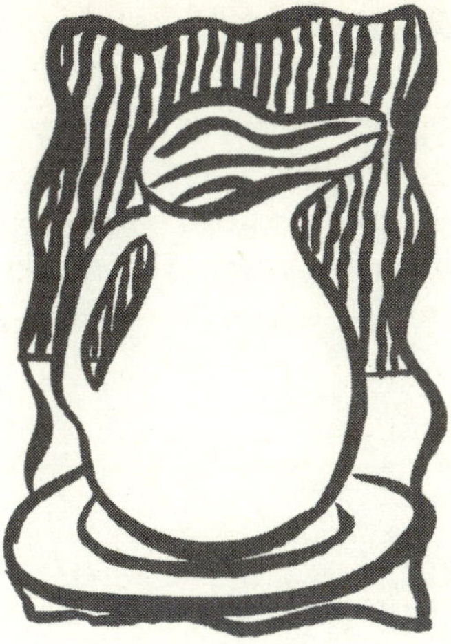

Zubereitungszeit: 1 Minute

Zutaten

1 Teil Naturjoghurt
3 Teile Wasser
ein paar Tropfen Rosenwasser
Honig zum Süßen

Lassi

Lassi ist ein einfaches, schnell hergestelltes Getränk aus Indien, das als nahrhafter Zwischenimbiss dient. Im Folgenden eine süße Version, aber in seinem Heimatland ist es auch salzig sehr beliebt. Lassi ist wahrscheinlich der Vorfahre der »Smoothies«, jener modernen schaumigen Erfrischungsgetränke aus Früchten, Aromen und Eis.

Zubereitung

Alle Zutaten zusammenmixen oder mit dem Schneebesen schaumig aufschlagen. Geschmacklich sind der Experimentierfreude keine Grenzen gesetzt – es sind also durchaus Zugaben wie etwa Minze oder gemahlene Gewürze möglich.
(Für echte »Smoothies« das Rosenwasser weglassen und nur 1 Teil Wasser und dazu 1 Teil frische Früchte nehmen. Alle weichen Früchte sind geeignet, besonders Bananen ergeben eine gute Grundlage. Auch hierbei ist das Spektrum der Möglichkeiten riesengroß!)

Hauptwirkung

■ Qi □ Blut
■ Yin □ Yang
□ Nässe
□ Schleim
□ Wasser
□ Qi-Stockung
□ Blut-Stauung
■ Hitze
□ Kälte
□ Wind-Hitze
□ Wind-Kälte
□ Wind-Nässe
■ Trockenheit

Einflussbereich

■ Lunge
■ Darm
□ Magen
□ Milz
□ Herz
□ Blase
□ Nieren
□ Gallenblase
□ Leber

Temperatur

■ kühlend
□ neutral
□ wärmend

Gegenanzeigen

□ Qi-Schwäche
□ Blutarmut
□ Yin-Mangel
■ Yang-Mangel
■ Nässe
□ Stockung
□ Hitze
■ Kälte
□ Einwirkung von Wind

Energetische Eigenschaften

Joghurt kühlt und ist Nahrung für Yin und Qi. Er hat außerdem eine wohltuende Wirkung auf den Verdauungstrakt.

Getränke

Zubereitungszeit: 5 Minuten
Menge: 1/2 Liter

Magen-Darm-Tee

Dieser Verdauungstee ist ein angenehmer, leichter Tee, der nach dem Essen getrunken werden sollte. Wenn Sie frische Kräuter besorgen können, nehmen Sie davon die doppelte Menge. Statt Anis können auch Fenchelkörner verwendet werden.

Zutaten

1 TL getrocknetes Basilikum
1 TL getrocknete Pfefferminze
1 TL Anissaat
1/2 l kochendes Wasser

Zubereitung

Die Gewürze in eine Teekanne geben, mit dem Wasser überbrühen und 5 Minuten ziehen lassen, dann abgießen.

Hauptwirkung

☐ Qi ☐ Blut
☐ Yin ☐ Yang
■ Nässe
■ Schleim
☐ Wasser
■ Qi-Stockung
☐ Blut-Stauung
☐ Hitze
☐ Kälte
☐ Wind-Hitze
☐ Wind-Kälte
☐ Wind-Nässe
☐ Trockenheit

Einflussbereich

■ Lunge
☐ Darm
■ Magen
■ Milz
☐ Herz
☐ Blase
☐ Nieren
☐ Gallenblase
☐ Leber

Temperatur

☐ kühlend
■ neutral
☐ wärmend

Gegenanzeigen

☐ Qi-Schwäche
☐ Blutarmut
☐ Yin-Mangel
☐ Yang-Mangel
☐ Nässe
☐ Stockung
☐ Hitze
☐ Kälte
☐ Einwirkung von Wind

Energetische Eigenschaften

Alle drei Kräuter sind wirksam gegen Übelkeit und andere Verdauungsbeschwerden bzw. bei »rebellischem Magen-Qi«, wie es in der chinesischen Medizin heißt. Der Tee hat aber auch eine günstige Wirkung auf die Lunge, ist Schleim lösend und macht die Nebenhöhlen frei.

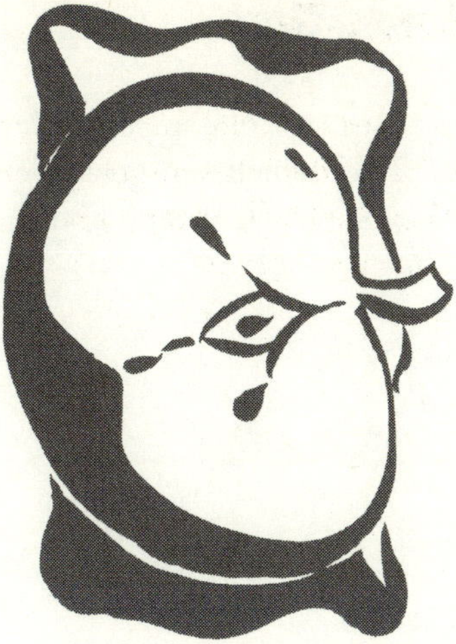

Sommererfrischung

Ein kühlendes, erfrischendes Getränk und ein Hochgenuss an einem heißen Sommertag. Auch bei fieberhaften Erkrankungen ist es hilfreich.

Zubereitungszeit: 5 Minuten
Menge: 1/2 Liter

Zutaten

1 TL Pfefferminze
2 TL Hagebutten
1 EL Apfeldicksaft
1/2 l Wasser
Zitronensaft nach Geschmack

Zubereitung

Die Kräuter mit kochendem Waser überbrühen und 5 Minuten ziehen lassen. Kurz vor dem Servieren den Apfeldicksaft und nach Belieben Zitronensaft zufügen.

Hauptwirkung

☐ Qi ☐ Blut
☐ Yin ☐ Yang
☐ Nässe
☐ Schleim
■ Wasser
☐ Qi-Stockung
☐ Blut-Stauung
■ Hitze
☐ Kälte
☐ Wind-Hitze
☐ Wind-Kälte
☐ Wind-Nässe
☐ Trockenheit

Einflussbereich

■ Lunge
☐ Darm
■ Magen
☐ Milz
☐ Herz
■ Blase
☐ Nieren
☐ Gallenblase
■ Leber

Temperatur

■ kühlend
☐ neutral
☐ wärmend

Gegenanzeigen

☐ Qi-Schwäche
☐ Blutarmut
☐ Yin-Mangel
☐ Yang-Mangel
☐ Nässe
☐ Stockung
☐ Hitze
■ Kälte
☐ Einwirkung von Wind

Energetische Eigenschaften

Dieses einfache Getränk ist bei allen Hitze-Symptomen zur Abkühlung zu empfehlen. Es kühlt einen überhitzten Magen oder eine zu heiße Leber und ist ideal für alle, die besonders im Sommer unter Hitze leiden.

Getränke

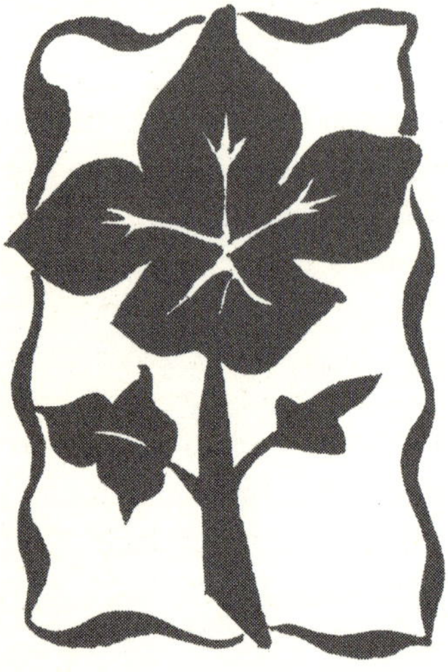

Tee bei Wind-Hitze

Eindeutig *der* Tee bei den ersten Anzeichen von fieberhaften Erkältungen und grippalen Infekten. Für ihn spricht auch, dass er sehr angenehm schmeckt.

Zubereitungszeit: 5 Minuten
Menge: 1/2 Liter

Zutaten

1 TL Pfefferminze
1 TL Holunderblüten
1 TL Schafgarbe
1/2 l Wasser

Zubereitung

Das Wasser zum Kochen bringen, die Kräuter damit überbrühen und 5 Minuten ziehen lassen.

Hauptwirkung

- □ Qi □ Blut
- □ Yin □ Yang
- □ Nässe
- □ Schleim
- □ Wasser
- □ Qi-Stockung
- □ Blut-Stauung
- □ Hitze
- □ Kälte
- ■ Wind-Hitze
- □ Wind-Kälte
- ■ Wind-Nässe
- □ Trockenheit

Einflussbereich

- ■ Lunge
- □ Darm
- □ Magen
- □ Milz
- □ Herz
- □ Blase
- □ Nieren
- □ Gallenblase
- □ Leber

Temperatur

- ■ kühlend
- □ neutral
- □ wärmend

Gegenanzeigen

- □ Qi-Schwäche
- □ Blutarmut
- □ Yin-Mangel
- □ Yang-Mangel
- □ Nässe
- □ Stockung
- □ Hitze
- □ Kälte
- □ Einwirkung von Wind

Energetische Eigenschaften

Dieser Tee »öffnet nach außen«, das heißt, er lässt Krankheitserreger durch die Poren nach außen entweichen. Der scharfe Geschmack der Kräuter hält die Angreifer davon ab, tiefer einzudringen, und vertreibt sie. Ein klassischer Tee bei Ausbruch einer Erkältung oder Grippe mit Hitze-Symptomen.

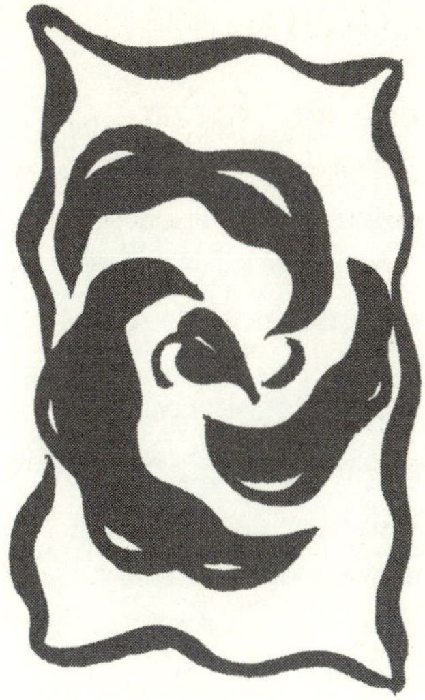

Tee bei Wind-Kälte

Sie ziehen vielleicht angesichts dieses Teerezepts die Augenbrauen hoch, und das zu Recht: Die Teemischung ist nichts für zartbesaitete Naturen! Aber wenn Ihnen kalt ist, Sie frösteln und wissen, dass eine Erkältung oder Grippe im Anzug ist, wird dieser Tee Sie gut über die Runden bringen. Brühen Sie ihn kräftig und in ausreichender Menge auf, sodass Sie ein paar Tassen davon trinken können, und dann kriechen Sie unter die Bettdecke und schwitzen alles wieder aus.

Zubereitungszeit: 10 Minuten
Menge: 1/2 Liter

Zutaten

2 TL zerkleinerter frischer Ingwer • 1 TL zerkleinerte Zimtrinde • 1 Knoblauchzehe 1 Frühlingszwiebel • 1/4 TL Cayennepfeffer • 1/2 l Wasser

Zubereitung

Ingwer und Zimt 10 Minuten im Wasser köcheln lassen. Kurz vor Ablauf der Kochzeit die gehackte Frühlingszwiebel, Knoblauch und Cayennepfeffer zufügen. Den Tee nach Wunsch mit etwas Honig süßen.

Hauptwirkung

- ☐ Qi ☐ Blut
- ☐ Yin ■ Yang
- ☐ Nässe
- ☐ Schleim
- ☐ Wasser
- ☐ Qi-Stockung
- ☐ Blut-Stauung
- ☐ Hitze
- ☐ Kälte
- ☐ Wind-Hitze
- ■ Wind-Kälte
- ■ Wind-Nässe
- ☐ Trockenheit

Einflussbereich

- ■ Lunge
- ☐ Darm
- ☐ Magen
- ☐ Milz
- ☐ Herz
- ☐ Blase
- ■ Nieren
- ☐ Gallenblase
- ☐ Leber

Temperatur

- ☐ kühlend
- ☐ neutral
- ■ wärmend

Gegenanzeigen

- ☐ Qi-Schwäche
- ☐ Blutarmut
- ☐ Yin-Mangel
- ☐ Yang-Mangel
- ☐ Nässe
- ☐ Stockung
- ☐ Hitze
- ☐ Kälte
- ☐ Einwirkung von Wind

Energetische Eigenschaften

Die verwendeten Gewürze sind sehr stark erhitzend, vertreiben Kälte aus dem Körper und »öffnen« nach außen. Mit ihrer Schärfe und Heizwirkung sind sie ein ideales Mittel gegen das Eindringen von Wind-Kälte.

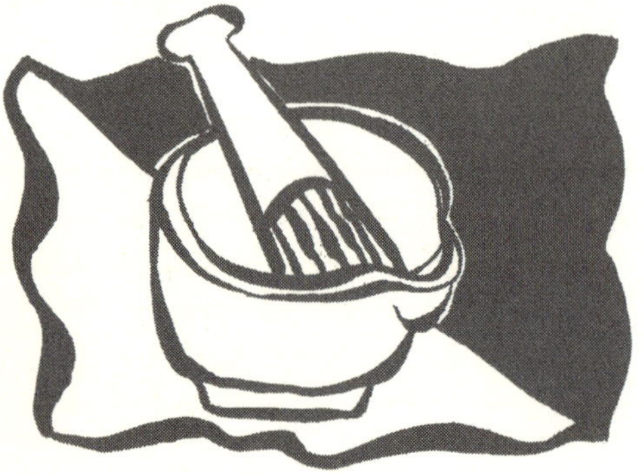

Eigene Rezepte zusammenstellen

Selbstheilung erfordert Tatkraft, Übung und Ausdauer – ein Heilmittel selber herzustellen und anzuwenden gibt mehr heilsame Impulse als alles, was man liest, und sei es noch so viel.

DYLANA ACCOLLA UND PETER YATES: Back to Balance

Für die eigene körperlich-geistige Verfassung zu kochen ist eine kreative Angelegenhiet und macht Spaß. Sich schöpferisch mit der Ernährung zu befassen und diesem zentralen Aspekt des Lebens Aufmerksamkeit zu schenken, ist für sich allein schon ein Akt des Heilens. Wenn wir uns dem Genuss guten Essens hingeben und uns an diesem Wunderbaren ergötzen können, sind wir offener für das Leben.

Dieses Buch will nicht nur fertige Rezepte liefern, sondern die Leser auch dazu ermutigen, eigene schmackhafte Gerichte zu erfinden. Im Folgenden werden die Prinzipien erklärt, die den hier ausgewählten Rezepten zugrunde liegen, um Ihnen bei Ihren eigenen diätetischen Selbstheilungsbemühungen zu helfen.

Die Herstellung eines Rezepts oder Menüs in vier Schritten

Schritt 1: Der erste Teil dieses Buches ist dazu gedacht, die verschiedenen Grundmuster verständlich zu machen, durch die sich die traditionelle chinesische Medizin definiert. Um eigene Rezepte zu erfinden, muss man erst genau Bescheid wissen über sein Befinden und die allgemeinen Ernährungsregeln kennen, die eine Heilung am wirksamsten unterstützen. Zu beachten sind prinzipiell der jeweils angemessene generelle Ernährungsstil und die verschiedenen Temperaturen, Geschmäcker und Arten von Nahrung, die sich günstig auswirken. Der erste Schritt ist deshalb der, die jeweilige Störung möglichst genau zu diagnostizieren und alles Nötige darüber nachzulesen, um die wesentlichen Prinzipien zu erfassen.

Wenn zum Beispiel eine Milz-Qi-Schwäche vorliegt, ist grundsätzlich darauf zu achten, dass die Nahrung gut zubereitet wird und überwiegend aus gekochten Speisen besteht, weil diese leichter verdaulich sind. Suppen, Eintöpfe und Schmorgerichte sind in diesem Fall empfehlenswert, während auf rohe, kalte Speisen lieber verzichtet werden sollte. Außerdem sollte die Nahrung vorwiegend süß und leicht wärmend sein und durch aromatische Kräuter und Gewürze mit milder Schärfe ergänzt werden. Ideal wäre eine Mischkost aus Getreide und Gemüse mit einem hohen Anteil an Feldfrüchten wie etwa Süßkartoffeln oder Wurzelgemüsen, die reich an komplexen Kohlenhydraten sind.

Da dieses Buch keine Diagnosehilfe ist, rate ich Ihnen für den Fall, dass Sie sich in der chinesischen Medizin noch nicht gut auskennen, einen qualifizierten Heilpraktiker oder Arzt aufzusuchen, um die Störungsmuster verstehen zu lernen, die sich gerade jetzt in Ihrem Leben zeigen. Selbst ich als erfahrener Heilkundiger schätze und suche den Rat von Kollegen, weil sie mir helfen können, meine eigenen Lebensumstände deutlicher zu sehen.

Schritt 2: Der zweite Schritt besteht darin, sich mit dem Wesen der verschiedenen Nahrungsmittel vertraut zu machen: ihrer Temperatur, ihrem Geschmack und ihrer Wirkungsweise. Sie werden alle zu Beginn des Rezeptteils kurz erläutert und sind außerdem, nach Gruppen sortiert und in alphabetischer Reihenfolge, in den ausführlichen Nahrungsmitteltabellen am Ende des Buches aufgelistet. Daraus können die Nahrungsmittel ausgewählt werden, die als Grundlage für eigene Rezepte infrage kommen. Je mehr Sie sich in die energetischen Eigenschaften der Nahrungsmittel vertiefen, umso leichter wird es Ihnen fallen, auch die Eigenschaften von Nahrungsmitteln, die hier oder in der einschlägigen Literatur nicht aufgeführt sind, zu bestimmen.

Schritt 3: Sobald Ihnen das Spektrum der jeweils richtigen Nahrungsmittel und Garmethoden geläufig ist, kann der kreative Prozess der Rezeptgestaltung beginnen. Die aufgetretene Störung gibt die Gesamtrichtung an, die eine entsprechende Diät nehmen sollte. Dabei wird allerdings nur das Gleichgewicht nach einer bevorzugten Richtung hin etwas verlagert, statt diese Richtung mit aller Strenge einzuhalten. Ein Rezept kann durch mehrere Zutaten ergänzt werden, die dem betreffenden Gericht eine bestimmte Zielrichtung geben, die jedoch noch austariert werden muss durch Einbeziehung von Zutaten und Geschmäckern, die ein Gegengewicht bilden, damit ein dynamischer Ausgleich zustande kommt.

So könnte zum Beispiel als Hauptzutat Lammfleisch gewählt werden, um Wärme zu erzeugen und das Yang des Körpers zu unterstützen. Das Fleisch kann gebraten werden, was die wärmenden Eigenschaften steigert. Es kann mit Rosmarin gewürzt werden, einem Kraut, das dem Yang Kraft gibt, und von verschiedenen Wurzelgemüsen begleitet werden, die ebenfalls Wärme spenden. Um ein dynamisches Gleichgewicht zu erzeugen, wird dazu beispielsweise grüner Salat gereicht, der kühl ist und Nässe ableitet, oder Apfelmus, das ebenfalls kühlend wirkt. Ein Gesamtgleichgewicht herzustellen – indem man eine Haupttendenz durch kleinere Mengen von Nahrungsmitteln mit gegenteiliger Wirkung abschwächt – ist wirkungsvoller und sicherer als das völlige Weglassen aller gegenteiligen Nahrungsmittel oder Zutaten.

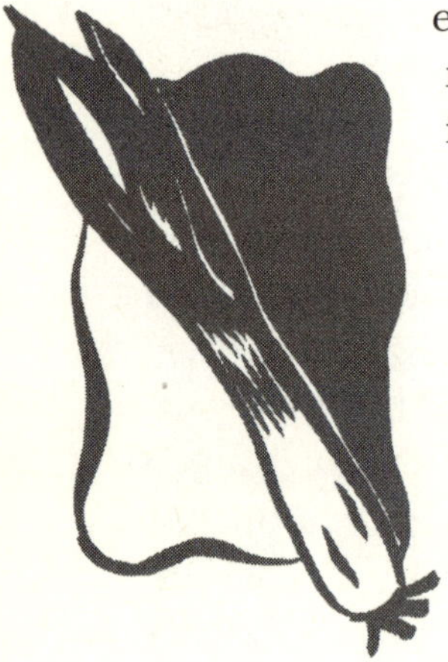

Schritt 4: Wichtig ist die Einsicht, dass es keine Formel gibt, auf die sich die jeweiligen Bedürfnisse in ihrer Gesamtheit reduzieren ließen. Es können zum Beispiel unterschiedliche, ja sogar gegensätzliche Störungsmuster gleichzeitig auftreten. Das heißt, bei einer Person mit Anzeichen einer Yang-Schwäche können sich gleichzeitig Symptome einer Yin-Schwäche bemerkbar machen. Wenn das Störungsmuster sehr komplex zu sein scheint, ist es besser, ihm mit Einfachheit zu begegenen statt mit ebenso komplexen Maßnahmen. Eine einfache Vollwertkost, wie sie dem gesunden Menschenverstand entspricht, mit vielfältigem frischem Biogemüse und -obst sowie einem maßvollen Anteil an Eiweißlieferanten guter Qualität bewährt sich bei fast allen Beschwerden. Entscheidend ist, dass wir entspannt und mit Freude essen,

statt neunmalklug die raffiniertesten Rezepte gegen all unsere Wehwehchen zu erfinden. Komplexe Störungsmuster sind oft ein Wink, dass wir zur Einfachheit zurückkehren und behutsam auf das lauschen müssen, was der Körper uns sagen will.

Komplexe Störungsmuster können uns auch abverlangen, dass wir Prioritäten setzen. Welches Muster wirkt am tiefsten? Wenn gleichzeitig eine Yang- und eine Yin-Schwäche vorliegen, können wir uns die ausgeprägtere Störung vornehmen, und dann löst sich die andere oft ganz von selbst in Wohlgefallen auf. Sollte beispielsweise eine Yin-Schwäche das sein, was stärker in Erscheinung tritt, liefert eine Kost, die das Yin stärkt, »Brennstoff« besserer Qualität, wodurch wiederum das Yang an Kraft gewinnt. Umgekehrt steigert eine Kost, die das Yang unterstützt, die Nahrungseffizienz und versetzt dadurch das Yin in die Lage, mehr Nährstoffe aufzunehmen

Die Entscheidung, was unterstützt werden sollte, hängt auch von der relativen Kraft der betreffenden Person ab. So ist bei Milz-Qi-Schwäche und chronischer »Nässe« beispielsweise zu erwägen, wie viel Entwässerung durch direkte Einflussnahme das System vertragen kann. Ausgewogen ist die Entscheidung dann zu nennen, wenn einerseits die Milz unterstützt wird, sodass sie erstarken kann, und andererseits die Nässe abgeleitet wird. Ein Übermaß an stark entwässernden Nahrungsmitteln oder Kräutern kann für einen geschwächten Menschen schädlich sein.

Um diesen Punkt zu veranschaulichen, können wir uns einmal zwei Menschen vorstellen, die beide unter Nässe-Symptomen leiden. Der eine ist robust und ernergiegeladen und hat einen gesegneten Appetit und Lebenshunger. Bei ihm kommt es durch den übermäßigen Genuss von gehaltvollem Essen und Bier zu Nässeescheinungen. Der andere ist von einer eben überstandenen Viruserkrankung ausgelaugt. Seine Nässe-Symptome sind durch das Unvermögen des Körpers begründet, selbst die wenige Nahrung, die ihm zugeführt wird, richtig zu verwerten. Im ersten Fall sollte mehr Wert auf die ziemlich strikte Einhaltung einer Diät mit Nässe ableitenden Speisen gelegt werden, während im zweiten Fall die Betonung darauf liegen sollte, den Körper zu kräftigen, um seine Fähigkeit zu verbessern, die Nährstoffe aus der Nahrung für sich aufzuschließen.

Ein Schritt-für-Schritt-Beispiel

»Milz-Yang-Schwäche«

- Dieses Diagnosebeispiel aus drei Worten bedeutet, dass einem Mangel abgeholfen werden muss, das Yang gekräftigt und die Milz unterstützt werden sollte. Die Schwäche wird durch süße Speisen behoben; das Yang wird durch wärmende Garmethoden, Nahrungsmittel von warmer Wesensart und durch scharfe Geschmäcker gestärkt; die Milz wird durch den Verzehr leicht verdaulicher süßer Speisen mit einem gewissen Anteil an Zutaten mit herbem und scharfem Geschmack unterstützt. Außerdem wissen wir, dass kalte oder gekühlte Speisen die Symptome verschlimmern und dass Nahrungsmittel mit bitterem oder saurem Geschmack die Wirkungsrichtung der Diät umkehren können. Wenn wir dies alles berücksichtigen, ist uns auch klar, welche Art von Nahrung und welche Garmethoden erforderlich sind. Als Zutaten kommen nur solche mit überwiegend warmer Temperatur infrage und als Garmethoden ebenfalls nur solche mit erhitzender Wirkung. Schmorgerichte und Eintöpfe sind in diesem Fall eine gute Wahl. Getreide und Wurzelgemüse bieten der Milz Unterstützung, warme Speisen und eine gewisse Schärfe stärken das Yang.
- Machen Sie eine Liste von den Nahrungsmitteln, die sowohl wärmen

als auch die Milz stärken. Dazu gehören unter anderem Hafer, Huhn, Kürbis, Milchreis, Süßkartoffeln, Datteln, Esskastanien, Anissaat, Kümmel, Ingwer, Knoblauch und Melasse. Schreiben Sie auch die Nahrungsmittel auf, die dafür bekannt sind, das Yang zu kräftigen, wie Zimt, Lammfleisch, Rosmarin, Forelle, Walnüsse und Krabben. Sie alle spielen eine wichtige Rolle bei der eigenen Rezeptzutaten- oder Speisenzusammenstellung.

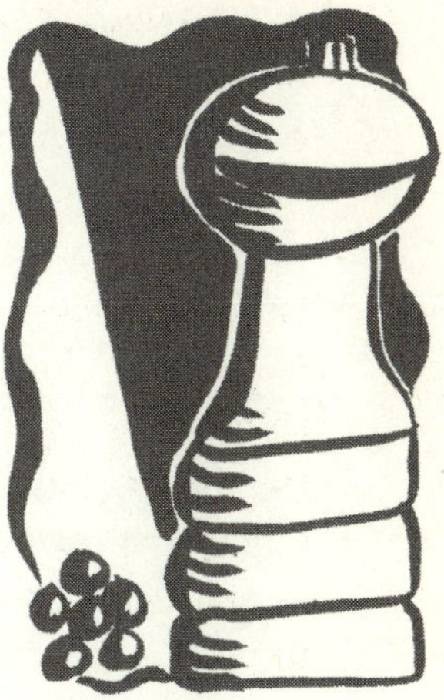

- Überlegen Sie nun, welche dieser Zutaten in einem Rezept vereint werden könnten und wie. Zum Beispiel könnte Huhn mit Süßkartoffeln, Ingwer und Knoblauch zusammen geschmort und Porridge (Haferbrei) mit Melasse gesüßt und mit Walnüssen bestreut werden, und Esskastanien könnte man mit Rosmarin rösten. Jetzt sind Kreativität und Fantasie gefragt. Die eben genannten Vorschläge könnten nun ausgewogen werden durch einige Zutaten mit entgegengesetztem Geschmack; so könnte dem geschmorten Huhn Zitronensaft zugesetzt werden. Außerdem können die verschiedensten Beilagen von ausgleichendem oder der Hauptzutat entgegengesetztem Charakter gereicht werden; so könnte die Wirkung des Schmorhuhns durch Reis unterstützt werden, der mit aromatischen, wärmenden Gewürzen gekocht wurde, und ein gewisser Ausgleich erzielt werden durch Beigabe von ein paar Champignons, die ihrem Wesen nach kühl sind.

Die Prinzipien sind eigentlich leicht zu verstehen. Die Hauptzutat des Rezepts kann

1. von Zutaten mit ähnlichen Eigenschaften unterstützt werden,
2. durch Zutaten mit harmonischen Eigenschaften ergänzt werden und
3. durch Zutaten mit entgegengesetzten Eigenschaften ausgeglichen werden.

Ein Beispiel:

Kürbis-Esskastanien-Suppe bei Milz-Yang-Schwäche
5 Teile Kürbis, 1 Teil Kartoffeln, 1 Teil Möhren, 1 Teil Zwiebeln, 2 Teile Kastanien, Zimt, Pfeffer, Zitrone

Jeder Mensch trägt seinen eigenen Arzt im Innern mit sich … Wir tun am besten daran, wenn wir dem Arzt, der in jedem Patienten wohnt, Gelegenheit geben, sein Werk zu verrichten.
ALBERT SCHWEITZER

Die Hauptzutat Kürbis ist süß und warm. Sie ist ein Labsal für die Milz und wirkt Nässe ableitend. In dieser Wirkung wird sie von den Esskastanien unterstützt, die ebenfalls süß und warm und darüber hinaus noch eine gute Ergänzung sind, weil sie das Yang stärken. Kartoffeln und Möhren tragen das Ihre bei, indem sie das Milz-Qi kräftigen, und Möhren wirken zusätzlich Blut bildend. Die Zwiebeln sorgen für Bewegung, womit sie Stockungen entgegenwirken. Zimt und schwarzer Pfeffer verstärken die günstige Wirkung auf das Yang. Und ein Spritzer Zitrone in jeder Portion Suppe bildet ein gewisses Gegengewicht.

Bei jedem Rezept in diesem Buch finden Sie eine ähnliche Beschreibung seiner Wirkungsweise. Es ist ganz einfach, Zutaten auszutauschen, wenn sie entweder gerade nicht zur Hand sind oder wenn dem Rezept eine bestimmte Zielrichtung gegeben werden soll. Ich möchte Sie nochmals dazu ermutigen, Ihrer Kreativität freien Lauf zu lassen und mit Lust zu kochen. Das letzte Urteil, ob ein Rezept die gewünschte Wirkung zeigt oder nicht, spricht der Körper, indem er entsprechend reagiert. Betrachten Sie Ihren Körper als eine Art »Stimmgabel«, mit der Sie die Schwingungen Ihrer kulinarischen Kreationen auffangen können. Ich hoffe aufrichtig, dass dieses Buch Sie allmählich daran gewöhnen wird, auf die Weisheit Ihres eigenen Körpers zu horchen.

TEIL IV
Was noch wichtig ist

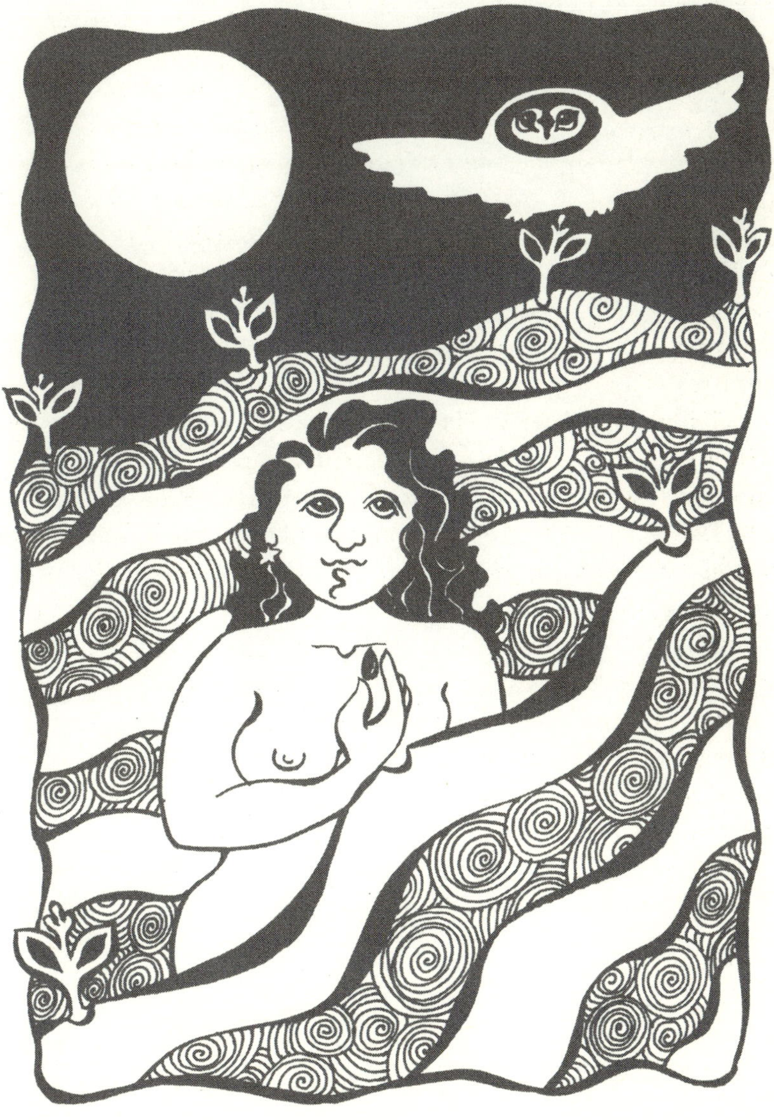

Es gibt so etwas wie
Nahrung und so etwas wie
Gift. Aber der Schaden,
den diejenigen anrichten,
die Gift als Nahrung
ausgeben, ist weitaus
geringer als der, den die-
jenigen anrichten, die
Generation um Genera-
tion andere davon zu
überzeugen versuchen,
dass Nahrung Gift ist.

Paul Goodman

10 Genuss, Gesundheit und moderne Technik

Kaffee und Tee

Kaffee ist in energetischer Hinsicht interessant. Er gibt zwar sehr schnell und effizient Hitze ins System ab, die jedoch bald wieder verbraucht ist. Seine Wirkung besteht darin, Hitze freizusetzen, ohne für Nachschub sorgen zu können. Und so raubt er uns letztlich die Wärme und lässt uns innerlich kalt. Kaffee öffnet sozusagen nur die Ofentür, statt die Glut im Ofen zu vermehren. Unter Umständen ist es eine Frage der Menge: Wenig wirkt fast so wie ein Yang-Tonikum, während viel der Kälte Vorschub leistet, die das Yang schwächt.

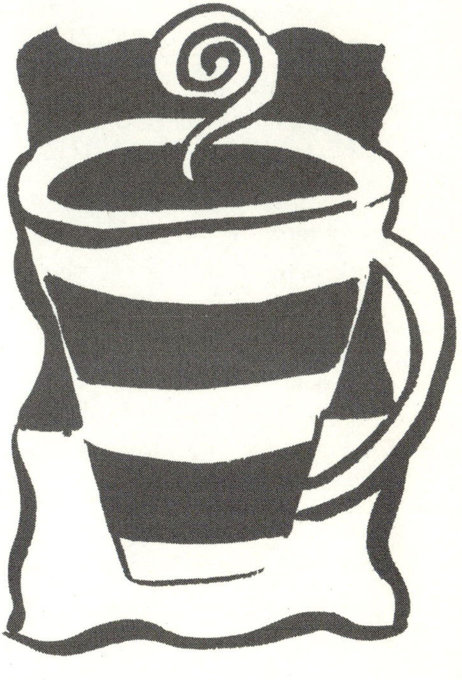

Dabei hat Kaffee auch Vorteile. Er stimuliert das Verdauungssystem, löst Stockungen und Nässe auf und aktiviert das Gehirn. Außerdem regt er die Darmtätigkeit und die Harnausscheidung an. Ein Tässchen Kaffee tut Menschen mit einer Neigung zu Stockungs- oder Nässe-Symptomen und Yang-Schwäche wohl. Wer unter Yin-Mangel oder Blutarmut leidet, sollte allerdings sehr vorsichtig mit Kaffee sein. »Kaffee ist kalt und trocken«, heißt es in einem türkischen Text von 1635, »denn seine Hitze ist eine seltsame Hitze ohne Wirkung... Durch seine Trockenheit hält Kaffee den Schlaf fern. Für jene mit feuchtem Temperament ist er bestens geeignet.«

Es hat im Lauf der Geschichte viele Bemühungen gegeben, den Kaffee ebenso wie den Alkohol zu verbieten. So versuchte zum Beispiel der englische König Karl II. vergeblich, ihn aus England zu verbannen; ferner gab es im 17. Jahrhundert eine von Frauen initiierte Bewegung gegen »den exzessiven Genuss jenes austrocknenden, entkräftenden Getränks, das unsere Männer so sehr entkräftet«; etwa um die gleiche Zeit wurde sogar in der Türkei einmal ein Kaffeeverbot erlassen. Kaffee hat eine lange Geschichte als stimmungshebendes, entspannendes Getränk, und in dieser speziellen Eigenschaft sollte er auch gewürdigt werden. Vielleicht sollten wir ihn zu einem festlichen Getränk machen, das bestimmten Gelegenheiten vorbehalten ist, und dann jede Tasse mit Ehrfurcht genießen!

Tee (schwarzer Tee) in kleinen Mengen ist ein ausgesprochener Verdauungsförderer und trägt zur Auflösung von Nässe und Schleim bei. Er erfrischt Geist und Seele und bringt Stockendes in Bewegung. Energetisch ist Tee kühl und darum weniger gut geeignet für Menschen mit Kälte-Problemen; bei Mangelerscheinungen ist er generell ungeeignet. In großer Menge und in der Stärke, in der wir ihn heute trinken, wirkt Tee im Allgemeinen entkräftend, besonders auf das Nieren- und Blasen-Qi, und zu viel starker Tee kann tatsächlich zu Verschleimung führen. Er schwächt uns durch chronische Überreizung des Nervensystems. Er bewirkt, dass sich die Nieren zusammenziehen und hart werden, ist ein Vitamin- und Mineralienräuber und verhindert bei seiner Passage durch den Körper die Eiweißaufnahme.

Kälte/Schwäche-Typen werden bemerken, dass die kühlende Wirkung ihres Tees durch die Zugabe von wärmenden Gewürzen wie Kardamom und Zimt abnimmt, während gleichzeitig die Nässe ableitenden Eigenschaften zunehmen. Allgemein gilt, dass der Tee umso weniger schadet, je besser die Qualität ist; billiger Schwarztee, der sofort nach dem Aufbrühen seine dunklen Farbstoffe ins Wasser abgibt, ist am verdächtigsten. Bei grünem Tee und den verschiedenen Buschtees ist das Verhältnis von Nutzen und Schaden erheblich günstiger.

Anregende Getränke werden offenbar am Morgen, der Yang-Zeit des Tages, die mehr Anreize verträgt und mehr Energie freisetzt, besser verdaut. Es sei auch angemerkt, dass Frauen stärker auf die negativen Einflüsse von Kaffee reagieren als Männer und den Kaffeegenuss besonders einschränken sollten, wenn sie unter Brustkrebs oder bösartigen Tumoren in den Fortpflanzungsorganen leiden.

Alkohol

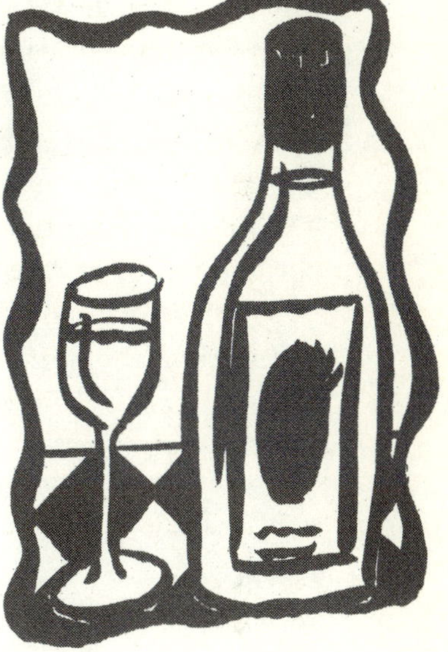

Alkohol hat seit Urzeiten seinen Platz bei allen Festen im Leben des Menschen. Gesundheitsratgeber warnen oft vor dem Genuss von Alkohol, da er bei Missbrauch lebensbedrohlich sein kann. Dabei ist er, wenn er mit Bedacht genossen wird, wie Kaffee oder Tee ein Genuss und entfaltet bei einer gesunden Lebensweise durchaus eine wohltuende Wirkung.

Energetisch ist Alkohol warm, und er wird immer wärmer, je konzentrierter er ist. Bier ist am kühlsten, Wein befindet sich in der Mitte, und Schnaps liegt am anderen Ende des Spektrums. Der Geschmack von *Bier* ist bitter und süß, und in der Regel bildet es umso weniger Feuchtigkeit, je stärker der Bittergeschmack vorherrscht. Dunklere Biere haben einen höheren Nährwert und können das Blut kräftigen. Zu reichlicher Genuss von Bier ist normalerweise eine Belastung für Milz und Nieren und sorgt im Körper für Hitze und Kälte zugleich (der Alkohol begünstigt Hitzeansammlungen, während die reine Menge an Flüssigkeit das Feuer im Unterkörper auslöscht). Da Bier reichlich Nässe verursacht, sollten Menschen, die eine »feuchte« Konstitution haben und zu Nässe-Problemen neigen, lieber darauf verzichten. Bier sollte vorwiegend im Sommer getrunken werden, denn im Winter kann es zu stark kühlen.

Wein ist energetisch warm, und Rotwein ist wärmer als Weißwein. Zu den Geschmäckern gehören süß, sauer und bitter. Ein Glas Wein dann und wann ist für viele Leute pure Entspannung, bringt Bewegung in alles, was ins Stocken geraten ist, und regt die Zirkulation von Blut und Qi an. Wein hat sich als Getränk zu schweren Speisen bewährt. Mit Gewürzen versetzt, kann er Erkältungen aus dem Körper vertreiben; er ist eine ausgezeichnete Trägersubstanz für die tonisierenden Wirkstoffe von Heilkräutern. Rotwein wirkt zudem leicht Blut bildend. In der Küche kann Wein die Hitze eines Gerichts steigern.

Trink ein Glas Wein nach dem Essen, und du kannst deinen Doktor vergessen.

Russisches Sprichwort

Hochprozentige Spirituosen sind mit Vorsicht zu behandeln. Sie bringen zwar Bewegung in Stockungen, wirken sich aber schnell schädlich auf den Körper aus. Übermäßiger Schnapsgenuss belastet die Leber und führt zur Akkumulation von Hitze.

Wie viel ist zu viel? Das hängt ganz von der Konstitution und vom Lebensstil ab. Ein kräftiger Mensch, der sehr aktiv ist, kann mehr vertragen als ein schwacher, und manche Leute können überhaupt keinen Alkohol vertragen.

Zucker

In traditionellen Gesellschaften waren Zucker und süße Genüsse bedeutenden Festtagen vorbehalten, genauso wie die meisten Rauschdrogen. In der heutigen westlichen Kultur, wo Genießen über alles geht, ist Zucker (»der weiße Tod«) zum beliebtesten Genussmittel aufgestiegen und inzwischen in jedermanns Nahrung zu finden. Der ständige Zuckerrausch, in dem sich unsere Kultur befindet, überlagert unsere verdrängten tieferen Gefühle ebenso wie die Süßlichkeit, Sentimentalität und Seichtheit, woran unsere Kultur krankt und womit wir der rauen Lebenswirklichkeit zu entfliehen versuchen. Zucker ist ein Ersatz für Liebe und Befriedigung, er soll die Leere füllen und führt doch letztlich nur zum »Sugar-Blues«.

Nach westlichen Erkenntnissen überreizt Zucker die Bauchspeichel-

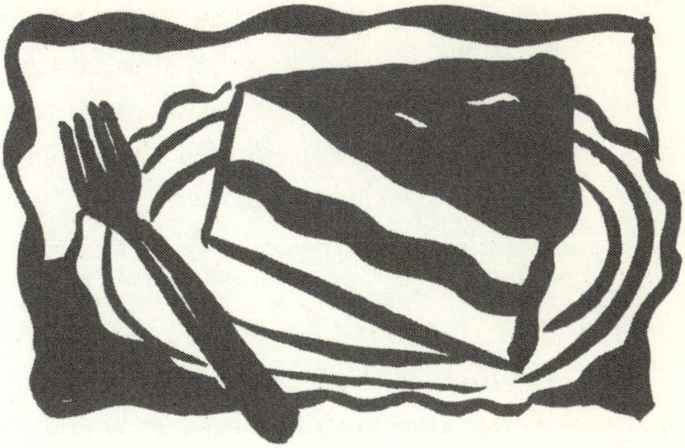

drüse, erschöpft die Nebennieren, raubt bestimmte Mineralien (er stört vor allem das Gleichgewicht von Phosphor und Kalzium, indem er die Kalziumvorräte abbaut) und bringt das Eiweiß-Kohlenhydrat-Verhältnis aus dem Lot. Der übermäßige Zuckerkonsum gilt als eine der Hauptursachen von Immunschwäche und Allergie. In der chinesischen Medizin wird in diesem Zusammenhang von Überlastung der Milz und Auslaugen der Nieren gesprochen. Zu viel Zucker soll außerdem das Blut schwächen und sowohl Hitze als auch Nässe erzeugen. Er ist ein hoch wirksamer Stoff, der leicht zur Destabilisierung führen kann und Energie- und Stimmungsschwankungen heraufbeschwört.

Da Zucker einen so festen Platz in unserer Ernährung hat, ist es nicht so leicht, ihn zu vermeiden, ohne sich strikt an ein Enthaltsamkeitsprogramm zu halten. Nach meiner Ansicht ist es am besten, bewusster darauf zu achten, wie der Körper auf Zuckergenuss reagiert, und dann nur so viel davon zu essen, wie toleriert wird. Mir scheint, dass Fest- und Feiertage die richtige Zeit zum Zuckerschlemmen sind. Außerdem spielt Zucker bei manchen Arzneimitteln eine gewisse Rolle als Wirkstoffträger. In der Küche wird er gelegentlich verwendet, um andere Aromen harmonisch zu verbinden.

Weißer Zucker ist eines der großen Ernährungsübel unserer Zeit, er ist viel zu süß und wird viel zu schnell vom Körper aufgenommen, der infolgedessen nur kleinste Mengen davon verarbeiten kann. Um vom weißen Zucker entwöhnt zu werden, muss

Eines Tages brachte eine Mutter ihren kleinen Sohn zu Mahatma Gandhi und bat ihn, dem Jungen zu sagen, dass er keine Süßigkeiten mehr essen sollte. »Komm in einer Woche wieder«, sagte Gandhi. Etwas befremdet zog die Frau ab und kam erst nach einer Woche wieder, wie er verlangt hatte. Jetzt tat Gandhi, worum ihn die Frau zuvor gebeten hatte, und ermahnte den Jungen, keine Süßigkeiten mehr zu essen. Hinterher fragte ihn die Frau, wozu er die lange Bedenkzeit gebraucht hätte. »Oh«, sagte Gandhi, »ich musste erst selbst von den Süßigkeiten loskommen.«

der Gaumen dazu erzogen werden, die dunkleren Zucker sowie Melasse, Birnen-Dattel- oder Rübenkraut, Malzextrakt, Honig usw. zu mögen, die ernährungsphysiologisch annehmbarer sind. Aber woher die Süße auch stammt, zu viel davon belastet die Milz und ist die Ursache vieler körperlicher und seelischer Leiden.

Im Folgenden ein paar Möglichkeiten, den Zuckerkonsum einzuschränken:

- Durch vorheriges Einweichen der Zutaten und zeitaufwändigere, langsame Garmethoden geben die Nahrungsmittel mehr von ihrer natürlichen Süße ab.
- Gut zerkaute Nahrung ist ebenfalls süßer.
- Die Zucker aus dem Verzehr komplexer Kohlenhydrate in ausreichender Menge gehen langsamer ins Blut und halten länger vor.
- Wenn mehr dunkelgrünes Blattgemüse und mehr Bitteres gegessen wird, nimmt der Heißhunger auf Süßes ab, und einige der Nährstoffe, die der Zucker geraubt hat, werden ersetzt.
- Ein Glas Wasser zu trinken, wenn die Lust auf Süßes aufkommt, dämpft den Heißhunger meist erheblich. Die Sucht nach Süßem ist oft ein Anzeichen für Dehydrierung.
- Regelmäßiges Essen kann ebenfalls dazu beitragen, den Hunger auf Süßes zu dämpfen. Hilfreich ist auch, zuckerfreie Knabbereien aus Zutaten, die von Natur aus süß sind, für die wichtigen Augenblicke bereitzuhalten, in denen eine Süßigkeit angesagt ist.

Milchprodukte

Milchprodukte sind eine reichhaltige Nahrungsquelle, aber auch erheblich problematischer für das menschliche Verdauungssystem als die meisten anderen Nahrungsmittel. Nicht allen tun sie gut, und in manchen Fällen sollte ganz darauf verzichtet werden. Da Milchprodukte jedoch einen so hohen Stellenwert in der westlichen Ernährung haben, lohnt es sich, hier ein paar Überlegungen dazu anzustellen.

Etwa 20 Prozent der Europäer und 80 Prozent der Asiaten und Afrikaner vertragen keinen Milchzucker (Laktose). Die nötigen Enzyme, die im menschlichen Körper in den ersten Lebensjahren vorhanden sind, werden manchmal ab der frühen Kindheit nicht mehr produziert. Eine Laktose-Unverträglichkeit zeigt sich zuerst in Form einer Verdauungsstörung wie Durchfall, Blähsucht und Krämpfen. Später kann sie die verschiedensten Nässe-Störungen bis hin zu schweren Behinderungen und Problemen im ganzen Körper verursachen. Es können auch allergische Reaktionen auf Milch auftreten mit chronischer Entzündung der Lungenschleimhäute, laufender Nase, Hals- und Ohrenschmerzen.

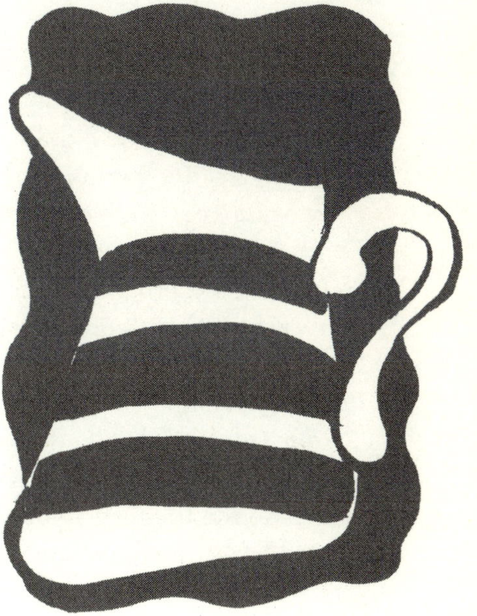

Trotz ihres guten Rufes als Kalziumspenderin, die der Osteoporose vorbeugt, ist Milch aufgrund ihres hohen Proteingehalts und des Missverhältnisses von Phosphor und Kalzium zumindest eine zweifelhafte Kalziumquelle. Milch erhöht in der Regel die Rate, mit der Kalzium aus dem Körper ausgeschieden wird, und überfordert die Nieren. Statistisch sind die Länder mit dem höchsten Milchkonsum (USA und Skandinavien) auch die Länder mit der höchsten Osteoporoserate der Welt.

Wenn das System mit Milch überlastet wird, speichert es Produkte, die es nicht ausscheiden kann. Milch ist eine häufige Ursache für Kalziumrückstände in den Nieren, die zur Bildung von Nierensteinen führen können, insbesondere, wenn vitaminisierte oder sonstwie angereicherte Milch getrunken wird. Auch die weiblichen Fortpflanzungsorgane reagieren empfindlich auf Milch; oft besteht ein Zusammenhang zwischen dem Konsum von Milchprodukten und dem Auftreten von Zysten, verschiedenen Menstruationsbeschwerden und Unfruchtbarkeit. In der chinesischen Medizin werden diese Symptome als Ansammlung von Nässe und Schleim bezeichnet.

Der Fettgehalt von Milch gibt seit kurzem ebenfalls Anlass zu Besorgnis. Kuhmilch ist jedoch weniger fett als Muttermilch, und die Entrahmung der Milch zwecks Herstellung fettarmer Produkte ist wahrscheinlich auch keine Lösung. Die Entrahmung bringt das Produkt aus dem Gleichgewicht und erhöht die Chancen für Gegenreaktionen des Körpers. Wenn der Fettgehalt reduziert wird, erhöht sich relativ dazu der Proteingehalt, und das belastet wiederum die Nieren. Das Butterfett in der Milch ist letztlich notwendig für die Eiweißverdauung. Andere Verarbeitungsformen wie das Pasteurisieren, Homogenisieren und Ultrahocherhitzen fügen der Milch weiteren Schaden zu und machen sie schwerer verdaulich. Unter keinen Umständen sollte fettarme oder mit Vitaminen und anderen Stoffen angereicherte Milch Säuglingen und Kleinkindern verabreicht werden.

Auch Schadstoffe sind ein Thema. Antibiotika und Wachstumshormone in der Milch erhöhen die Wahrscheinlichkeit von Unverträglichkeitsreaktionen, und die abartigen Praktiken der industrualisierten Landwirtschaft, vermahlene Kadaver anderer Tiere an Kühe zu verfüttern, hat schon etliche Menschen zu Krüppeln gemacht und Todesfälle verursacht. Organische Phosphate, die zur Bekämpfung der Rinderbremse eingesetzt werden, können auch das menschliche Nervensystem schädigen.

Wenn man all dies bedenkt, wie soll man da mit dem Konsum von Milchprodukten umgehen? Hier eine gute Nachricht: Natursaure Erzeugnisse wie Joghurt, Kefir oder Buttermilch werden von den meisten Leuten besser verdaut, ebenso Rohmilch in Maßen. Obwohl Milchprodukte die Nässebildung fördern, haben sie doch auch ihren Nutzen. Besonders bei Yin-Schwäche und Trockenheits-Symptomen sind sie hilfreich, außerdem in der Rekonvaleszenzzeit nach so kräftezehrenden Krankheiten wie Tuberkulose, bei denen sich das Yin erschöpft.

- Bevorzugen Sie Rohmilch aus Bioproduktion. Das hat zu allem anderen noch den Vorteil, dass Sie dann keine Hormone zur Steigerung der Milchproduktion von Kühen, keine akkumulierten Pestizidrückstände, Antibiotika, Schleimstoffe und andere unappetitliche Bestandteile kommerzieller Milch zu sich nehmen. Krebs erregende

Stoffe sind ebenfalls gefunden worden, und Milchbauern haben interessanterweise von allen Berufsgruppen die höchste Leukämierate.

- Verwenden Sie nur natürlich fermentierte oder gesäuerte Milchprodukte, besonders im Falle einer Laktoseintoleranz.
- Bevorzugen Sie Schafs- oder Ziegenmilchprodukte, wenn eine Neigung zur Ansammlung von Nässe besteht.
- Verzehren Sie Milchprodukte vorwiegend bei Störungen wie Blutarmut, Qi- oder Yin-Mangel und weniger bei Yang-Schwäche, Nässe- und Stockungssymptomen.
- Reduzieren Sie den Konsum von Milchprodukten oder vermeiden Sie sie ganz, wenn das Milz-Qi schwach ist und eine Tendenz zur Verschleimung der Lunge besteht.
- Wird pasteurisierte Milch verwendet, sollte sie kurz bis zum Kochen erhitzt und getrunken werden, solange sie noch warm ist. Kardamom, Ingwer, Knoblauch und Honig sind wohltuende Zusätze. Milch erzeugt auch dann weniger Feuchtigkeit, wenn sie mit einer rohen Zwiebelscheibe auf dem Topfboden erhitzt wird.
- Kombinieren Sie Milchprodukte mit Nahrungsmitteln, die Verstopfungen entgegenwirken, wie Obst und Gemüse.
- Kombinieren Sie Milchprodukte nach Möglichkeit nicht mit Fleisch, weil sich dadurch in extremem Maße Nässe bildet.
- Streichen Sie homogenisierte Milch ganz von Ihrem Speiseplan, da sie für Fettablagerungen in den Arterien sorgt.
- Wenn Sie statt Kuhmilch Sojamilch verwenden, sollten Sie beachten, dass sie im Gegensatz zur Kuhmilch, die in die Lungenbahn eintritt, zur Milz fließt und weniger Feuchtigkeit erzeugt. Im Übermaß genossen, produziert auch Sojamilch Schleim.

Der Vegetarismus

Sollen wir uns vegetarisch ernähren oder nicht? Diese Frage möchte ich modifizieren und lieber fragen: »Wie viel Fleisch kann in der Ernährung noch als gesund gelten?«, und ich will sie im Hinblick auf die

Gesundheit des einzelnen Menschen wie auch des ganzen Planeten stellen. Was ist zu bedenken?

Aus der Sicht Gaias, der Erde, scheint das Fressen und Gefressenwerden bei Tieren ein Naturgesetz zu sein. Es ist Teil der natürlichen Ökologie und erhält das Gleichgewicht aufrecht. Viel ist schon darüber debattiert worden, ob der Mensch ursprünglich Vegetarier war, aber Tatsache ist, dass die meisten Kulturen heute Allesfresser sind. Die Frage ist eigentlich nur, ob wir unser Essverhalten noch mit den Gesetzen der Ökologie vereinbaren können oder ob wir diese Gesetze missachten wollen. Wenn auf der Erde die Fleischproduktion überhand nimmt, geht das auf Kosten ärmerer Weltgegenden, in denen dann der Hunger vorprogrammiert ist.

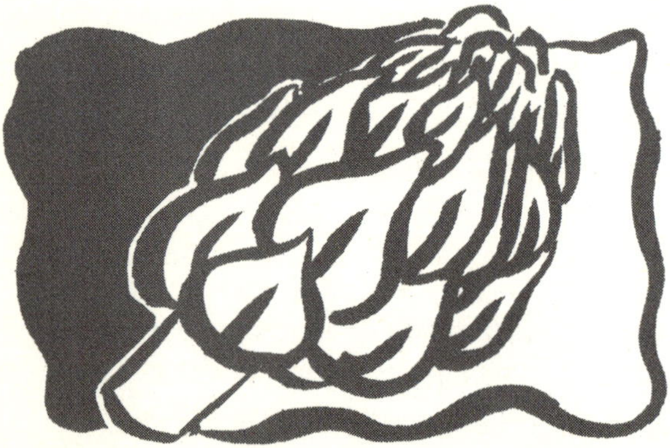

Der Fleischverzehr in unseren westlichen Breiten hat die Ökologie der Erde bereits erheblich geschädigt. Das meiste Ackerland in den Vereinigten Staaten wird dazu genutzt, Futter für das Vieh anzubauen; wenn die Amerikaner ihren nationalen Fleischkonsum um nur 10 Prozent zurückschraubten, würde Schätzungen zufolge genügend Getreide für 60 Millionen Menschen eingespart. Andererseits weiß ich aus eigener Erfahrung, weil ich früher einmal Bauer war, dass auf manchen Böden nur schwer Feldfrüchte angebaut werden können. Solche Flächen sind besser als Weideland für Schafe geeignet, und außerdem kann die Viehhaltung eine gute Ergänzung zum Getreide-, Gemüse- und Obstanbau sein.

Im Hinblick auf die eigene Gesundheit sind folgende Überlegungen ratsam. Zuerst einmal sei festgestellt, dass die menschliche Muttermilch nur 5 Prozent Protein enthält. Das allein macht deutlich, dass unsere Ängste, wir könnten unter Eiweißmangel leiden, wohl kaum berechtigt sind. Aus ernährungsphysiologischer Sicht werden Proteine am leichtesten und wirksamsten aufgenommen, wenn sie nur etwa 10 Prozent einer Mahlzeit ausmachen.

Ich bitte meine Anhänger nicht, kein Fleisch mehr zu essen. Wenn es dem Körper gut tut und ihm Kraft gibt, ist es nicht verkehrt, Fleisch zu essen. Im Allgemeinen sollte man das essen, was dem Körper wohl bekommt. Um ein spiritueller Mensch zu sein, muss man nicht jedes Verlangen abtöten. Dient die Befriedigung eines Verlangens der Stärkung und macht sie andere glücklich, ist sie gut. Welches Verlangen gestillt werden sollte, ist von Mensch zu Mensch verschieden.

MUTTER MIRA

Aus westlicher Sicht ist hinsichtlich der Proteinzufuhr zweierlei besonders zu bedenken, nämlich das Sauerstoffgleichgewicht und das Säuren-Basen-Verhältnis. Sauerstoff erfüllt viele der Aufgaben im Körper, die von der chinesischen Medizin dem Qi zugeschrieben werden, und liefert die meiste (vielleicht 90 %) Energie für den Stoffwechsel. Zu den sauersoffreichsten Nahrungsmitteln unserer Ernährung zählen Gemüse, Sprossen, Früchte, Getreide, Nüsse und Samen. Den niedrigsten Sauerstoffgehalt haben Fleisch und Fett. Nährstoffe sind in den »dichteren« Nahrungsmitteln höher konzentriert. Hinsichtlich der Sauerstoffverfügbarkeit brauchte demnach nur ein relativ kleiner Anteil unserer Nahrung aus Fleisch und Fett zu bestehen.

Was das Säuren-Basen-Verhältnis betrifft, so hält der Körper all unseren Gegenmaßnahmen zum Trotz den pH-Wert bei etwa 7,4 konstant. Das liegt daran, dass schon eine geringe Abweichung nach oben oder unten den Tod zur Folge hat. Um den Körper in der Einhaltung seines pH-Wertes zu unterstützen, müssen wir uns grundsätzlich basisch ernähren. Ob ein Nahrungsmittel Säure bildet, richtet sich nicht danach, ob es sauer schmeckt, sondern nach seiner mineralischen Zusammensetzung. Beispielsweise wirken Zitronen alkalisierend. Fleisch, Milchprodukte, Zucker und die meisten Proteine bilden Säuren; Joghurt und Rohmilch neigen allerdings in die basische Richtung. Auch Sojabohnen, Tofu, Kidneybohnen, Adzukibohnen, Mandeln, Paranüsse, Grünkern und Hirse wirken eher basisch. Kaffee wiederum ist Säure bildend. Daran sehen wir, dass der Fleischkonsum besser zu Gunsten einer gemäßigten vegetarischen Kost eingeschränkt werden sollte.

Westliche Ernährungswissenschaftler empfehlen heute, den Verzehr von Fleisch und Milchprodukten wegen ihrer potenziellen negativen

Auswirkungen auf die Gesundheit nach Möglichkeit stark zu reduzieren. In Asien sind Fleisch und Milchprodukte als sehr nahrhafte Lebensmittel hoch geachtet und werden schon aus diesem Grund im Allgemeinen nur in kleinen Mengen gegessen. Fleisch gilt als »gesund«, sofern es in Maßen verzehrt wird. Ein Übermaß an Fleisch führt zu Nässe-Ansammlungen und häufig zu Hitze-Symptomen. Als Grundregel für den Fleischverzehr werden oft 50 g dreimal pro Woche empfohlen.

Nach allem, was ich gesehen habe, geht es mit dem Vegetarismus am besten, wenn er mit einem tief inneren spirituellen Engagement einhergeht. Sobald Geist und Gefühl eine Kost unterstützen, die frei ist von tierischen Produkten (vielleicht mit Ausnahme von Milchprodukten), scheint der Körper vollkommen in der Lage zu sein, alle Nähr- und Aufbaustoffe, die er braucht, aus pflanzlicher Nahrung aufzunehmen. Der Vegetarismus hat offenbar keine so positiven Auswirkungen, wenn er einzig aus »vernünftigen« und rein gesundheitlichen Gründen gepflegt wird; wo weder Leidenschaft noch Gefühl beteiligt sind, wird pflanzliche Kost anscheinend weniger gut verwertet, sodass nach einigen Jahren Mangelerscheinungen auftreten können. Und sollte die vegetarische Ernährungsweise tatsächlich dem Körper nicht gut tun, vernebeln uns Vernunftsgründe und Ideologien womöglich unser Bewusstsein für die Signale, die der Körper aussendet, um auf seine Notlage oder sein Unwohlsein hinzuweisen.

ANNEMARIE COLBIN: Food and Healing

Um das Bild abzurunden, müssen wir auch das Problem der Schadstoffakkumulation durch die heutigen Methoden der industriellen Landwirtschaft berücksichtigen. Wenn es nicht von Biohöfen stammt, belastet Fleisch den Körper mit Schadstoffen; das ist der Preis, der für seinen Nährwert zu zahlen ist. Dies gilt besonders für Rind-, Schweine- und Hühnerfleisch. Bei Tieren aus widernatürlicher Intensivhaltung wie zum Beispiel Fleischkälbern kommt dazu noch eine psychische Last, die wir durch den Verzehr solchen Fleisches auf uns nehmen. Lammfleisch, Wildbret und Wildgeflügel sind wahrscheinlich weniger giftig.

Viele Menschen, denen inzwischen bewusst ist, was Tiere leiden müssen, wenn sie als Fleischlieferanten gehalten werden, können diese Quälerei nicht mitansehen und sind deshalb Vegetarier geworden. Andere essen weiterhin Fleisch, aber mit einer inneren Verbeugung und voller Dankbarkeit. Ein Großteil der Menschen wendet kaum einen Gedanken daran, ist jedoch relativ gesund. Meine persönliche Ansicht ist die, dass der Genuss von Fleisch, für den man sich bewusst und willentlich entschieden hat, absolut gesund und für manche Leute sogar notwendig ist. Da ich selber seit 18

Jahren Vegetarier bin, um mein Teil dazu beizutragen, eine aus den Fugen geratene Welt wieder ins Lot zu bringen, weiß ich, dass eine vegetarische Kost den Menschen mit allem Lebensnotwendigen versorgt. Es gibt in dieser Sache also kein »richtig« oder »falsch«.

Denjenigen, die sich zu einer vegetarischen Ernährungsweise entschlossen haben, möchte ich noch ein paar Worte mit auf den Weg geben: Bei Verzicht auf die schnelle Rundumwirkung von Fleisch ist es wichtig, vermehrt auf die Ausgewogenheit der Kost zu achten und für gute pflanzliche Proteine zu sorgen. Das körperliche System wird durch eine gute vegetarische Ernährung gereinigt. Infolgedessen reagiert es empfindlicher auf Unausgewogenheiten. Deshalb sollten Vegetarier besonders bei Zucker und Koffein aufpassen, beides Dinge, die Fleischesser besser vertragen. Leider neigen sie oft dazu, mit dem Genuss von mehr Zucker und stärkereichen Produkten den Mangel an tierischem Fett und Eiweiß zu kompensieren. Wem die Beschäftigung mit dieser Art der Ernährung völlig neu ist, findet viele gute Bücher über die vegetarische Küche, und ich rate generell allen, sich so umfassend wie nur möglich zu informieren.

Als Letztes sei angemerkt, dass der Entschluss zu einer vegetarischen Ernährungsweise am besten durch eine spirituelle Überzeugung unterstützt wird, ein Vertrauen darauf, dass uns alle Nahrung, die wir brauchen, durch unsere Beziehung zum Göttlichen zuteil werden wird. Wenn wir die Gründe, aus denen wir Vegetarier geworden sind, einmal genauer untersuchen, entdecken wir oft Winkel in uns, wo etwas abgeleugnet wird, Winkel in der Psyche, wo eigentlich ein Heißhunger auf Fleisch besteht und die Weigerung, Fleisch zu essen, letztlich nichts anderes ist als Selbstkasteiung. Ich rate zur Erforschung dieser Ecken und Winkel, damit das Vegetariertum am Ende doch eine lebensbejahende, zutiefst befriedigende Angelegenheit wird. Nach meinen Erfahrungen strotzen diejenigen, die aus positiver Überzeugung Vegetarier sind und nicht aus Schuldgefühlen, um Schmerzen auszuweichen oder um etwas zu verdrängen, im Allgemeinen vor Vitalität. Wer aus selbstgerechtem Zorn oder zur Unterdrückung seiner Triebe Vegetarier werden zu müssen glaubt, versetzt der vitalen Lebensfreude eher einen Dämpfer. Ein Mensch, der sich gesund vegetarisch ernähren will, macht es sich zur Gewohnheit, auf seinen Körper zu lauschen und einen Mittelweg zu finden, um sich an die Gegebenheiten der heutigen Welt anzupassen.

Rohkost

Das Kochen ist eine Art von Alchemie. Die Nahrung wird durch Nutzung des Feuers und geschicktes Mischen von Kräutern und Gewürzen so aufbereitet, dass sie im Körper in Nährstoffe verwandelt werden kann. Puristen mögen das Garen zwar als etwas Unnatürliches betrachten, das nur der Mensch für nötig hält, aber generationenlange Erfahrungen haben gezeigt, dass durch Garen der Speisen ihr Nährstoffpotenzial viel wirksamer aufgeschlossen wird, als wenn sie roh verzehrt werden.

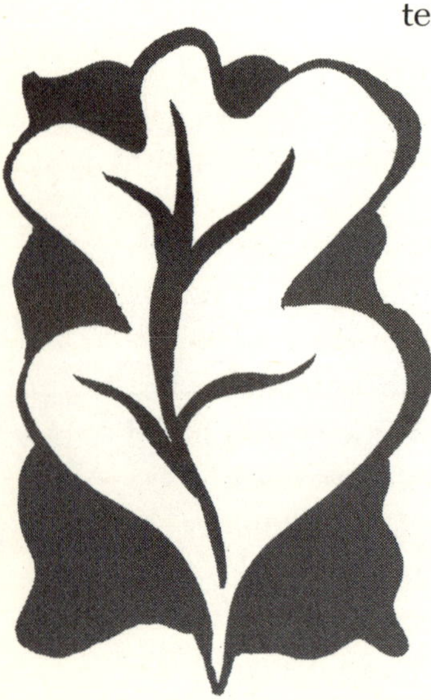

Die Debatte, ob die Nahrung roh oder gekocht gegessen werden sollte, hält sich hartnäckig, und deshalb wollen wir hier kurz darauf eingehen. Rohe Speisen sind energetisch kühl, wirken entschlackend und sind etwas saurer als gekochte. Sie vertreiben sehr effektiv Hitze aus dem Körper und reinigen die Leber. Heutzutage, wo die Schadstoffbelastung sehr hoch ist, steht Rohkost zu Recht wieder häufiger auf unserem Speisezettel. Wichtig ist die Überlegung, wem Rohkost gut tut.

Wer unter Hitze und leidet und mit Giftstoffen belastet ist, profitiert von Rohkost, zumindest so lange, bis die Symptome abgeklungen sind. Im Grunde tut jedem ein gewisser Anteil an Rohkost in seiner Ernährung gut, aber nur, wenn sie gut zerkaut wird. Menschen mit einer Tendenz zu Mangelerscheinungen und Kälte sollten allerdings lieber vorsichtig sein, da sich ihr Zustand bei zu viel Rohkost verschlechtert. Es lässt sich nicht mit Bestimmtheit sagen, wie viel verträglich ist, da dies von Mensch zu Mensch verschieden ist und auch von der Jahreszeit und vom Klima abhängt. Im Allgemeinen sind Frühling und Sommer die Jahreszeiten, in denen Rohkost besser vertragen wird.

Die Frage ist nicht, ob Rohkost an sich gut oder schlecht ist. Rohes Obst und Gemüse ist wunderbar – es fragt sich nur, wie viel davon und für wen. In der chinesischen Küche ist Rohkost kaum verbreitet, was jedoch zum Teil hygienische Gründe hat, da immer mit der Gefahr von Parasitenbefall zu rechnen war; deshalb ist es stets ein Fehler, die Ernährungsgewohnheiten einer anderen Kultur ohne Berücksichtigung von Klima und Tradition blindlings zu übernehmen. Meiner Ansicht nach kann ein wenig Rohkost nichts schaden, es wäre sogar ein herber Verlust, nicht mehr dann und wann in einen frischen Apfel beißen oder frische Kräuter und Salate genießen zu können.

Schwangerschaft

Die zehn Monde einer Schwangerschaft sind ohne Zweifel eine ganz spezielle Zeit im Leben einer Frau. Trotz vielfältiger wohlmeinender Ernährungsratschläge von der Art, dass nur diese oder jene Nährstoffe eine gesunde Schwangerschaft garantieren, ist es im Grunde am besten, eine ausgewogene, vernünftige Ernährungsweise beizubehalten und auf die Weisheit des Körpers zu bauen, die sich in diesen Monaten intensiviert. In manchen Fällen sind Ergänzungsmittel nützlich, aber wenn die Ernährung gut und die Schwangere einigermaßen gesund ist, erübrigen sie sich.

Im Folgenden trotzdem ein paar Denkanstöße.

Es ist ein Fehler, während einer Schwangerschaft »für zwei« zu essen, besonders, wenn darunter leere Kohlenhydrate verstanden werden, die schnell ins Blut gehen. Etwas mehr zu essen ist ganz natürlich, aber dabei ist die Qualität viel wichtiger als die Quantität. Vor allem muss darauf geachtet werden, dass mehr dunkelgrüne Gemüse und Eiweißlieferanten guter Qualität verzehrt werden. In den späteren Stadien der Schwangerschaft hat es sich oft bewährt, mehrmals über den Tag verteilt kleinere Mahlzeiten einzunehmen, damit der Zuckerspiegel nicht unvermittelt absinkt.

Der Energiepegel von Milz, Nieren und Leber ist während einer Schwangerschaft von Natur aus etwas niedriger als sonst. Die Energie wird zur Unterstützung des wachsenden Kindes gebraucht. Nun ist es zwar wichtig, diese Organe bei Kräften zu halten, aber normalerweise nicht ratsam, diesbezüglich zu viel des Guten zu tun, da es zur Abstoßung des Fötus bzw. Embryos führen kann. Aus diesem Grund wird von massiver Nahrungsergänzung im Allgemeinen abgeraten.

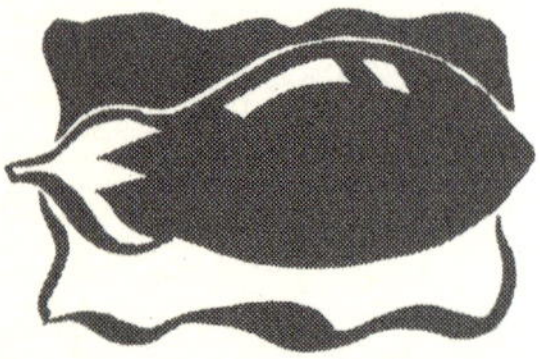

Die Schwangerschaftsmonate sind auch eine Zeit, in der die Mutter sich stärker entgiftet. Drastische Veränderungen der Ernährung können dazu führen, dass Schadstoffe, die sich im Körper angesammelt haben, auf einen Schlag freigesetzt werden; deshalb sollte jede Ernährungsumstellung langsam durchgeführt werden und am besten schon vor der Schwangerschaft erfolgen. Eine Schwangere meidet normalerweise instinktiv Genussgifte, und das sollte allgemein gewürdigt werden. Es sei daran erinnert, dass Verschmutzungen der Luft, des Wassers und der Böden generell in die Kost miteinfließen. Wenn das in der Entwicklung begriffene Kind plötzlich weiteren Giften ausgesetzt wird, zum Beispiel durch starken Alkoholkonsum der Mutter, kann sich dies ebenso schädlich auswirken wie geringere Dosen über einen längeren Zeitraum hinweg – ständiges Maßhalten ist also das Beste.

Bei Beherzigung des Prinzips, möglichst wenig einzugreifen, wird automatisch auf Antibiotika, Aspirin, Antazida und andere Mittel während der Schwangerschaft verzichtet. Viele dieser Mittel sind ihrem Wesen nach energetisch kalt und können der Entwicklung des Kindes schaden. Kalte Nahrungsmittel sind ebenfalls während der Schwangerschaft mit Vorsicht zu genießen. Koffeinhaltige Getränke, Zucker, Alkohol, gesättigte Fette, Partydrogen und Arzneimittel werden am besten auf ein Minimum reduziert. Nach Möglichkeit sollte es die werdende Mutter auch vermeiden, sich extremer Kälte oder Hitze (wie in der Sauna) auszusetzen.

Unnötig sind außerdem meist solche Eingriffe wie Szintigramme, Ultraschall-, Fruchtwasser- und andere Untersuchungen; die Schwangere sollte sich auf jeden Fall vorher selbst gut informieren und gründlich beraten lassen. Selbst auf nichtinvasive Techniken wie Ultraschall reagiert das Kind im Mutterleib nachweislich durch Zurückschrecken, was den Schluss nahelegt, dass auch diese Methode zumindest stört.

Mit der Geburt bekommt die Frau wieder Gelegenheit zur ganz natürlichen Entgiftung. Im Wochenbett, gleich nach der Geburt, wird der Reinigungsprozess durch eine einfache, nahrhafte Kost unterstützt. Nur wenn dieser Prozess abgeschlossen ist, empfiehlt es sich, mit einem Stärkungsprogramm zu beginnen, um den Verlust von Blut und Qi wieder wettzumachen. Direkt nach Abschluss des Reinigungsprozesses sollte die Mutter eine Kraft spendende Kost mit tonisierenden Kräutern erhalten, um sie für die Mutterschaft und das Stillen zu stärken.

Hühnersuppe ist ein klassisches Stärkungsmittel für die Zeit unmittelbar nach der Geburt und kann durch etwas Ingwer und Blut bildende Engelwurz (*Dongui*) noch angereichert werden. Im weiteren Verlauf des Wochenbetts ändern sich die Bedürfnisse einer stillenden Mutter erneut. Dann ist es normal und gesund, wieder wie gewohnt zu essen.

Einige Dinge sind sowohl während der Schwangerschaft als auch in der Stillzeit zu vermeiden. Alles, was die Mutter zu sich nimmt, wird bis zu einem gewissen Grad an das Kind weitergegeben. Darum ist es geraten, den Konsum von starken Reizmitteln und Alkohol auf ein Minimum zu beschränken. Exzessiver Genuss von Milchprodukten seitens der Mutter verursacht beim Kind oft Koliken, und übermäßiger Orangengenuss löst manchmal Hyperaktivität beim Kind aus. Ansonsten ist es jedoch am besten, eine vielfältige, nährstoffreiche Kost zu sich zu nehmen und vor allem mit Freude zu essen.

Luzerne (Alfalfa) als Saat oder Sprossen ist eines der wirksamsten Nahrungsmittel für die Zeit nach der Geburt, da sie die Produktion von qualitativ hochwertiger Muttermilch und den Milchfluss anregt. Als nützlich haben sich auch einige Kräuter erwiesen: Aloe vera ist für äußerliche Anwendungen bei geburtsbedingten Beschwerden wie Damm- oder Muttermundriss, Hämorrhoiden und vaginalen Pilzinfektionen geeignet (und hilft auch gegen Windelekzeme!). Innerlich angewendet, ist sie wirksames Allgemeintonikum und beruhigt das Verdauungssystem. Ebenso wie Luzerne kann auch Fenchel als Tee zubereitet werden, um Qualität und Menge der Muttermilch zu steigern und Koliken zu lindern. Und ein Tee aus Himbeerblättern stärkt vor und nach der Geburt die Gebärmutter.

Für einen heilkräftigen Badezusatz, der nach der Geburt wohl tut, werden Bärentraube, Hirtentäschel, Beinwellwurzel und Knoblauch zu gleichen Teilen etwa eine halbe Stunde in Wasser gekocht. Durch diesen Sud wird die Heilung beträchtlich beschleunigt. Innerlich soll ein Tee aus Himbeerblättern, Hirtentäschel, Süßholzwurzel und Beinwell eine recht breite Heilwirkung entfalten.

Es würde den Rahmen dieses Buches sprengen, noch näher auf Schwangerschaft und Geburt einzugehen. Zum Glück gibt es eine Menge guter Bücher zu diesem Thema, die in jeder Buchhandlung zu finden sind.

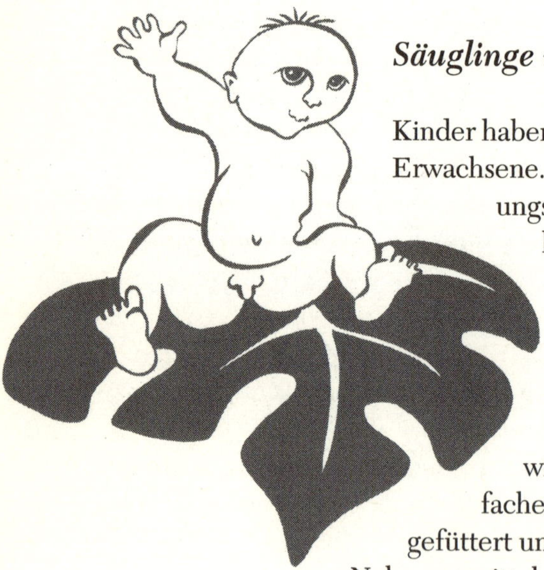

Säuglinge und Kinder

Kinder haben andere Nahrungsbedürfnisse als Erwachsene. Bei ihrer Geburt ist ihr Verdauungssystem noch unterentwickelt, es kann ausschließlich Muttermilch verarbeiten und sonst nichts. Im Allgemeinen ist dem Säugling anzumerken, wann er bereit ist, feste Nahrung zu probieren. Wenn diese Zeit da ist, wird er am besten mit einem einfachen Brei aus einer einzigen Zutat gefüttert und das Repertoire langsam um ein Nahrungsmittel nach dem anderen erweitert.

Als Erstes sind in der Regel gut gekochter Babyreis oder Schmelzflocken das Beste, gefolgt von gekochtem püriertem Gemüse, zum Beispiel Möhren. Möhren sind besonders empfehlenswert, da sie leicht verdaulich sind und außerdem die Milz stärken. Es ist besser, Nahrungsmittel auszuwählen, die energetisch nicht zu kalt sind, denn die gesunde Entwicklung des Verdauungstraktes hängt von seiner Fähigkeit ab, Wärme zu erzeugen. Obst, das überwiegend kühlt, sollte dem Kind nur gekocht verabreicht werden, und auf »kalte« Früchte wie Bananen und Apfelsinen verzichtet man in diesem frühen Entwicklungsstadium lieber ganz. Stärkereiche Wurzelgemüse werden von den meisten Babys gut vertragen, während Vertreter der Zwiebel- oder Kohlfamilie meist noch ziemlich schlecht verdaut werden und Tomaten ebenfalls Probleme hervorrufen. Wenn die Verdauung des Kindes durch ein Nahrungsmittel gestört wurde, wird mit dieser Speise am besten ein paar Wochen ausgesetzt und dann erneut ein Versuch gemacht.

Bei Babys, die lange genug mit so einfacher Kost gefüttert werden, wird das Verdauungssystem allmählich immer stärker, sodass keine Nahrungsstaus eintreten, wie sie vielen frühkindlichen Erkrankungen zugrunde liegen. Dann kann man allmählich auch zu komplexerer Nahrung übergehen. Es wird oft behauptet, dass fast alle Erkrankungen in den ersten sechs oder sieben Kindheitsjahren entweder auf emotionale Störungen oder Stockungen in der Nahrungsverarbeitung, durch die sich Schleim ansammelt, zurückzuführen sind. Eine solche Akkumulation von Schleim leistet vielen der bekannten Kinderkrankheiten wie Atemwegsinfektionen, verstopfter Nase, Mittelohrentzündung, Durchfall und allergischen Reaktionen Vorschub.

Selbst wohlmeinenden Eltern passiert es gelegentlich, dass sie Schaden anrichten, indem sie ihr Kind zu früh mit Vollwertkost füttern. Die harte Außenschicht von Vollkorngetreide und die raue Schale von Wurzelgemüse und Obst belasten den kindlichen Darm meist zu sehr. Nebenbei bemerkt besteht bei Nahrung, die aus zu viel Obst und Rohkost zusammengesetzt ist, häufig eine Tendenz zur Abkühlung des Verdauungsfeuers.

Im Folgenden ein paar Richtlinien:

- Mindestens die ersten zwei Jahre sollte die Babynahrung gut gekocht und anfangs auch püriert oder zerstampft werden. Außerdem sollte sie ganz einfach sein.

- Auf starke Aromen sollte verzichtet werden, bis das kindliche Verdauungssystem besser entwickelt ist.
- Raffinierter Zucker wird natürlich möglichst vermieden, und Frucht- oder Gemüsesäfte werden am besten verdünnt.
- Alle Nahrung für das Kind sollte warm oder zimmerwarm sein.
- Mehl verursacht die Ansammlung von Schleim und kann allergische Reaktionen hervorrufen, sodass in den ersten zwei Jahren besser darauf verzichtet wird.
- Vertreter der Zwiebelfamilie sind oft zu stark, daher ist bei ihrer Verwendung Vorsicht geboten und auf Anzeichen von Unverträglichkeit zu achten.
- Honig kann Kindern unter acht Monaten schaden.
- Salz wird am besten erst zugesetzt, wenn das Kind ein Jahr alt ist.
- Eiweiß ist im ersten Jahr nach Möglichkeit zu vermeiden, während Eigelb schon früher zugefügt werden kann.

Alles in allem ist der gesunde Menschenverstand wahrscheinlich immer noch der beste Ratgeber, und der sagt uns, dass wir auf Zucker und Süßstoffe, stark weiterverarbeitete Lebensmittel und chemische Zusätze weitgehend verzichten sollten. Sich Sorgen zu machen nützt dem Kind nichts, und als Vater darf ich wohl meiner Überzeugung Ausdruck geben, dass die Liebe und Unterstützung, die wir dem Kind gewähren, die meisten Lücken in seiner Ernährung ausgleicht. Wenn wir die Grundlagen für eine gute Beziehung zur Nahrung schaffen, bereiten wir unser Kind gut auf das Erwachsenenleben vor, und das ist wichtiger, als sich mit allzu vielen Kleinigkeiten aufzuhalten. Eltern mögen sich aber noch so gut informiert und vorbereitet haben, ein Kind hat trotzdem seinen eigenen Willen und trifft eigene Entscheidungen, was es mag und was nicht.

Sieben Jahre dauert es, bis das Verdauungssystem voll entwickelt ist und sich Kinder eigenständiger Gefühle bewusst sind. Besonders in den ersten zwei Jahren, wenn der Verdauungsapparat noch völlig unterentwickelt ist, wird er oft überfordert, sodass es zu einer »Akkumulationsstörung« kommt, einem Stau von unverdauter Nahrung, der die Milz belastet und zur Blockierung des Systems mit Hitze und Nässe führt. Um die Milz zu unterstützen, werden am besten nicht zu viele Speisen in einer Mahlzeit kombiniert. Auch sollte ein Kind während und unmittelbar nach dem Essen nicht abgelenkt werden, damit dem Magen genügend Verdauungsenergie bleibt.

Ein zweijähriges Kind macht einige bedeutende Verwandlungen durch, es entwickelt ein stärkeres Gefühl seiner eigenen Individualität und erprobt seinen Willen. In dieser »heißen« Entwicklungsphase treten oft vorübergehende fieberhafte Erkrankungen auf. Kinder sind von Natur aus stärker »yang« als Erwachsene, daher kommt Überhitzung bei ihnen häufiger vor. Plötzlich nachlassender Appetit ist ebenfalls in dieser Zeit zu beobachten. Wichtig ist weiterhin, Zucker und andere Süßungsmittel zu vermeiden, aber zugleich für einen fröhlichen, kreativen und stressfreien Umgang mit Nahrung zu sorgen.

In den ersten sieben Lebensjahren sind Kinder zudem empfänglicher für die Emotionen Erwachsener und merken schnell, was ihre Eltern gerade empfinden, ob diese ihre Gefühle offen zeigen oder nicht. Mit sieben Jahren sind die meisten Verhaltensmuster für das Erwachsenenleben bereits angelegt. Wenn das Essen immer eine erfreuliche, entspannte Angelegenheit war, ist das Kind gut gerüstet für die Zukunft.

Doch selbst dann, wenn in der frühen Kindheit der Grund für gute Gewohnheiten gelegt wurde, kann die Ernährung in der Pubertät zum Problem werden. Die meisten Jugendlichen werden durch das Beispiel ihrer Freunde und ihren großen Energiebedarf zu hohem Zuckerkonsum und schlechtem Essverhalten verleitet. Die Beibehaltung einer Ernährung mit einem hohen Anteil an komplexen Kohlenhydraten in Form von Getreide und Hülsenfrüchten kann hier gegensteuern, ebenso eine höhere Proteinzufuhr. Auch der Bedarf an Vitaminen und Mineralstoffen steigt, daher empfiehlt es sich, Teenagern stets frische Früchte in reichlicher Menge und nährstoffreiche Genüsse wie zum Beispiel mit Obst, Weizenkeimen, Nüssen oder Bierhefe angereicherte »Smoothies« (siehe Lassi-Rezept) bereitzustellen. Junge Mädchen haben einen höheren Eisenbedarf, ihnen tun Nahrungsmittel wie Melasse gut, die viel Eisen enthalten.

Wenn Jugendliche nicht dazu gebracht werden können, selbst auf ihre Ernährung zu achten, lohnt es sich unter Umständen, gewisse Nahrungsergänzungsmittel ins Auge zu fassen. Gut wäre eine Multivitamin- und Mineralstoffverbindung, die über die Nahrung eingenommen wird, zum Beispiel »Chlorella«, eines der bekömmlichsten unter diesen Hilfsmitteln. Sonst können auch die besten Eltern nur mit gutem Beispiel vorangehen und den Jugendlichen liebevoll und kreativ mit Rat und Tat zur Seite stehen; vor allem sollten sie immer, wenn's auch schwer fällt, entspannt dabei bleiben.

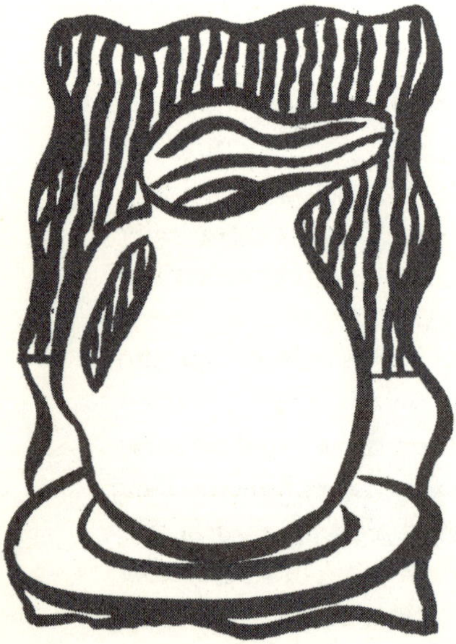

Schlankheit und Fettleibigkeit

Die Schlankheitsindustrie boomt. Das ist kein Wunder, denn im Westen herrscht unzweifelhaft Fettleibigkeit vor. Die Schlankheitsindustrie ist allerdings erfolgreicher darin, Geld zu verdienen, als Leuten zur Schlankheit zu verhelfen. Neue Produkte und Diäten mit unterschiedlichen Erfolgs- und Misserfolgsquoten kommen und gehen, aber Fettleibigkeit geht nicht so leicht wieder. Sie ist sogar in der westlichen Welt und in Ländern, die den westlichen Lebensstil aufgreifen, im Vormarsch begriffen. Irgendetwas stimmt ganz offensichtlich nicht.

Aus der Sicht der chinesischen Medizin sind Fettpolster nichts anderes als Ansammlungen von Schleim und Nässe. Die Ableitung von Nässe ist, wie wir inzwischen wissen, von der Kraft der Milz und dem Yang des Körpers abhängig. Die Ursachen für eine Milz-Schwäche und für Yang-Mangel sind nicht nur darin zu suchen, dass zu viel gegessen wird (was nicht gerade weiterhilft), sondern auch in einer falschen Nahrungswahl und schlechten Lebensgewohnheiten.

Fettleibigkeit wird nicht durch Abmagerungskuren überwunden (die die Milz noch mehr schwächen), auch nicht durch den Verzehr von kalten oder abführenden Speisen (die noch mehr am Yang zehren), sondern durch eine Kost, die diese Funktionen stärkt und schützt. Mit anderen Worten: Ehe nicht die Milz und das Yang wieder zu Kräften gekommen sind, wird immer wieder Gewicht zugelegt, egal, wie strikt eine Schlankheitsdiät eingehalten wurde.

Das heißt letztlich, dass Menschen mit Übergewicht sich lieber gut ernähren sollten, statt zu hungern oder sich zu bestrafen, um ihre Fettleibigkeit in den Griff zu bekommen. Sie müssen also warme, gekochte Speisen, reichlich Gemüse, Suppen und Eintöpfe, kleine Mengen Fleisch und fettarme Eiweißlieferanten, Vollkorngetreide und Hülsenfrüchte essen und mit Wärme spendenden, mild-scharfen Kräutern und Aromen würzen, die das Verdauungsfeuer ankurbeln. Selbstverständlich sollten Zucker, gesättigte Fette und leere Kohlenhydrate (Stärke) nach Kräften reduziert werden, aber wenn eine strikte, kalorienarme, energetisch kalte Diät rigide befolgt wird, nimmt einfach der Heißhunger auf solche Genüsse zu.

Als Menschen brauchen wir ein gewisses Maß an Befriedigung, und wenn wir dieses Bedürfnis nicht mit Qualität stillen können, tun wir es eben mit Quantität.

DEAN ORNISH

Eine gemüsereiche Vollwertkost aus warmen, gekochten Speisen macht nicht unbedingt dick, und sie verursacht auch keine chronischen Hungergefühle. Obwohl die Schlankheitsbesessenen dieser Welt ständig die Kalorien zählen, hat Gewichtsabnahme oder -zunahme letztlich nichts mit Kalorien zu tun, sondern mit Feuer und innerer Kraft. Ebenso wenig hängt die Beibehaltung eines gesunden Körpergewichts nur mit der Ernährung der betreffenden Person zusammen. Bewegung ist ein entscheidender Faktor für die Verbesserung des Stoffwechsels und unserer Fähigkeit, Nahrung zu verwerten. Genügend Bewegung zügelt den Appetit der meisten Menschen und bringt sie mit den wahren Bedürfnissen ihres Körpers in Berührung.

Wenn ich Menschen, die unter ihrem Übergewicht leiden, einen Rat geben darf, dann den, ihre Diätbücher wegzuwerfen, sich vorzunehmen, nur Vollwertkost von bester Qualität zu essen, und ihrem Körper Bewegung zu verschaffen. Ich will nicht leugnen, dass es wahrlich schwierig ist, mit Übergewicht zu leben. Es kann das absolute Elend sein. Aber ich sehe auch das ungeheure Elend, das durch Schuldgefühle, Angst und Selbsthass heraufbeschworen wird und an dem die Diätkultur keineswegs unbeteiligt ist. Die obigen Vorschläge habe ich gemacht, um dieses Leid ein wenig zu lindern.

Oft hält den Körper etwas aus dem tiefsten Innern der Psyche im Griff, und daran ändert auch die noch so strikte Einhaltung einer Diät nichts. Auslöser kann das Bild eines gertenschlanken Models aus einer Modezeitschrift sein, die religiöse Verteufelung alles Fleischlichen oder auch die Schamgefühle, mit denen die westliche Kultur die natürlichen Körperfunktionen häufig verbindet. Oft liegen schmerzliche Empfindungen und Erfahrungen aus früher Kindheit in den Speckfalten verborgen, und dort will man sie möglichst auch lassen.

Sobald wir erkannt und akzeptiert haben, dass wir für unser Wohlergehen selbst verantwortlich sind, und alle vernünftigen Maßnahmen ergriffen haben, um unser Gewicht zu regulieren, ist es für unsere Befreiung vom Leid von entscheidender Bedeutung, unseren Körper liebevoll anzunehmen. Unter Umständen ist es uns nicht möglich, unser »Idealgewicht« wiederzuerlangen. Aber wenn uns trotzdem leichter ums Herz ist und wir uns wohler fühlen in unserem Körper, ist das wahrscheinlich genug.

Fasten

Obwohl das Fasten innerhalb der chinesischen Medizin normalerweise nicht angewendet wird, hat es doch seinen altehrwürdigen Platz in der Qi-Gong-Tradition. Im Westen ist es relativ populär, vielleicht in Reaktion auf den Überfluss und die zunehmende Belastung mit Schadstoffen. Darum erscheint es mir sinnvoll, an dieser Stelle ein paar Anmerkungen dazu zu machen.

Die regelmäßigste Fastenzeit aller Menschen ist wohl die Zeit zwischen Abendessen und Frühstück. Das Verdauungssystem braucht Ruhezeiten, sowohl über Nacht als auch zwischen den Mahlzeiten. So ist in den Augen der chinesischen Medizin die Angewohnheit, ständig etwas zwischendurch zu knabbern, Kräfte zehrend für die Milz. Das physische Bedürfnis nach einer längeren Fastenperiode stellt sich immer dann ein, wenn das Verdauungssystem Ruhe braucht und der Körper dazu angeregt werden muss, Schadstoffe auszuscheiden. Mitunter stellt es sich aber auch bei bestimmten Krankheiten ein, von denen das Verdauungssystem betroffen ist.

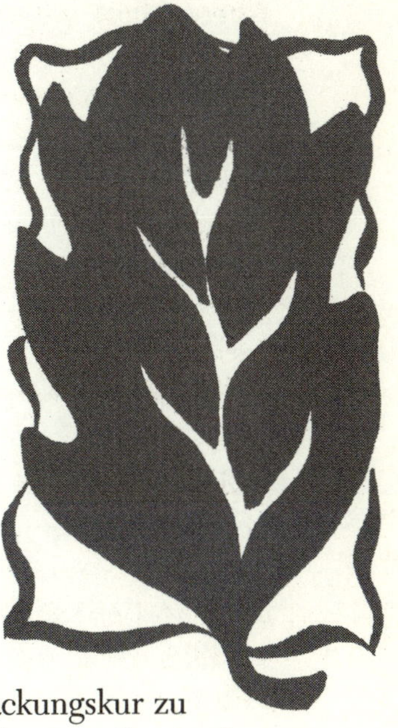

Es gibt viele Arten des Fastens. Gemeinsam ist ihnen, dass nur noch einfachste »Nahrung« in den Körper aufgenommen wird. Zum reinen Wasserfasten muss man eine starke Konstitution haben. Es muss mit zusätzlichen Ruhezeiten verbunden werden (denkbar wären zum Beispiel all die Stunden, die eingespart werden, weil nicht gekocht, gegessen und gespült wird!), und außerdem sollte es ganz allmählich begonnen und ebenso allmählich beendet werden. Zu Anfang empfiehlt es sich, ein paar Tage lang eine Entschlackungskur zu machen, damit alle Verstopfungen im Darm aufgelöst werden und der Körper nicht durch einen zu plötzlichen Nahrungsentzug geschockt wird. Gegen Ende der Fastenzeit werden ganz allmählich wieder kleine Portionen überwiegend leicht verdaulicher Nahrung zugeführt.

Reisfasten entschlackt den Körper ebenfalls, versorgt ihn jedoch zugleich stetig mit einem gewissen Vorrat an Energie. Eine einfache Fastenkur mit braunem Vollreis reingt den Darm schonend, baut Stress im gesamten System ab und entgiftet nach und nach die Leber. Sie ist für Menschen mit gewissen Mangelerscheinungen und für die Wintermonate besonders gut geeignet. Nach Wunsch kann etwas Olivenöl oder Zitronensaft über den Reis geträufelt werden. Obst- und Saftkuren wirken abkühlend und werden folglich besser bei Hitze-Störungen oder in heißem Klima durchgeführt.

In der Schwangerschaft, während der Stillzeit oder bei großer Schwäche ist es im Allgemeinen nicht ratsam, überhaupt zu fasten. Im Folgenden weitere Beschwerden, bei denen Vorsicht geboten ist oder das Fasten nur unter Aufsicht stattfinden sollte: Untergewicht, schwaches Herz, niedriger Blutdruck, Diabetes, Magengeschwüre und Geisteskrankheiten. Darüber hinaus ist zu bedenken, dass Fasten bei kalter Witterung anstrengender ist. Eine Fastenkur, die länger als drei bis fünf Tage dauert, sollte unter Aufsicht durchgeführt werden. Oft kommt es während des Fastens zu einer heilsamen Krise; beunruhigende Reaktionen, die länger als einen Tag oder zwei andauern, sollten allerdings sorgfältig im Auge behalten werden.

Enthaltsamkeit ist das Gegenteil von Sucht. Jede Sucht betäubt uns, während uns die Enthaltsamkeit emotional entblößt.

KABIR HELMINSKI

Die potenziellen Vorteile einer Fastenkur sind groß. Meist wird dabei Fett in Energie umgewandelt, werden Abfallstoffe aus den Zellen entfernt und Giftstoffe aus Darm, Blase, Nieren, Lunge, Nebenhöhlen und Haut ausgeleitet. Nach dem Verständnis der chinesischen Medizin werden durch das Fasten vor allem Nässe- und Hitzestaus aufgelöst, aber auch andere Störungsmuster können durch diese Heilmethode angesprochen werden. Mit anderen Worten: Fasten hilft vor allem bei Übermaß- und Verstopfungserscheinungen.

Zum Schluss sei noch angemerkt, dass es beim Fasten nicht nur um eine physische Entschlackung geht. Die größte Wirkung entfaltet es, wenn es von ausreichend Ruhe begleitet ist und viel Zeit darauf verwandt wird, vom »Tun«-Modus in eine besinnliche, ganzheitliche Seinsweise überzugehen. Das Fasten kann zu einer mentalen, emotionalen und spirituellen Übung werden. Die meisten Menschen machen dabei die Erfahrung großer Klarheit und inneren Friedens und sind von neuer Energie für das erfüllt, was wirklich wichtig ist im Leben. Fasten bringt uns dazu, einmal genauer zu erforschen, wonach wir eigentlich hungern. Indem wir physisch leer werden, gelingt es uns allmählich, in uns ruhend von unserer Hektik loszukommen, offener zu werden und den tieferen Sinn unserer Lebenserfahrungen zu erkennen.

Mikrowellengeräte

Das Kochen mithilfe von Mikrowellen unterscheidet sich von Grund auf von anderen Garmethoden, da das Gargut von innen nach außen erhitzt wird. Es findet keine Übertragung von Hitze durch den Kontakt mit einer äußeren Wärmequelle statt. Vielmehr entsteht die Hitze durch Reibung der Moleküle. Entgegen der landläufigen Überzeugung wird der Nährwert der Nahrung während des Garens im Mikrowellenofen stark beeinträchtigt.

Während bei konventionellen Kochmethoden die Zellwände der Nahrungsmittel unversehrt bleiben, zerstört die durch die Mikrowellen verursachte Verkehrung der Polarität die Zellwände und bewirkt schädliche Veränderungen in der Molekularstruktur der Nährstoffe. Durch wissenschaftliche Versuche wurde nachgewiesen, dass Muttermilch bei Mikrowellenerhitzung einen Großteil ihrer immunologischen Eigenschaften verliert und dass mikrowellenbehandelte Nahrung messbare Blutveränderungen hervorruft, die auf einen beginnenden pathologischen Prozess hindeuten und denen gleichen, die im Anfanggsstadium von Krebs auftreten.[37]

Nach meinen eigenen Beobachtungen entwickeln viele Menschen, die ihre Nahrung regelmäßig in der Mikrowelle garen, eine Neigung zu BLUTMANGEL-Symptomen, an denen sich nur etwas ändert, wenn das Mikrowellengerät nicht mehr so oft benutzt wird. Der gelegentliche Verzehr von Speisen aus der Mikrowelle dürfte allerdings kaum schaden: Anscheinend kommt es erst durch Akkumulation zu einer Wirkung wie etwa einer herabgesetzten Immunabwehr und schädlichen Veränderung der Blutzusammensetzung.

Anekdotische Beweise, von denen der Anthroposoph A. Bohmert berichtet, lassen vermuten, dass mikrowellenerhitztes Wasser seine Fähigkeit verliert, Getreide zum Keimen zu bringen.[38] Daraus kann geschlossen werden, dass sich die Energiestruktur von Wasser (und damit von allen Nahrungsmitteln) ändert, wenn es intensiver Mikrowellenstrahlung ausgesetzt wird. Forschungsergebnisse über die Auswirkungen der Mikrowellenstrahlung gelangen wegen ihrer militärischen Nutzbarkeit selten an die Öffentlichkeit. Solange keine weiteren Untersuchungen angestellt worden sind, rate ich, Mikrowellengeräte nur mit größter Vorsicht zu benutzen.

Die Gentechnik[39]

Bei der Genmanipulation werden Gene von einer Spezies auf eine andere übertragen, um eine gewünschte Eigenschaft zu reproduzieren. Zu diesem Zweck könnte zum Beispiel ein Gen, das für die Frostschutzeigenschaften in der Arktis lebender Fische (etwa Flundern) verantwortlich ist, isoliert und einer Tomate oder Erdbeere eingesetzt werden. Die natürliche Artenschranke verhindert normalerweise solche Gentransfers. Mittlerweile ist es Forschern möglich, Nahrungspflanzen mit Genen zu befrachten, die Bakterien, Viren, Insekten, Tieren oder gar Menschen entnommen wurden.

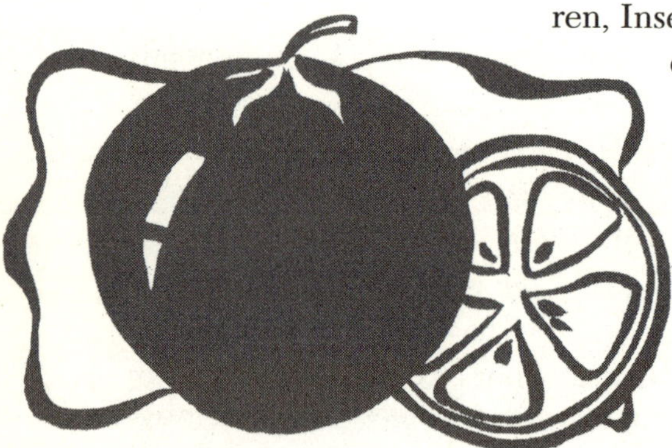

Es wird behauptet, dass die Gentechnik nur die neueste Errungenschaft in einem »nahtlosen« Kontinuum von Biotechnologien ist, die Menschen seit Anbeginn der Zivilisation entwickelt haben, vom Brotbacken und Weinkeltern bis hin zur selektiven Zucht von Tieren und Pflanzen. Zwar haben die Nutzpflanzen, die wir heute essen, kaum noch Ähnlichkeit mit ihren wilden Vorfahren, aber es gibt dennoch klare Unterschiede zwischen Genmanipulation und traditioneller Zucht. Bei den herkömmlichen Zuchtverfahren ist die Sortenvielfalt durch Selektion aus einer Vielzahl von genetischen Merkmalen erzielt worden, die bereits im Genpool der jeweiligen Art vorhanden waren. Eine Rose kann sich mit verschiedenen anderen Rosensorten kreuzen, aber sie würde sich nie mit einer Kartoffel kreuzen. Die genetische Vielfalt in der Natur hält sich an bestimmte Grenzen.

Die Genforscher können auf eine Reihe von Techniken zurückgreifen. Mittels eines biochemischen Prozesses werden die DNS-Fäden an verschiedenen Stellen zerschnitten und die gewünschten Gene ausgewählt. Diese Gene werden dann meist in ringförmige, doppelsträngige

DNS-Moleküle (Plasmide), die Erbträger von Bakterien, eingelagert. Da sich Bakterien sehr schnell vermehren, entstehen auf diese Weise innerhalb kürzester Zeit Tausende von identischen Kopien (Klonen) des »neuen« Gens. Prinzipiell zwei Methoden stehen zur Verfügung, um ein »neues« Gen in die DNS einer Pflanze einzubauen, die gentechnisch verändert werden soll.

1. Aus einem Stück genetischen Materials von einem Virus oder einer Bakterie wird ein so genannter »Träger« hergestellt. Damit wird die Pflanze infiziert und so das »neue« Gen in ihre DNS eingeschmuggelt. Häufig wird zu diesem Zweck ein Bakterium namens *Agrobacterium Tumefaciens* (das Pflanzengallen auslöst) verwendet.
2. Die Gene werden auf eine große Zahl von winzigen Kügelchen aus Gold oder Wolfram aufgetragen, die mit Spezialpistolen auf eine Schicht Zellen der Empfängerpflanze abgefeuert werden. Dabei dringen unter Umständen einige der Kügelchen in einen Zellkern ein und legen dort ihre Genfracht ab, die in bestimmten Fällen in die zelleigene DNS eingebaut wird.

Da die beim Gentransfer angewandten Techniken eine extrem niedrige Erfolgsrate haben, müssen die Wissenschaftler durch weitere komplizierte Verfahren herausfinden, von welchen Zellen die neue DNS angenommen wurde. Diese Zellen werden nun kultiviert und wachsen schließlich zu Pflanzen heran.

Da es nicht möglich ist, ein neues Gen genau zu platzieren, greift der Gentransfer womöglich störend in das Kontrollsystem der DNS eines Organismus ein. Was man heute über die Organisation von Genen weiß, ist mehr als dürftig, und doch kann jede Veränderung irgendwo in der DNS eines Organismus Kettenreaktionen auslösen, die unvorhersehbar und möglicherweise nicht mehr zu kontrollieren sind. Zum Beispiel könnte ein neues Gen chemische Reaktionen innerhalb der Zelle einleiten oder Zellfunktionen außer Kraft setzen. Dies könnte zu Instabilität führen, die Entstehung neuer Gifte oder Allergene begünstigen oder Nährwertveränderungen hervorufen.

Lebensmittelindustrie und Biotechnik argumentieren, dass eine

Zahllose Studien zeigen, dass in primitiveren Kulturen, die sich immer häufiger westlich ernähren, die Sterblichkeit an Herzinfarkt und Krebs zunimmt. Aber der Hauptunterschied zwischen dem, was sie essen, und dem, was wir essen, ist nicht das Fleisch oder Fett, sondern die Vollwertigkeit der Nahrung. Der Schuldige scheint also die Verfälschung und Entwertung all dessen zu sein, was wir uns in den Mund stecken.

THE BETTER DIET BOOK

Kennzeichnungspflicht gentechnisch veränderter Nahrungsmittel den Grundsatz der Gleichbehandlung verletzen und somit eine unrechtmäßige Handelsschranke darstellen würde. Die Kennzeichnung würde nicht nur bedeuten, dass die Verbraucher genmanipulierte Produkte boykottieren könnten, sondern auch, dass generell eine saubere Trennung eingehalten werden müsste, und dann würden sich gentechnisch veränderte Erzeugnisse für die Lebensmittelindustrie nicht mehr rentieren. Letztlich geht es um die bürgerliche Freiheit: Ohne Trennungs- und Kennzeichnungspflicht können sich die Leute nicht frei entscheiden.

Es ist sehr wichtig, dass gentechnisch veränderte Produkte gekennzeichnet sind, damit etwaige Gesundheitsbeschwerden zurückverfolgt werden können. Zum Entstehungszeitpunkt dieses Buches war in Europa in etwa 60 Prozent aller weiterverarbeiteten Produkte gentechnisch verändertes Soja in Form von pflanzlichem Öl, Sojamehl, Lezithin und Sojaeiweiß und in etwa 50 Prozent aller weiterverarbeiteten Produkte gentechnisch veränderter Mais als Maisstärke, Maismehl und Glukosesirup enthalten; und gentechnisch erzeugte Enzyme finden in der gesamten Lebensmittelindustrie Verwendung. Über 90 Prozent dieser Stoffe werden von der derzeitigen Kennzeichnungspflicht gar nicht erfasst. Wer genmanipulierte Nahrung grundsätzlich vermeiden will, muss Bioprodukte kaufen.

Hinter der Biotechnologie steht eine Handvoll multinationaler Konzerne, die an der Nahrungsmittel-, Zusatzstoff-, Pharma- und Chemieindustrie beteiligt sind. Diese Konzerne halten auf dem Weltmarkt inzwischen Monopole für gentechnisch veränderte Produkte. Dies wird durch internationale Freihandelsabkommen, das Patentrecht und systematische Aufkäufe und Fusionen erleichtert. Mittlerweile gibt es Zusammenschlüsse von Saatgutherstellern, Biotechnologiefirmen und verwandten Branchen.

Gentechnikkonzerne versuchen der Öffentlichkeit einzureden, dass die Genmanipulation den Einsatz von schädlichen Herbiziden verringert, dabei sind ebendiese Konzerne gerade dabei, die Kapazitäten für die Produktion der Pflanzenschutzmittel zu steigern und höhere Grenzwerte für die Rückstände solcher Chemikalien in gentechnisch veränderten Nahrungsmitteln zu fordern. Bis jetzt war die Forschung der Gentechnikfirmen darauf gerichtet, eine Resistenz der Feldfrüchte gegenüber jenen »Breitband«-Herbiziden zu erzielen, die sie selbst herstellen. Das heißt, dass ein Acker vollkommen mit Chemikalien verseucht sein kann, von denen alles zugrunde geht, nur die resistente Feldfrucht nicht.

Internationale Freihandelsabkommen begünstigen die Interessen multinationaler Konzerne und erschweren es den einzelnen Ländern, ein neues Produkt oder eine neue Technologie abzulehnen, und das selbst dann, wenn Bedenken gegen deren Auswirkungen auf Gesundheit und Umwelt bestehen. Statt die Weltbevölkerung zu ernähren, bedroht die Gentechnikindustrie die Vielfalt wirklich nachhaltiger Anbaumethoden; sie leistet der Armut in landwirtschaftlichen Gebieten Vorschub, vertreibt Kleinbauern von ihrem Land und steigert den Transfer von Ressourcen aus Dritte-Welt-Ländern an die Konzerne der industrialisierten Länder.

Inzwischen mehren sich die Beweise, dass gentechnische Veränderungen eine neue Bedrohung für das Ökosystem darstellen. Bei Freilandversuchen können die neuen lebenden Organismen, die durch gentechnische Veränderungen entstanden sind, mit anderen Lebensformen interagieren, sich reproduzieren, ihre Eigenschaften auf die anderen übertragen und unter bestimmten Umwelteinflüssen mutieren. Sie sind nicht zu beherrschen und können nicht an der Ausbreitung gehindert werden. Fehler oder unerwünschte Folgeerscheinungen werden also an alle zukünftigen Generationen weitergegeben. Es erscheint nur allzu wahrscheinlich, dass resistente Unkräuter sowie Nutzpflanzenschädlinge und -krankheiten entstehen werden,[40] dass die biologische Vielfalt bedroht wird, unter Umständen das tierische Leben auf den Anbauflächen dezimiert wird und neue Viren geschaffen werden.[41] Angesichts der geplanten Freisetzung vieler gentechnisch veränderter Organismen und der völlig unzureichenden Erkenntnisse, wie diese Organismen mit der Umwelt interagieren werden, verwundert es nicht,

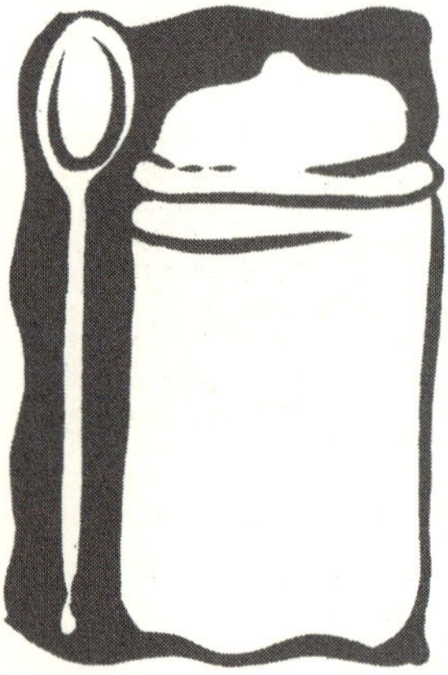

dass einige der vorstellbaren Szenarien Alptraumcharakter haben.

Aus Sicht der chinesischen Medizin pfuscht man durch Eingriffe auf genetischer Ebene an der Essenz (Jing) herum. Das Jing ist für ein gesundes Wachstum, eine ungestörte Entwicklung verantwortlich und gilt als kostbarer Schatz, der gehütet und erhalten werden muss. Kommt das Jing durch die unvorhersehbaren Auswirkungen der Gentechnik zu Schaden, könnte das eine Gefährdung der Immunabwehr zur Folge haben und vermehrt zu Missbildungen und Hormonstörungen führen.

In Devon, wo ich lebe, ist der Widerstand der Bürger gegen unverantwortliche gentechnische Eingriffe sehr stark und äußert sich in breit angelegten öffentlichen Aufklärungskampagnen, rechtlichen Maßnahmen gegen Biotechnikfirmen und Aktionen des zivilen Ungehorsams wie das Ausreißen von Versuchspflanzen. Unsere Stärke besteht unter anderem darin, dass wir unsere Macht als Verbraucher erkennen und keine gentechnisch veränderten Produkte kaufen, sondern Biobauern unterstützen, staatliche Handelsvertretungen und den Einzelhandel unter Druck setzen und uns vor allem informieren. Ich persönlich hoffe, dass starker öffentlicher Widerstand nicht nur den Machenschaften einer machthungrigen Wissenschaft ein Ende setzt, sondern darüber hinaus der Bewegung zur Förderung einer nachhaltigen, ökologisch verträglichen, humanen Landwirtschaft neuen Auftrieb gibt.

Weitere Informationen sind unter den am Ende des Buches aufgeführten Adressen zu finden.

Die energetische Wirkung von Vitaminen, Mineralien und Medikamenten

Bei der Interpretation der energetischen Wirkung von Vitaminen, Mineralien und herkömmlichen Arzneimitteln mit großer Verbreitung habe ich mich weitgehend an die hervorragenden Ausführungen von

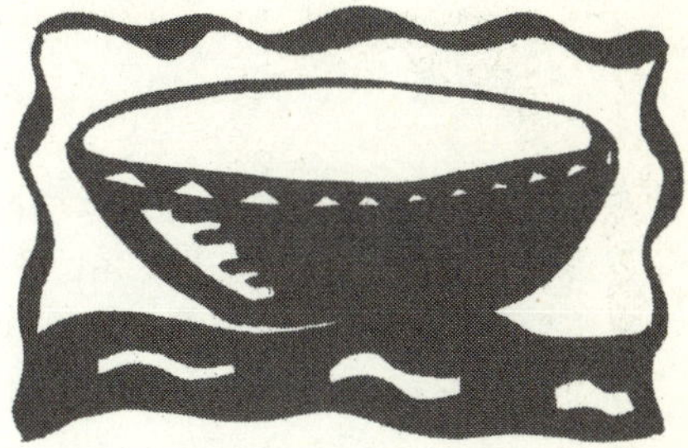

Bob Flaws[42] und Dr. Stephen Gascoigne[43] gehalten. Die Aufstellung ist beigefügt, weil sich Nahrungsergänzungsmittel und bestimmte Drogen im Westen zunehmender Beliebtheit erfreuen. Um Zusatzstoffe im Rahmen der chinesischen Medizin zu verwenden, ist die Kenntnis ihrer energetischen Wirkung wünschenswert. Außerdem hilft die Liste bei der Diagnosestellung, da auf einen Blick zu sehen ist, ob bei einer bestimmten Erkrankung Nahrungsergänzungs- oder Arzneimittel eine Rolle spielen.

Vitamine

Die meisten Vitamine sind im weitesten Sinne dazu da, Blut und Qi zu regulieren.

Wenn Sie am Morgen eine Tablette Vitamin A einnehmen, verbringen Sie unter Umständen den ganzen Nachmittag damit, nach dem Rest der Möhre zu suchen.

ANNEMARIE COLBIN

Vitamin A: Hauptwirkung ist die Tonisierung und Kühlung des Blutes mit besonderem Einfluss auf Augen und Knochen.

B-Vitamine: In der chinesischen Medizin wird die allgemeine Wirkung der B-Vitamine auf das Nervensystem als lindernd bei Leber-Qi-Verhaltung bzw. -Stockung beschrieben. Darüber hinaus sind die meisten B-Vitamine Nahrung für das Blut. Vitamin B_6 und Cholin helfen, inneren Wind zu besänftigen; die Vitamine B_5 und B_6 befreien Leber und Gallenblase von feuchter Hitze.

Vitamin C: kühlt Hitze und ist deshalb bei Infekten von Nutzen.

Vitamin D: kann als Nieren-Tonikum betrachtet werden; kräftigt das Jing und die Knochen.

Vitamin E: unterstützt das Nieren-Yang und nährt das Leber-Blut.

Vitamin K: hat eine Blut stillende Wirkung, nimmt Einfluss auf den Darm und trägt zur Erhaltung des Lungen-Qi bei.

Bioflavonoide: wirken Hitze, besonders Leber-Hitze, entgegen und lösen Blutstauungen auf.

Betakarotin: bringt das Qi in Schwung, löst Qi-Stockungen auf und reduziert Hitze.

Mineralien

Mineralstoffe wirken im Allgemeinen tonisierend auf das Yin und stärken die Nieren. Manche Mineralien nähren auch die Leber. Viele tun den Nebenhöhlen und Knochen gut. Mineralstoffe können generell als Wohltat für die tiefinneren Strukturen und Prozesse des Körpers betrachtet werden. Sie sind für Wachstum und Entwicklung sowie für die Fruchtbarkeit wichtig.

Chrom: tonisiert Qi und Blut und stärkt die Milz.

Eisen: ist Nahrung für Yin und Blut, kühlt das Blut, macht es dünnflüssig und wirkt allgemein kühlend auf den Körper.

Fluor: ein Nieren- und Yin-Tonikum, daher wichtig für Knochen und Zähne.

Jod: wirkt Hitze, insbesondere der Leber, entgegen.

Kalium: erleichtert die Ableitung von Wasser und Nässe aus dem System, wirkt allgemein kühlend und hilft, feuchte Hitze aus Leber und Gallenblase zu vertreiben.

Kalzium: stärkt Yin und Knochen und wirkt allgemein beruhigend auf das Shen (Gemüt).

Kobalt: ist ein Tonikum für Qi und Blut.

Kupfer: leitet Nässe und feuchte Hitze ab und stärkt die Milz.

Magnesium: unterstützt das Yin und beruhigt das Shen.

Mangan: nährt sowohl das Yin als auch das Jing (Essenz).

Molybdän: ein Tonikum für Yin und Blut mit generell kühlender Wirkung, besonders auf das Blut.

Natrium: stärkt Nieren und Leber, weicht Ansammlungen auf (eine Funktion des salzigen Geschmacks).

Phosphor: kräftigt das Yin und das Jing der Nieren.

Schwefel: Nahrung für die Leber mit sowohl kühlender als auch kräftigender Wirkung auf das Blut.

Selen: nährt das Yin, sichert das Jing und beruhigt das Shen.

Silizium/Kieselerde: hat eine tonisierende Wirkung auf die Leber, ist ein besonderer Kraftspender für die Knochen.

Zink: hat einen günstigen Einfluss auf Jing, Blut und Knochen.

Verbreitete Arzneimittel

Antibiotoka (außer Sulfonamide): kalte, nasse Mittel, die auf Lunge, Darm und Milz einwirken.

Antidepressiva: heiße Medikamente mit Einfluss auf Herz und Leber.

Antimykotika/Fungistatika: heiße Arzneimittel, die auf Milz und Leber wirken.

Antiparkinsonika: heiße Mittel, die auf Leber und Herz wirken.

Antiphlogistika, nichtsteroide: warme, auflösende Mittel mit Wirkung auf Nieren und Leber.

Aspirin: eine warme, auflösende Droge mit Wirkung auf Lunge und Blut.

Betablocker: kalte Mittel mit Auswirkungen auf alle Yin-Organe.

Bronchodilatatoren: warme Mittel mit lösender Wirkung auf die Lunge.

Chemotherapie gegen Krebs: eine heiße Behandlung mit Wirkung auf die Leber.

Diuretika: kalte Medikamente mit Wirkung auf die Nieren.

Entzündungshemmer siehe Antiphlogistika.

Herzglykoside: warme Mittel, von denen Herz und Nieren beeinflusst werden.

Insulin: eine kalte Droge mit Einfluss auf Milz, Lunge und Nieren.

Kodein: ein heißes Medikament, das auf Herz, Lunge und Dickdarm wirkt.

Kortikoide: heiße Mittel mit Wirkung auf Lunge, Milz und Nieren.

Nitrate: heiße Mittel, die Herz und Leber angreifen.

Sexualhormone, weibliche: kalte Mittel, die auf Nieren, Leber, Herz und Milz wirken.

Sulfasalazin: eine warme, ableitende Droge mit Einfluss auf die Lunge.

Sulfonamide: warme, lösende Arzneimittel mit Wirkung auf Lunge und Nieren.

Tranquilizer: kalte Mittel, die Herz und Leber beeinflussen.

ZDV (Zidovudin): ein heißes Mittel, das auf Leber und Nieren einwirkt.

Für eine gute Gesundheit brauchen wir einen Trank der Liebe. Auch eine noch so große Menge an Kräutern, Pillen, Spritzen und Salben wird uns nichts nützen, wenn wir nicht freundlich mit uns selbst, mit anderen, mit Tieren und Pflanzen umgehen. Pillen müssen von Mitgefühl eingehüllt sein; nur dann sind sie wirklich wirksam.

Romio Shresta

Die langfristige Einnahme von so genannten Partydrogen schädigt im Allgemeinen Yin und Essenz. Die meisten Menschen, die entweder alkohol- oder drogensüchtig sind, entwickeln das Störungsmuster einer Leber- und Nieren-Yin-Schwäche. Dies kann sowohl die Folge einer lebensstilbedingten Mangelernährung sein als auch am unmittelbaren Einfluss der jeweiligen Droge liegen. Mit der Zeit zeichnen sich aller Wahrscheinlichkeit nach auch Qi- und Yang-Schwächen ab. Ernährungsphysiologisch ist in diesem Fall eine Kost zu empfehlen, die das Yin nährt und darin von einem breiten Angebot an zusätzlich eingenommenen Mineralien und Vitaminen unterstützt wird.

TEIL V
Hilfe zur Selbsthilfe

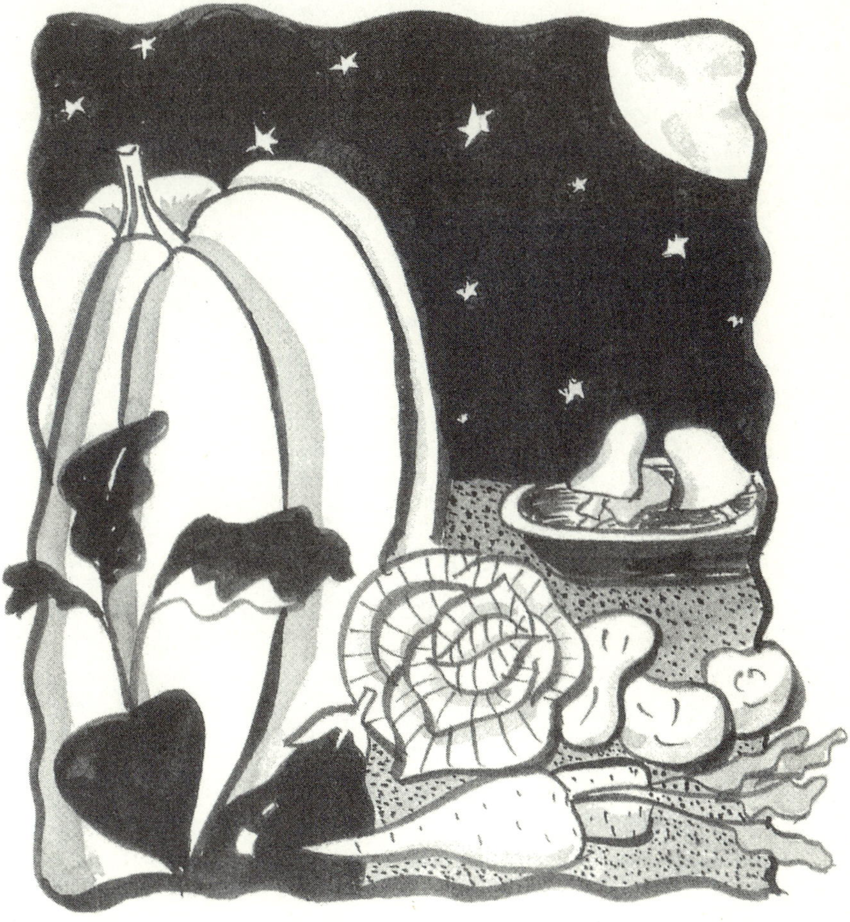

11 Ernährungsempfehlungen (Zusammenfassung)

Hier noch einmal eine kurze Zusammenfassung dessen, was schon in Kapitel 5 in den Abschnitten über Yin-Schwäche, Yang-Schwäche usw. ausführlicher dargelegt wurde.

Unterstützung des Yin

Bei Yin-Mangel müssen wir Nahrung vermeiden, die uns dazu bringt, Energie zu verbrauchen, die uns eigentlich gar nicht zur Verfügung steht, und Speisen, die unsere Neigung stärken, uns zu überhitzen. Darum sollten wir auf anregende Genüsse wie Kaffee, Alkohol und Zucker verzichten und den Gebrauch von vorwiegend erhitzenden, scharfen Gewürzen einschränken, die Körperenergie freisetzen.

Stattdessen sorgen wir für einen aufbauenden Stoffwechsel. Nahrung, die das Yin stärkt, setzt sich aus hoch wirksamen Nährstoffen mit Feuchtigkeit spendenden und oft kühlenden Eigenschaften zusammen. Yin-Tonika haben Tiefenwirkung, sie stellen uns im Innersten wieder her und beruhigen das gesamte überanstrengte System. Dazu können so nahrhafte Produkte wie Meeresfrüchte und -tiere, verschiedene Fleischsorten, Nüsse, Samen und Bohnen sowie viele saftige, kühlende Früchte gezählt werden.

Auch Milchprodukte wirken sich günstig auf das Yin aus. Wie alle reichhaltigen Nahrungsmittel müssen sie mit Vorsicht genossen werden, besonders, wenn bereits eine Tendenz zur Nässeansammlung besteht. Bei Aufbau und Wiederherstellung unseres Yin sollten wir darauf achten, nicht zu viel Feuchtigkeit zu speichern, da sie mitunter schwer umzuwandeln ist.

Darüber hinaus müssen wir uns davor hüten, unser System zu stark auszukühlen. Wenn also ein Yin-Mangel vorliegt und wir frieren, sollten wir bei der Nahrungszubereitung wärmende Garmethoden anwenden und sehr kalte Zutaten vermeiden.

Yin-Stärkungsmittel sind im Allgemeinen süß und kühl. Zur Tonisierung des Yin ziehen wir süße, saure und salzige Geschmäcker den bitteren und scharfen Aromen vor. Im Folgenden Nahrungsmittel, die eine besonders tonisierende Wirkung auf das Yin haben:

Ananas	Honig	Muscheln
Äpfel	Hühnereier	Schweinefleisch
Austern	Kaninchen	Spargel
Birnen	Käse	Tintenfisch
Ente	Kidneybohnen	Tofu
Enteneier	Krebse	Tomaten
Erbsen	Malz	Wassermelone
Granatapfel	Mango	Yamswurzel
Grüne Bohnen	Milch	Zitrone

Unterstützung des Yang

Bei schwachem Yang müssen wir Acht geben, nicht zu viele kalte Speisen und Getränke zu uns zu nehmen, da sonst das Verdauungsfeuer ausgelöscht wird. Stattdessen bevorzugen wir Nahrungsmittel und Garmethoden, die uns aufwärmen.

Wir essen also lieber rote Paprikaschoten statt Gurken, Forelle statt Krebsen und Kirschen statt Bananen. Viele warme, scharfe Gewürze unterstützen das Verdauungsfeuer und regen den Wärmekreislauf im Körper an. Die wärmenden Eigenschaften einer Speise werden durch längere Garzeiten gesteigert, sodass sie tiefer in den Körper eindringen können.

Vorsicht: Es ist ein Fehler, zu denken: »Je schärfer, desto besser.«

Wenn wir uns so stark erhitzen, dass wir schwitzen, geht Energie verloren, und wir beginnen abzukühlen. Das ist ein anschauliches Beispiel für die Regel, dass extremes Yin in Yang und extremes Yang in Yin umschlägt. Die Wiederherstellung des Yang ist ein allmählicher Prozess, der Zeit und Ausdauer erfordert.

Yang-Tonika sind im Allgemeinen süß, scharf und wärmend. Im Folgenden Nahrungsmittel, die eine besonders tonisierende Wirkung auf das Yang haben:

Basilikum
Bockshornkleesamen
Bohnenkraut
Dillsaat
Esskastanien
Fenchelsamen
Garnelen
Gewürznelken
Himbeeren
Hummer
Ingwer (getrocknet)
Knoblauch
Lammfleisch
Muskatnuss
Nieren
Pistazien
Rosmarin
Salbei
Schnittlauchsaat
Sternanis
Thymian
Walnüsse
Zimtrinde

Unterstützung des Qi

Um das Qi zu unterstützen und zu vermehren, müssen wir Nahrungsmittel essen, die ihre Energie über einen langen Zeitraum hinweg langsam an unser System abgeben. Nach westlichen Erkenntnissen sind es solche mit komplexen Kohlenhydraten, die nachhaltig Energie liefern.

Wichtig ist auch, Nahrungsmittel zu genießen, deren Qi so wenig wie möglich durch Weiterverarbeitung, Transport oder Bestrahlung gelitten hat. Wir sollten uns also reichlich mit möglichst frischen, biologisch erzeugten Produkten aus unserer Nähe ernähren. Der durch entsprechende Nahrung bereitgestellte Qi-Vorrat wird allerdings durch Garen der Nahrung im Mikrowellengerät stark angegriffen.

Nahrung, die dem Qi wohl tut, ist meist süß und oft warm. Im Folgenden Nahrungsmittel, die eine besonders tonisierende Wirkung auf das Qi haben:

Aal
Datteln
Feigen
Gans
Gelee Royal
Ginseng
Hafer
Hering
Huhn
Kaninchen
Kartoffeln
Kirschen
Kokosnuss
Krake
Linsen
Longans
Makrelen
Melasse
Mikroalgen
Reis
Rindfleisch
Schinken
Shitakepilze
Sommerkürbis
Stör
Süßholz
Süßkartoffeln
Tofu
Weintrauben
Yamswurzeln

Unterstützung des Blutes

Die Blutqualität ist sehr leicht durch die Nahrung zu verbessern. Entscheidend ist viel frisches Gemüse, besonders günstig ist dunkelgrünes Blattgemüse und überhaupt chlorophyllreiche Pflanzenkost, am besten in Verbindung mit Getreide. Aber auch die meisten Fleischsorten, Bohnen und verschiedenes Meeresgetier und -gemüse kräftigen das Blut. Bei schweren Fällen von Blutarmut haben sich Innereien bewährt.

Da alle Nahrung die Grundlage des Blutes bildet, sollten wir einfach auf Vielfalt achten und gut essen. Der übermäßige Genuss von fettreichen, denaturierten, stark gesüßten oder gesalzenen Speisen schwächt im Allgemeinen das Blut. Im Folgenden Nahrungsmittel, die eine besonders tonisierende Wirkung auf das Blut haben:

Adzukibohnen
Aprikosen
Austern
Brennnesseln
Brunnenkresse
Datteln
Dongui
Feigen
Grünes Blattgemüse
Hühnereier
Kidneybohnen
Knochenmark
Krake
Leber
Longans
Löwenzahn
Mikroalgen
Milchreis
Petersilie
Rindfleisch
Rote Bete
Sardinen
Spinat
Tintenfisch
Weintrauben

Auflösung von Nässe

Alle Nässesymptome werden durch Kräftigung der Milz behandelt; darüber hinaus kann aber auch die Tonisierung von Nieren, Lunge und Yang angebracht sein. Schleim erfordert die Reduktion Schleim erzeugender zugunsten Schleim lösender Nahrungsmittel. Bei Wasser helfen entwässernde (diuretische) Speisen.

Nässe ist oft eine Folge von Überernährung und einem Überangebot an Nährstoffen. Sie kann aber auch durch Überschwemmung des Verdauungssystems mit schlecht zusammengestellten Speisen entstehen. Um Nässeansammlungen vorzubeugen, sollten alle Ratschläge zur Kräftigung der Milz (siehe dort) beherzigt werden.

Einige Nahrungsmittel wirken besonders stark Nässe bildend. Dazu gehören: Milchprodukte (Schafs- und Ziegenmilchprodukte erzeugen weniger Feuchtigkeit), Schweinefleisch und andere gehaltvolle Fleischsorten, geröstete Erdnüsse, Saftkonzentrate (besonders aus Orangen und Tomaten), Weizen, Brot, Hefe, Bier, Bananen, Zucker und Süßstoffe sowie gesättigte Fette.

Im Folgenden Nahrungsmittel, die besonders gut helfen, Nässe, Wasser und Schleim aufzulösen.

Nässe ableitend:

Adzukibohnen
Alfalfa (Luzerne)
Buchweizentee
Champignons (jung)
Daikon (Rettich)
Gerste
Grüntee
Hiobstränen
Jasmintee
Kidneybohnen
Knoblauch
Kohlrabi
Kürbis
Mais
Majoran
Makrele
Meerrettich
Pakchoi
Petersilie
Rettich
Roggen
Rüben
Sardellen
Schalotten
Sellerie
Umeboshi (Salzaprikosen)
Wolkenohren (weiß)
Zitrone
Zwiebeln

Entwässernd:

Adzukibohnen
Alfalfa (Luzerne)
Algen (Seetang)
Bockshornklee
Dicke Bohnen
Frösche
Gerste
Hiobstränen
Kelp (Riementang)
Kopfsalat
Makrelen
Muscheln
Sardellen
Sardinen
Sellerie
Sojabohnen (schwarz)
Weintrauben

Schleim lösend:

Algen (Seetang)
Apfelschale
Birnen
Brunnenkresse
Champignons (jung)
Daikon (Rettich)
Garnelen
Kakis
Knoblauch
Kochbanane
Majoran
Mandarinenschale
Mandeln
Muscheln
Oliven
Orangenschale
Pakchoi
Pampelmusen
Pfeffer, schwarz und weiß
Pfefferminze
Rettich
Senfsaat
Shitakepilze
Süßholz
Tee
Thymian
Walnüsse
Zitronenschale
Zwiebeln

Vertreibung von Kälte

Zur Vertreibung von Kälte sollten wir wärmende Zubereitungsmethoden wählen und Nahrungsmittel mit wärmenden Eigenschaften essen. Chronischen Symptomen begegnen wir am besten mit warmen und süßen Speisen. Bei einer akuten Erkältung treiben wir die Kälte mit warmen, scharfen Speisen, die in diesem Fall sogar Schweiß treibend wirken dürfen, an die Körperoberfläche. Im Folgenden Nahrungsmittel, die besonders wirksam Kälte vertreiben:

Amasake
Basilikum
Cayennepfeffer
Dillsaat
Essig
Esskastanien

Fenchelkörner
Forelle
Garnelen
Grüne Minze
Hammelfleisch
Huhn
Ingwer
Kapern
Kirschen
Knoblauch
Kohlrabi
Kokosmilch
Korianderkörner
Lammnieren
Lauch
Litschis
Longans
Lorbeerblätter
Malzzucker
Miesmuscheln
Milchreis
Muskatnuss
Pakchoi
Pfeffer, schwarz
Pfirsiche
Pinienkerne
Rosmarin
Rüben
Sardellen
Schalotten
Schnittlauchsamen
Sojaöl
Sommerkürbis
Sorghum
Süßkartoffeln
Walnüsse
Wein
Zucker, braun
Zwiebeln

Hitze entgegenwirken

Chronischen Hitzebeschwerden begegnet man einfach durch den Verzicht auf heiße und scharfe Nahrungsmittel, den Verzehr vorwiegend kühlender Speisen und kühlende Zubereitungsmethoden. Bei einem Befall mit Krankheitserregern werden die heißen Eindringlinge mithilfe des scharfen Geschmacks an die Körperoberfläche getrieben. Im Folgenden einige Nahrungsmittel, die Hitze reduzieren:

Auberginen
Bambussprossen
Bananen
Hirse
Holunderblüten
Hühnereiweiß
Kartoffeln
Kopfsalat
Mungbohnen
Mungbohnenkeime
Muscheln
Pampelmusen
Pfefferminze
Salz
Spargel
Tofu
Wassermelone
Weizen
Zitrone

Anregung der Qi-Zirkulation

Auch die Qi-Zirkulation können wir stark durch das beeinflussen, was wir verzehren und wie wir es verzehren. Zur Vermeidung von Stockungen sollten wir nicht zu viel und nach Möglichkeit nichts Schweres essen. Außerdem müssen wir auf Zucker und Anregungsmittel verzichten, die zwar vorübergehend Erleichterung bringen, letztlich jedoch die Beschwerden an der Wurzel noch verschlimmern.

Nahrung, die gut zerkaut wird, passiert den Verdauungstrakt reibungsloser. Um das Qi in Bewegung zu bringen und zu zerstreuen, können wir auch einige scharfe Nahrungsmittel und Kräuter in den Speiseplan aufnehmen. Bei der Auswahl scharfer Genüsse müssen wir allerdings berücksichtigen, ob die Stockung mit Hitze, Kälte oder Mangel zusammenhängt (siehe dort).

Im Folgenden Nahrungsmittel, die für eine bessere Qi-Zirkulation sorgen:

Basilikum	Koriander	Orangenschale
Cayennepfeffer	Kümmel	Pakchoi
Dillsaat	Kurkuma	Rettich
Gewürznelken	Majoran	Schnittlauch
Kardamom	Mandarinenschale	Sternanis
Knoblauch	Möhren	

Anregung des Blutkreislaufs

Die Ernährungsempfehlungen für Blutstauungen sind im Großen und Ganzen die gleichen wie bei einer Qi-Stockung. Auch Schadstoffbelastung des Blutes und Fettablagerungen im Blut leisten Stauungen Vorschub, darum hat es sich bewährt, die Bemühungen um eine Auflösung des Blutstaus durch Nahrung zu unterstützen, die die Blutqualität verbessert und erhält.

Nahrungsmittel, die das Blut in Bewegung bringen, sind ihrem Wesen nach oft warm, darum ist Vorsicht geboten, falls gleichzeitig Anzeichen von Hitze auftreten. Im Folgenden Nahrungsmittel, die besonders anregend auf die Blutzirkulation wirken:

Amasake	Krebse	Stör
Auberginen	Pakchoi	Weißdornbeeren
Chili	Pfirsiche	Zucker, braun
Essig	Schalotten	Zwiebeln
Esskastanien	Schnittlauch	

12 Nahrungsmitteltabellen

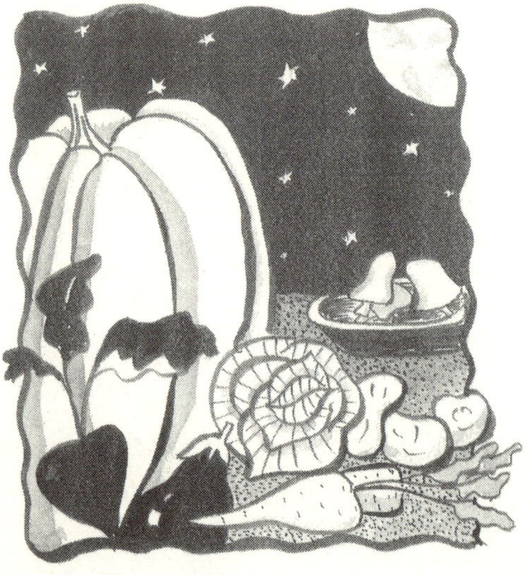

Abkürzungen

Meridian

B = Blase
Di = Dickdarm
Dü = Dünndarm
EG = Empfängnisgefäß
GB = Gallenblase
H = Herz
Le = Leber
Lu = Lunge
Ma = Magen
Mi = Milz
N = Nieren
P = Perikard (Herzbeschützer)

Wirkung

BZ = regt Blut-Zirkulation an
G = entgiftet
H = wirkt Hitze entgegen
K = wirkt Kälte entgegen
N = wirkt Nässe entgegen
S = wirkt Schleim lösend
QZ = regt Qi-Zirkulation an
W = entwässert

Getreide

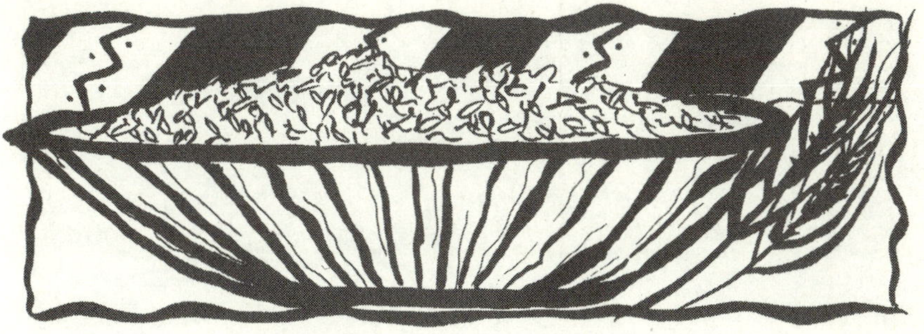

Nahrungsmittel	Temp.	Geschmack	Meridian	Tonisiert	Reguliert
Amaranth	kühl	bitter, süß	Lu		N
Buchweizen	kühl	süß	Di, Ma, Mi		H, N
Dinkel	warm	süß	Mi	Yin	
Gerste	kühl	salzig, süß	Ma, Mi	Blut, Yin	H, W
Hafer	warm	süß	Mi, N	Blut, Qi	QZ
Hiobstränen	kühl	süß	Di, Lu, Ma, Mi, N	Blut, Qi	H, N, W
Hirse	kühl	salzig, süß	Ma, Mi, N		G, H
Leinsamen	neutral	süß	Di, Le, Mi		
Mais	neutral	süß	Di, Ma, N	Blut, Qi	N, W
Milchreis	warm	süß	Ma, Mi	Blut, Qi	
Quinoa	warm	süß, sauer	N, P	Yang	
Reis	neutral	süß	Ma, Mi	Blut, Qi	
Roggen	neutral	bitter	GB, Le, Mi		N, W
Sorghum	warm	süß	Di, Lu, Ma, Mi		K, N
Weizen	kühl	süß	H, Mi, N		H
Weizenkeime	kalt	scharf	Dü, H		BZ, H
Weizenkleie	kühl	süß	Di	Blut, Qi	H
Wildreis	kühl	süß, sauer	B, N		

Gemüse

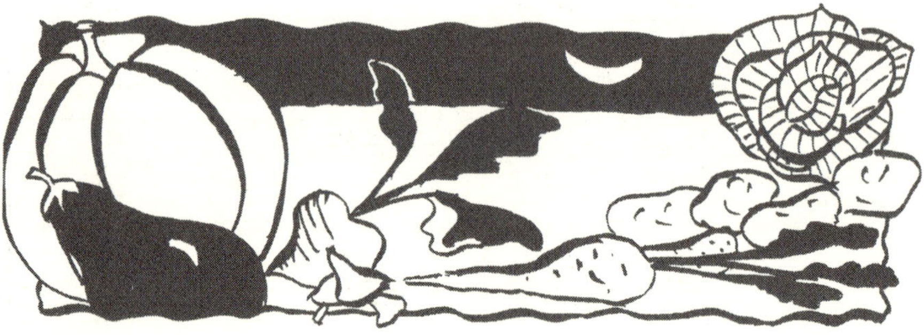

Nahrungsmittel	Temp.	Geschmack	Meridian	Tonisiert	Reguliert
Alfalfa (Luzerne)	neutral	bitter, salzig	Di, N	Blut, Yin	G, N, W
Algen (Seetang)	kalt	salzig	Ma, N	Yin	G, H. S, W
Artischocken	kühl	bitter, salzig, süß	GB, Le	Blut, Yin	G, QZ, W
Auberginen	kühl	süß	Di, EG, Le, Ma, Mi		BZ, H
Avocados	kühl	süß	Di, Le, Lu, Mi	Blut, Yin	
Bambussprossen	kalt	süß	Di, Lu, Ma		H, N, W
Blumenkohl	kühl		Di, Ma, Mi		
Brokkoli	kühl	bitter, scharf			
Brunnenkresse	warm	bitter, scharf	Di, Lu, Ma, Mi	Blut	G, QZ, S, W
Champignons (jung)	kühl	süß	Di, Dü, Lu, Ma		G, QZ, S
Chicorée	kühl	bitter	GB, Le		W
Chinakohl	neutral	süß	Di, Ma		H, N, W
Daikon (Rettich)	kühl	scharf, süß			N, S
Frühlingszwiebeln	warm	scharf	Lu, Ma		
Grüne Bohnen	neutral	süß	Mi, N	Yin	
Grünkohl	warm	bitter, süß	Lu, Ma		
Gurken	kühl	süß	Di, Ma, Mi		G, H
Kapern	warm	bitter, scharf			BZ, K, N
Kartoffeln	neutral	süß	Ma, Mi, N	Qi, Yin	H
Kelp (Riementang)	kühl	salzig	B, Le, Ma, N	Blut, Yin	G, W
Kochbananen	kalt	süß	Di, Dü	Yin	H, S
Kohl	neutral	scharf, süß	Di, Ma		H
Kohlrabi	neutral	bitter, scharf, süß			BZ, K, N
Kopfsalat	kühl	bitter, süß	Di, Ma		N, H, W

Nahrungsmittel	Temp.	Geschmack	Meridian	Tonisiert	Reguliert
Kürbis	neutral	süß	Lu, Mi		N
Lauch	warm	scharf, süß	Le		BZ, K
Löwenzahnblätter	kalt	bitter, salzig, süß	GB, Le, Mi	Blut	H, W
Mangold	kühl	süß	Di, Lu, Ma, Mi		G, H
Markkürbis	kühl	süß			
Möhren	neutral	süß	Le, Lu, Mi		QZ
Mungbohnensprossen	kalt	süß	Di	Yin	G, H
Nori (Seetang)	kalt	salzig, süß		Yin	H, S
Oliven	neutral	sauer, süß	Lu, Ma		G
Pakchoi	warm	scharf	Lu, Ma		BZ, K, S
Paprikaschoten	warm	scharf	Ma		BZ
Pastinaken	warm	scharf, süß	Le, Lu		
Rettich	kühl	scharf, süß	Lu, Ma		G, QZ, N, S
Rote Bete	neutral	süß	H, Le	Blut	
Rüben	neutral	bitter, scharf, süß	Ma		BZ, G, H, K, N
Schalotten	warm	bitter, scharf	Di, H, Lu		BZ, K, N
Sellerie	kühl	bitter, süß	Le, Ma		H, N, W
Shitakepilze	neutral	süß	Ma	Qi	S
Sommerkürbis	warm	süß	Ma, Mi	Qi	QZ, K
Spargel	kalt	bitter, süß	Lu, N	Yin	H, N
Spinat	kühl	süß	Di, Ma	Blut	
Süßkartoffeln	warm	süß	Mi, N	Qi, Yin	K
Tomaten	kalt	sauer, süß	Le, Ma	Yin	
Wasserkastanien	kalt	süß	Lu, Ma	Yin	H, S
Wolkenohrpilze (schwarz)	neutral	süß	Di, Ma		
Wolkenohrpilze (weiß)	neutral	süß			N
Yamswurzeln	neutral	süß	Lu, Mi, N	Qi, Yin	
Zucchini	kühl	süß			
Zwiebeln	warm	scharf	Lu		BZ, G, K, N

Obst

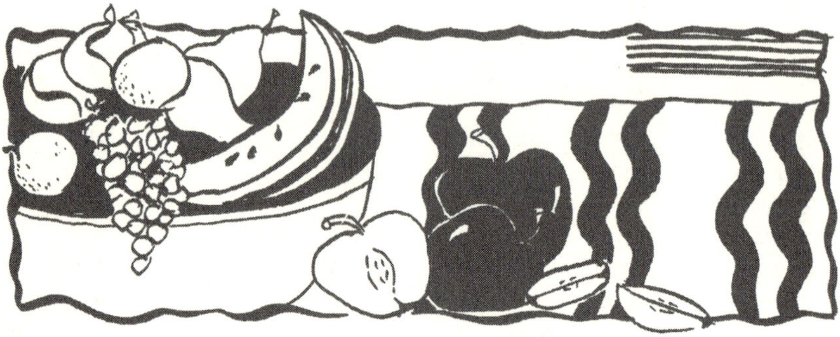

Nahrungsmittel	Temp.	Geschmack	Meridian	Tonisiert	Reguliert
Ananas	neutral	sauer, süß		Yin	H
Äpfel	kühl	sauer, süß	H, Lu, Ma	Yin	H
Apfelsinen	kühl	sauer, süß	Le		
Aprikosen	neutral	sauer, süß	Lu	Blut, Yin	
Bananen	kalt	süß	Di, Lu	Yin	G, H
Birnen	kühl	sauer, süß	Lu, Ma	Yin	H, S
Blaubeeren	kühl	sauer	Lu, Ma, Mi		G, H, N
Brombeeren	warm	sauer, süß	Le, N		
Datteln	warm	süß	Le, Lu, Mi	Blut, Qi	
Erdbeeren	kühl	sauer, süß	Le, Lu, Mi, N		
Feigen	neutral	süß	Di, Lu, Mi	Blut, Qi	G, H
Granatapfel	neutral	sauer, süß	B	Yin	
Himbeeren	neutral	sauer, süß	Le, N	Yang	
Holzäpfel	neutral	sauer, süß	H, Le, Lu		
Johannisbeeren (schwarz)	kühl	sauer, süß	Le, N		
Kakis	kalt	süß	Di, H, Lu, Mi	Yin	H
Kirschen	warm	süß	H, Ma, Mi	Qi	BZ, K
Kokosnuss	neutral	süß		Qi	
Limetten	kalt	sauer	Di, GB, Le, Mi, N	Yin	BZ, G, H, QZ
Litschis	warm	sauer, süß	Le		BZ, K
Longans	warm	süß	H, Mi	Blut, Qi	BZ, K
Mandarinen	kühl	sauer, süß	Lu, Ma		QZ
Mango	kalt	sauer, süß	Ma	Yin	H

Nahrungsmittel	Temp.	Geschmack	Meridian	Tonisiert	Reguliert
Maulbeeren	kalt	süß	Le, Lu, N	Blut, Yin	
Melone	kalt	süß			H
Pampelmusen	kalt	sauer, süß			H, QZ, S
Papaya	neutral	bitter, süß	Lu, Ma		N
Pfirsiche	warm	sauer, süß	Di, Dü, Ma		BZ, K, QZ
Pflaumen	neutral	sauer, süß	Le		H
Quitten	warm	sauer	Le, Mi		
Rhabarber	kalt	bitter	Di		BZ, G, H
Stachelbeeren	kalt	sauer, süß			
Wassermelone	kalt	süß	B, H, Ma	Yin	H, W
Weintrauben	neutral	sauer, süß	Le, Lu, Mi, N	Blut, Qi	W
Zitronen	kalt	sauer	Di, GB, Le, Mi, N	Yin	BZ, G, H, QZ

Hülsenfrüchte

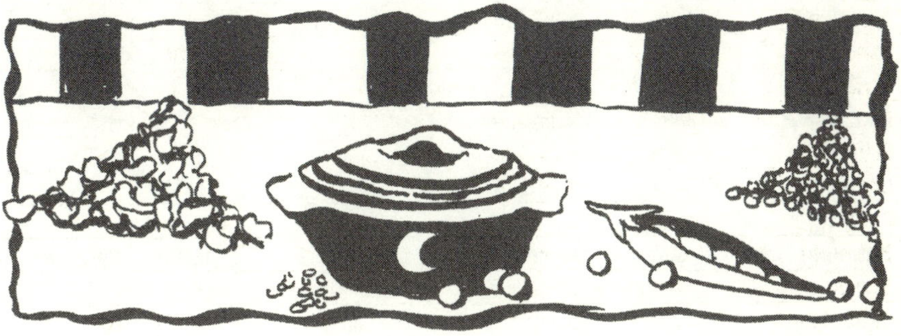

Nahrungsmittel	Temp.	Geschmack	Meridian	Tonisiert	Reguliert
Adzukibohnen	neutral	sauer, süß	Dü, H, N	Yin, Blut	G, N, W
Bohnen (schwarz)	warm	süß	N	Blut, Yin	W
Dicke Bohnen	neutral	süß	Mi, N		
Erbsen	neutral	süß	Ma, Mi		
Kichererbsen	neutral	süß	H, Ma		
Kidneybohnen	neutral	süß	N	Blut, Yin	H, N
Limabohnen	kühl	süß	Le, Lu	Yin	
Linsen	neutral	süß	H, Ma, Mi, N		N, W

Nahrungsmittel	Temp.	Geschmack	Meridian	Tonisiert	Reguliert
Mungbohnen	kühl	süß	H, Ma	Yin	H
Sojabohnen (gelb)	kühl	süß	Di, Mi		H
Sojabohnen (schwarz)	neutral	süß	Mi, N	Yin	W
Tofu	kalt	süß	Di, Ma, Mi	Qi, Yin	G, H

Nüsse und Samen

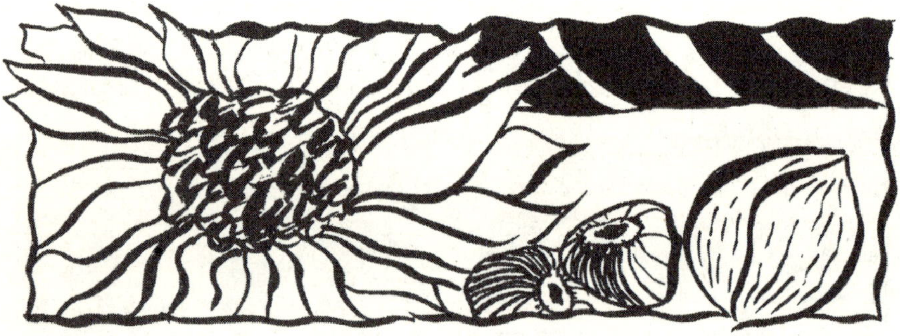

Nahrungsmittel	Temp.	Geschmack	Meridian	Tonisiert	Reguliert
Erdnüsse	neutral	süß	Lu, Mi		
Esskastanien	warm	süß	Ma, Mi, N	Yang	BZ
Haselnüsse	neutral	süß			
Kokosmilch	warm	süß		Yin	K
Kokosnuss	warm	süß	H		
Kürbiskerne	neutral	bitter, süß	Di, Mi		
Mandeln	neutral	süß	Lu		S
Pinienkerne	warm	süß	Di, Le, Lu	Yin	BZ, K
Pistazien	neutral	bitter, sauer, süß	Le, N	Yang	
Sesam (schwarz)	neutral	süß	Le, N	Blut, Yin	
Sesam (weiß)	neutral	süß		Yin	
Sonnenblumenkerne	neutral	süß	Mi		
Walnüsse	warm	süß	Lu, N	Qi, Yang, Yin	K, S

Fisch

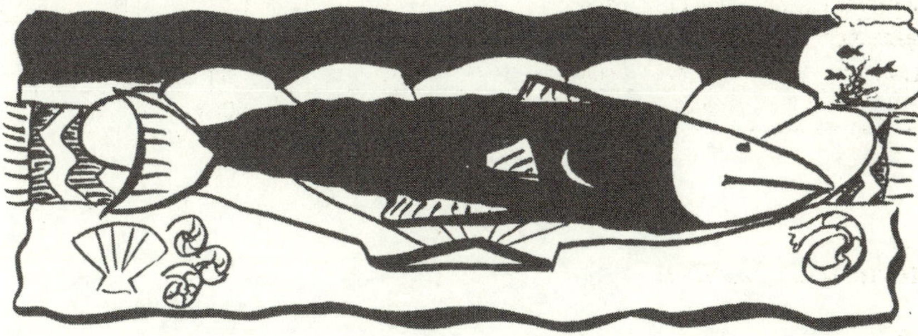

Nahrungsmittel	Temp.	Geschmack	Meridian	Tonisiert	Reguliert
Aal	warm	süß	Le, Mi, N	Qi	N
Abalone	neutral	salzig, süß		Yin	H
Austern	neutral	salzig, süß	Le, N	Blut, Qi, Yin	
Felchen	neutral	süß	Le, Lu, Ma, Mi		
Forelle	heiß	sauer	Ma	Qi	K
Frösche	kühl	süß	B, Di, Dü, Ma	Qi	G, H, W
Garnelen	warm	süß	Le, N	Yang	BZ, K, S
Hai	neutral	salzig, süß	Mi	Yin	
Hering	neutral	süß	Lu, Mi	Qi	G
Hummer	warm	salzig, süß	N	Yang	S
Karpfen	neutral	süß	Mi, N		W
Krabben	warm	süß	Le, N	Yang	BZ, K, S
Krake	kalt	salzig, süß		Blut, Qi, Yin	H
Krebse	kalt	salzig	Le, Ma	Yin	BZ, H, S
Lachs	neutral	süß	Ma, Mi		
Makrele	neutral	süß	Le, Ma	Qi	N, W
Miesmuscheln	warm	salzig	Le, N	Qi, Yang	BZ, K
Muscheln (Salzwas.)	kalt	salzig	Ma	Yin	H, S
Muscheln (Süßwas.)	kalt	salzig, süß	Le, N	Yin	H
Sardellen	warm	süß		Yang	K, N, W
Sardine	neutral	salzig, süß	Ma, Mi		W
Stör	neutral	süß	Lu, P	Qi	
Tintenfisch	neutral	salzig	H, Le, N	Blut, Yin	

Fleisch

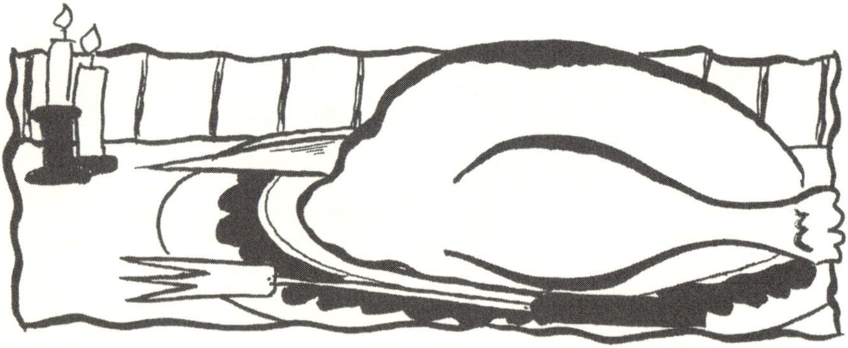

Nahrungsmittel	Temp.	Geschmack	Meridian	Tonisiert	Reguliert
Ente	neutral	süß	Lu, N	Yin	
Fasan	warm	sauer, süß	H, Ma	Qi	
Gans	neutral	süß	Lu, Mi	Qi, Yin	
Hammel	warm	süß	Mi, N	Qi	K
Huhn	warm	süß	Ma, Mi	Qi	BZ, K
Hühnerleber	warm	süß	Le, N	Qi	BZ
Kaninchen	kühl	süß	Di, Le	Qi, Yin	
Lamm	heiß	süß	Mi, N	Yang	
Lammnieren	warm	süß	N	Yang	BZ, K, QZ
Rind	neutral	süß	Di, Ma, Mi	Blut, Qi, Yin	
Rinderleber	neutral	süß	Le	Blut	
Rindernieren	warm	süß	N	Yang	
Schafsleber	kühl	bitter, süß	Le	Blut	
Schinken	warm	salzig	Mi	Qi	
Schwein	neutral	salzig, süß	Ma, Mi, N	Blut, Yin	
Schweineleber	warm	bitter, süß	Le	Blut	
Schweinenieren	neutral	salzig	N	Yin	
Taube	neutral	salzig, süß		Qi, Yin	
Truthahn	warm	süß	Ma, Mi		
Wachtel	neutral	süß	Di, Ma, Mi	Qi	H, N

Eier und Milchprodukte

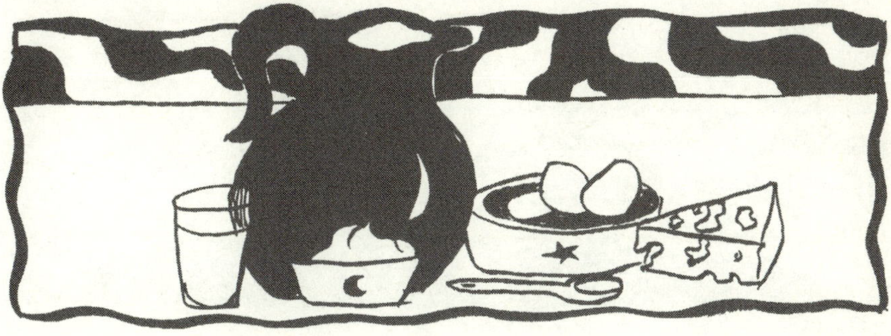

Nahrungsmittel	Temp.	Geschmack	Meridian	Tonisiert	Reguliert
Butter	warm	süß			BZ, K
Enteneier	kühl	süß	H, Lu, Ma	Yin	
Hühnerei	neutral	süß	H, Lu, Ma, N	Blut, Yin	
Hühnereigelb	neutral	süß	H, N	Blut, Yin	
Hühnereiweiß	neutral	süß	Lu		H
Joghurt	kalt	sauer, süß			
Käse	neutral	sauer, süß	Lu	Yin	
Kuhmilch	neutral	süß	H, Lu, Ma	Yin	
Schafs- oder Ziegenmilch	warm	süß	Ma		

Kräuter und Gewürze

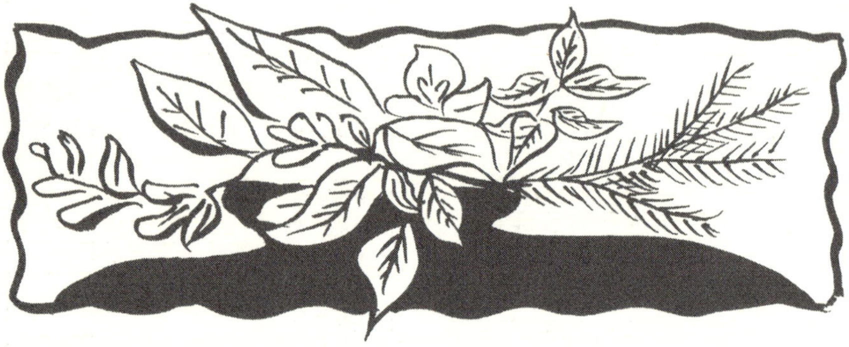

Nahrungsmittel	Temp.	Geschmack	Meridian	Tonisiert	Reguliert
Anis	warm	scharf, süß	H, Lu, Mi		N, QZ
Basilikum	warm	bitter, scharf, süß	Lu, N	Yang	K, QZ, S
Bockshornklee-samen	warm	bitter	Le, N	Yang	QZ, W
Bohnenkraut	warm	bitter, scharf, süß	Lu, N	Yang	K, QZ, S
Brennnessel	kühl	salzig, süß	B, Le, Mi, N	Blut, Yin	G, N, W
Cayennepfeffer	heiß	scharf	Lu, Ma, Mi	Yang	BZ, K, QZ
Chili	heiß	scharf	H, Mi		BZ, K
Dillsaat	warm	scharf	Mi, N		K, QZ
Fenchelkörner	warm	scharf, süß	B, Mi, N	Yang	K, QZ, S
Ingwer (frisch)	warm	scharf	Lu, Ma, Mi		K, S
Ingwer (getrocknet)	heiß	scharf	Lu, Ma, Mi	Yang	BZ, K
Kardamom	warm	bitter, scharf	Lu, Mi		QZ, S
Karob	warm	sauer, süß			
Knoblauch	heiß	scharf, salzig, süß	H, Le, Lu, Mi	Yang	N, QZ, S
Koriandergrün	warm	scharf	Lu, Mi		BZ
Korianderkörner	neutral	scharf, sauer	Ma		K
Kreuzkümmel	warm	scharf	Le, Mi		
Kümmel	warm	scharf, süß	B, Mi, N		QZ, S
Kurkuma	warm	bitter, scharf	Ma, Mi		BZ, QZ
Lorbeerblätter	warm	scharf		Qi	BZ, K
Majoran	kühl	bitter, scharf, süß	H, Lu, Mi, N	Yin	QZ
Meerrettich	heiß	scharf	B, Lu, Ma, N	Yang	N, QZ, S, W
Minze	kühl	scharf			

Nahrungsmittel	Temp.	Geschmack	Meridian	Tonisiert	Reguliert
Muskatnuss	warm	scharf	Di, Mi	Yang	BZ, K, QZ
Nelken	warm	scharf	Ma, Mi, N	Yang	K, QZ
Oregano	warm	bitter, scharf, süß	Lu, Ma		
Petersilie	warm	bitter, scharf, salzig	B, Ma		G
Pfeffer (schwarz)	heiß	scharf, süß	Di, H, Ma, N		G, K, N, QZ, S
Pfeffer (weiß)	heiß	bitter, scharf	Di, Dü, Ma		N, S
Portulak	kalt	sauer	B, Di, Le		BZ, G, H
Rosmarin	warm	scharf, süß	H, Le, Lu, Mi, N	Yang	K, S
Safran	neutral	scharf	H, Le		QZ
Salbei	warm	scharf	Lu, Ma		
Schnittlauch	warm	scharf	Le, Ma, N		BZ, QZ
Schnittlauchsaat	warm	scharf, salzig	Le, N	Yang	K
Senf	heiß	scharf	Lu		QZ, S
Stangenzimt	warm	scharf, süß	B, H, Lu		
Süßholz	neutral	süß	alle	Qi	G, H, S
Tamarinde	kühl	sauer, süß	Di, Dü		H, N
Thymian	warm	bitter, scharf	Lu, Mi		QZ, S
Wacholder	warm	bitter, scharf, süß	Mi, N		K, QZ, S, W
Weißdorn	warm	sauer, süß	H, Le, Ma, Mi, P		BZ, QZ
Zimtrinde	heiß	bitter, scharf	Lu, Mi, N	Yang	K, N, QZ

Öle und Würzmittel

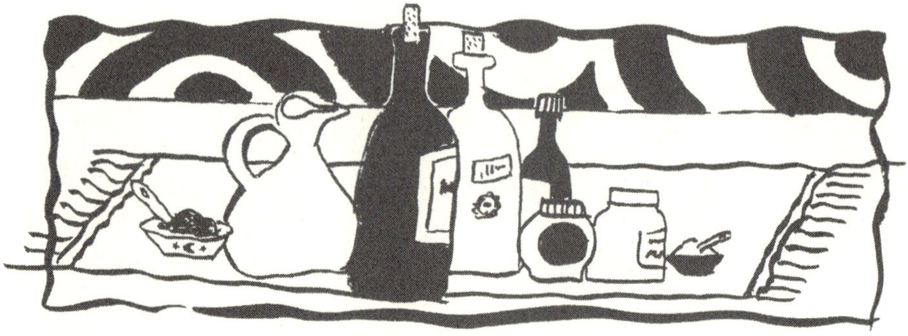

Nahrungsmittel	Temp.	Geschmack	Meridian	Tonisiert	Reguliert
Erdnussöl	neutral	süß	Di, Lu, Mi		
Olivenöl	neutral	süß	Le, Mi		
Sesamöl	kühl	süß	Ma		G, H
Sojaöl	warm	scharf, süß	Di		BZ, K
Agar-Agar	kalt	süß	Le, Lu		G, H
Amasake	warm	süß	Lu	Blut	BZ, K
Essig	warm	bitter, sauer	Le, Ma		BZ, G, K
Honig	neutral	süß	Di, Lu, Mi		G
Malzzucker	warm	süß	Lu, Ma, Mi		BZ, K
Melasse	warm	süß	Le, Mi, N	Blut, Qi	
Miso	warm	salzig			
Pfeilwurzelstärke	kühl	süß	Di, Ma, Mi		H
Reissirup	warm	süß			
Salz	kalt	salzig	Di, Dü, Ma, N	G, H, S	
Sojasauce	kühl	salzig			
Zucker, braun	warm	süß	Le, Mi		
Zucker, weiß	neutral	süß			

Teekräuter und Getränke

Nahrungsmittel	Temp.	Geschmack	Meridian	Tonisiert	Reguliert
Bier	kühl	bitter, süß	H, Ma, Mi		
Chrysantheme	kühl	bitter, süß	Le, Lu		G, H
Hagebutten	neutral	sauer	B, Di, N		
Himbeerblätter	kühl	sauer	Ma		N
Holunderblüten	kühl	bitter, scharf, süß	B, Le		H, S, W
Jasmin	warm	scharf, süß	Le, Mi, N	Yang	K, QZ, S
Kaffee	warm	bitter, süß	H		
Kamille	kühl	bitter, süß	Di, Le, Lu, Mi, P		QZ
Lindenblüten	kühl	scharf, süß	Le, Lu		H, QZ
Löwenzahnwurzel	kalt	bitter, salzig, süß	GB, Le, Mi		H, W
Pfefferminze	kühl	scharf, süß	Le, Lu, Mi		QZ, S
Sojamilch	neutral	süß	Lu, Ma	Blut	S
Sternanis	warm	scharf, süß	Le, Mi, N	Yang	QZ
Tee	kühl	bitter, süß	H, Lu, Ma		G, S, W
Wein	warm	bitter, scharf, süß	H, Le, Lu, Ma		BZ, K, QZ
Zitronenmelisse	kühl	scharf, sauer	Le, Lu		

Nahrungsergänzungsmittel

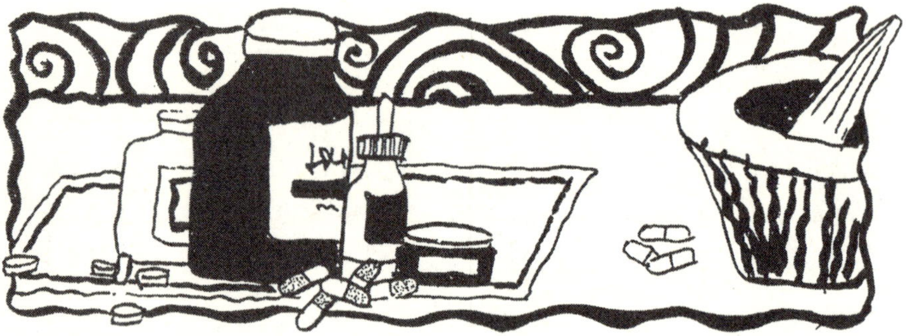

Nahrungsmittel	Temp.	Geschmack	Meridian	Tonisiert	Reguliert
Algen	neutral	salzig, süß	alle	Blut, Qi	G
Blütenpollen	neutral	alle	alle	Blut, Qi	
Dongui	warm	scharf, süß	Le, Mi	Blut	
Gelée Royale	neutral	süß	Le, Mi	Qi, Yin	
Ginseng (chin.)	warm	süß	Lu, Mi	Qi	
Ginseng (korean.)	heiß	süß		Qi, Yang	
Kelp (Riementang)	kalt	salzig	Ma		H, S, W

Anhang

Anmerkungen

[1] Der chinesische Fachbegriff für Akupunkt ist »Qi xue« und bedeutet »Qi-Loch« oder »Qi-Kammer«. Das gleiche Wort (xue) wird in der Geomantie für harmonische Plätze in der Landschaft benutzt, die als Verbrennungsstätten infrage kommen. Nach chinesischer Auffassung befinden sich an diesen Orten die Kräfte von Himmel und Erde im Gleichgewicht.

[2] Der Begriff Körper-Geist wird in diesem Buch mehrmals verwendet und bezeichnet die Untrennbarkeit von Körper und Geist, ein Prinzip, das allen ganzheitlichen Heilungskonzepten zugrunde liegt.

[3] Diese Geschichte stammt aus Laura Esquivels Buch *Bittersüße Schokolade*, Suhrkamp, Frankfurt 1995.

[4] Carolyn Myss: *Energy Anatomy*, Sounds True 1996.

[5] Qi-Gong ist als Übungsmethode zur persönlichen Entwicklung vor langer Zeit in China entstanden. Im Gegensatz zur Aerobic-Übung im Westen wird beim Qi-Gong Wert auf gelassene Achtsamkeit und die Energieerhaltung gelegt. Obwohl eine überwiegend sanfte Technik, vermag Qi-Gong dem Übenden zu einem hohen Grad an physischer Spannkraft, zu Gesundheit und mentaler, emotionaler und spiritueller Klarheit zu verhelfen. Qi-Gong wird von vielen für die Wurzel der chinesischen Medizin gehalten.

[6] Wenn auf die besondere Bedeutung hingewiesen werden soll, die ein Begriff innerhalb der chinesischen Medizin hat, wird er in diesem Buch in KAPITÄLCHEN geschrieben.

[7] Jean Giono: *Der Mann der die Bäume pflanzte*, janus press, Berlin 1995.

[8] Aus Brian Walker: *Dies sagte Laotse*, Aurum, Braunschweig 1995.

[9] Die Meditationstechnik »Licht kreisen lassen« ist Gegenstand vieler mündlich und schriftlich überlieferter Lehren. Der folgende Auszug ist dem chinesischen Text *Das Geheimnis der goldenen Blüte* (siehe Literaturverzeichnis unter Jung, C. G.) entnommen: »Das Licht ist nicht nur im Leib, es ist aber auch nicht (nur) außerhalb des Leibs. Berge und Flüsse und die große Erde werden von Sonne und Mond beschienen: das alles ist dieses Licht.

Darum ist es nicht nur im Leib. Verständnis und Klarheit, Erkennen und Erleuchtung und alle Bewegungen (des Geistes) sind ebenfalls alle dieses Licht, darum ist es auch nicht etwas außerhalb des Leibes. Die Lichthülle von Himmel und Erde erfüllt alle tausend Räume. Aber auch die Lichtblüte des einzelnen Leibes durchzieht ebenfalls den Himmel und deckt die Erde. Darum, so wie das Licht im Kreislauf ist, sind damit gleichzeitig auch Himmel und Erde, Berg und Flüsse alle im Kreislauf.«
Den Gedanken von Licht im Innern des menschlichen Körpers vertritt W. G. Sutherland in seinem *Contributions to the Science of Osteopathy*. Die von mir verwendete Information, dass tatsächlich Photonen im menschlichen Körper produziert werden und kreisen, stammt aus der neueren Biophotonenforschung. Über das verwandte Phänomen des Intrarotlichts, das Knochen angeblich ausstrahlen, berichtet Robert Becker in seinem Buch *Heilkraft und Gefahren der Elektrizität* (siehe Literaturverzeichnis).

10 Aus dem *Journal of Chinese Medicine* vom Mai 1998. Die ursprüngliche Untersuchung wurde von der Carnegie-Mellon-Universität in Pittsburgh durchgeführt.

11 Tieferen Einblick in die Theorie der Meridianentwicklung geben Stephen Birch und Kiiko Matsumoto in ihrem Buch *Hara Diagnosis: Reflections on the Sea*, Paradigm Publications 1988.

12 Siehe auch Alan Bensoussan: *The Vital Meridian*, Churchill Livingstone, Edinburgh 1991. Dieses Buch ist ein faszinierender Bericht über chinesische und westliche Untersuchungen zur Erforschung des Wesens von Meridianen und der Wirkungsweise der Akupunktur.

13 Mastzellen sind Bindegewebszellen überall im Körper und spielen eine wichtige Rolle für das Immunsystem. Sie stehen insbesondere mit allergischen Reaktionen in Zusammenhang und geben Stoffe wie etwa Histamine an das umliegende Gewebe ab.

14 Bei einem faszinierenden Experiment ließ man Versuchsteilnehmern heilende Energie zukommen und untersuchte sie anschließend. Bei allen Teilnehmern war die Milztätigkeit gesteigert, was nahelegt, dass Heilkräfte auch über die Milz aufgenommen werden. Die Versuche wurden von Dr. Motoyama und Sandra Hill durchgeführt, nachzulesen in *Reclaiming the Wisdom of the Body* von Sandra Hill, Constable 1997.

15 Siehe Dr. Edward Bach: *Heile dich selbst mit den Bach-Blüten*, Droemer Knaur, München 1988.

16 Nach einem niederländischen Forschungsbericht aus dem *Journal of Tradi-*

tional Chinese Medicine vom Mai 1996 bietet der Genuss von Flavonoiden, die in Obst und Gemüse, aber auch in schwarzem und grünem Tee und Rotwein vorkommen, Schutz vor Herzinfarkt.

[17] Zitiert nach Brian Walker, vgl. Anm. 8.

[18] Zhang Zai (1020–1077 n. Chr.) wird neben anderen Autoren, die diese Ansicht vertreten, von Giovanni Maciocia in seinem Buch *Die Grundlagen der Chinesischen Medizin* zitiert (siehe Literaturverzeichnis).

[19] In Kapitel 23 des klassischen chinesischen Textes *Su Wen* (»Einfache Fragen«, ein Teil des *Inneren Klassikers des Gelben Kaisers*, siehe Literaturverzeichnis unter Ni, Moashing) werden die fünf »Erschöpfungen« wie folgt beschrieben: »Exzessiver Gebrauch der Augen schädigt das Blut (Herz); exzessives Liegen schädigt das Qi (Lunge); exzessives Sitzen schädigt die Muskeln (Milz); exzessives Stehen schädigt die Knochen (Nieren); exzessive Bewegung schädigt die Sehnen (Leber).«

[20] Der Einfluss von Lebensstil und Emotionen auf den physischen Körper wird im *Su Wen* (vgl. Anm. 19) eingehend behandelt. Neuere Erkenntnisse über die Beziehungen zwischen emotionalen Tendenzen und dem Leben des physischen Körpers sind in Mark Seems *Bodymind Energetics*, Thorsons 1987, Yves Requenas *Character and Health*, Paradigm 1989, und bei John Diamond (siehe Literaturverzeichnis) zu finden.

[21] Ginseng ist im Einzelhandel (Reformhäuser, Asialäden) erhältlich, aber ich empfehle, vor Gebrauch einen professionellen Heilpraktiker oder Arzt zu Rate zu ziehen. Manche Leute erhitzt Ginseng zu sehr.

[22] Ein Syndrom ist ein Störungsmuster im Körper-Geist, das anhand von entsprechenden Anzeichen und Symptomen diagnostiziert wird. Die Begriffe »Anzeichen« und »Symptome« sind hier allerdings in einem viel umfassenderen Sinne zu verstehen als aus westlicher Sicht. Ein Störungsmuster kann an vielen Aspekten der physischen Funktionen, des Aussehens und der Emotionen abgelesen werden. Dazu gehören unter anderem so grundverschiedene Dinge wie Urinveränderungen, Durst oder Durstlosigkeit, ein unbestimmtes Hitzegefühl am Nachmittag, Reizbarkeit, vermehrtes Träumen und Veränderungen der Gesichtsfarbe. Anzeichen und Symptome nehmen ein großes Spektrum ein vom Grobstofflichen, Physischen bis hin zum kaum Spürbaren, Feinstofflichen und spiegeln die ganzheitliche Sicht der chinesischen Medizin wider, dass alle Erscheinungen ihrem Wesen nach zusammenhängen.

[23] Susan Jeffers, Kösel, München 1998.

[24] William Shakespeare: »König Heinrich der Fünfte«, 3. Akt, 1. Szene.

25 »Die hundert durch Wind entstehenden Krankheiten« aus *Su Wen*, Kapitel 12 (vg. Anm. 19).

26 Die Annahme, dass der süße Geschmack den Körper stärkt, ist eine typisch chinesische Vorstellung. Im Westen gelten seit alters bittere, herbe Aromen als kräftigend. In diesem Punkt, bei der Übertragung einer fremden Medizin auf die eigene Kultur, ist Vorsicht geboten. Tonisierende Bitterstoffe und Aromen leiten Nässe ab, regen ein träges Verdauungssystem an und lösen Leberstauungen auf, bei der westlichen Lebensweise mit relativ hohem Fleischverzehr und Alkoholkonsum sowie Neigung zu Überernährung genau das Richtige. Süße Geschmackskomponenten sind Nahrung für die Milz und damit besser geeignet für eine Kultur wie die chinesische, wo traditionsgemäß wenig Fleisch gegessen wird und die Menschen häufig unterernährt sind. Aus diesem Grund sollten wir nicht unbesehen süßen Stoffen den Vorzug vor bitteren, herben Stoffen in der Nahrung geben, sondern uns lieber auf die Erfahrungen unserer eigenen Kultur verlassen. Diese Einsicht verdanke ich einem Interview von Jeremy Ross, das im Herbst 1998 in *The Empty Vessel* veröffentlicht wurde.

27 Die »Reinigung« nimmt keinen besonderen Stellenwert in der chinesischen Medizin ein, sondern entspricht eher der westlichen Naturheilkunde. Die jüdisch-christliche Kultur, von der der Westen geprägt ist, hält den Körper für grundsätzlich unrein, und von dieser tief eingewurzelten Überzeugung gehen auch die Naturheilverfahren aus, wenn sie Giftigkeit als Hauptkrankheitsursache werten. In diesem Buch wird versucht, die Vorstellungen der chinesischen Medizin in den westlichen Kulturkreis einzuordnen, und das Reinigen wird in der traditionellen westlichen Medizin so groß geschrieben, dass ich dieses Konzept einfach beibehalten habe. Aus Sicht der chinesischen Medizin heißt »reinigen« kühlen, die Leberfunktion anregen, Qi-Stockungen entgegenwirken und Blutstauungen auflösen.

28 In seinem Buch *The Five Phases of Food*, Well-being Books 1983, kommt Jim Garvey zu einer anderen Analyse des Heißhungers. Ausgehend von den fünf Zellbestandteilen (Kohlenhydrate, Proteine, Wasser, Fette und Elektrolyte) vermutet er, dass Heißhunger auf Kohlenhydrate auf eine Milzschwäche hindeutet, Heißhunger auf Protein auf eine Lungenschwäche, starkes Verlangen nach Wasser bzw. Flüssigem auf eine Nierenschwäche, Fetthunger auf eine Leberschwäche und die Gier nach Reizstoffen (Elektrolyten) auf eine Herzschwäche.

29 Angaben aus *Traditional Chinese Medicine* von Rey Tiquia, Choice Books 1996.

[30] Anne-Marie Mayer konstatiert in ihrem Bericht über die »Veränderungen des Mineralstoffgehalts von Obst und Gemüse im Lauf der Geschichte« (erschienen im *British Food Journal*, Vol. 99, Nr. 6 von 1997) einen statistisch drastischen Rückgang bei sieben von acht normalerweise in der Nahrung vorkommenden Mineralien (Natrium, Kalium, Kalzium, Magnesium, Phosphor, Eisen, Kupfer, Zink) in den letzten 50 Jahren in Großbritannien; sie stützt sich dabei auf Angaben des Britischen Ministeriums für Landwirtschaft, Fischerei und Ernährung.

[31] In den USA ist der Handel mit Bioprodukten einer der am schnellsten wachsenden Zweige der Lebensmittelindustrie; ein ähnlicher Trend zeichnet sich in Europa ab. Ökologisch angebaute Bioerzeugnisse sind heute zwar erheblich leichter erhältlich als früher, aber Sie finden trotzdem ein paar nützliche Adressen am Ende des Buches.

[32] Diese Angaben sind dem britischen »Jahresbericht des Arbeitskreises über Pestizidrückstände« von 1993 und 1994 entnommen. Eine Besprechung dieses Berichts ist in der britischen Zeitschrift *Ethical Consumer* (Ausg. 40, März/April 1996) zu finden.

[33] Diese Daten stammen von der amerikanischen »Environmental Working Group« (EWG), Tel. (001) 202-667-6982; www.ewg.org.

[34] Die chinesische Medizin geht von fünf Elementen aus: Erde, Metall, Wasser, Holz und Feuer. Sie werden manchmal »Wandlungsphasen« genannt und sind Vorgänge und Eigenschaften der Natur, die auch beim Menschen am Werk sein sollen. Giovanni Maciocia schreibt in seinem Buch *Die Grundlagen der Chinesischen Medizin* (siehe Literaturverzeichnis), dass die Theorie der fünf Elemente und ihre Anwendung in der Medizin den Beginn einer »wissenschaftlichen« Medizin und die Abkehr vom Schamanismus markiert.

[35] Angaben aus *Food for Life* von Karen und Jim Ehmke, Whole Health Institute 1989.

[36] Die Beschreibungen der energetischen Eigenschaften von Kräutern und Gewürzen in diesem Buch entsprechen im Großen und Ganzen der Sichtweise der Traditionellen Chinesischen Medizin. Bisweilen werden allerdings auch Wirkungsweisen, die die westliche Naturheilkunde einem Kraut oder Gewürz zuschreibt, neu interpretiert als chinesische Energiefunktionen. Das ist keine Frage von richtig oder falsch, sondern eine »Eheschließung«, ein Ausdruck der gegenseitigen Befruchtung zweier Traditionen. So wird Weißdorn zum Beispiel als Heilkraut beschrieben, das das Herz-Yin stärkt, und zwar, weil es im Westen als Mittel zur Herzstärkung und zur Be-

handlung von Bluthochdruck verwendet wird. In der chinesischen Medizin wird es in erster Linie eingesetzt, wenn die Nahrungsverarbeitung ins Stocken geraten ist und bei Blutstauungen. Meinen Lesern empfehle ich Peter Holmes' Buch *The Energetics of Western Herbs* (siehe Literaturverzeichnis), dem ich die meisten Querverbindungen dieser Art entnommen habe.

37 »Are microwave ovens a source of danger?«, (»Sind Mikrowellenöfen eine Gefahrenquelle?«) von H. Hertel aus dem *Journal of Natural Science*, Vol. 1, Nr. 2 von 1998.

38 Ebenda.

39 Ich danke dem Umweltaktivisten Luke Andersen, der die meisten Daten und Informationen für diesen Abschnitt beigesteuert hat.

40 Dr. Joseph Cummins, emeritierter Professor für Genetik der Universität von Western Ontario, schreibt: »Die größte Bedrohung geht bei gentechnisch veränderten Nutzpflanzen wahrscheinlich vom Einbau modifizierter Viren- und Insektenvirengene in die Feldfrüchte aus. Wie in Laborversuchen nachgewiesen wurde, erzeugt die gentechnische Neukombination in dieser Form äußerst bedrohliche neue Viren. Mit Sicherheit ist das viel verwendete Blumenkohl-Mosaikvirus ein möglicherweise gefährliches Gen. Es ist ein Pararetrovirus, das heißt, es vermehrt sich dadurch, dass es RNS-Botschaften in DNS umwandelt. Es ist dem Hepatitis-B-Virus sehr ähnlich und mit HIV verwandt. Modifizierte Viren können Hungerepidemien auslösen, indem sie Ernten vernichten oder Krankheiten von ungeheurer Macht bei Mensch und Tier hervorrufen.

41 Graham Wynne, Hauptgeschäftsführer der RSPB, einer britischen Vogelschutzorganisation, sagt dazu: »Die Möglichkeit, Felder durch den Einsatz starker Herbizide, mit denen gentechnisch herbizidresistent gemachte Feldfrüchte besprüht werden können, vollständig von Unkraut zu befreien, wird Ackerland ohne jede Art von Fauna und Flora zur Folge haben, eine Katastrophe für Millionen ohnehin schon bedrohter Vögel und Pflanzen.«

42 Die kurzen Beschreibungen der energetischen Wirkung von Vitaminen und Mineralstoffen stammen größtenteils aus Bob Flaws' bahnbrechendem Werk *Something Old, Something New; Essays on the TCM Description of Western Herbs, Pharmaceuticals, Vitamins and Minerals*, Blue Poppy Press, Boulder, Col., 1990 (nicht auf Deutsch erschienen). Darin und in seinem neueren Buch *Das Yin und Yang der Ernährung* (siehe Literaturverzeichnis) sind die Wirkungsweisen der Vitamine, Minerale und Aminosäuren ausgiebig besprochen, und ich bin ihm für die Erlaubnis, mich hier auf seine Beschreibungen beziehen zu dürfen, sehr dankbar.

[43] Dr. Stephen Gascoigne hat mir freundlicherweise die Erlaubnis gegeben, aus seinem Buch *The Manual of Conventional Medicine for Alternative Practitioners*, Jigme Press 1994, zu zitieren (nicht auf Deutsch erschienen).

Literaturverzeichnis

Accolla, Dylana, und Yates, Peter: *Traditionelle Chinesische Medizin*, Falken, Niedernhausen 1998.

Allende, Isabel: *Aphrodite*, Suhrkamp, Frankfurt 1998.

Barfußdoktor, Der: *Handbuch für den gewitzten Stadtkrieger*, Rowohlt, Reinbek 2000.

–: *Free yourself!*, Rowohlt, Reinbek 2004.

Becker, Robert: *Heilkraft und Gefahren der Elektrizität*, Scherz, München 1993.

Blake, William: »Weissagungen der Unschuld« aus: *Zwischen Feuer und Feuer*, dtv, München 1996, S. 169

Chuen, Lam Kam: *Chi Kung – Weg der Heilung*, Joy, Sulzberg 1999.

Diamond, John: *Die heilende Kraft der Emotionen*, VAK, Kirchzarten 1998.

Flaws, Dr. med. Bob: *Chinesische Heilkunde für Kinder*, Joy, Sulzberg 1998.

Flaws, Dr. med. Bob, und Wolfe, H. Lee: *Das Yin und Yang der Ernährung*, Scherz, München 1992.

–: *Das Handbuch der chinesischen Ernährungslehre*, Scherz, München 1998.

Gascoigne, Dr. Stephen: *Gesundheit durch chinesische Medizin*, Droemer Knaur, München 1997.

Haas, Elson M.: *Das Entgiftungsprogramm*, Goldmann, München 1998.

Hicks, Angela: *Chinesische Medizin*, Goldmann, München 1997.

Holmes, Peter: *The Energetics of Western Herbs*, Nattrop Publ., Berkeley 1993.

Jaffrey, Madhur: *Indisch kochen*, Die Werkstatt, Göttingen 1999.

Jung, C. G., und Wilhelm, Richard (Übers.): *Das Geheimnis der Goldenen Blüte*, Rascher, Zürich 1965, S. 87.

Kaptchuk, Ted, J.: *Das große Buch der chinesischen Medizin*, Heyne, München 1996.

Lade, Arnie: *Selbstheilung mit Qi, das Standardwerk der Energiemedizin*, Barth, Frankfurt a. M. 2004.

Lewis, Dennis: *Das Tao des Atmens*, Ariston, Kreuzlingen (CH) 1997.

Maciocia, Giovanni: *Die Grundlagen der Chinesischen Medizin*, Verlag f. Ganzheitl. Med., Kötzting 1994.

McIntyre, Anne: *Das große Buch der heilenden Pflanzen*, Hugendubel, München 1998.

Morningstar, Amadea: *Gesund mit der Ayurweda-Heilküche*, Windpferd, Aitrang 1996.

Ni, Moashing (Hrsg.): *Der gelbe Kaiser*, Scherz, München 1998 (hier zitiert unter dem bekannteren Namen *Der Innere Klassiker des Gelben Kaisers*).

Olvedi, Ulli: *Das stille Qi Gong nach Meister Zhi-Chang Li*, Heyne, München 1998.

Pongratz, Joachim: *Qi Gong im Alltag*, Droemer Knaur, München 1998.

Porkert, Prof. Dr. Manfred: *Die chinesische Medizin*, Econ, Düsseldorf 1986.

Reid, Daniel P.: *Das chinesische Gesundheitsbuch*, Econ, München 1997.

– : *Handbuch der chinesischen Heilkräuter*, Droemer Knaur, München 1998.

Robbins, John: *Ernährung für ein neues Jahrtausend*, Nietsch, Freiburg 1995.

Schnorrenberger, Claus C.: *Lehrbuch der chinesischen Medizin für westliche Ärzte*, Hippokrates, Stuttgart 1985.

Tierra, Michael: *Heilen mit Magneten*, Windpferd, Aitrang 1998.

Uchiyama Roshi, Koshi: *Zen für Küche und Leben*. Nach dem *Tenzo Kyokun* von Zen-Meister Dogen, Aurum, Braunschweig 1991.

Walker, Brian: *Dies sagte Laotse*, Aurum, Braunschweig 1995.

Wordsworth, William: *Gedichte der englischen Romantik*, Reclam, Stuttgart 1995, S. 77.

Zhao, Yan: *Selbstheilung durch chinesische Medizin*, Droemer Knaur, München 1996.

Alphabetisches Verzeichnis der Nahrungsmittel und Rezepte

Rezeptnamen als alphabetischer Haupteintrag sind **halbfett**; Rezeptnamen unter einer Zutat sind *kursiv*.

N

O

P

Alphabetisches Verzeichnis wichtiger Stichworte und Begriffe

Nützliche Adressen und Internet-Links

Biokost

www.der-Bioladen.de
reichhaltig sortierter Online-Shop

www.naturkost.de
Online-Magazin des Naturkostmagazins »Schrot und Korn«

www.n-bnn.de
Homepage der Bundesverbände Naturkost, Naturwaren

www.reformhaus.de
Neuform-Homepage mit umfangreichen Adresslisten der Reformhäuser etc.

Weitere Hinweise unter den Stichworten Naturkost, Biokost, Reformkost etc.

Chinesische Medizin

Arbeitsgemeinschaft für Klassische Akupunktur und TCM
Drakestr. 40, 12205 Berlin
Tel. (030) 84 30 96 50
www.agtcm.de
Österreich: *www.agtcm.at*
Schweiz: *www.zg-tcm.ch* (Zürcher Gesellschaft für TCM, Eigenstr.14, 8008 Zürich)

Internationale Gesellschaft für Chinesische Medizin
Franz-Joseph-Str. 38, 80801 München
Tel. (089) 75 90 57 85
www.tcm.edu

Klinik für Traditionelle Chinesische Medizin
Ludwigstr. 2, 93444 Kötzting
Tel. (0 99 41) 609-0
www.tcm-klinik-koetzting.de oder *www.tcm.info*

Mercurius – Forum für TCM und angewandte Kräuterheilkunde
Gerd Wiesemann
Teutoburger Str. 3, 50678 Köln
Tel. (02 21) 31 03 178
www.tcm-germany.de

www.dgtcm.de
sehr informative Homepage der Deutschen Gesellschaft für Traditionelle Chinesische Medizin, »virtueller Hörsaal« mit ausführlichem Glossar etc.

www.tcminter.net
die »größte deutsche Homepage für traditionelle chinesische Medizin«, mit Link-Listen und Versandadressen

Chinesische Produkte und Heilkräuter

Peter Weinfurth
Herner Str. 299, Haus 6, 44809 Bochum
Fax (02 34) 953 69 61 oder 538 55 07
Online Shop: *www.chinesischemedizin.com*

Chinamed
Holzhausen 10, 83317 Teisendorf
Tel. (086 66) 79 51 Fax: (086 66) 79 54

www.asienmarkt.de
(ost-)asiatische Lebensmittel aller Art

Weitere Bezugsquellen für Heilkräuter etc. unter
www.tcminter.net (siehe oben)
Weitere Bezugsquellen für Lebensmittel im Internet unter den Stichworten Asialäden, asiatische Lebensmittel etc.

Gentechnik

www.keine-gentechnik.de
Homepage des »Informationsdienstes Gentechnik« in Berlin mit Aktionsmaterial und Argumenten zu Lebensmitteln, Landwirtschaft, Politik und Naturschutz

Gesundheit allgemein

www.gesundheit.com
mit vielen Informationen über alternative Heilweisen, Phytomedizin, Naturheilkunde usw.

Qi-Gong

Qi-Gong-Zentrum München (Großmeister Zhi Chang-Li)
Karl-Marx-Ring 41, 81735 München
Tel. (089) 69 34 10 02
www.qigong-institut-li.de

Qi-Gong-Institut Münster
Jägerstr. 20, 48135 Münster
Tel. (02 51) 51 81 81
www.qi-gong-institut.de

www.quigong-gesellschaft.de
Homepage der Deutschen Quigong-Gesellschaft

Umweltschutzverbände/Ökologie

www.bund.net
»größter deutscher Umweltverband« und deutsche Sektion von »Friends of the Earth«

www.greenpeace.org
immer in vorderster Front

www.oeko.de
Homepage des führenden deutschen Öko-Instituts mit Standorten in Freiburg, Berlin und Darmstadt

www.oekologischleben.de
bunte Website mit Informationen, Tipps und Ökoprodukten aller Art